瀕湖脈學

七言訣譯解와 臨床應用

瀕湖脈學

七言訣譯解와 臨床應用

尹鎭龍 編著

대성의학사

머리말

중국과 수교하던 해인 1992년에 발을 디딘 이후 북경중의약대학 유학시절은 至難의 연속이었다. 그 와중에도 특히 진맥에 관심이 많았던 나는 평소 맥진에 심취해 틈틈이 諸家들의 책을 수집하며 자료들을 모으고 정리하면서 미래의 명의를 꿈꾸었다.

학교를 졸업하고 중의학 교육 사이트인 ㈜한방메디닷컴의 북경한방의학연구소 소장으로 근무할 당시, 『瀕湖脈學』 <七言訣>에 대한 譯解를 회사 홈페이지 사이버 캠퍼스를 통해 강의했다.

즉 <七言訣>의 原文, 體狀詩, 相類詩, 主病詩에 대한 번역과 해설이다. 이 책은 원래의 그 강의 원고를 다시 다듬으면서 추가하여 각 맥상의 이해를 돕기 위한 示意圖와 설명, 합병맥상에 대한 임상응용 부문 등을 보완하여 완성한 것이다.

근래에 다시 꽤 많은 시간과 공을 들여 보완과 推敲를 거듭하였다.

맥진은 중의학이나 한의학의 四診(望診, 聞診, 問診, 切診) 중 切診에서 가장 중요시하는 診法이다. 중국의 경우, 『黃帝內經』, 『難經』에서 시작하여 昨今에 이르기까지 맥진에 대한 論著는 아주 많다. 그러나 이에 대한 해설이나 주석 등은 너무나 다양함에도 정작 모범적인 典籍이 없다.

진맥은 體得이다. 그러나 체득 전에 그 이론이 먼저 있어야 한다.

일천한 내 이력과 경험이지만 지금에 이르러서도 맥진 이론 서적의 典範은 빈호맥학에 따를 것이 없다는 결론에 이르러 늦게나마 이 책을 간행하게 되었다.

다른 학문도 마찬가지지만 특히 의학에 대한 학설(해설)과 이론, 그리고 소위 비방이라는 내용들까지도 서로 공유하고 개방하여 仁術을 진일보 발전시키는 밑거름이 되어야 한다는 점에 대해서는 異見이 없고, 또 마땅히 그렇게 되어야 한다고 나는 생각한다.

나의 이 拙著가 한의학계에 한 권 더 보태진다면 맥진 참고서적에 대한 수요에 좀 더 부응할 수 있을 것이란 생각이다. 더불어 한의학의 요체인 변증논치를 맥진과 결합시켜 더 깊이 있게 연구하는 데 있어서도 一助하리라 본다.

그래서 스무일곱 맥상, 아니 이 스무일곱 맥을 근간으로 임상에서 복잡하게 서로 뒤엉켜 나타나는 수많은 합병맥상을 정확하게 짚어내는 명의가 많이 출현하길 기대한다.

대륙의 의사들은 학계에 계신 분들도 물론 많지만, 이름 없이 민초들과 동고동락하는 명의들이 참으로 많다. 학계의 유명인사는 물론이고 민초 속에 숨어 있는 그들의 이론이나 저술, 임상경험들이 적극적으로 발굴되어 우리 한국에도 옳게, 많이 번역되어 나와야 한다.

작금의 안타까운 한국 현실에서 晩時之歎의 한 가닥으로 나온 것이 이 책이며, 제1부의 번역과 해설 부분은 원문의 번다한 懸吐形式을 배제하고 意譯을 위주로 한 부분이 많다는 사실도 밝힌다.

그러나 심오하고 광대무변한 동양의학세계에 접근하는 저자의 능력에 한계가 있고, 이 책을 번역·편집하는 데 오류가 있음도 면하기 어려울 것이다.

江湖諸賢의 叱正을 바란다.

끝으로, 책의 말미에는 중국의 원로 명의 네 사람이 맥진을 어떻게 생각하며, 또 임상에서 어떻게 운용하고 있는지에 대한 경험록을 부록으로 실었다. 단편적이긴 하나 타산지석으로 삼아야 할 부분도 없지 않을 것으로 사료되어 싣는다.

그리고 이 책이 나오기까지 산파 역할을 해주신 대성의학사 김미애 편집장님께 깊은 감사를 드린다.

2016年 1월 15일

智異山 陋屋 書齋에서
尹鎭龍

譯序

脈診은 한의학의 독특한 진단방법 중 하나이며, 임상에 종사하는 의사들은 모두 이를 잘 이해하고 능숙하게 운용해야 한다. 그러나 맥진의 이론은 精微하지만 그 실체를 辨別하기가 쉽지 않고, 글로 읽어서 이해는 되지만 손끝으로 脈象을 구별해내기란 참 어려운 일이기도 하다. 그래서 한의학을 처음 접하는 이들을 당혹케 하기도 한다.

이 책은『瀕湖脈學』<七言訣>을 저본으로 번역, 해설하면서 살을 붙였다.

그리고 맥상 이미지에 대한 구체적 이해를 돕기 위한 示意圖, 類似脈象의 比較圖, 합병맥상의 임상응용 등의 내용을 첨삭하여 編譯하였다.

『瀕湖脈學』은 중국 明代의 李時珍이 편찬한 책으로, 歷代 名醫들의 脈論의 精華를 수집해 이를 取捨, 歸納해놓은 것이다. 이는 27種의 서로 다른 脈象의 형태, 주관하는 病證, 유사 맥상과의 구별 등을 요점적으로 요령 있게 소개하고 있는데, 이들은 모두 歌訣形式을 취하고 있어서 암송하기 좋게 되어 있다. 그래서 역대 이래 많은 醫家들의 추앙을 받고 있기도 하다.

그러나 책 속에는 古詞나 述語가 비교적 많고, 현대의 독자들, 특히 한의학을 처음 배우는 사람들에게 어떤 내용들은 다소간 이해하기 어려운 부분들이 있다. 그래서 여러 注釋本을 참고해 이해가 용이하도록 풀어 쓰려고 노력하였다.

중국의 脈學은 王叔和의『脈經』이후 그 연구에 있어 부단한 발전을 이루어왔다. 그 중 가장 대표성을 띠는 것이라면 응당 李時珍의『瀕湖脈學』을 포함시켜야 한다.

『瀕湖脈學』은 <四言訣>과 <七言訣>의 두 부분으로 나뉜다.

<四言訣>은 이시진의 부친 李言聞이 편찬한『四診發明』의 주요 내용을 따와 첨삭하여 만들어진 것으로, 經脈의 생리, 脈象 형성의 과정, 진맥의 방법, 여러 맥들의 형태,

각각의 맥과 연관된 병 및 유사한 脈論 등을 간결하게 서술해 놓은 총론에 해당한다고 볼 수 있다.

이 책의 저본 텍스트인 <七言訣>은 이시진 자신이 저술한 것으로, 浮脈, 沉脈, 遲脈, 數脈 등 손끝으로 知得할 수 있는 27맥상의 형태, 각 맥과 연관된 병, 유사한 맥과의 감별 등의 내용으로 나누어 설명해놓았는데, 이는 『瀕湖脈學』의 各論에 해당한다 하겠다.

이 책에 대한 내용과 평가는 淸代의 『四庫全書總目提要』에서 다음과 같이 잘 말해주고 있다.

"이시진은 그 부친 이언문이 지은 『四診發明』을 底本으로 하여 이 책을 지었는데, 이는 『脈訣』의 부족한 부분을 잘 보충해주고 있다. 내용은 浮, 沉, 芤, 洪, 細, 促, 緊, 微, 數, 伏, 動, 滑, 澁, 弱, 弦, 長, 短, 散, 緩, 遲, 結, 革, 牢, 濡, 虛, 實, 代 등 27종의 맥으로 나누어 아주 자세하게 구별하여 脈論의 精核을 잃지 않고 있다."

이시진의 이 『瀕湖脈學』이 세상에 나온 이후, 그 내용의 簡明함과 용이함, 비유의 생동감, 사용 詞語의 명쾌함, 그리고 여러 醫家들의 장점을 취합해놓음으로 인해 사람들이 즐겨 읽고 응용하기 편리해서 老少를 막론하고 모두에게 맞았다.

그래서 일반적인 실용서적이 되어 왔고, 또 고대의 『脈經』, 『傷寒論』, 『金匱要略』 및 『內經』, 『難經』 등의 경전 저작과 임상 변증논치를 진일보 깊이 있게 연구하는 책이 되어왔다. 이로 인해 후세 醫家들의 열렬한 추앙을 받아왔으며, 특히 歌訣 부분은 '내용과 이치를 아우르는 책(包括義理)', '여러 醫家들이 걸출한 부분으로 인정하는 바(爲諸家所翹楚)'로 인식되고 있는 것이다. 脈學은 바로 이로부터 보편적이고 정확한 발전을 얻어낸 것이다. 그래서 이시진의 『瀕湖脈學』은 한의학을 처음 배우는 사람들의 필독서이자 필수과목이 되고 있다.

결론적으로 중국의 맥학은 『內經』이 근원이 되어왔고 『難經』, 『傷寒雜病論』을 통해 보충, 제고되었으며, 『脈經』 이후로 定型化되었다. 그후 역대 의가들이 그 내용을 더 풍부하게 하고 널리 보편화시킨 뒤에는 이 『瀕湖脈學』이 큰 담당을 한 것이다. 그래서 이 책은 여러 脈論을 통일시켰다고 볼 수 있으며, 이로 인해 맥학 발전의 기초가 되었다.

이 책에서는 脈論의 精核에 해당하는 各論, 즉 <七言訣>에 언급된 27종의 脈象을 하나 하나 차례로 짚어가면서 임상과 연결하기로 한다.

凡例

1. 原文은 文淵閣本 欽定四庫全書 子部五 『瀕湖脈學』을 底本으로 하였다.

2. 原文 각 부문에 대한 譯文은 『瀕湖脈學譯注』를 참고하였고, 釋譯은 빈호맥학에 대한 諸家脈論의 다양성을 취합해놓은 陳輝의 注釋을 참조해 첨삭하였다.

3. 示意圖와 27맥상의 각 單脈 임상응용은 劉冠軍의 『脈診』을 참조하였고, 제1부의 兼脈主病을 더욱 구체적으로 보완하여 설명한 제2부의 합병맥상에 대한 임상응용 부문은 『中醫辨脈症治』를 참고하였다. 특히 示意圖는 다른 여러 참고문헌에 나오는 模式圖에 비해 『脈診』의 내용이 각 單脈象이나 비교맥상을 설명하는 데 있어 제일 적합한 이미지로 간주되어 수록하였다.

4. 제2부 합병맥상에 대한 임상응용 부문은 單脈들이 병합되어 나타나는 다양한 맥상의 主病과 그에 대한 증상, 脈證分析, 方藥, 鍼灸, 현대의학적 병명 등을 부가하였고, 각각의 病證에 대한 처방 方劑와 현대의학 병명도 같이 가나다 順의 索引으로 달아 임상응용에서의 효율성을 꾀하였다.

5. 원문 중에 나오는 濇, 欬, 絃, 耎, 痌 등 현대에 와서 뜻이 바뀐 용어들에 대해서는 澁, 咳, 弦, 軟, 痛 등 현대 사용용어로 바꾸어 표기하였다.

6. 침맥의 한자 표기
   침맥을 沈脈으로 표기하는 것도 그 뜻에 어긋남이 없지만, 여러 字典의 考證에 근거해 현대에 와서는 沉脈으로 하는 것이 온당하기에 이 책에서는 모두 沉脈으로 통일하였다. 중국 중의약대학의 교과서나, 여러 맥진학 서적들에서도 모두 沉脈으로 표기하고 있다.

目次

제1부 27맥상의 해설

제2부 합병맥상의 임상응용

제 1 부

27맥상의 해설

1. 부맥(浮脈)

浮脈, 擧之有餘, 按之不足. 如微風吹鳥背上毛,
厭厭聶聶, 如循楡莢, 如水漂木, 如捻葱葉.

【譯文】 부맥은 가볍게 손을 대었을 때 그 박동에 힘이 있고, 힘 있게 눌렀을 때는 무력한 모습을 나타낸다.

마치 미풍이 서서히 불어 새의 깃털을 미약하게 움직이게 하는 것 같은 느낌이다. 또한 느릅나무를 서서히 문지르는 듯한 감각이며, 물 위에 나무조각이 떠 있는 것 같은 느낌 같기도 하고 파를 비비는 듯한 감촉 같기도 하다.

<浮脈의 示意圖>

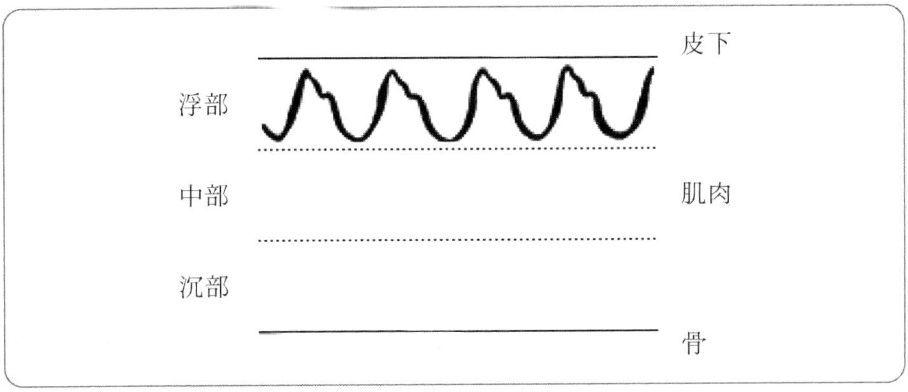

• 맥이 浮位에 있으며, 가볍게 대봐야 촉지된다.
• 힘 있게 누르면 그 강도가 약간 경감되지만 空虛하지는 않다.

【釋譯】 부맥은 촌구맥(寸口脈)에 떠서 나타나는 일종의 맥상이다. 손가락으로 가볍게 누르면 그 박동의 감각이 아주 분명하게 나타난다. 무게 있게 이를 누르면 박동감이 부족한 느낌이 있다. 이를 비유적으로 설명하자면, 그 박동하는 모습이 마치 미세한 바람이 불어 새의 등에 있는 가녀린 털을 경표(輕飄)하게 움직이게 하는 것 같다. 또 약한 바람에 흔들리는 느릅나무를 만지는 듯이 그 역량이 경미(輕微)한 느낌을 주는 것 같기도 하다. 그리고 작은 나무조각이 물 위에 떠 있는 것같이, 떠 있지만 실(實)하지 않은 느낌을 준다. 또한 손으로 파의 잎을 비벼볼 때 이를 가볍게 비비면 그 감각이 원연(圓軟)하고, 힘주어 비비면 그 저항력이 훨씬 떨어지는 것 같은 그런 느낌을 준다.

體狀詩

浮脈惟從肉上行, 如循楡莢似毛輕. 三秋得令知無恙, 久病逢之却可驚.

【譯文】 부맥은 단지 근육에서만 박동하는 맥이다. 마치 느릅나무나 새털을 살살 더듬는 것같이 가벼우면서도 차 있는 것 같은 느낌이다. 가을에 이 맥이 나타나는 것은 병맥(病脈)이 아니다. 오래된 병후에 이 맥이 나타나는 것은 위험한 증후이다.

【釋譯】 맥의 종류는 아주 많은데, 그 중에서 이 부맥만이 골(骨)이나 피부가 아닌 근육 속을 다닌다. 그 박동하는 모양이 느릅나무처럼 경표(輕飄)하고 새의 깃털처럼 경연(輕軟)하다.

일반적인 정상맥은 가을 3개월 동안은 모두 부(浮)한 모습을 보인다. 그래서 이 가을 3개월 동안 나타나는 부맥은 절기(節氣)에 부합한 맥이기 때문에 건강한 정상(征象)이며 병맥(病脈)에 속하지 않는다. 그러나 만약 오래된 병후에 이 부맥이 나타나면 이는 오히려 위험한 징후라 할 것이다.

병을 오래 앓고 난 후에는 정기(正氣)가 반드시 손상을 받기 때문에 기혈(氣血)의 운행이 통창(通暢)하지 못하여 침맥(沉脈)이 나타나기 때문이다. 만약 이와 상반된 부맥이 나타나면 이는 양기(陽氣)가 이미 잠장(潛藏)하지 못하고 있다는 것을 설명한다. 병이 이 지경에 이르면 그 위중한 형세를 가늠하기 어려울 정도가 되는 것이다.

相類詩

浮如木在水中浮, 浮大中空乃是芤. 拍拍而浮是洪脈, 來時雖盛去悠悠.

浮脈輕平似捻葱, 虛來遲大豁然空. 浮而柔細方爲濡, 散似楊花無定踪.

【譯文】 부맥은 마치 나무조각이 물 위에 표부(飄浮)하는 모양 같다. 이에 비해 크게 부(浮)한 맥이면서 중간에 공허감이 있는 것은 규맥(芤脈)이다.

맥박의 형세가 손끝에서 유력한 감각이 느껴지면서 부(浮)한 것은 홍맥(洪脈)인데, 이는 그 맥의 오는 모양이 비록 강성(强盛)하지만 물러갈 때는 느리고 유장(悠長)하다.

부맥은 가볍고 안정적이며 온화하여서 마치 손끝으로 파 잎을 비비는 것 같다. 이에 비해 허맥(虛脈)은 그 형세가 느리면서 느슨하고 크며 중간에 공허(空虛)한 느낌이 있다. 부(浮)하면서 유연(柔軟)하고 가늘며 작은 느낌이 드는 것(細小)은 유맥(濡脈)이다. 산맥(散脈)은 마치 꽃가루가 흩어져 날리듯이 그 자취를 남기지 않는 맥이다.

【釋譯】 부맥의 경부(輕浮)함은 마치 나무조각이 물 위에 떠 있는 것과 같은 모양이다. 만약 부맥의 부력(浮力)이 비교적 크지만 중간이 공허하다면 이는 규맥(芤脈)이다. 홍맥(洪脈)은 그 박동이 유력하며 손끝에서 바로 박동감이 느껴진다. 그러나 이를 더 자세히 눌러보면 맥이 뛰는 첫 순간에는 그 형세가 비교적 급박하며, 한 맥박이 끝나는 순간에는 오히려 느리고 무력한 것을 발견할 수 있다.

부맥에 대한 손끝의 감각은 마치 손끝으로 파 잎을 비비는 듯한데 이 느낌은 아주 유연한 것이다. 이에 비해 허맥(虛脈)의 형태는 부(浮)하면서 크고(大) 박동의 형세가 비교적 느리며, 힘주어 깊게 누르면 돌연히 공허해지는 촉감을 가질 수 있다.

맥이 비록 부상(浮象)을 보이지만 가늘고 작으며(細小) 유연한 것은 유맥(濡脈)이다. 산맥(散脈)은 그 맥의 형태는 크지만 힘이 약한 것을 말하는데, 손끝에서 느껴지는 감각이 마치 산만하게 흩날리는 꽃가루를 만시는 것 같고, 그 경연(輕軟)함이 극에 달하면 맥이 있는 것 같기도 하고 없는 것 같기도 하며 어슴푸레하고 어렴풋하여서 촉지(觸知)하기에 일정한 모양을 가지지 못한다.

<浮脈과 沉脈의 비교도>

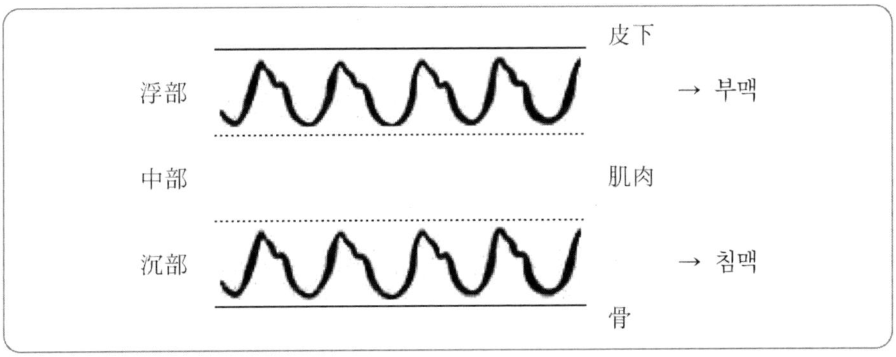

- 부맥 : 脈管의 박동 위치가 浮部(上部)에 있다.
- 침맥 : 脈管의 박동 위치가 沉部(下部)에 있다.

<浮脈, 芤脈, 虛脈의 비교도>

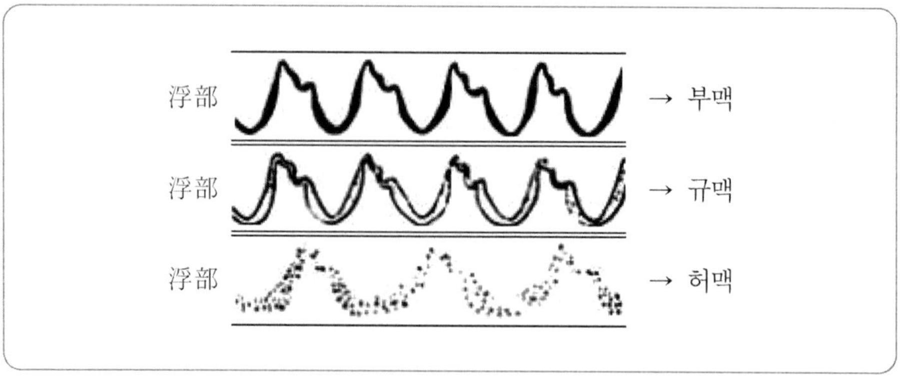

- 부맥 : 힘주어 누르면 그 강도가 약간 경감되지만 空虛하지는 않다.
- 규맥 : 蔥管을 비비는 듯하고 밖은 實하며 중간은 空하다.
- 허맥 : 박동이 늦고 軟하면서 무력하고, 눌러보면 虛空하다.

主病詩

浮脈爲陽表病居, 遲風數熱緊寒拘. 浮而有力多風熱, 無力而浮是血虛.

寸浮頭痛眩生風, 或有風痰聚在胸. 關上土衰兼木旺, 尺中溲便不流通.

【譯文】 부맥은 양사항성(陽邪亢盛)을 나타내며 이는 표증(表證)이 있음을 말한다. 맥이 부(浮)하면서 완만(緩慢)한 것은 풍증(風證)에 속하고, 부(浮)하면서 빠른 것(數)은 외감열병(外感熱病)임을 나타내며, 부(浮)하면서 팽팽한 것(緊)은 한응증(寒凝證)을 드러내는 것이다.

부(浮)하면서 힘이 있는(有力) 것은 주로 풍열(風熱) 질환이며, 부(浮)하면서 무력한 것은 주로 기혈이 모두 부족한 경우에 많이 나타난다.

【釋譯】 부맥은 양맥(陽脈)에 속하는데, 부맥의 질병이 나타내는 바는 바로 병이 체표(體表)에 있다는 것이다. 맥이 부(浮)하면서 그 박동이 완만한 것은 풍사(風邪)로 인한 병이다. 맥이 부(浮)하면서 그 박동이 비교적 빠른 것은 양기항성(陽氣亢盛)의 외감열병(外感熱病)이다. 부(浮)하면서 긴장상태에 있는 것은 외감풍한증(外感風寒證)인데, 이는 한사(寒邪)가 체표(體表)에 맺혀 있음을 나타낸다. 부(浮)하면서 힘이 있는 것은 주로 외감풍열(外感風熱)로 인한 풍열병(風熱病)이다. 부(浮)하면서 힘이 없는 것은 혈허병(血虛病)이다.

촌구맥(寸口脈)은 촌(寸), 관(關), 척(尺), 세 부분으로 나뉜다. 손바닥을 수직으로 세웠을 때 손목의 맥박이 뛰는 부위에 뼈가 돌출된 부분이 있는데, 이 부위를 관부(關部)라 하고, 관부의 앞쪽을 촌부(寸部), 뒤쪽을 척부(尺部)라 한다. 만약 촌부에 부맥이 나타나면 그 병은 주로 두통, 목현(目眩), 상허생풍(上虛生風) 등 간경(肝經)의 증후를 대변하거나 혹은 흉부(胸部)에 풍담(風痰)이 모여 있다는 것을 나타낸다. 오른손에 있어서의 관부(關部)는 비토(脾土)에 속하며, 왼손에 있어서의 관부는 간목(肝木)에 속한다. 그래서 관부의 맥이 부(浮)하면 이는 주로 비토쇠약(脾土衰弱), 간목과성(肝木過盛)에 속하는 것이라 변증할 수 있다.

척부맥(尺部脈)은 신(腎)에 속하며 대소변을 주관한다. 그래서 척부의 부맥은 신병(腎病)이 비교적 심한 경우에 많이 나타난다. 그래서 종종 대소변의 배설에 이상을 보이는 증후가 나타나는 것이다.

결론적으로 촌구부(寸口部)에 손을 가볍게 대었을 때 맥박의 박동감이 분명한 것을 부맥이라 한다. 이 부맥의 박동에 힘이 있으면 이는 주로 외감실증(外感實證)이다. 박동에 힘이 없으면 이는 주로 기혈허증(氣血虛證)에 속한다.

예를 들어 풍한증(風寒證)에 맥이 부긴(浮緊)한 것, 풍열증(風熱證)에 맥이 부삭(浮數)한 것은 모두 외감실증(外感實證)에 속하는 것이다. 실혈병(失血病)에 나타나는 규맥(芤脈), 풍증(風證)에 나타나는 부지맥(浮遲脈), 기허병(氣虛病)에 나타나는 부허맥(浮虛脈), 허로병(虛勞病)에 나타나는 부산맥(浮散脈), 이들은 모두 기혈허증(氣血虛證)인 것이다.

위에서 서술한 바와 같이 촌구맥(寸口脈)은 촌(寸), 관(關), 척(尺) 삼부(三部)로 나누는데, 이는 대체적으로 촌부(寸部)는 상초(上焦)의 두면(頭面) 및 흉중병(心·肺病), 관부(關部)는 중초(中焦)의 간담(肝膽) 및 비위병(脾胃病), 척부(尺部)는 하초(下焦)의 신(腎)과 명문(命門)의 병을 진단하는 데 쓰이는 것이다.

☞ 注 : 맥상은 크게 양맥(陽脈)과 음맥(陰脈)으로 나누는데, 정기(正氣)가 왕성한 맥상을 양맥(陽脈)이라 한다. 부맥(浮脈), 삭맥(數脈), 장맥(長脈), 홍맥(洪脈), 동맥(動脈), 촉맥(促脈) 등이 그것이다.

정기(正氣)가 부족한 모양을 나타내는 것이 음맥(陰脈)인데, 이에는 침맥(沉脈), 지맥(遲脈), 삽맥(澁脈), 허맥(虛脈), 단맥(短脈), 미완맥(微緩脈), 혁맥(革脈), 유맥(濡脈), 약맥(弱脈), 산세맥(散細脈), 복맥(伏脈), 결맥(結脈), 대맥(代脈) 등이 있다.

또한 허증(虛證)에 실증(實證)을 겸하고 있는 뇌맥(牢脈)은 '陰中陽脈'에 속하며, 실증에 허증을 겸하고 있는 활맥(滑脈), 규맥(芤脈), 현맥(弦脈) 등은 '陽中陰脈'에 속한다. 이러한 분류 방법은 주로 맥의 허실(虛實) 문제를 설명하는 것이다.

1.1 부맥의 형성

부맥은 주로 외사(外邪)가 기표(肌表)에 침습(侵襲)하여 체내의 위양지기(衛陽之氣)가 외사(外邪)에 저항하여 정기(正氣)가 외충(外充)하고 양기(陽氣)가 부월(浮越)하여 표(表)를 고(鼓)함으로써 나타나는 것이다.

『診宗三味』에서는 다음과 같이 말하고 있는데, 이는 인체의 질병에 대한 저항력에 대해 설명하는 것이다.

'부(浮)는 경락기표(經絡肌表)로 응(應)하는 것인데, 사기(邪氣)가 삼양경(三陽經)에 침범하면 맥기(脈氣)를 밖으로 고박(鼓搏)하여 손가락에 부만(浮滿)하게 응하는 것이다.'

만약 이허혈탈(裏虛血脫)하여 기(氣)가 밖으로 뜨면 맥기(脈氣)가 내잠(內潛)하지 못하여 부탕정패(浮蕩精敗), 부산신소(浮散神消)한다. 이는 『診宗三味』에서 말하는 '병이 오래되면 맥은 오히려 부(浮)하게 되는데, 이는 중기(中氣)가 휴핍(虧乏)하여 내수(內守)하지 못해 생긴 것이다'라는 말과 통하는 것이다. 그래서 맥은 부대무력(浮大無力)한 모양을 보이는 것이다.

이런 상태는 인체의 쇠약, 저항력의 저하, 극도의 심장쇠약을 말하며, 체온외탈(體溫外脫)의 전조증상을 반영하는 것인데, 이 또한 '浮主虛'의 實例라 하겠다.

1.2 부맥의 임상응용

(1) 외감표증(外感表證)

외감풍한(外感風寒), 위양울폐(衛陽鬱閉)로 인한 발열, 두통 등의 표증(表症)에서 부맥이 나타난다면 이는 맥증(脈證)과 상응하는 것이다.

『傷寒論』에서 말하는 다음과 같은 내용은 외감병(外感病)에서 보이는 모든 부맥의 증후에는 반드시 해표(解表)를 먼저 해야 한다는 것을 설명한다.

'태양병은 맥이 부(浮)하고 머리와 목이 뻣뻣해지면서 아프고 오한이 나타난다(太陽之爲病, 脈浮, 頭項强痛而惡寒).'

'맥이 부(浮)하다면 이는 병이 표(表)에 있는 것이어서 발한(發汗)해야 하는데 이에는 마황탕을 쓴다(脈浮者, 病在表, 可發汗, 宜麻黃湯).'

'상한(傷寒)으로 맥이 부(浮)하면서 열이 나지만 땀이 나지 않는다면 이는 표(表)가 열리지 않아(不解) 생긴 것이다. 이에는 백호탕을 쓰면 안 된다(傷寒脈浮, 發熱無汗, 其表不解, 不可與白虎湯).'

그 외에 '소음중풍(少陰中風)으로 양맥(陽脈)이 미(微)하고 음맥(陰脈)이 부(浮)한 환자는 나을 조짐이며(少陰中風, 脈陽微陰浮者, 爲慾愈)', '궐음중풍(厥陰中風)에서 맥이 부(浮)한 경우는 나을 것이지만 부(浮)하지 않다면 이는 낫지 않는다(厥陰中風, 脈微浮爲慾愈, 不浮爲未愈)'라고 말하기도 한다.

여기서 말하는 '脈浮'는 질병이 나아가려는 표지(標志)이다.

『甘肅中醫論文醫案選』 第1集에 실려 있는 『談脈』에는 다음과 같은 말이 있다.

'부맥은 표증(表證)의 맥상인데 …… 부이유력(浮而有力)하다. 그 증후(證候)로는 발열, 오한, 해수(咳嗽), 체통(體痛)이 있으며, 맥이 만약 부긴(浮緊)하면서 땀이 없으면 이는 한(寒)을 받아 생긴 것이기 때문에 마황, 행인 등의 약으로 신온발한(辛溫發汗)해야 한다. 만약 발열, 오풍(惡風), 재채기, 콧물이 나면서 부완(浮緩)한 맥과 더불어 자한(自汗)이 있다면 이는 풍(風)을 받은 것이기 때문에 계지, 작약, 감초, 생강 등의 약으로 조화영위(調和營衛)해야 한다. 만약 오한 증상은 가볍고 발열 증상이 심하면서 구갈(口渴), 맥부삭(脈浮數)한 정황(情況)이라면 이는 온사(溫邪)를 받은 것인데 이에는 상엽, 국화, 연교 등의 약물로 청온발산(淸溫發散)해야 한다.'

맥이 부(浮)하면서 무력(無力)하다면 이는 외사(外邪)를 받아 정기(正氣)가 부족한 상징(象征)이다. 이런 경우에는 표증(表證)이 아무리 심하더라도 반드시 황기, 백출, 작약 등의 약으로 신체의 저항력을 증강시키면서 형개, 방풍, 박하 등의 발산약(發散藥)을 같이 배합하여 속(裏)에서부터 표증(表證)을 치료해야 한다.

이러한 사실들은 모두 부맥은 표(表)를 주관한다는 변증용약(辨證用藥)의 규율성(規律性)이다.

『廣東中醫』 10期의 후소평(侯紹平) 중의사의 경험에는 다음과 같은 내용이 있다.

'온병(溫病)으로 구갈(口渴), 구오(嘔惡), 면적(面赤) 등의 증상으로 수태음(手太陰)과 족양명(足陽明)의 열증(熱證)을 형성하면서 맥상(脈象)이 부홍(浮洪)하면 백호탕(白虎湯) 속의 석고(石膏) 용량을 삼사냥(三四兩)까지 늘릴 수 있다. 만약 맥이 무력하다면 백호탕에 인삼을 가해야 한다. 그리고 또 맥이 부산(浮散)하면서 허탈(虛脫) 현상이 나타나면 바로 생맥산(生脈散: 인삼, 맥문동, 오미자)을 쓴다. …… 그리고 땀(出汗), 갈증(口渴), 고열(發高熱) 등 백호탕증(白虎湯證)과 같은 증상을 나타내면서도 물을 많이 마시지는 않고(飮水不多), 안색이 밝지 않으면서(氣色不光澤) 어둡고(帶有暗澁), 입술이 창백하며(脣淡白), 설태가 희고 물기가 많은(舌苔白潤) 증상과 더불어 맥상(脈象)이 부연무력(浮軟無力)하다면 이는 기혈이 모두 허(虛)한 것이기 때문에 당귀보혈탕(當歸補血湯)을 써야 한다.'

이로 인해 알 수 있듯이 같은 부맥이라도 유력(有力), 무력(無力), 부산(浮散), 부연(浮軟)한 것으로부터 병정(病情)의 실열(實熱), 기허(氣虛), 허탈(虛脫) 및 기혈구허(氣血俱虛)

등의 다름을 구별해야 하는 것이며, 이것이 바로 치료와 용약(用藥)에 있어 그 근거를 제공하는 것이 된다.

(2) 사폐천해(邪閉喘咳)

표사(表邪)가 울폐(鬱閉)하여 폐기(肺氣)가 불선(不宣)하면 급만성 기관지염을 초래하여 해천(咳喘), 무한(無汗) 등의 증상과 함께 부맥이 나타난다. 이는 표사폐한(表邪閉寒), 한음박폐(寒飮迫肺)로 인해 폐기실선(肺氣失宣), 폐열증월(肺熱蒸越)하여 나타난 것이다.

이런 경우의 치료는 주로 마황으로 표사(表邪)를 흩어내고, 행인으로 해천(咳喘)을 그치게 하며, 석고로 폐열(肺熱)을 선(宣)해주는 것을 주법(主法)으로 한다.

『傷寒論』에서는 다음과 같이 인식하고 있다.

'양명병(陽明病)으로 맥이 부(浮)하면서 땀은 나지 않고 기침을 한다면 발한(發汗)하면 낫는데, 이에는 마황탕이 적합하다(陽明病, 脈浮, 無汗而喘, 發汗則愈, 宜麻黃湯).'

『金匱要略』에는 또 다음과 같은 말이 있다.

'기침을 하면서 맥이 부(浮)한 경우는 후박마황탕으로 치료한다(咳而脈浮者, 厚朴麻黃湯主).'

'폐심병(肺心病)이나 폐기종병(肺氣腫病)에서 기침을 하고 상기(上氣)되면서 가슴이 답답하고 기침을 하며 맥이 부(浮)한 것은 위장에 수사(水邪)가 있다는 것인데, 이 경우는 소청룡탕에 석고탕을 합해 치료한다(肺脹, 咳而上氣, 煩躁而喘, 脈浮者, 心下有水, 小靑龍湯加石膏湯主之).'

만약 맥이 부대유력(浮大有力)하다면 이는 풍열(風熱)이 폐(肺)에 옹결(壅結)한 것이기 때문에 특히 소풍청열선폐(疏風淸熱宣肺)하는 것이 마땅하다.

(3) 풍수피수(風水皮水)

무릇 급성 신장염에서는 부종이 나타나는데, 이는 주로 풍사(風邪)에 수습(水濕)이 뒤섞여 이것이 기표(肌表)에 맺히기 때문에 오풍(惡風), 골절번통(骨節煩痛) 등의 증상이 나타나면서 부맥을 보인다.

이와 관계된 내용은 『金匱要略』에서도 나타난다.

'풍수(風水)에서 맥이 부(浮)하고, 관절통, 오풍(惡風)이 나타날 때는, 피수(皮水)에서 맥이 부(浮)하고 부종이 생기면서 누르면 푹 들어가고, 바람은 싫어하지 않으며, 복창(腹脹)이 생기고 갈증이 없으면 이는 응당 발한(發汗)해야 한다(風水其脈自浮, 外證骨節疼痛, 惡風; 皮水其脈亦浮, 外證胕腫, 按之沒指, 不惡風, 其腹如鼓, 不渴, 當發其汗).'

'풍수(風水)에서 오풍(惡風)이 있으며 전신이 붓고 맥은 부(浮)하면서 갈증이 나고 이어서 땀이 나며 대열(大熱)이 있다면 월비탕으로 다스린다(風水惡風, 一身悉腫, 脈浮而渴, 續自出汗, 無大熱, 越婢湯主之).'

'풍수(風水)에서 맥이 부(浮)하고 부종이 생기며 땀이 나고 오풍(惡風)이 생기면 방기황기탕으로 다스린다(風水, 脈浮, 身腫, 汗出惡風者, 防己黃芪湯主之).'

풍수(風水)나 피수(皮水)는 그 종상(腫象)이 허리 이상에 있으며 특히 두면부(頭面部)에 분명하게 나타난다. 이와 겸해서 오한, 발열, 무한(無汗), 맥부(脈浮) 증상이 나타난다면 이는 풍사외습(風邪外襲), 폐기실선(肺氣失宣)하여 진액(津液)을 수포(輸布)하지 못하고 수도(水道)가 통조(通調)되지 못함으로 인해 수습(水濕)이 기표(肌表)로 울일(鬱溢)하여 생긴 것이다. 이에 대한 치료는 마황, 부평으로 발한(發汗)하면서 좌법(佐法)으로 행인, 길경 종류의 약으로 선폐(宣肺)해주면 수습(水濕)이 없어지면서 부종도 저절로 물러간다.

만약 부종이 있으면서 맥이 부(浮)하고 한출(汗出), 오한을 겸하고 있으면 이는 표허불고(表虛不固)한 것이기 때문에 방기로 이습(利濕)하고 황기로 고표(固表)해주는 것이 적당하다.

(4) 허로실혈(虛勞失血)

빈혈, 기천(氣喘), 심계(心悸) 증상이 있는 사람은 음혈휴손(陰血虧損), 양기외부(陽氣外浮)하기 때문에 그 맥이 주로 부(浮)하면서 무력(無力)하게, 혹은 부대중공(浮大中空)하게 잘 나타난다.

『金匱要略』에서는 다음과 같이 말한다.

'남자가 얼굴색이 희뿌염하고 갈증이 나며 망혈(亡血), 그리고 갑작스런 기침과 심계(心悸) 증상이 있으며 맥이 부(浮)한 것은 이허증(裏虛證)이다(男子面色薄者, 主渴及亡血, 卒喘悸, 脈浮者, 裏虛也).'

'환자의 얼굴에 혈색이 없으면서…… 맥이 약하면서 눌러보면 끊어질 듯하다면(病人面無血色……浮弱, 手按之絶者)', 이는 속에 음혈(陰血)이 모자라서 허양(虛陽)이 밖으로 떠서 나타나는 기허혈탈증(氣虛血脫證)인데, 이때의 맥은 반드시 부대무력(浮大無力)하게 나타난다.

치료는 마땅히 그 허손(虛損)을 보태주는 것을 요점으로 한다.

폐원성(肺源性) 심장병을 관찰해보면, 잘 나타나는 증상으로 숨을 헐떡이고 어깨를 들썩이며, 상기(上氣), 부종이 있는데, 이런 경우에도 그 맥이 부대(浮大)하면서 중안무력(重按無力)하게 나타난다. 이는 아래로 신기(腎氣)가 허(虛)하여 위로 폐기(肺氣)를 상납(上納)하지 못하기 때문이다. 이때는 급히 보신납기귀원(補腎納氣歸元)하는 도기환(都氣丸), 흑석단(黑錫丹)을 쓰는 것이 마땅하다.

그 외에 어떤 고혈압 환자는 촌맥(寸脈)이 부대(浮大)하게 나타나는데, 특히 우촌맥(右寸脈)에서 제일 분명하게 촉지된다. 이는 신기쇠소(腎氣衰少)로 인해 상실하허(上實下虛)의 병정(病情)이 형성된 것이다. 그래서 이런 환자들은 종종 현기증으로 눈앞에 별꽃이 보이고 발이 마치 목화솜을 밟는 것 같은 증후를 보인다. 이에 대한 치료는 마땅히 익신(益腎)하여 간항(肝亢)을 잠재워야 한다.

(5) 간적종류(肝積腫瘤)

간경화 복수, 암 말기 등에는 음혈쇠소(陰血衰少), 허양외월(虛陽外越)하여 맥이 부(浮)하면서 무력(無力)하거나 부삭무력(浮數無力)한 모양을 보이는데, 이런 경우는 대부분 예후가 불량하다.

『名醫類案·積塊』에는 다음과 같은 내용이 있다.

'나겸보(羅謙甫)란 의사가 적병(積病)을 치료하는데…… 배꼽 좌측에서 옆구리를 이어 마치 잔을 엎어놓은 것같이 북처럼 부풀어 복창(腹脹)이 생기며 배에는 정맥이 푸르스름하게 드러나고, 기침이 심해 눕지를 못하며, 때가 마침 우기의 여름철인데다가, 소화되지 않은 음식물이 섞인 설사를 하며, 오후 3~5시에 시간 맞춰 열이 나고, 밤에는 도한이 생기는 등의 응급상황을 치료하게 되었는데, 나씨가 이를 보고 맥을 살펴보니 부삭(浮數)하고 힘주어 누르면 무력하였다(羅謙甫治……病積, 臍左連脇如覆杯, 腹脹如鼓, 多靑絡脈, 喘不能臥, 時値暑雨, 加之自利完穀, 日晡潮熱, 夜有盜汗, 以危急求治, 羅視之, 脈得浮數, 按之無力).'

이는 기혈(氣血)이 허극(虛極)하여 맥의 부(浮)한 양상이 이미 한가닥도 없이 무력(無力)하게 돼버린 것을 설명한 것이다.

이런 종류의 부맥(浮脈)은 임상에서 반드시 맥증(脈證)을 합참(合參)하며 임해야지 표증(表證)으로 보고 논치(論治)하는 오류를 범하지 말아야 한다.

2. 침맥(沉脈)

沉脈，重手按至筋骨乃得．如綿裏砂，內剛外柔．如石投水，必極其底．

【譯文】 침맥(沉脈)은 손을 힘 있게 근골(筋骨) 부위까지 눌렀을 때 촉지할 수 있는 맥을 말한다.

마치 면포(棉布) 속에 모래가 들어 있어서 속은 단단하지만 겉은 유연한 것 같은 모습이다. 또 돌을 물 속에 던졌을 때 밑바닥까지 가라앉는 형상으로 비유할 수 있다.

【釋譯】 손가락에 힘을 주어(寸口脈 부위) 근골(筋骨)까지 눌렀을 때 비로소 그 박동을 느낄 수 있는 맥을 침맥(沉脈)이라 한다. 침맥을 절진(切診)할 때는 가볍게 눌러서는 그 박동을 느낄 수 없고 힘주어 눌러보아야만 비로소 그 박동을 느낄 수 있는데, 이는 마치

<沉脈의 示意圖>

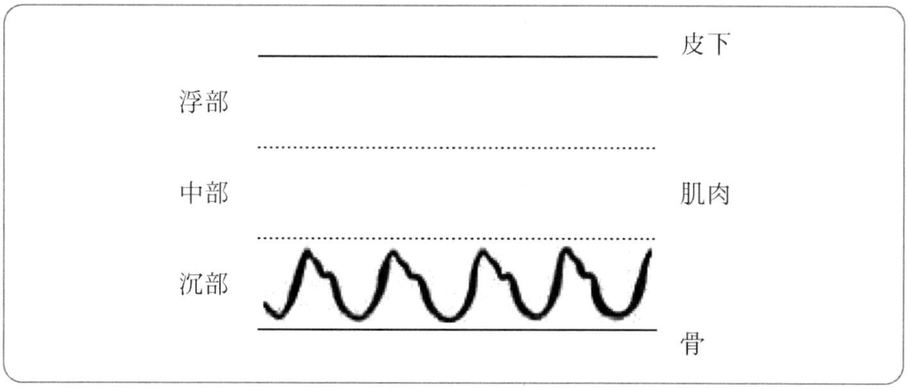

• 脈位가 아래에 있으며, 힘주어 눌러야 촉지할 수 있고 가볍게 대봐서는 응하지 않는다.

면포(棉布) 속에 모래가 들어 있는 것과 같아서 외양(外樣)은 유연하지만 속은 단단한 것 같은 모습을 나타낸다. 그리고 물 속에 돌을 던졌을 때 그 돌을 찾으려면 반드시 물 밑까지 더듬어보아야 알아낼 수 있는 것과 같은 모습으로 비유할 수 있다.

體狀詩

水行潤下脈來沉, 筋骨之間軟滑勻. 女子寸兮男子尺, 四時如此號爲平.

【譯文】 침맥은 마치 물이 밑바닥에서 흐르는 것같이 그 맥을 처음 촉지할 때의 느낌이 심침(深沉)하고, 근골간(筋骨間)에서 박동하는 모습이 연활(軟滑)하며 균일(均一)하다. 여자는 촌부(寸部)에서, 남자는 척부(尺部)에서 침맥이 잘 나타나는데, 1년 사계절에 모두 이 맥이 나타나는 것은 모두 정상맥이다.

【釋譯】 물의 성질은 하행(下行)하길 좋아하는데, 침맥의 성질도 이와 같은 모양이다. 침맥은 근골(筋骨) 사이에 침장(沉藏)되어 있는데, 그 박동하는 모습이 만약 활리(滑利)하고 균일(均一)하며, 1년 사계절 모두 여자는 촌부(寸部), 남자는 척부(尺部)에 이 침맥이 나타나면 이를 평맥(平脈), 즉 정상맥이라 부른다.

相類詩

沉帮筋骨自調勻, 伏則推筋着骨尋. 沉細如綿眞弱脈, 弦長實大是牢形.

【譯文】 침맥은 근골(筋骨) 사이에서 균일하게 박동한다. 이에 비해 복맥(伏脈)은 근골까지 밀어붙여야 비로소 찾아낼 수 있는 맥이다. 침(沉)하면서 면(綿)처럼 세연(細軟)한 것은 약맥(弱脈)이며, 침(沉)하면서 현장(弦長)하고 실대(實大)한 것은 뇌맥(牢脈)의 형상이다.

【釋譯】 일반적인 침맥은 근골(筋骨) 가까이에 있으며 그 박동의 규율이 균등하다. 이에 비해 복맥(伏脈)은 침맥에 비해 한층 깊이 들어가 있는 맥이어서 반드시 힘 있게 근골 부위까지 눌러야만 비로소 촉지해낼 수 있는 맥이다. 맥이 가라앉아 있으면서 솜처럼 가늘고 연하며 약한 것(沉細軟弱)은 약맥(弱脈)이다. 그리고 맥상이 팽팽하고 딱딱한 느낌이 들면서 길고 큰 모양(弦硬而長大)을 나타내는 것은 뇌맥(牢脈)이다.

<沉脈과 伏脈의 비교도>

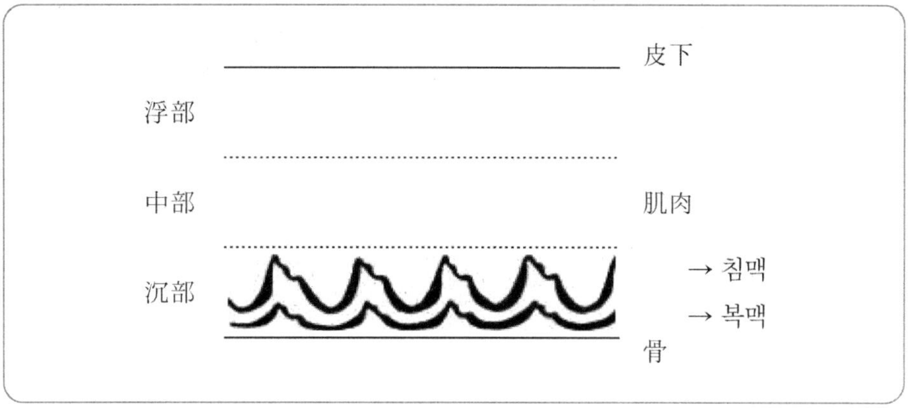

- 침맥: 비록 위치는 沉部에 있으나 骨에 붙어 있지는 않고, 힘주어 눌러보면 촉지된다.
- 복맥: 骨에 붙어 있어서 근육을 밀어 骨까지 대봐야 촉지된다.

主病詩

沉脈水蓄陰經病，數熱遲寒滑有痰．無力而沉虛與氣，沉而有力積幷寒．

寸沉痰鬱水停胸，關主中寒痛不通．尺部濁遺幷泄痢，腎虛腰及下元痛．

【譯文】 침맥은 수음(水飮)의 사기가 음경(陰經)에 정류(停留)해 있는 병변(病變)을 반영한다.

침(沉)하면서 삭(數)한 것은 이열(裏熱), 침(沉)하면서 지(遲)한 것은 내한(內寒), 침(沉)하면서 활(滑)한 것은 담(痰)이 있음을 나타낸다.

침(沉)하면서 무력(無力)한 것은 대부분 양허(陽虛)와 기함(氣陷)으로 인해 나타나는 병맥(病脈)이다.

침(沉)하면서 유력(有力)한 것은 적체(積滯)나 이한(裏寒)에 속하는 맥으로 본다.

촌부(寸部)에서 침맥이 나타나면 흉중(胸中)에 담(痰)이 울결(鬱結)돼 있거나 수음(水飮)의 사기(邪氣)가 정류(停留)해 있다는 것을 나타낸다.

관부(關部)에서 침맥이 나타나면 중초(中焦)가 한냉(寒冷)하거나 경락이 통하지 않아 통증이 있음을 대변한다.

척부(尺部)에서 침맥이 나타나면 여성의 백대하(白帶下), 남성의 유정(遺精), 설사 등의 병변(病變)이 있음을 나타낸다. 그리고 척부(尺部)의 침맥은 또 신기(腎氣)의 허약으로 인한 요통이나 하복부의 통증이 있음을 알리기도 하는 맥이다.

【釋譯】 침맥은 깊은 부위에 숨어 있는 맥이며, 이는 수음(水飮)의 사기가 속에 쌓인

내음경(內陰經)의 질병이 있음을 나타낸다. 침삭맥(沉數脈)은 내열(內熱)을, 침지맥(沉遲脈)은 내한(內寒)을, 침활맥(沉滑脈)은 담(痰)이 있음을, 침(沉)하며 무력(無力)한 것은 기허(氣虛)를, 침(沉)하며 유력(有力)한 것은 체내에 한사(寒邪)가 적체(積滯)해 있음을 나타낸다.

촌부(寸部)는 흉중(胸中)의 병을 살필 수 있는 부위인데, 이 촌부에 침활맥(沉滑脈)이 나타나면 흉중(胸中)에 담음(痰飮)의 사기(邪氣)가 정류(停留)해 있다는 것을 알려준다.

관부(關部)는 중초(中焦)의 병을 관찰할 수 있는 부위인데, 이 관부에 침지맥(沉遲脈)이 나타나면 이는 중초, 즉 비위(脾胃)에 한사(寒邪)가 옹체(壅滯)해 있다는 것을 나타내거나 기혈(氣血)이 잘 통하지 않아 이로 인해 통증이 있다는 것을 말한다.

척부(尺部)는 신장병의 증후가 나타나는 부위인데, 이 척부(尺部)의 맥이 침(沉)하다면 이는 신(腎)의 기능이 허약하다는 것을 나타내며, 요탁(尿濁), 대하, 유뇨, 설사, 이질 및 허리나 하복부의 통증 등 하초병변(下焦病變)이 있다는 것을 설명하는 것이다.

결론적으로 손가락을 촌구부(寸口部)에 힘 있게 눌러야만 맥의 박동감을 느낄 수 있는 것을 침맥이라 부른다. 이 맥이 보이면 체내에는 반드시 병변이 발생하고 있는 것이다.

침맥이 무력한 모습을 나타내면 이는 허증(虛證)이다.

침맥이 유력(有力)한 모습을 보이면 이는 실증(實證)이다.

침맥인데도 제일 깊은 부위까지 힘 있게 눌러야 만져지는 맥이 있다면 이는 복맥(伏脈)에 속한다.

침(沉)하면서 가는 모습의 맥(沉細)은 약맥(弱脈)이다. 가라앉아 있으면서 그 모양이 크고 단단한 것(沉大而硬)은 뇌맥(牢脈)이다.

침맥은 음맥(陰脈)에 속하는데, 계절에 있어서는 겨울에, 장부(臟腑)에 있어서는 신(腎)에, 몸이 비만한 사람이나 손목에 지방질이 많은 사람에게 나타나는 침맥(沉脈)은 모두 정상이며 이를 병맥(病脈)으로 보지 않는다.

이중재(李中梓)는 다음과 같이 말했다.

"신(腎)은 장부(臟腑) 중 음(陰)에 속하는 장(臟)이며, 계절로는 겨울에 배속돼 있다. 이때는 만물이 동면에 들어가 칩장(蟄藏)하는 시기이다. 그래서 양기(陽氣)가 하함(下陷)하고 찬바람이 불며 눈과 서리가 내린다. 따라서 인체의 맥도 침음(沉陰)을 주관하며 속(裏)에 거하게 된다."

하몽요(何夢瑤)도 다음과 같이 주장한다.

"성품이 조용하고 침착하며 침잠(沉潛)한 사람들은 침맥이 많다. 그리고 비만한 사람에게서도 침맥이 많이 나타난다."

이는 겨울이 되면 날씨가 차가워져 인체의 체표 혈관이 수축되므로 맥(脈)이 침(沉)하게 나타나는 것이며, 몸이 비만하고 풍만한 사람이나 성격이 조용한 사람은 기혈(氣血)이 비교적 잠장(潛藏)되어 있기 때문에 침맥(沉脈)이 주로 나타나는 것이다. 이러한 맥들은 모두 정상에 속하며, 『三指禪』에서 말하는 '맥이 침(沉)하면서 병이 없는 사람도 세상에 많다'는 말과 합치하는 것이다.

그래서 이런 상황의 침맥은 모두 병맥론(病脈論)에 포함시키지 않는 것이다.

이 침맥은 주로 양기(陽氣)가 쇠미(衰微)하거나 무력하여 영기(營氣)를 체표(體表)로 통운(統運)하지 못하여 생긴다. 혹은 인체의 기혈이 속으로만 회취(匯聚)해 체표의 기혈이 감소하여서 맥기(脈氣)를 고박(鼓搏)하지 못하여 나타난다고 볼 수 있다.

그래서 장로(張璐)도 다음과 같은 말을 하고 있다.

"침맥은 근골(筋骨) 부위에서 응하는 맥인데, 이 침맥이 나타나는 것은 양기(陽氣)가 미약해서 영기(營氣)를 체표로 이끌어 운반하지 못하여 맥이 음상(陰象)을 띠며 가라앉는 모습으로 나타나기 때문이다."

이는 양기(陽氣)의 쇠약이 침맥을 생성하는 주요 메커니즘이라는 것을 설명하는 것이다.

● 兼脈主病

침지맥(沉遲脈)은 이한(裏寒), 침삭맥(沉數脈)은 이열(裏熱), 침유맥(沉濡脈)이나 침완맥(沉緩脈)은 수습(水濕), 침현맥(沉弦脈)은 내통(內痛), 침뢰맥(沉牢脈)은 냉통(冷痛)을 의미한다.

『脈診便讀』에서는 다음과 같이 말한다.

'침삭유력(沉數有力)한 맥은 이실열(裏實熱)이요, 침삭무력(沉數無力)하면 내열음허(內熱陰虛)이다.'

또 『四診抉微』에는 다음과 같은 말이 있으니 참고할 만하다.

'침지맥(沉遲脈)은 고냉(痼冷), 침삭맥(沉數脈)은 내열(內熱), 침활맥(沉滑脈)은 담식(痰食), 침삽맥(沉澁脈)은 기울(氣鬱), 침약맥(沉弱脈)은 허열(虛熱), 침완맥(沉緩脈)은 수습(水濕), 침긴맥(沉緊脈)은 냉통(冷痛), 침뢰맥(沉牢脈)은 냉적(冷積), 침복맥(沉伏脈)은 곽란(霍亂), 침세맥(沉細脈)은 소식(少食), 침현맥(沉弦脈)은 벽통(癖痛)이 있다는 것을 말한다(沉遲痼冷, 沉數內熱, 沉滑痰食, 沉澁氣鬱, 沉弱虛熱, 沉緩水濕, 沉緊冷痛, 沉牢冷積, 沈伏霍亂, 沉細少食, 沉弦癖痛).'

2.1 침맥의 형성

침맥은 주로 양기쇠미(陽氣衰微)하여 표(表)로 영기(營氣)를 통운(統運)하는 힘이 없거나, 혹은 기혈이 속(裏)으로 회취(滙聚)하여 체표의 기혈이 감소함으로써 맥기(脈氣)를 고박(鼓搏)하지 못하여 나타나는 것에 기인한다. 그래서 장로(張璐)는 다음과 같이 표현하고 있다.

"침(沉)은 장부근골(臟腑筋骨)에서 응하는 맥인데, 양기(陽氣)를 개연(盖緣)하는 힘이 약하기 때문에 표(表)로 영기(營氣)를 통운(統運)하지 못하여 맥이 음상(陰象)을 보이면서 침(沉)하게 나타나는 것이다."

이는 양기쇠미(陽氣衰微)가 침맥을 형성하는 주요 메커니즘이라는 것을 설명한다.

2.2 침맥의 임상응용

(1) 주음주한(主陰主寒)

속에 허한(虛寒)이 성(盛)하거나 양기(陽氣)가 쇠약하면 소화되지 않은 음식이 설사로 나오거나, 손발이 차갑거나, 사지관절에 통증 등이 생기는데, 이런 경우에는 맥이 주로 침(沉)하면서 무력한 모습을 보이거나 혹은 침지무력(沉遲無力)한 모습을 나타낸다. 이는 맥(脈)과 증(證)이 상응(相應)한 모습이다. 이때는 응당 급히 온법(溫法)을 사용해야 한다.

『傷寒論』의 다음과 같은 말은 이에 잘 부합한다 하겠다.

'소음병(少陰病)으로 몸이 욱신거리고 손발이 차가우며 관절이 아프고 맥이 침(沉)한 경우에는 부자탕(附子湯)으로 이를 다스린다.'

『素問·脈要精微論』에서 말하는 '맥이 가늘면서 침(沉)한 것은 모두 음(陰)에 병이 있는 것이다. 즉 이런 때는 뼈에 통증이 생긴다', '진맥을 할 때 골(骨)까지 눌러보아 맥이 잡히면서 그 맥기(脈氣)가 약하다고 느껴지면 이는 허리나 척추, 몸의 어디에 마비나 저림이 있는 것이다'라는 내용과도 통한다.

『傷寒論』의 다음과 같은 말 속에도 침맥(沉脈)은 음병(陰病) 및 한증(寒證)과 밀접한 연관을 맺고 있음을 말해준다.

'소음병(少陰病)으로 맥이 침(沉)한 환자에게는 급히 온약(溫藥)으로 이를 다스려야 하는데, 이에는 사역탕(四逆湯)이 적합하다.'

(2) 음사정류(飮邪停留)

수종(水腫)은 양허(陽虛)로 인해 기화작용(氣化作用)이 옳게 이루어지지 않고, 비(脾)의 운화기능(運化機能)이 그 작용을 잃어 체내의 수진(水津)을 사방으로 운반하지 못해 수음(水飮)의 사기가 피부에 모여 쌓이면 영위(營衛)가 막히게 되는데, 이때 침맥이 주로 나타난다.

이와 관련된 『金匱要略』의 설명을 보자.

'맥에 침상(沉象)이 보이면 이는 수사(水邪)로 인한 것인데, 몸이 붓고 무거워진다(脈得諸沉, 當責有水, 身體腫重).'

'체내에 수사(水邪)가 있으면 몸과 얼굴, 눈이 황색을 띠며 부종이 생기고 맥이 침(沉)하게 되면서 소변이 잘 나오지 않게 된다. 그래서 수병(水病)을 얻게 되는 것이다(裏水者, 身面目黃腫, 其脈沉, 小便不利, 故令病水).'

'흉중(胸中)에 음사(飮邪)가 정체(停滯)하면 숨이 차고 갈증이 생기며, 사지의 관절에 통증이 생기면서 맥이 침상(沉象)을 보인다(胸中有留飮, 其人短氣而渴, 四肢歷節痛, 脈沉者, 有留飮).'

'흉중에 지음(支飮)이 있으면 천식을 심하게 하고 위장 부위가 그득하고 딱딱해지며 얼굴이 아주 검게 되면서 맥이 침긴(沉緊)한 모양을 나타낸다(胸留支飮, 其人喘滿, 心下痞堅, 面色黧黑, 其脈沉緊).'

이상에서 말하는 바는 모두 음사(飮邪)로 인해 복음정류(伏飮停留)를 초래하고, 이것이 피부에 범람(氾濫)하면서 응결(凝結)되어 흩어지지 않아서 영기(營氣)의 운행이 순조롭게 이루어지지 않아 양기(陽氣)가 울체(鬱滯)되고, 이것이 위기(衛氣)의 외달기능(外達機能)에 부응하지 못해 침맥을 초래하게 된 것을 설명하는 것이다.

이의 치료는 마땅히 중경(仲景)이 제창한 '病痰飮者, 當以溫藥和之(痰飮病은 응당 溫藥으로 다스려야 한다)'의 치법을 좇아 비양(脾陽)을 온운(溫運)케 하여 기(氣)의 운동기능을 원활히 해주면 수습(水濕)의 사기가 물러가고 천식이 저절로 안정되며 맥도 정상을 회복한다.

음사(飮邪)가 폐에 맺혀 있으면 기침, 천식, 흉부의 불편함, 부종 등의 증상이 나타나는데, 이때 맥이 침현(沉弦)하거나 침긴(沉緊)하면 소청룡탕을 사용한다. 만약 음사(飮邪)가 위완부(胃脘部)에 맺혀 있어서 가슴과 옆구리가 그득하며 눈이 침침하고 가슴이 두근거리며 소변이 원활하게 잘 나오지 않고 맥이 침현(沉弦)하면 영계출감탕(苓桂朮甘湯)으로 치료한다.

또 현음(懸飮)으로 인해 흉수(胸水)가 차면서 맥이 침현유력(沉弦有力)하면 십조탕(十棗湯)을 사용해 수사(水邪)를 물리친다. 부종이 나타나면서 맥이 침지(沉遲)하면 실비음(實

脾飮)을 사용한다. 그리고 척맥(尺脈)이 침약무력(沉弱無力)하면 이는 신양쇠약(腎陽衰弱)을 나타내는 것이므로 응당 진무탕(眞武湯)을 사용해 온신축수(溫腎逐水)해야 한다.

온양화음법(溫陽化飮法)과 이수법(利水法)은 음사(飮邪)와 수사(水邪)가 있으면서 맥이 침(沉)한 경우에 사용하는 유효한 치법이다.

만성 신장염에서 종종 침맥과 지맥(遲脈)이 같이 나타나는데, 이는 신양부족(腎陽不足), 비허습중(脾虛濕重)으로 인해 산정제수(散精制水)하지 못해 생긴 것이다. 이때의 치료는 마땅히 익화지원(益火之源)을 공고히 하여 음예(陰翳)를 없애는 방법을 사용해야 신양(腎陽)이 회복되면서 비기(脾氣)도 정상을 되찾는다.

만약 그 맥이 삭(數), 현(弦), 활(滑) 하다면 이는 주로 습열내결(濕熱內結)과 방광의 기화불리(氣化不利)로 인해 생긴 것이다. 이의 치료는 청열리습법(淸熱利濕法)을 좇아 습사(濕邪)가 하행(下行)할 수 있는 길을 열어주고, 열사(熱邪)가 맑게 없어지는 계기를 마련해주면 습사(濕邪)가 물러가고 부종이 없어진다.

이때 맥이 현경(弦硬)하면 병이 진행된 것이고, 경상(硬象)의 맥에서 연상(軟象)으로 변하면 이는 사기(邪氣)가 물러가려는 조짐이다.

(3) 망혈실정(亡血失精)

오랜 병으로 인해 혈(血)이 모자라거나 정(精)이 소실되면 영기(營氣)의 부족으로 인해 양기(陽氣)를 밖으로 고동(鼓動)시키지 못하게 되는데, 이렇게 되면 침현(沉弦)하면서 대(大)한 맥이 주로 나타나며, 힘주어 누르면 중간이 공허한 맥상을 나타낸다.

주된 증상으로는, 반드시 얼굴이 희뿌염하고 화색(華色)이 없으며, 입술과 혀, 손톱이 담백(淡白)하며 핏기가 없고, 이와 더불어 가슴 두근거림, 현기증, 유정, 허리와 무릎이 시큰거리고 힘이 없으며, 부녀자의 경우는 생리의 양이 적고 색이 옅은 증상 등이 나타난다.

『金匱要略』에 이에 대해 예를 든 다음과 같은 말이 있다.

'환자의 얼굴에 혈색이 없고 한열(寒熱)도 없으면서 맥이 침현(沉弦)한 것은 출혈(코피)로 인한 것이다(病人面無血色, 無寒熱, 脈沉弦者, 衄).'

또『脈義簡摩』에는 다음과 같이 서술하고 있다.

'만약 맥이 침(沉)하면서 규(芤)하거나, 침(沉)하면서 약(弱)하거나, 침(沉)하면서 삽(澁)하거나, 침(沉)하면서 결(結)하다면 이는 혈(血)이 모자라거나 정(精)이 소모되었기 때문이다(若沉而芤, 沉而弱, 沉而澁, 沉而結, 主亡血傷精).'

이들은 모두 '내상혈허(內傷血虛)'로 인해 생긴 병이다.

이 병을 치료하는 데 있어, 초기 빈혈은 심(心)과 간(肝)을 보해주는 것을 위주로 한다. 중기(中期) 빈혈은 비신(脾腎)을 보해주는 것을 위주로 한다. 총체적으로 양심안신(養心安

神), 전음익기(塡陰益氣), 건비자신(健脾滋腎), 기혈쌍보(氣血雙補)를 주된 치법(治法)으로 삼는다.

실혈(失血)이 오래되지 않았으면 맥이 유약(濡弱)하게 나타나야 되는데 오히려 현대맥(弦大脈)이 나타나면 이는 대다수 난치에 속한다. 장기(張琪)는 『脈學芻議』에서 다음과 같이 지적하고 있다.

'일부 요독증 및 재생불량성 빈혈, 말기 고혈압병에서 종종 이런 종류의 맥이 나타나면서 이와 함께 출혈 현상이 보이는데, 이는 대다수 난치에 속하는 症이다(一些尿毒症及再生障碍性貧血, 晩期高血壓病, 往往見此類脈, 同時也有出血現象, 多屬難治之症).'

(4) 한산복통(寒疝腹痛)

무릇 장부(臟腑)가 쇠약하고 소복부(少腹部)에 한기(寒氣)가 들어왔을 때 그 통증이 외음부(外陰部)를 싸고돌면 이런 경우 대다수 침긴(沉緊)한 맥을 나타낸다.

『金匱要略』에서는 '한산(寒疝)으로 인해 통증이 배꼽 부위를 싸고돌면서 저절로 땀이 나고 손발이 차가우면서 맥이 침긴(沉緊)하면 대오두전(大烏頭煎)으로 이를 치료한다(寒疝繞臍痛, 若發則自汗出, 手足厥逆, 其脈沉緊者, 大烏頭煎主之)'고 말한다.

이는 한산(寒疝)으로 복통이 생기고 맥이 침긴(沉緊)하거나 혹은 침지(沉遲)한 것은 신양부족(腎陽不足), 명문화쇠(命門火衰) 및 음한(陰寒)이 하초(下焦)에 응결(凝結)하여 간(肝)이 소설작용(疏泄作用)을 하지 못하여 나타난 것이라 인식한 것이다. 그 주된 증상으로는 아랫배의 양 옆이 아프고, 따뜻한 것을 좋아하며 찬 것을 싫어하게 되는데, 이에는 천대오약산(天臺烏藥散)을 사용해 온간산한(溫肝散寒)함으로써 한사(寒邪)를 흩고 통증을 멈추게 하는 것이다.

만약 음낭(陰囊)이 붓고 통증이 있으면 삼릉, 곤포, 모려 등을 가해 연견파결(軟堅破結)해주면 현저한 효과를 보게 된다.

(5) 습비관절(濕痹關節)

습사(濕邪)가 관절에 모이게 되면 인체의 기혈(氣血)이 응체(凝滯)되어 경맥(經脈)이 잘 통하지 않게 된다. 그러면 양기(陽氣)도 울체(鬱滯)되어 관절에 통증, 부종, 묵직한 느낌, 소변불리 등의 증상이 나타나는데, 이때는 침세(沉細)한 맥상이 나타난다.

『金匱要略』에는 '태양병으로 관절에 통증이 있고 후끈거리며 맥이 침세(沉細)한 것을 습비(濕痹)라 한다. 습비로 인한 증후로는, 소변은 잘 통하지 않지만 대변은 오히려 잘 소통되기 때문에 이때는 소변만 잘 통하게 해주면 된다(太陽病, 關節疼痛而煩, 脈沉細者, 此名濕痹. 濕痹之候, 小便不利, 大便反快, 但當利其小便)'라 말하고 있다.

장석완(張石頑)도 "관절에 통증이 있으면 맥이 침상(沉象)을 보인다(歷節痛痹而脈沉)"고 하였다.

무릇 습비(濕痹)를 치료할 때는 마땅히 소변을 잘 통하게 하면서 이와 겸해 비(脾)를 도와주면 되는데, 그렇게 되면 비(脾)의 운수기능(運輸機能)이 증강되어 소변이 순조롭게 잘 통하게 되니 점니중탁(粘膩重濁)하며 침체(沉滯)해 있던 사기(邪氣)가 없어지면서 비통(痹痛)은 저절로 사라지는 것이다.

3. 지맥(遲脈)

遲脈, 一息三至, 去來極慢.

【譯文】 지맥은 일호일흡지간(一呼一吸之間)의 박동이 3회로, 그 오고 가는 모양이 완만(緩慢)하다.

【釋譯】 진맥하는 이의 한 호흡 순간에 환자의 맥이 3회 뛰는 것을 지맥이라 한다. 지맥의 박동이 일어남과 그치는 과정은 아주 느린 모양을 보인다.

<遲脈의 示意圖>

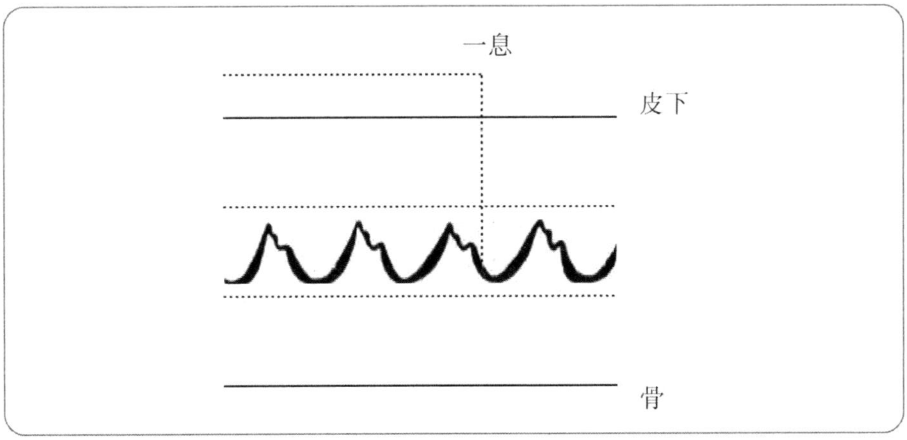

- 醫者의 한 호흡지간에 환자의 맥박이 3회 박동한다.
- 그 왕래가 비교적 늦다.

體狀詩

遲來一息至惟三, 陽不勝陰氣血寒. 但把浮沉分表裏, 消陰須益火之原.

【譯文】 지맥은 일식(一息)에 3회만 박동한다. 양기(陽氣)가 음기(陰氣)를 제약하지 못해 기혈(氣血)이 허한(虛寒)해진 탓이다. 지맥은 가라앉아 있든 떠 있든 간에 그 표리(表裏)를 잘 분별해야 한다. 이 음사(陰邪)를 없애려면 '익화지원법(益火之源法)'을 써서 다스려야 한다.

【釋譯】 지맥은 그 박동이 한 호흡 순간에 3회만 온다. 지맥이 나타나는 병은 대다수가 양허음성(陽虛陰盛), 기혈부족(氣血不足)의 허한병(虛寒病)이다.

지맥이 나타나면 또 그 맥위(脈位), 즉 떠 있는지(浮脈) 가라앉아 있는지(沉脈)에 주의해야 한다. 이는 발병 부위가 인체의 겉인지 체내인지를 분별하는 것이다. 부(浮)하면서 지맥이 나타나면 표한증(表寒證)이고, 침(沉)하면서 지맥이 나타나면 이한증(裏寒證)이다.

음(陰)에 속하는 이 한사(寒邪)를 없애려면 반드시 신온(辛溫)하거나 신열(辛熱)한 약을 사용해 인체 양기(陽氣)의 근원을 보익(補益)해주어야 한다. 그렇게 되면 양기(陽氣)가 왕성해져 한기(寒氣)는 소퇴(消退)한다.

相類詩

脈來三至號爲遲, 小快于遲作緩持. 遲細而難知是澁, 浮而遲大以虛推.

【譯文】 맥박이 일식(一息)에 3회 뛰는 것을 지맥이라 한다. 이 지맥에 비해 약간 빨리

<遲脈과 數脈의 비교도>

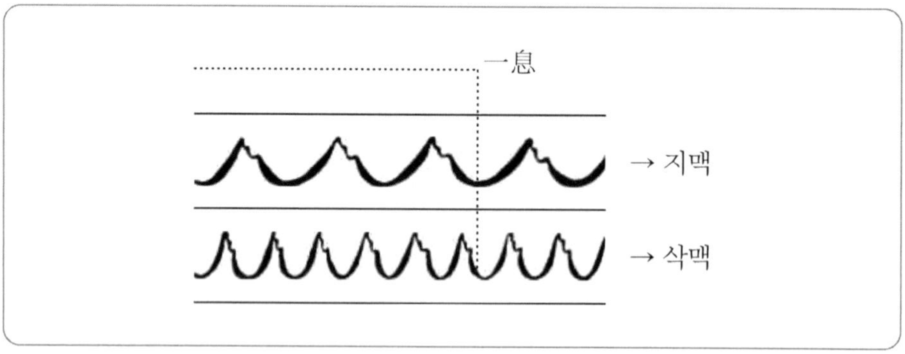

• 지맥 : 한 호흡 간에 3회 박동하며, 그 왕래가 비교적 늦다.
• 삭맥 : 한 호흡 간에 6회 박동하며, 그 왕래가 비교적 빠르다.

<遲脈과 緩脈의 비교도>

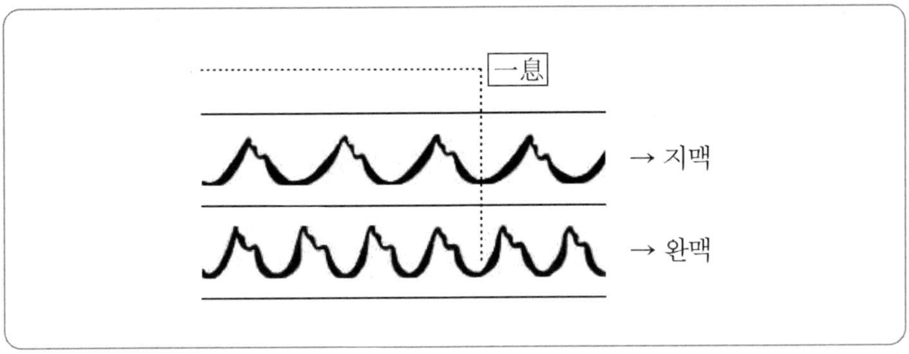

- 지맥 : 한 호흡 간에 3회 박동하며, 그 왕래가 비교적 늦다.
- 완맥 : 한 호흡 간에 4회 박동하고, 느슨하면서 緩和하다.

뛰는 것은 완맥(緩脈)으로 본다. 지(遲)하면서 가늘고 맥박의 모양이 매끄럽지 않은 것은 삽맥(澁脈)이다. 부(浮)하면서 지대(遲大)하면 이는 응당 허맥(虛脈)으로 간주한다.

【釋譯】 맥이 한 호흡지간에 3회 뛰는 것을 지맥이라 한다. 지맥에 비해 약간 빠른, 즉 일식(一息)에 4회 정도 뛰는 것은 완맥(緩脈)이다. 지(遲)하면서 세소(細小)하고 박동하는 모습이 유리(流利)하지 않은 것은 삽맥(澁脈)이다. 지맥으로서 부대(浮大)하고 힘이 없다면 이는 허맥(虛脈)이다.

主病詩

遲司臟病或多痰，沉痼癥瘕仔細看．有力而遲爲冷痛，遲而無力定虛寒．
寸遲必是上焦寒，關主中寒痛不堪．尺是腎虛腰脚重，溲便不禁疝牽丸．

【譯文】 지맥은 병변(病變)이 장(臟)에 있거나, 혹은 몸에 담(痰)이 많다는 것을 반영한다. 침맥(沉脈)은 징하(癥瘕)나 고질적 병변(病變)과 연관이 되므로 이를 자세히 살펴야 한다.

맥이 힘이 있고 지(遲)한 것은 주로 한기(寒氣)가 몸에 맺혀 냉통(冷痛)이 있다는 것을 나타낸다. 힘이 없으면서 지(遲)한 맥은 반드시 허한(虛寒)으로 인한 병임을 알아야 한다.

촌부맥(寸部脈)이 지(遲)한 것은 반드시 상초(上焦)에 허한증(虛寒證)이 있다는 것이다. 관부(關部)에 지맥(遲脈)이 나타나면 이는 중초(中焦)에 한통(寒痛)이 심하다는 것을 증명한다. 척부(尺部)의 맥이 지(遲)하다면 신허(腎虛)로 인해 허리나 다리가 묵직(沉重)하고, 소변실금(小便失禁), 산기(疝氣)의 발작으로 통증이 고환에까지 미치는 증상 등이 있다는 것을 나타낸다.

【釋譯】 지맥은 주로 내장에 병변(病變)이 발생하거나 속에 담(痰)이 많아 이것이 기(氣)를 응체(凝滯)시켜 기혈이 원활히 잘 소통되지 않아 생기는 것이다. 이 지맥은 인체 내부의 음한병(陰寒病) 중에서 잘 나타난다. 그래서 지맥이 보이면 반드시 자세히 관찰해야 한다. 그렇지 않고 이를 소홀히 넘겨버리면 한사(寒邪)가 오랫동안 잠복해 고질적인 병이 되거나 뱃속에 적(積)이 생기는 징하(癥瘕) 등의 병으로 발전한다.

지맥으로서 힘이 있으면 이는 인체 내부에 한통(寒痛)이 있다는 것을 반영한다. 만약 지맥으로서 힘이 없다면 이는 반드시 허한병(虛寒病)에 속한다.

촌부(寸部)에 침지(沉遲)한 맥이 나타나면 이는 필경 상초(上焦)의 허한증(虛寒證)이다. 관부(關部)에 침지(沉遲)한 맥이 보인다면 이는 중초(中焦)의 한통(寒痛)이 극렬하다는 징후이다. 척부(尺部)의 침지맥(沉遲脈)은 주로 신허(腎虛), 요각침중(腰脚沉重), 소변실금(小便失禁), 그리고 산기(疝氣)의 발작으로 인해 통증이 고환에까지 미치고 있다는 것을 설명한다.

결론적으로 지맥의 특징은 호흡을 한 번 하는 시간 동안 3회 박동하는 맥이다. 지(遲)하면서 유력(有力)하다면 이는 한기(寒氣)가 성(盛)해 기체(氣滯)가 생겼다는 것을 말해준다. 지(遲)하면서 무력(無力)하다면 이는 양허기약(陽虛氣弱)임을 반영한다. 지맥이 나타나는 병은 한증(寒症)이 대부분을 차지한다.

주로 양기(陽氣)가 허(虛)하거나 양기가 부족해서 영기(營氣)를 옳게 운반시키지 못하면 맥이 지완(遲緩)하게 나타나는 것이다. 맥의 박동은 혈류(血流)에 의해 일어나며, 혈(血)의 운행은 양기(陽氣)의 추동(推動)에 의지하고 있다. 만약 기(氣)가 부족하여 혈맥(血脈)을 추동(推動)하는 힘이 부족하면 혈액의 흐름이 늦어지고 맥도(脈道)가 잘 통하지 않아 이것이 지맥상(遲脈象)으로 표현된다. 이것이 소위 "양기가 부족하여 운반능력이 떨어지면 흉중(胸中)의 기운이 잘 산포(散布)되지 못한다(陽氣不運, 胸中大氣不能敷布)"는 말과 통하는 이유인 것이다.

兼脈主病

부지맥(浮遲脈)은 표한(表寒), 침지맥(沉遲脈)은 이한(裏寒), 지활맥(遲滑脈)은 담기(痰氣), 지삽맥(遲澁脈)은 혈허(血虛), 지세맥(遲細脈)은 양쇠(陽衰), 지현맥(遲弦脈)은 음적(飮積)을 의미한다.

장석완(張石頑)은 다음과 같이 말한다.

'부지(浮遲)는 표한(表寒), 침지(沉遲)는 이한(裏寒), 지삽(遲澁)은 혈병(血病), 지활(遲滑)은 기병(氣病)을 일컫는다.'

『四診抉微』에는 다음과 같은 말이 있다.

'부지(浮遲)는 표냉(表冷), 침지(沉遲)는 이한(裏寒), 지삽(遲澁)은 혈병(血病), 지활(遲滑)은 기병(氣病), 지완(遲緩)은 습한(濕寒)에서 나타난다(浮遲表冷, 沉遲裏寒, 遲澁血病, 遲滑氣病, 遲緩濕寒).'

장병성(張秉成)은 또 다음과 같이 말했다.

"속에 적한(積寒)이 있으면 침실(沉實)하면서 뇌(牢)한 맥이 나타나는데, 이는 양기부족(陽氣不足), 혹은 한사(寒邪)가 몸이 허(虛)한 틈을 타고 내습(內襲)하여 나타난 것이다. 그리고 지세부족(遲細不足)한 상(象)을 나타내는 경우도 있으며, 만약 위양부족(衛陽不足), 신양기뇌(腎陽氣餒), 혹은 노인의 기혈(氣血)이 쇠(衰)하여 호흡이 느려도 맥은 모두 지상(遲象)을 보인다."

『談脈』에는 다음과 같은 내용이 보인다.

'지(遲)하고 유력(有力)하면 양 옆구리 혹은 소복부(少腹部)에 창만자통(脹滿刺痛) 증상이 나타나면서 대변이 흑색을 보인다. 지(遲)하면서 삽(澁)한 맥을 보인다면 이는 하초(下焦)에 어혈이 있는 것인데, 이에는 포황, 오령지, 도인, 홍화 등의 약으로 파혈거어(破血祛瘀)해주어야 한다. 지(遲)하면서 무력(無力)한 경우는 사지궐역(四肢厥逆), 전신외한(全身畏寒), 냉한(冷汗), 기천(氣喘), 혹은 신식혼미(神識昏迷)의 증상들이 나타난다. 지(遲)하면서 미(微)한 맥이 같이 나타난다면 이는 심장쇠약의 징조이므로 급히 건강, 부자 등의 약으로 강심고탈(强心固脫), 흥분회양(興奮回陽)해주어야 하는데, 이는 지맥겸맥(遲脈兼脈)의 구체적인 증례(證例)이다.'

열병에 오히려 지맥이 나타나는 경우가 있는데, 이런 경우는 주로 습열조체(濕熱阻滯)하여 맥이 지(遲)하면서 연(軟)하게 나타난다. 만약 지(遲)하면서 유력(有力)하다면 이는 실열내결(實熱內結), 탁사옹색(濁邪壅塞)한 경우인데, 증상으로는 복만변비(腹滿便秘)가 나타난다.

『傷寒論』에 '양명병에서 맥이 지(遲)하게 나타나면 승기탕이 적합하다(陽明病, 脈遲, 宜承氣湯)'란 말이 있는데 이는 열병에서 지맥(遲脈)이 나타나는 증례(證例)이다. 그러나 이 경우는 맥이 비록 지(遲)하지만 반드시 유력(有力)한 모양을 갖추고 있어야만 승기탕류(承氣湯類)로 공하(攻下)할 수 있는 것이다.

그리고 뇌막염이 있는데, 이 경우는 주로 뇌압이 상승하여 고열이 나타나면서 지맥의 증후를 보이는데 이럴 때는 반드시 맥증(脈證)을 합참(合參)하여 논치해야지 한론(寒論)으로 변증하여 오진하는 과오를 범하지 말아야 한다.

『談脈』에는 다음과 같은 말이 있다.

'40세의 여성 환자가 있었는데, 얼굴 전체에 뾰루지가 생기고 그 색조가 자흑(紫黑)하면서 붉게 부어오르고 정신이 맑지 않으며 설태가 후니(厚膩)하고 대변도 잘 통하지 않았다. 이는 대두온(大頭瘟: 丹毒)일 것이다. 맥이 지(遲)하면서 삽상(澁象)을 같이 보이고 대변이 통하지 않기 때문에 도인승기탕(桃仁承氣湯)을 가감하여 복용케 하자 대변이 통하면서 얼굴의 자홍색(紫紅色)도 감퇴하고 부종 역시 물러갔다. 그리고 계속 원방을 가감하여 조리시키자 병이 치유되었다.'

이는 단순하게 지맥만 나타난다면 당연히 건강과 부자를 쓰지 않으면 안 된다는 것을 설명하는 것이다. 그러나 지맥과 삽맥(澁脈)이 같이 나타난다면 혈액이 울체(鬱滯)된 정황(情況)이기 때문에 활혈거어법(活血祛瘀法)을 쓰지 않으면 안 된다는 것을 설명하는 것이기도 하다. 그리고 만약 지맥과 활맥(滑脈)이 같이 나타나면 신열약(辛熱藥)을 쓰지 말고 신량약(辛凉藥)을 써야 하는 것이다.

3.1 지맥의 형성

지맥은 주로 양허(陽虛), 휴손부족(虧損不足)으로 인해 영기(營氣)를 고운(鼓運)하는 힘이 없어서 나타난다. 맥의 박동은 혈류(血流)에 의존하며, 혈(血)의 운행은 양기(陽氣)의 추동(推動)과 온양(溫養)에 의지한다. 만약 기(氣)가 부족하여 혈맥(血脈)을 추동(推動)하는 힘이 없으면 혈행(血行)이 완만(緩慢)하고 맥도(脈道)가 불리(不利)해져서 맥이 주춤하게 되어 지만(遲慢)하게 되는데, 이가 소위 '陽氣不運, 胸中大氣不能敷布'의 원인이 되는 것이다.

3.2 지맥의 임상응용

(1) 위양부족(胃陽不足)

중초(中焦), 즉 비위기능이 허약해 음식을 소화시키고 영양물을 운반하는 기능이 떨어지면, 헛배가 부르고 잘 체하며 복통이 생기고, 트림이 나며 신물이 올라오거나 혹은 소화되지 않은 음식이 섞인 설사가 나기도 한다. 이런 경우에 주로 지맥이 나타난다.

『傷寒論』에서도 맥(脈)이 지(遲)하면 위중(胃中)의 양기(陽氣)가 부족하다는 것을 설명하고 있다. 『南雅堂醫案』에서도 '맥(脈)이 지(遲)하면서 냄새나는 트림을 하거나 배가 불룩해지는 것은 위양(胃陽)이 부진(不振)하여 식체(食滯)가 생겼기 때문인데, 이렇게 되면 소화되지 않은 음식이 섞인 설사를 한다'고 말한다. 이에는 이중온위양법(理中溫胃陽

法)을 쓰면 낫는다.

(2) 흉양불창(胸陽不暢)

흉중(胸中)의 양기(陽氣)가 한습(寒濕)으로 울폐(鬱閉)되면 음한(陰寒)의 사기(邪氣)가 이를 틈타 탁담(濁痰)이 위로 침범하여 흉격(胸膈)에 가득 차서 기(氣)의 운동에 장애를 주게 된다. 그래서 기침이 나거나 숨이 차고 가슴과 등에 통증이 생기는데, 이런 경우에도 주로 지맥이 출현한다.

『傷寒論』에서는 '흉비병(胸痹病)이 있으면 천식과 기침이 나고 가슴과 배가 아프면서 숨이 차며, 촌구맥(寸口脈)이 침지(沉遲)하고 관맥(關脈)이 약간 긴(緊)하게 되는데, 이는 과루해백백주탕(瓜蔞薤白白酒湯)으로 다스린다'고 하였다.

관상동맥경화성 심장병으로 생기는 협심통은 주로 한습(寒濕)과 담음(痰飮)의 사기(邪氣)가 흉중(胸中)의 양기(陽氣)를 울폐(鬱閉)시켜 나타나는 경우가 많은데, 이 경우 가슴이 답답하고 숨이 차며, 심장 부위에 통증이 있고 침지맥(沉遲脈)이 많이 나타나며, 혹은 활긴맥(滑緊脈)을 보이기도 한다. 이때 담사(痰邪)를 겸하고 있으면 반드시 침현(沉弦)하면서도 활(滑)한 맥이 나타나는데, 이에는 온화담습(溫化痰濕), 온통선폐법(溫通宣閉法)을 사용하면 흉중(胸中)의 양기(陽氣)가 회복되고 중기(中氣)가 잘 통하게 되어 통증이 그치면서 병이 낫는다.

(3) 결흉곡달(結胸穀疸)

외감표증(外感表證)으로 인해 열과 오한, 두통이 나면 한법(汗法)으로 다스려야 하는데, 이를 잘못 치료해 하법(下法)을 쓰고 나면 가슴이 답답하고 맺혀 있는 것 같은 증상이 나타난다. 이때도 지맥이 많이 나타난다.

『傷寒論』에서도 '태양병(太陽病)으로 맥이 부(浮)한데도 이를 잘못 치료해 맥이 지(遲)하게 변하면 결흉병(結胸病)이 된다'고 말했다.

한습(寒濕)의 사기가 잘 없어지지 않으면 청양(淸陽)이 불승(不昇)하고 탁음(濁陰)이 불강(不降)하여 배가 불룩해지거나 황달이 생기는데, 이때는 일반적으로 맥이 지(遲)하면서 무력하다. 그래서 『傷寒論』에서도 '양명병(陽明病)으로 맥이 지(遲)하면 음식을 양껏 먹지 못하며, 조그만 많이 먹어도 속이 답답해지며 현기증이 나고 소변이 반드시 잘 통하지 않게 된다. 이는 곡달(穀疸)이 생기려는 조짐인데 비록 하법(下法)을 쓰더라도 배가 더부룩한 증상은 여전하다. 이는 맥이 지(遲)한 연고이다.'

이는 실제 임상에서도 증명되는 바인데, 담석증이나 담낭염으로 인해 뒤틀리는 통증이 생기면 맥은 주로 긴맥(緊脈)이나 침복맥(沉伏脈)으로 나타난다. 기체증(氣滯證)을 겸하고 있으면 현상(弦象)이 나타나고, 한증(寒證)을 겸하고 있으면 지상(遲象)이 보이며, 어혈증(瘀血證)을 겸하면 삽상(澁象)이, 습열온결증(濕熱蘊結證)이 있으면 유삭맥(濡數脈)이, 화울증(火鬱證)이 있으면 현삭맥(弦數脈)이, 병이 오래되어 정기(正氣)가 허(虛)해 사기(邪氣)를 끌어안고 있으면 허세맥(虛細脈), 혹은 침세(沉細)하면서도 약(弱)한 맥상(脈象)이 나타난다.

(4) 부실옹결(府實壅結)

속에 사열(邪熱)이 맺혀 있고 중초(中焦)에 식체(食滯)가 있으면 혈맥(血脈)이 막혀 지맥이 나타난다. 이때의 지맥은 반드시 힘이 있거나 활(滑)한 모습을 함께 보인다.

『傷寒論』에서는 이와 연관해 다음과 같이 설명한다.

'양명병(陽明病)으로 맥이 지(遲)하고 비록 땀은 나지만 오한 증상이 없으면, 몸이 무겁고 숨이 차며 배가 불룩해지고 기침을 하는 증상이 반드시 나타난다. 또 시간에 맞춰 열이 나는(潮熱) 경우는 해표(解表)하려는 조짐이므로 공리법(攻裏法)을 쓸 수 있다. 그리고 손발에 땀이 흥건해지는 증상이 보이면 이는 대변이 이미 굳어졌다는 증거이므로 대승기탕(大承氣湯)으로 이를 다스린다.'

'설사를 하면서 맥이 지(遲)하고 활(滑)한 모습을 같이 보이면 이는 실증(實證)이다. 설사가 계속 그치지 않으면 급히 하법(下法)을 써야 하는데, 이에는 승기탕(承氣湯)이 적합하다.'

위의 말은 설사에 지활맥(遲滑脈)이 나타나면 장(腸)에 열이 쌓여 있고 식체(食滯)와 어체(瘀滯)가 있다는 것을 설명한다. 그래서 이때는 반드시 공적사하법(攻積瀉下法)을 써서 장(腸)에 쌓인 적체(積滯)를 청소해주어야 하는데, 이렇게 대처해야만 비로소 사기가 속에 남아 폐단을 일으키는 것을 방지할 수 있다.

(5) 징하현벽(癥瘕痃癖)

몸속에 적취(積聚)가 있거나, 온기(溫氣)가 옳게 운행되지 않거나, 응혈(凝血)이 속에 쌓여 흩어지지 않거나, 진액(津液)이 옳게 대사(代謝)되지 않고 속에 머물면서 없어지지 않으면 맥도(脈道)가 옹조(壅阻)해져 혈액의 흐름이 늦어지므로 맥이 지만(遲慢)하게 된다.

『脈經』은 '맥이 지(遲)하면서 삽(澁)하면 이는 중초(中焦)가 한(寒)한 것이며 징결(癥結)이 있는 것이다'라고 하였다.

『脈學輯要』에서도 '징하(癥瘕), 현벽(痃癖) 등이 있으면 맥도(脈道)가 옹알(壅遏)돼 지맥이 나타난다'고 하였다.

정교천(程郊倩)도 '지맥은 징하(癥瘕), 현벽(痃癖)이 있을 경우에 특히 많이 나타난다'

고 하였다.

병의 초기에는 맥이 지(遲)하면서도 힘이 있는데, 이는 정기(正氣)가 아직 강하고 사기(邪氣)가 아직 힘이 약하다는 것을 설명하는 것이다. 이때는 공적법(攻積法)을 사용해도 된다.

만약 맥이 지완(遲緩)하면서 힘이 없으면 이는 병사(病邪)가 이미 오래되어 정기(正氣)가 없어진 상태인데, 이때는 반드시 공법(攻法)과 보법(補法)을 같이 사용해야 적취(積聚)를 없애면서도 정기(正氣)를 상하게 하는 부작용이 나타나지 않는다.

(6) 침한고냉(沉寒痼冷)

양기(陽氣)가 부족하거나 명문(命門)의 화(火)가 쇠약하면 비위기능을 돕지 못하고 음식을 잘 소화시키지 못하여 침한고냉(沉寒痼冷)하게 되는데, 이런 경우 음식을 잘 먹지 못할뿐더러 소화되지 않은 음식이 설사로 나오며, 배가 아프면서도 만져주면 편안해한다. 또 차가운 타액을 뱉어내고, 맥은 지(遲)하면서 무력한 모습을 보인다.

『程杏軒醫案·續錄』에는 다음과 같은 말이 있다.

'한기(寒氣)만 느끼고 열은 나지 않으면서 손발이 저리고 차가우며, 차가운 맑은 가래를 토하고, 배꼽 부위에 은근한 통증이 있으며, 대변이 묽고 음식을 잘 먹지 못하는 것은 한기(寒氣)가 잠복해 응조(凝阻)해 있는 것인데…….'

이 책의 저자는 임상에서 새벽에 심한 설사를 하는 경우에 주로 지(遲)하면서 무력한 맥상(脈象)이 많이 나타난다고 말한다. 특히 이 맥상은 양척맥(兩尺脈)에서 두드러지게 나타난다고 하면서, 치료는 사신환(四神丸)으로 명문(命門)의 화(火)를 보(補)해서 비양(脾陽)을 따뜻하게 해야 한다고 설명한다.

만약 허세맥(虛細脈)이 나타나면 이는 주로 중기(中氣)가 부족하고 청양(淸陽)이 하함(下陷)해 있는 것인데, 이에는 인삼, 황기, 승마, 백출 등을 사용해 중기(中氣)를 승보(昇補)해주면 설사는 바로 그친다.

(7) 은진양심(癮疹痒甚)

기혈(氣血)이 부족하거나 풍사(風邪)가 인체의 허(虛)한 틈을 타 침입하면 몸이 가려우면서 은진(癮疹)이 나타나는데, 이때도 지맥이 많이 나타난다.

『金匱要略』은 다음과 같이 말한다.

'촌구맥(寸口脈)이 지완(遲緩)한 경우, '遲'는 '寒'을 말하며 '緩'은 '虛'를 의미한다. 영분(營分)이 완(緩)한 것은 망혈(亡血)이며, 위분(衛分)이 완(緩)한 것은 중풍(中風)이다. 사기가 경락(經絡) 중 '經'에 침입하면 몸이 가려우면서 은진(癮疹)이 나타난다.'

이때는 필히 많은 양의 양혈부정(養血扶正)하는 약을 사용해 기혈(氣血)을 충족시키고 정기(正氣)를 왕성하게 하면 풍사(風邪)는 물러간다.

(8) 열입혈실(熱入血室)

경맥(經脈)이 열사(熱邪)를 받은 상태에서 이 외사(外邪)가 경락을 타고 들어와 속을 허(虛)하게 만들면 이것이 혈실(血室)로 함입(陷入)해 열사(熱邪)와 혈(血)이 상결(相結)한다. 그 증상으로 가슴과 옆구리가 그득하고 불편하며 헛소리를 하고 결흉(結胸) 증상이 나타나는데, 이때도 주로 지맥이 나타난다.

『金匱要略』은 다음과 같이 서술하고 있다.

'부인이 풍사(風邪)를 받아 열과 오한이 나고, 경수(經水)는 정상적으로 나오다가 이것이 7, 8일이 지나면 열은 없어지고 맥이 지(遲)하게 되면서 몸이 시원해지지만 가슴과 옆구리가 그득하고 불편해진다. 만약 이때 결흉증(結胸證)이 보이면서 헛소리를 하게 되면 이는 열사(熱邪)가 혈실(血室)로 들어간 것이다.'

이때의 치료는 소시호탕으로 표사(表邪)를 풀어주면서 도인, 홍화로 축어행혈(逐瘀行血)하고, 생지황, 목단피로 양혈청열(凉血淸熱)해주면 사기(邪氣)와 결흉(結胸)이 없어진다.

4. 삭맥(數脈)

數脈, 一息六至, 脈流薄疾.

【譯文】 삭맥은 한 호흡지간(呼吸之間)에 6회 박동하는 것이며, 맥기(脈氣)의 유동(流動)이 아주 급박(急迫)하다.

【釋譯】 삭맥의 도동(跳動)은 숨을 한 번 들이쉬고 내쉬는 동안의 시간에 6회 박동하는 맥이다. 이는 혈맥(血脈)의 유동(流動)이 아주 빠르다는 것을 설명한다.

<數脈의 示意圖>

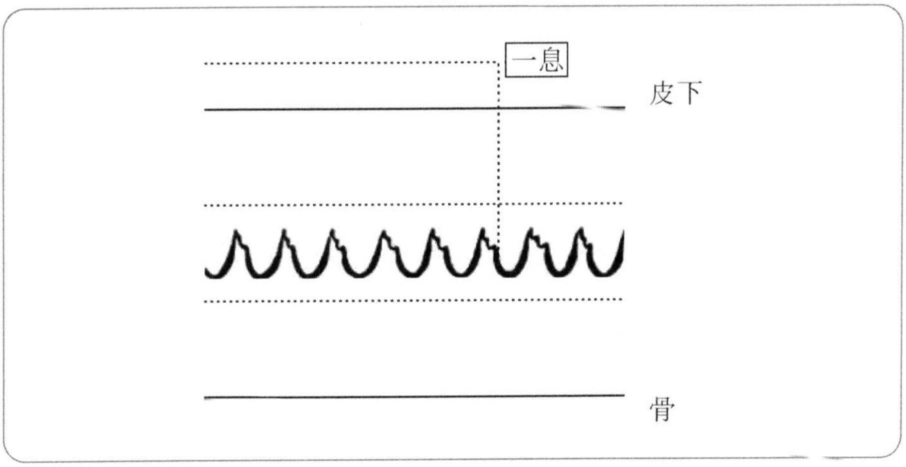

• 한 호흡 간에 6회 박동하는데, 그 왕래가 비교적 빠르다.

體狀詩

數脈息間常六至，陰微陽盛必狂煩. 浮沉表裏分虛實，惟有兒童作吉看.

【譯文】 삭맥은 한 호흡 간에 6회 박동하는 맥이다. 음기(陰氣)가 쇠약하고 양기(陽氣)가 성(盛)하면 주로 발광심번(發狂心煩)하게 되면서 이런 맥이 나타난다.

부(浮)하면서 삭(數)하면 표열(表熱)이고, 침(沉)하면서 삭(數)하면 이열(裏熱)이다. 그리고 삭(數)하면서 힘이 있으면 실증(實證)이고, 삭(數)하면서 힘이 없으면 허증(虛證)이다. 아동의 경우에 이 삭맥이 나타나는 것은 병증(病症)의 맥으로 보지 않는다.

【釋譯】 삭맥의 도동(跳動)은 대부분 한 호흡 순간에 6회로 나타난다. 환자가 삭맥을 보이면 이는 주로 양기항성(陽氣亢盛), 음액부족(陰液不足)으로 인한 열병(熱病)이다. 이런 경우 신지발광(神志發狂), 번조불안(煩躁不安) 등의 증상을 보인다. 이때 부삭맥(浮數脈)을 나타내면 이는 표열증(表熱證)이며, 침삭맥(沉數脈)을 보이면 이열증(裏熱證)이다.

삭(數)하면서 무력하면 허열이 있다는 것을 나타내며, 삭(數)하면서 유력하면 실열(實熱)이 있음을 의미한다.

단지 아동은 건강할 때 그 맥이 비교적 빠른 모양을 보이는데, 이는 생리적인 현상이다. 그래서 한 호흡에 해당하는 시간에 6회 박동하는 것은 병으로 인한 맥상(脈象)으로 보지 않는다.

相類詩

數比平人多一至，緊來如數似彈繩. 數而時止名爲促，數見關中動脈形.

【譯文】 삭맥은 정상인에 비해 일식(一息)에 1회 더 뛰는 것을 말한다.

이에 비해 긴맥(緊脈)의 박동은 마치 팽팽하게 묶은 밧줄을 만지는 듯하다.

맥이 삭(數)하면서 어떤 때 한 번씩 쉬는 모양을 보이면 이는 촉맥(促脈)이다. 삭맥(數脈)이 관부(關部)에 나타나면 이는 동맥(動脈)이라 칭한다.

【釋譯】 정상인의 맥박은 일식(一息)에 4회 내지 5회 뛴다. 삭맥은 정상인의 이 맥박보다 빨리 뛰는데, 매 일식(一息)에 5회 혹은 6회 박동한다. 삭맥과 같은 종류의 맥으로는 긴맥(緊脈)과 촉맥(促脈), 그리고 동맥(動脈)이 있다. 긴맥(緊脈)의 박동은 마치 단단하게 묶은 밧줄을 튕길 때 이것을 만지는 듯한 감각이며, 비교적 단단하고 힘이 있다는 느낌을 가질 수 있다.

삭맥 중에서 중간에 한 번 쉬는 맥이 있는데, 이를 촉맥(促脈)이라 한다. 삭맥이 촌(寸),

관(關), 척(尺) 3部中 관부(關部)에서 나타나는 것을 동맥(動脈)이라 한다.

<數脈과 緊脈의 비교도>

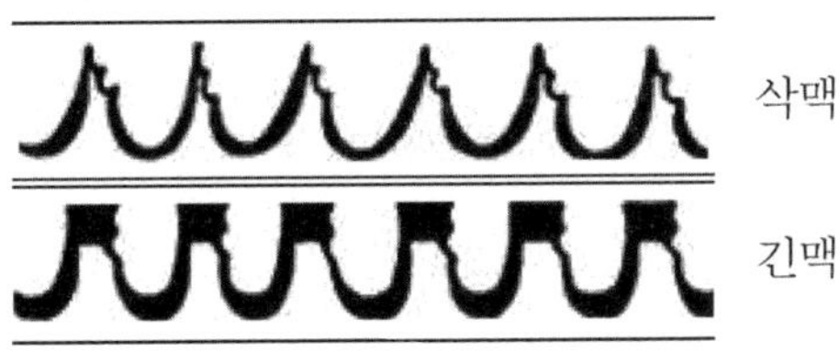

- 삭맥 : 한 호흡 간에 6회 박동하는데, 그 왕래가 비교적 빠르다.
- 긴맥 : 緊急有力하며, 그 형상이 마치 묵직하게 뒤트는 모습이다.

<數脈과 滑脈의 비교도>

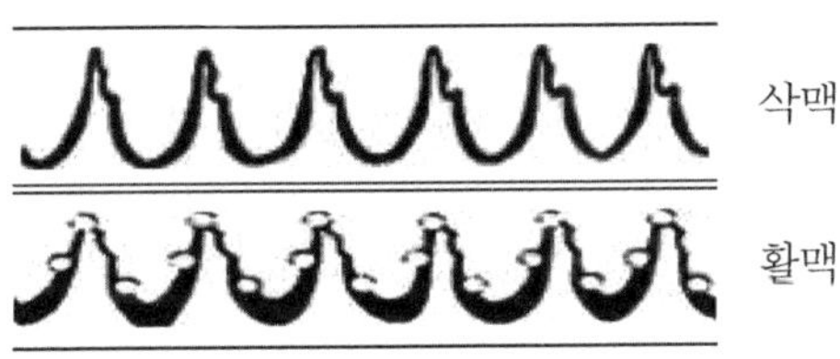

- 삭맥 : 한 호흡 간에 6회 박동하는데, 그 왕래가 비교적 빠르다.
- 활맥 : 박동의 형상이 쟁반 위에 구슬이 굴러가는 모습 같으며, 손끝에서 둥글고 미끄럽게 응한다.

主病詩

數脈爲陽熱可知, 只將君相火來醫. 實宜凉瀉虛溫補, 肺病秋深却畏之.

寸數咽喉口舌瘡, 吐紅咳嗽肺生瘍. 當關胃火并肝火, 尺屬滋陰降火湯.

【譯文】 삭맥은 양기항성(陽氣亢盛)의 맥이며, 이 맥이 나타나면 열이 있는 것이다. 이런 열병(熱病)은 군화(君火)와 상화(相火)로 인해 나타나므로 이에 맞추어 치료해야 한다.

실화(實火)는 양성(凉性)의 약으로 이를 다스리며, 허화(虛火)는 온약(溫藥)을 사용해 이를 치료한다. 깊은 가을철에 폐에 병이 생기면 삭맥이 나타나는 경우가 있는데, 이는 정말 조심해야 할 징후이다.

촌부(寸部)에 삭맥이 나타나면 이는 인후에 통증이 있거나, 입이나 입술에 종기가 생겨 있거나, 토혈 혹은 기침, 폐농양 등의 병을 짐작할 수 있다.

오른손 관부(關部)에 삭맥이 나타나면 위화(胃火)를, 왼손 관부(關部)에 삭맥이 나타나면 간화(肝火)를 의심할 수 있다. 척부(尺部)에 삭맥이 나타나면 간음(肝陰)의 부족이나 간담(肝膽)의 화기(火氣)가 상승(上昇)해 있는 것이므로 자음강화(滋陰降火)하는 약으로 이를 다스린다.

【釋譯】 삭맥은 양류맥(陽類脈)에 속한다. 어떤 병에서 삭맥이 나타난다면 이는 열성병(熱性病)이라는 것을 알 수 있다. 열성병은 주로 심화(心火)나 간담지화(肝膽之火)의 과왕(過旺)으로 초래된다. 그래서 치료는 응당 심화(心火)나 간담(肝膽)의 화(火)를 다스리는 것을 위주로 한다. 실열병(實熱病)의 치료는 양약(凉藥)으로 사화(瀉火)하고, 허열병(虛熱病)은 온약(溫藥)으로 자보(滋補)한다.

폐병(肺病) 환자가 깊은 가을에 삭맥을 나타내는 경우가 있는데 이는 정말 두려워해야 할 일이다. 왜냐하면 폐(肺)는 금(金)에 속하고 가을철은 또 금기(金氣)에 상응하는 계절이다. 그래서 삭맥은 화성지병(火盛之病)에서 반드시 나타난다. 즉 화(火)와 금(金)은 상극관계이기에 금(金)이 화(火)에 의해 피극(被克)되면 폐병이 위중하게 변하는 것이다.

촌부맥(寸部脈)이 삭하다면 이는 열이 인체의 상부에 있다는 것을 증명한다. 즉 인후나 목이나 혀 등에 종창(腫瘡)이 있거나, 토혈, 기침, 폐옹(肺癰) 등의 질환이 있다는 것을 의미한다. 관부(關部)가 삭하다면 이는 위화(胃火)나 간화(肝火)가 과왕(過旺)해 있다는 것이며, 척부(尺部)의 삭맥은 신음부족(腎陰不足)이나 간담지화(肝膽之火)의 상승(上昇)을 의미한다. 이들에 대한 치료는 자음강화법(滋陰降火法)이 온당하다.

이상을 종합하면, 일식(一息)에 맥이 6회 뛰는 것을 삭맥이라 한다. 삭맥은 허(虛)와 실(實)의 두 종류가 있다. 삭맥인데 힘이 있으면 이는 실열병(實熱病)이다. 삭맥이 무력한 모습을 보이면 이는 음허병(陰虛病)이다.

단지 소아는 평시에 맥의 박동이 비교적 빨라서 일식(一息)에 6회 정도 뛰는데, 이는 병맥(病脈)이 아니니 반드시 주의해서 판단해야 한다.

그 외에 허한병(虛寒病) 중에 삭맥이 보이면 이는 필히 정기(正氣)가 이미 아주 쇠약해져 있다는 증후이지 내부에 열이 있는 것이 아니다.

● 兼脈主病

홍삭맥(洪數脈)은 속에 실열(實熱)이 있거나 창양(瘡瘍)이 생길 때 나타난다. 세삭맥(細數脈)은 음허내열(陰虛內熱), 현삭맥(弦數脈)은 간화항성(肝火亢盛), 활삭맥(滑數脈)은 담화실열(痰火實熱)에서 나타난다. 삭대무력(數大無力)하고 누를 때 활연(豁然)하면서 공

(空)하면 이는 허양외월지상(虛陽外越之象)이다. 폭삭맥(暴數脈)은 주로 외열(外熱), 구삭맥(久數脈)은 주로 구손(久損)에서 나타난다.

『四診抉微』에서는 다음과 같이 말한다.

'삭맥은 장부(臟腑) 중 부(腑)에 병이 있을 때 나타나며, 그 병은 열성(熱性)이다. 삭(數)하고 유력(有力)하면 실화(實火)이며, 삭(數)하고 무력(無力)하면 허화(虛火)이고, 부삭(浮數)은 표열(表熱)이며, 침삭(沉數)은 이열(裏熱), 세삭(細數)은 음허(陰虛)이며, 부(浮)하면서 삽상(澁象)을 겸하고 있으면 음갈(陰竭), 삭실(數實)하면 폐옹(肺癰), 삭허(數虛)하면 폐위(肺痿)이다.'

『溫病條辨·下焦篇』에서는 '열사(熱邪)가 하초(下焦)로 깊이 들어가면 맥이 침삭(沉數)하고 혀가 건조하면서 이빨색이 거무스름하게 변하고 손가락이 율동적이고 연속적으로 수축하면서 떨리는데, 이런 경우는 경궐(痙厥)이 나타나려는 것이므로 급히 예방책을 써야 한다(熱邪深入下焦, 脈沉數, 舌乾齒黑, 手指但覺蠕動, 急防痙厥)'고 지적하고 있다.

삭맥은 주로 속에 실열(實熱)이 있다는 것이지만 맥이 허삭(虛數)하면 허열(虛熱)인 것이다. 그래서 오국통(吳鞠通)은 『溫病條辨』에서 '부녀병에 있어서 열이 혈실(血室)로 들어가면 사기(邪氣)는 십중팔구 물러가는데, 이런 경우는 우측 맥이 허삭(虛數)하게 나타나면서 오후나 저녁 무렵에 약간의 한열(寒熱)을 느낀다(熱入血室, 邪去八九, 右脈虛數, 暮微寒熱者)'라고 하였는데, 이는 사소허다(邪少虛多)로 인한 것임을 설명한다.

4.1 삭맥의 형성

삭맥은 주로 사열고동(邪熱鼓動)하여 기(氣)가 왕성케 됨으로써 혈(血)이 기(氣)를 따라 움직여 기(氣)가 성(盛)하여 혈류(血流)가 가속(加速)되어 나타난다.

이는 『脈訣啓悟』에서의 다음과 같은 말과 통한다 하겠다.

'삭맥은 양성음휴(陽盛陰虧)로 인해 열사(熱邪)가 경락으로 유전(流傳)하여 나타나는 상(象)이다. 그래서 맥도(脈道)가 삭성(數盛)한 것이며, 화성(火性)이기에 잘 움직이며 조급(躁急)한 것이다(數爲陽盛陰虧, 熱邪流傳於經絡之象, 所以脈道數盛, 火性善動而躁急也).'

4.2 삭맥의 임상응용

(1) 위열소곡(胃熱消穀)

『金匱要略』에서는 '趺陽脈數, 胃中有熱, 卽消穀引食, 大便必堅, 小便卽數).'라 하고 있으며, 『傷寒論』에서도 '病人脈數, 數爲熱, 當消穀引食……'이라고 설명하고 있다.

이는 위중(胃中)에 열이 있으면 진액을 소모시켜 쉽게 배가 고파지며, 체내의 수분이 적어져 대변이 딱딱해지고 소변도 양이 적어진다는 말이다. 이런 경우에 모두 삭맥이 나타난다.

이에는 위열(胃熱)을 없애주고 진액을 보(補)해주는 치법이 온당하다.

(2) 장열하리(腸熱下痢)

습열(濕熱)이나 어혈(瘀血)이 장내(腸內)에 모이면 기혈의 흐름에 장애를 주어 대장의 전도기능(傳導機能)이 옳게 유지되지 않기 때문에 복통, 신열(身熱), 이급후중(裏急後重), 하리구갈(下痢口渴) 등의 증상을 일으킨다. 이때도 대부분 삭맥을 나타낸다.

『傷寒論』에서는 '설사를 하면서 맥이 삭(數)하고 갈증을 느끼면 이는 저절로 나을 조짐이다. 그러나 삭맥이 여전하고 설사가 계속 그치지 않으면서 피고름이 섞인 변을 보이면 이는 장(腸)에 열이 있기 때문이다(下利脈 數而渴者, 今自愈; 設不差, 必淸膿血, 以有熱故也)'라고 하면서 백두옹탕을 사용해 장열(腸熱)을 없애주면 설사는 저절로 그친다고 하였다.

(3) 폐위폐옹(肺痿肺癰)

폐열(肺熱)로 인해 음액(陰液)이 상하면 기침을 하면서 거품이 섞인 타액을 토해내고, 가슴에 은근한 통증이 생기며, 맥이 허삭(虛數)하게 되는데, 이를 폐위(肺痿)라 한다.

또 풍열(風熱)의 사기가 폐를 옹색(壅塞)케 하면 궤양성 옹창(癰瘡)을 형성하여 가래 속에 고름과 피가 섞여 나오면서 기침과 함께 가슴이 뻐근하고, 어떤 때는 쌀죽 같은 모양의 탁하고 비린내 나는 가래를 토하기도 하며 맥은 삭실(數實)하게 나타나는데, 이를 폐옹(肺癰)이라 한다.

『金匱要略』에서는 이에 대해 다음과 같이 설명하고 있다.

'촌구맥(寸口脈)이 삭(數)하면서 기침을 하고, 탁하고 거품이 섞인 가래를 토하는 것은 무슨 연유인가? 이는 폐위병(肺痿病)이다. 만약 입안이 바짝바짝 마르고 기침을 하며, 가슴에 은근한 통증이 있으며, 맥이 활삭(滑數)하다면 이는 폐옹병(肺癰病)이다.'

'기침을 하면서 가슴이 뻑뻑하고, 오한이 나서 몸을 떨며, 맥이 삭(數)하고 인후가 건조하지만 갈증은 없으며, 수시로 탁하고 비린내와 악취가 나는 타액을 뱉어내고, 쌀죽 같은 고름을 오랫동안 토하는 증상을 보이면 이는 폐옹병(肺癰病)이다.'

이는 폐옹(肺癰)과 폐위(肺痿)의 구별에 대해 설명하는 것인데, 이 둘 각각의 증후 외에, 맥이 활(滑)하면서 삭실(數實)한지 혹은 삭허(數虛)한지의 양자(兩者)를 구별하는 데도 아주 주의해야 한다는 말이다.

(4) 복만숙식(腹滿宿食)

소화되지 않은 음식이 속에 오래 정체(停滯)되면 배가 불룩해지고 대변이 딱딱해지며 맥은 주로 삭활(數滑)한 모습을 보인다. 이에는 응당 승기탕(承氣湯)으로 통하(通下)시켜야 한다.

『金匱要略』에서는 '맥이 삭(數)하면서 활(滑)한 것은 실증(實證)이다. 만약 숙식(宿食)이 있어서 그런 것이라면 하법(下法)을 시용하면 낫는데, 이에는 대승기탕(大承氣湯)이 적합하다'고 설명하고 있다.

(5) 창양장옹(瘡瘍腸癰)

창양장옹(瘡瘍腸癰) 및 내옹(內癰)은 영위(營衛)가 옹체(壅滯)되어 혈(血)이 농(膿)으로 변했을 때 나타나는 것인데, 이때도 모두 삭맥이 나타나거나 혹은 홍맥(洪脈)을 겸해서 나타난다. 그리고 옹종(癰腫)의 초기에는 또 부삭맥(浮數脈)이 주로 나타난다.

이를 설명하는『金匱要略』의 내용을 보자.

'諸浮數脈, 應當發熱, 而反晒淅惡寒, 若有痛處, 當發其癰.'

'腸癰者, 少腹腫痞, 按之卽痛如淋, 小便自調, 時時發熱, 自出汗, 復惡寒. 其脈遲緊者, 膿未成, 可下之, 當有血, 脈洪數者, 膿已成, 不可下也. 大黃牧丹皮湯主之.'

'腸癰之爲病, 其身甲錯, 腹皮急, 按之濡如腫狀, 腹無積聚, 身無熱, 脈數, 此爲腸內有癰膿, 苡米附子敗醬散主之.'

위의 내용들은 맥박의 지긴(遲緊), 부삭(浮數), 홍삭(洪數)과 함께 증후를 잘 살펴야만 장옹(腸癰)이 곪았는지 아직 곪지 않았는지를 변별(辨別)할 수 있다는 설명인데, 이는 치료에 있어 그 근거를 제공해주는 말이다.

실제 임상에 있어서 증명되는 것인데, 장옹(腸癰)을 치료하는 데 있어 맥이 '지긴(遲緊)'하다면 이는 영혈(營血)이 어체(瘀滯)되어 있지만 아직 살이 부패하지 않고 고름도 생기지 않은 상태이므로 대황목단피탕(大黃牧丹皮湯)을 사용해 축어청열(逐瘀淸熱)하면 내변이 잘 통해 어혈이 없어지며, 이와 함께 맺혀 있던 것이 저절로 흩어지고 통증도 그치는 것을 볼 수 있다.

또 만약 '홍삭(洪數)'한 맥이 보이면서 설태가 노랗고 끈적거리면, 이는 장옹(腸癰)이 이미 곪아 있다는 것을 반영하는 것인데, 이때는 과루인, 패장초, 금은화, 연교, 의이인, 포공영, 대황, 적작약, 목단피, 망초 등의 약을 중용(重用)하면 장열(腸熱)을 없애면서 옹종(癰腫)을 삭여준다. 이때 절대 부자 같은 열성약(熱性藥)을 사용하지 말아야 하는 것에 유의해야 한다.

만약 장옹(腸癰)이 이미 곪아 있고 맥이 삭(數)하면서 무력한 모습을 보이거나 혹은 세삭(細數)한 모습을 나타내면서 허약한 체질인 경우에는 부자로 약간 좌(佐)해주면서 온리(溫裏), 탁농(托膿), 산결(散結)해주는 것도 필요하다.

또 만약 장옹(腸癰)이 이미 곪아 터져서 오랫동안 흡수되지 않는 상태라면 배농해독(排膿解毒)의 기초 위에서 인삼, 황기, 당귀, 천궁 등으로 좌(佐)해주면서 보기양혈(補氣養血)해주는 것이 적합하다.

그리고 장옹(腸癰)이 터지고 난 후 현삽(弦澁)한 맥을 나타내면서 복부에 덩어리가 생기는 것은 기혈어결(氣血瘀結)로 인한 것이다. 이때는 금은화, 연교, 포공영 등으로 청열해독(淸熱解毒)하는 한편, 인삼으로 보(補)해주고, 조각자, 천산갑으로 궤견(潰堅)하며, 유향과 몰약으로 활혈지통(活血止痛)해주면 맺혀 있던 덩어리가 없어지면서 낫게 된다.

이 모두가 맥상을 살펴 장옹(腸癰)을 치료하는 규율을 체현한 것이라 하겠다.

(6) 호혹백합(狐惑百合)

임상에서는 호혹병(狐惑病)이나 백합병(百合病)에서도 삭맥을 나타낸다.

『金匱要略』은 다음과 같이 말한다.

'百合病者…… 其脈微數.'

'狐惑病者脈數, 無熱, 微煩, 默默但慾臥, 汗出. 初得之三四日, 目赤如鳩眼, 七八日目黑, 若能食者膿已成也, 赤小豆當歸散主之.'

호혹병(狐惑病)에서 삭맥을 보이면 이는 열어육부(熱瘀肉腐)로 인해 내옹(內癰)이 이미 형성되었다는 것을 설명한다. 그래서 적소두로 배농(排膿)하면서 어혈(瘀血)을 흩어주고, 당귀로 거어생신(祛瘀生新)하면 옹농(癰膿)이 없어지는 것이다.

(7) 허로음휴(虛勞陰虧)

허로병(虛勞病)이 오래돼 정혈(精血)이 모갈(耗竭)되어 음허내열(陰虛內熱)을 형성하면 대다수 삭대(數大)하면서 허(虛)한 맥, 혹은 세소(細小)하면서 삭(數)한 맥, 부대(浮大)하면서 삭(數)한 맥이 나타난다.

장경악(張景岳)은 "……久數者, 必虛損"이라 말했고, 『金匱要略』에서도 '夫吐血, 咳

逆上氣, 其脈數而有熱, ……'이라 설명하고 있다.

이는 모두 음액휴손(陰液虧損), 양기독성(陽氣獨盛)의 표현인 것이다. 청대(淸代)의 섭천사(葉天士)는 『臨證指南』에서, "張, 脈虛數, 舌紅口渴, 上齶乾涸, 腹熱不飢, 此津液被劫, 陰不上擧, 心下溫溫液液, 用炙甘草湯"이라 말하는데, 이는 화겁음액(火劫陰液)으로 인해 맥이 허삭(虛數)해졌다는 것을 설명한 것이다.

(8) 외감사열(外感邪熱)

모든 감염질환의 초기, 중기, 극성기에는 모두 삭맥이 나타난다. 이는 삭맥과 '熱'의 메커니즘 관계를 나타내는 것이다.

일반적인 열병은 주로 초기에는 부삭맥(浮數脈), 중기에는 침삭맥(沉數脈), 극성기에는 세삭맥(細數脈)이 나타나는데, 이는 초기에는 사기(邪氣)가 위분(衛分)에 있고, 중기에는 사기가 항성(亢盛)해지며, 극성기에는 음액(陰液)을 상하게 하는 서로 다른 발병 메커니즘으로 인해 나타나는 맥상에 차이가 있다는 것을 설명하는 것이다.

5. 활맥(滑脈)

滑脈, 往來前却, 流利展轉, 替替然如珠之應指, 漉漉如欲脫.

【譯文】 활맥은 박동의 오고 감이 모두 유리(流利)하고 원활(圓滑)한 모습인데, 연이어 나타나는 그 모습이 마치 둥근 구슬이 손가락 아래서 굴러다니는 듯한 느낌이며, 또 손에서 달아나려는 듯한 감각이다.

【釋譯】 활맥의 왕래하는 모습을 형용해보면, 맥이 막 올 무렵에 마치 무얼 두려워하면서 물러가려는 듯이 빨리 왔다가 빨리 가면서 감히 머물러고 하지 못하는 모습이다. 그는 아주 유리(流利)하게 굴러다니면서 마치 둥글고 매끄러운 진주(珍珠)가 손가락에서 한 번 미끄러져 지나가는 듯하며 유동(流動)이 아주 빠르고, 손을 벗어나려는 듯이 가버리는 모습을 보인다.

<滑脈의 示意圖>

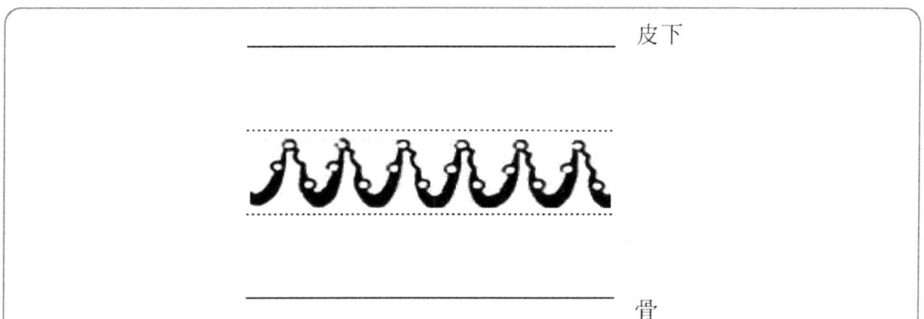

• 그 오고 감이 모두 流利하여 마치 쟁반 위에 구슬이 굴러가는 모습 같은데, 가볍게 누르나 힘주어 누르나 모두 촉지되며, 손가락 모두에 圓滑하게 응한다.

體狀相類詩

滑脈如珠替替然, 往來流利却還前. 莫將滑數爲同類, 數脈惟看至數間.

【譯文】 활맥은 마치 굴러가는 구슬이 연이어 나타나는 듯한 모습을 보이는데, 그 왕래가 유창(流暢)하고 순리적(順利的)이며 지속적이고 끊이지 않는 모습이다. 여기서 활맥과 삭맥을 혼동하지 말아야 한다. 삭맥을 진단할 때는 일식(一息)에 나타나는 맥의 박동수에 근거해야 한다.

【釋譯】 활맥의 박동은 진주처럼 둥글고 매끄러운 모습을 보이며 그 왕래하는 모습이 유리(流利)하고 진퇴(進退)가 아주 빠르다.

활맥과 삭맥은 서로 다른데, 활맥은 그 왕래가 유리(流利)한 모습이지만 매 일식(一息) 중의 지수(至數)가 결코 늘어나지 않는다. 그러나 삭맥은 이와 달리 일식(一息)에 6회 정도 박동한다.

<滑脈과 澁脈의 비교도>

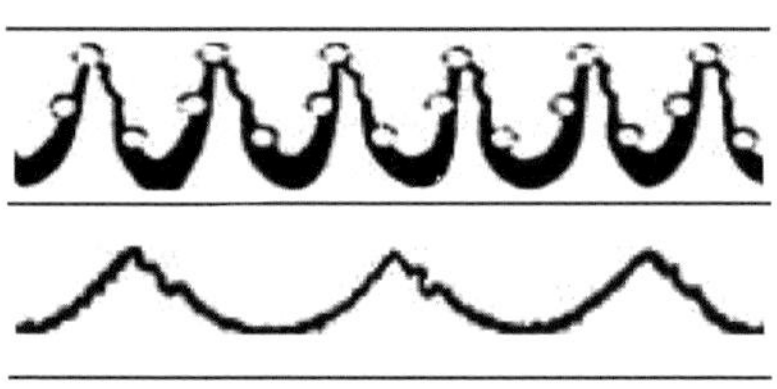

- 활맥 : 그 오고 감이 모두 流利하여 마치 쟁반 위에 구슬이 굴러가는 듯한 모습이며, 가볍게 누르나 힘주어 누르나 모두 촉지되며, 손가락 모두에 圓滑하게 응한다.
- 삽맥 : 그 왕래하는 모습이 매끄럽지 못하여 마치 빗물이 모래를 적시는 것 같으며, 가늘고(細) 늦으면서(遲) 짧다. 손가락 아래서 응하는 감각이 느리고 둔하다.

主病詩

滑脈爲陽元氣衰, 痰生百病食生災. 上爲吐逆下蓄血, 女脈調時定有胎.
寸滑膈痰生嘔吐, 呑酸舌强或咳嗽. 當關宿食肝脾熱, 渴痢癲淋看尺部.

【譯文】 활맥은 양맥(陽脈)에 속하는데, 이 활맥이 보이면 원기(元氣)의 쇠패(衰敗)를 의미한다. 이는 주로 담사(痰邪)와 상식(傷食)으로 나타나는 병들에 속한다. 이는 인체의 상부에서는 구토로, 하부에서는 축혈(蓄血)로 나타난다. 부녀의 맥상이 활리(滑利)하다면

이는 필경 임신맥이다.

촌부(寸部)에서의 활맥은 흉격(胸膈)에 담사(痰邪)가 있다는 것이며, 이는 또 구토를 유발한다. 혹은 신물을 올리거나, 혀가 뻣뻣해지거나 기침을 일으킨다.

관부(關部)의 맥이 활(滑)하다면 음식이 소화되지 않거나 간(肝)과 비(脾)에 열이 있다는 것을 나타낸다.

소갈(消渴), 이질(痢疾), 전산(癲疝), 임병(淋病) 등이 있으면 척부(尺部)에서 활맥이 나타난다.

【釋譯】 활맥은 양맥(陽脈)의 한 종류에 속한다. 병중에 활맥이 나타나면 이는 일반적으로 원기(元氣)가 이미 부족해졌다는 것을 나타내지만, 대다수는 담병(痰病)이나 상식병(傷食病)에 속한다.

이는 인체의 상부에서는 구토로, 하부에서는 어혈(瘀血)로 나타난다. 부녀자가 생리가 중단되고 맥상이 활리조균(滑利調勻)하다면 이는 임신 가능성이 크다.

촌부(寸部)에 활맥이 보이면 이는 흉격부(胸膈部)에 담(痰)이 있는 것이다. 담이 위중(胃中)에 있으면 구토가 생기며 신물을 올린다.

담사(痰邪)가 상승해 설근부(舌根部)에 도달하면 혀가 뻣뻣해지며 그 움직임이 원활치 못하게 된다. 또 담(痰)이 폐에 모이면 기침을 유발한다.

관부(關部)에서 활맥이 나타나면 이는 상식병(傷食病)이거나, 혹은 간비(肝脾) 양장(兩臟)에 사열(邪熱)이 있는 것이다.

척부(尺部)에서 활맥이 보이면 하초(下焦)에 화사(火邪)가 많이 있다는 것이며, 이로 인해 소갈(消渴), 이질(痢疾), 전산(癲疝), 임병(淋病) 등의 질환을 쉽게 일으킨다.

활맥은 결론적으로 그 왕래가 유리(流利)한 맥이며, 일반적으로 실증(實症) 중에서 많이 나타난다. 그리고 담병(痰病)이나, 상식(傷食), 하초(下焦)에 사열(邪熱)이 있는 경우에도 이 활맥이 나타난다. 부인에게서 활맥이 나타나면 임신 가능성이 크다.

● 兼脈主病

부(浮)하면서 활(滑)한 맥은 풍담(風痰)이 폐(肺)에 있는 것이며, 침(沉)하면서 활(滑)한 것은 담식리열(痰食裏熱)로 인한 것이다. 삭(數)하면서 활(滑)한 것은 담화숙식(痰火宿食), 단(短)하면서 활(滑)한 맥은 기색(氣塞), 대(大)하면서 활(滑)한 맥은 사열(邪熱)로 인한 것이다. 완(緩)하면서 활(滑)한 것은 열중(熱中), 지(遲)하면서 활(滑)한 것은 하리(下利)로 인한 연고이다.

이시진(李時珍)도 다음과 같은 말로 이에 대해 설명하고 있다.

"浮滑風痰, 沉滑食痰, 滑數痰火, 滑短宿食."

5.1 활맥의 형성

활맥은 양맥(陽脈)에 속하며, 이는 기실혈용(氣實血湧)으로 인해 혈류(血流)가 가속화되어 맥박을 충동(衝動)하여 맥의 왕래가 유리원활(流利圓滑)해 손끝에서 마치 구슬처럼 움직이는 모습을 보이는 맥이다.

맥(脈)은 혈(血)이 거하는 집(府)이며, 혈(血)은 기(氣)에 의해 생성되고 또 기(氣)에 의해 움직인다. 그래서 반드시 기(氣)가 충실(充實)해야 맥박의 왕래가 유리(流利)해지는 모습을 보이는 것이다.

이에 대해 주학해(周學海)는 다음과 같은 설명을 하고 있다.

"맥(脈)의 활·삽(滑·澁)으로 그 형세의 고·윤(枯·潤)을 진단할 수 있다. 혈이 유여(有餘)하면 맥이 활(滑)하게 나타나고, 혈이 부족하면 맥이 삽(澁)하게 나타난다. 그리고 혈(血)은 기(氣)에 의해 움직이기 때문에 이들 맥으로 기(氣)의 성쇠도 짐작할 수 있는 것이다."

그 외에 담(痰)이나 음식이 중초(中焦)에 맺히게 되면 사기가 성(盛)해지고 이로 인해 정기(正氣) 역시 성(盛)해져서 기(氣)의 흐름이 창리(暢利)케 된다. 게다가 담습(痰濕)은 형체를 가진 음액(陰液)이기 때문에 담습이 체내에 쌓여 응어리지면 맥 중의 음액(陰液) 증가를 부채질하여 혈의 흐름이 마치 알맹이나 구슬 같은 모습으로 변해 이것이 활상(滑象)으로 반응해 나타나는 것이다.

그래서 『素問·脈要精微論』에서도 '활맥은 음기(陰氣)가 유여(有餘)해 나타나는 것이다(滑者陰氣有餘也)'라고 말하며, 장지총(張志聰)도 "사기가 음부(陰部)에 들어가면 경혈(經血)이 비등(沸騰)하여 맥(脈)이 활(滑)하게 된다(邪入于陰, 則經血沸騰, 故脈滑)"고 설명하고 있다.

5.2 활맥의 임상응용

(1) 담역해천(痰逆咳喘)

담연(痰涎)이 폐를 옹색(壅塞)케 하면 기침과 천식을 일으키는데, 가래로 인해 소리가 그르렁거리는 경우 주로 활맥을 나타낸다. 이 경우 거담법(祛痰法)을 사용하면 천식과 기침은 저절로 그친다.

(2) 숙식정체(宿食停滯)

음식이 소화되지 않고 속에 오래 머물게 되면 트림이 나고 배가 불룩해지며 설태는 황색을 띠고 끈적거리며 대변이 딱딱하게 된다. 이런 경우에는 주로 활삭유력(滑數有力)한 맥이 나타난다.

『傷寒論』에서는 '맥이 활삭(滑數)한 것은 숙식(宿食) 때문인데, 이에는 하법(下法)을 써야 하며, 승기탕(承氣湯)이 적합하다'고 설명하고 있다.

이렇게 통하법(通下法)을 쓰면 숙식(宿食)을 내려주고 활삭(滑數)한 맥도 개선된다.

(3) 사열내온(邪熱內蘊)

사열(邪熱)이 속에서 들끓어 삼초(三焦)에 도사리고 있으면 신열(身熱)이 나고 대변이 굳어지며 혀가 건조하고 소변이 붉은색을 띠게 된다. 이런 경우에도 대부분 활맥이 나타난다.

이에 대해 『傷寒論』은 다음과 같이 설명하고 있다.

'상한(傷寒)으로 맥이 활(滑)한 것은 속에 열이 있다는 것이다. 이에는 백호탕(白虎湯)을 쓴다.'

'양명병(陽明病)으로 헛소리를 하며 일정한 시간에 맞추어 열이 나는(潮熱) 경우에는 소승기탕(小承氣湯)으로 치료한다.'

(4) 하초습열(下焦濕熱)

습열(濕熱)의 사기가 하주(下注)하면 소변을 볼 때 화끈거리는 통증이 생기고, 여성의 경우는 대하증이 생기며 음부(陰部)의 궤양과 통증, 소양증이 나타나며, 맥은 활삭(滑數)하게 된다.

이에 대해 『金匱要略』은 '소음병(少陰病)으로 맥이 활(滑)하면서 삭(數)하고, 음부(陰部)에 창양(瘡瘍)이 보이고 궤양이 생기면 낭아탕(狼牙湯)을 사용해 환부를 씻어준다'고 설명하고 있다.

(5) 적체하리(積滯下痢)

적체(積滯)로 인해 사열(邪熱)이 생기고 이것이 장(腸)에 맺히게 되면 피고름이 섞인 설사를 하며, 설사를 하고 나도 시원치가 않고 이급후중(裏急後重) 증상이 나타나는데, 이런 경우에는 활삭유력(滑數有力)한 맥이 나타난다.

『金匱要略』은 다음과 같이 말한다.

'설사를 하는데, 맥이 오히려 활(滑)하다면 속에 없애야 할 사기(邪氣)가 있다는 증거이

다. 그래서 하법(下法)을 쓰면 병이 낫는다. 이에는 대승기탕(大承氣湯)을 사용한다.'

하리증(下利症)에서 맥이 활(滑)하게 나타난다는 것은 속에 숙식(宿食)과 적열(積熱)이 있다는 것이다. 이 경우에는 '속에 머물러(留) 정체(停滯)되어 있는 경우는 공법(攻法)을 쓴다(留者攻之)'는 법칙을 좇아 승기탕(承氣湯)으로 통체(通滯)하면서 소도약(消導藥)을 약간 가해주면 예탁(穢濁)한 사기가 대변으로 배출되면서 병이 낫는 것이다.

6. 삽맥(澁脈)

澁脈, 細而遲, 往來難. 短且散. 或一止復來, 參伍不調.

如輕刀刮竹. 如雨沾沙. 如病蠶食葉.

【譯文】 삽맥은 세소(細小)하면서 지만(遲慢)하고 그 박동이 매끄럽지 못하며 맥체(脈體)가 짧고 흩어지는 모습이다.

마치 가벼운 칼로 대나무를 긁는 듯하며, 빗물이 모래를 적시는 것 같기도 하고, 병든 누에가 나뭇잎을 먹는 모습 같기도 하나.

【釋譯】 삽맥의 형태를 형용해보자. 삽맥은 그 맥형(脈型)이 세소(細小)하고 박동이 완만(緩慢)하며, 한 호흡 순간에 3회 정도 나타난다. 매회 그 박동이 일어나고 내려앉는 과정이 비교적 느리다. 그리고 그 일어남과 내려앉는 모양이 아주 곤란한 것 같은 감각을 가질 수 있다.

그리고 촌구맥(寸口脈)의 장도(長度)가 비교적 짧으며, 맥관(脈管)의 연경(軟硬) 정도를 자세히 느껴보면 산만연약(散漫軟弱)한 현상이다.

어떤 경우에는 간헐적으로 한 번씩 그치는 모습을 동반하기도 하며, 박동의 속도가 어떤 때는 빠르고 어떤 때는 느리면서 복잡하고 균일하지 않은 모습을 나타내기도 한다.

이를 비유적으로 설명해보면, 그 삽만(澁漫)한 정황(情況)이 마치 가벼운 칼로 대나무를 긁는 것처럼 활기가 없고 지체하는 듯하며, 또 빗물이 모래를 적시듯이 비록 축축한 느낌이 들지만 가늘면서 흩어지는 듯하다. 그리고 병든 누에가 나뭇잎을 갉아먹듯 천천히 일진일퇴(一進一退)하는 모습으로 형용할 수 있다.

<澁脈의 示意圖>

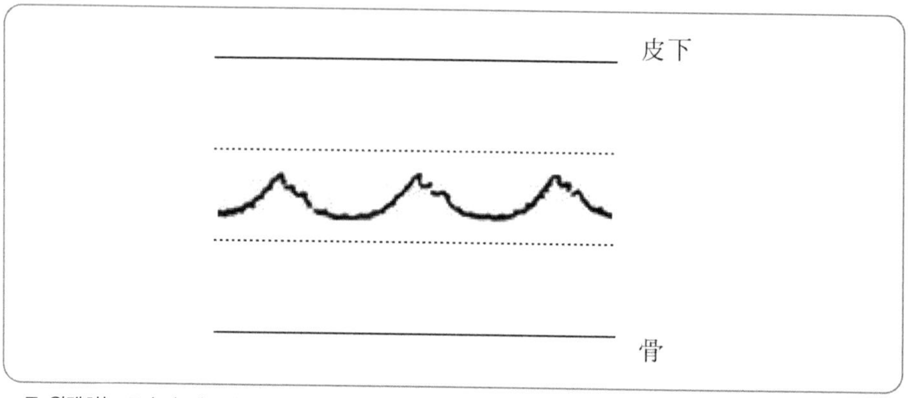

• 그 왕래하는 모습이 매끄럽지 못하여 마치 빗물이 모래를 적시는 것 같으며, 가늘고(細) 늦으면서(遲) 짧다. 손가락 아래서 응하는 감각이 느리고 둔하다.

體狀詩

細遲短澁往來難，散止依稀應指間．如雨沾沙容易散．病蠶食葉慢而艱．

【譯文】 삽맥은 가늘고(細) 느리며(遲) 짧고(短) 꺼끌거려서(澁) 그 왕래가 아주 매끄럽지 못하다.

흩어졌다 그쳤다 하는 모습이 마치 손가락 사이에서 어슴푸레하게 박동하는 듯하다.

마치 빗물이 모래를 적실 때처럼 그런 모양으로 쉽게 분산되는 느낌이다.

또 병든 누에가 나뭇잎을 먹는 것처럼 완만하고 매끄럽지 못하다.

【釋譯】 삽맥은 세(細), 지(遲), 단(短), 삽(澁)의 네 가지 맥의 형상을 구비하고 있는데, 손가락에서 느껴지는 감각이 산만(散漫)하고 간헐적으로 한 번씩 그치는 것 같은 형상을 보인다. 마치 빗물이 모래 속으로 스며들어 적실 때처럼 그 속도가 아주 느릴 뿐 아니라 쉽게 산만해가는 모습이다. 또 병든 누에가 나뭇잎을 먹는 것처럼 그 움직임이 완만하고 곤란(困難)하다.

相類詩

參伍不調名曰澁，輕刀刮竹短而難．微似秒芒微軟甚，浮沉不別有無間．

【譯文】 맥이 오는 모양이 균일(均一)하지 않은 것을 삽맥이라 하는데, 이는 마치 가벼운 칼로 대나무를 긁듯이 단삽(短澁)하고 매끄럽지 못한 모습을 나타낸다. 맥의 미(微)한

모습이 마치 벼 까끄라기 같아서 아주 미연(微軟)하다. 그리고 그 부침(浮沉)을 구별하는 데 있어서도, 마치 있는 듯 없는 듯하여서 변별(辨別)하기가 쉽지 않다.

【釋譯】 맥의 도동(跳動)이 어떤 때는 늦고 어떤 때는 빠르며, 그 모양이 일정하지 않은 것을 이름하여 삽맥이라 한다. 그 왕래하는 모양이 삽체(澁滯)하여서 마치 가벼운 칼로 대나무를 긁듯이 짧으면서 매끄럽지 못하다.

이는 마치 미맥(微脈)이 벼 까끄라기 같은 모습을 하고 있는 것처럼 아주 미연(微軟)하며 진폭(振幅)이 작고 부침(浮沉)을 구별하기가 어렵다. 오로지 있는 듯 없는 듯만 하여서 명확하게 변별(辨別)하기가 어렵다.

<澁脈과 結脈의 비교도>

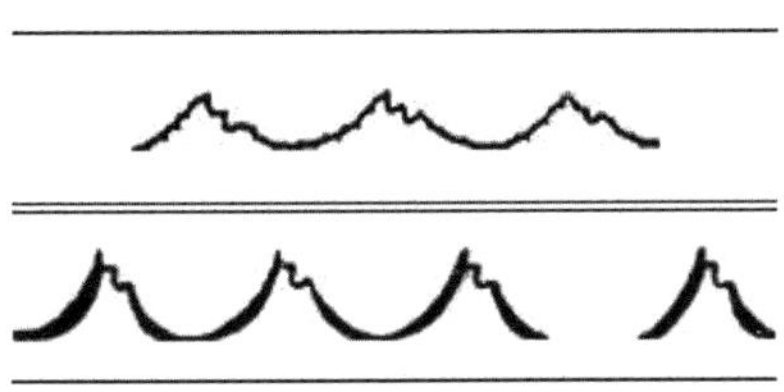

• 삽맥 : 가늘고 늦으며 짧고 매끄럽지 못하다. 그 왕래가 힘이 드는 느낌이다.
• 결맥 : 맥이 올 때 遲緩하며, 느리게 오는 중에서 한 번 쉰다.

主病詩

澁緣血少或傷精, 反胃亡陽汗雨淋. 寒濕入營爲血痹, 女人非孕卽無經.
寸澁心虛痛對胸, 胃虛脇脹察關中. 尺爲精血俱傷候, 腸結溲淋或下紅.

【譯文】 삽맥은 영혈허소(營血虛少), 정액(精液)의 휴손(虧損), 반위(反胃), 망양(亡陽), 비처럼 줄줄 흐르는 대한(大汗) 등으로 인해 생긴다.

그리고 한습(寒濕)의 사기(邪氣)가 영혈(營血)을 침입하여 혈비(血痹)가 생길 때도 나타난다. 부녀에게서 삽맥이 나타나면 이는 임신맥이 아니라 생리가 중단되어 나타나는 맥이다.

촌부맥(寸部脈)이 삽(澁)한 것은 심기허(心氣虛)나 흉중(胸中)의 동통(疼痛)이 있음을 의미한다. 비위허약 혹은 양 옆구리의 창통(脹痛)이 있다면 관부(關部)에 삽맥이 나타나지는 않는지 잘 살펴야 한다.

척부(尺部)에 삽맥이 나타나면 정(精)과 혈(血)이 모두 상하여 변비, 혹은 배뇨시의 삽통(澁痛), 임질(淋疾), 혈변(血便) 등이 있다는 것을 의미한다.

● **兼脈主病**

현삽(弦澁)은 울체(鬱滯), 결삽(結澁)은 혈응(血凝), 약삽(弱澁)은 기쇠(氣衰), 미삽(微澁)은 혈허(血虛), 세삽(細澁)은 진고(津涸), 침삽(沉澁)은 음쇠(陰衰), 연삽(軟澁)은 허화(虛火), 부삽(浮澁)은 표허(表虛), 침삽(沉澁)은 이허(裏虛)를 나타내는 것이며, 오래된 병에서는 주로 삽(澁)하면서 소약(小弱)한 맥상을 나타낸다.

6.1 삽맥의 형성

삽맥은 허실(虛實)의 구분이 있다. 허(虛)하면 삽(澁)하면서 무력(無力)한 맥을 보이는데, 이는 주로 혈휴진소(血虧津少), 영위모상(營衛耗傷)에서 나타난다. 혈휴(血虧)하면 그 맥을 충실(充實)케 하지 못하며, 기허(氣虛)하면 혈행(血行)의 고동(鼓動)이 무력해지는데, 이것이 오래되면 맥도(脈道)가 유윤(濡潤)함을 잃게 되어 그 맥의 왕래가 간삽(艰澁)하게 된다.

『脈訣啓悟』에서는 '진혈(津血)이 많이 모자라면 경락에 영양을 주지 못하여 그 맥이 삽삽부조(澁澁不調)하게 나타난다'고 하였다.

실증(實證)에서는 삽(澁)하면서 유력(有力)하게 나타나는데, 이는 주로 담식교고(痰食膠固), 혈류피알(血流被遏), 조애수도(阻碍隧道)하여 맥기(脈氣)의 왕래가 간삽(艰澁)해지는 것이다.

이는 『脈訣啓悟』에서 말하는 다음의 뜻과 같다고 하겠다.

'亦有痰食, 膠固中外, 脈道阻滯, 皆見澁數模湖者.'

6.2 삽맥의 임상응용

(1) 혈소심통(血少心痛)

심양부족(心陽不足), 심혈삽소(心血澁少)하면 그 증상으로 심통(心痛), 수족불온(手足不溫) 등이 나타나는데, 이런 경우에 주로 삽맥이 나타난다.

『素問·脈要精微論』에서는 '澁則心痛'이라 말하고 있으며, 장은암(張隱庵)도 '삽맥은 혈소(血少)로 인한 것이며, 이렇게 되면 심허(心虛)로 인해 심통(心痛)이 생긴다'고 서술하고 있다.

관상동맥경화증은 주로 한사(寒邪), 담결(痰結), 혈어(血瘀), 식체(食滯)의 조색(阻塞) 등으로 생기는데, 그렇게 되면 흉양(胸陽)이 부진(不振)하여 대기(大氣)가 서포(舒布)되지 못하여 심양(心陽)의 부족과 혈행(血行)의 어조(瘀阻)를 초래해 맥이 침삽(沉澁)하고 침결(沉結)하게 나타난다.

이에 대한 치료는 양심부양(養心扶陽), 활락통어(活絡通瘀), 관흉조양(寬胸助陽)해주어야 하는 것이 급선무다.

임상에서 관상동맥경화증을 치료할 때 삽맥이 나타나면서 심통(心痛)이 발작하는 경우는 침구요법으로 내관(內關), 궐음유(厥陰兪), 전중(膻中) 등을 취해 관흉지통(寬胸止痛)하는 방법을 사용한다.

내복(內服)하는 약물로는 단삼, 침향, 혈갈, 혈박(血珀), 몰약, 울금 등으로 활혈지통(活血止痛)해준다.

이와는 별개로 코에 불어넣는 방법도 겸할 수 있는데, 그 방법으로는 섬수(蟾酥), 사향, 빙편, 부자, 홍삼, 세신, 산자고, 아조(牙皂) 등을 사용해 심규(心竅)가 막힌 것을 통하게 하고 심양(心陽)을 도와준다.

심통(心痛)의 발작이 그칠 때는 맥이 삽결(澁結)하거나 결대(結代)한 모습을 나타내는데, 이는 심혈삽소(心血澁少), 혈행불창(血行不暢)으로 인한 것이라 이때는 자감초탕(炙甘草湯)에 과루해백탕(瓜蔞薤白湯)을 합하고, 여기에 괴화(槐花), 산사, 단삼을 가하여 심장의 부정상태(不整狀態)를 조절하고 흉양(胸陽)을 통창(通暢)케 하면 대부분 훌륭한 효과를 나타낸다.

이는 모두 맥상에 의거해서 통락축어법(通絡逐瘀法)을 사용하는 예라고 하겠다.

(2) 혈비통마(血痹痛痲)

인체의 표피(表皮)를 방어하는 기능이 공허(空虛)해지면 이 허(虛)한 틈을 타서 풍사(風邪)가 침입하는데, 이렇게 되면 혈맥(血脈)의 운행에 장애를 주어 비통(痹痛), 마목(痲木), 경련 등의 증상이 나타난다. 이 경우에도 주로 삽맥이 나타난다.

『金匱要略』에서는 이에 대해 다음과 같은 말을 하고 있다.

'혈비병(血痹病)은 안일하게 지내는 것을 좋아하는 사람이 그 근골(筋骨)이 약해진 데다, 이에 더해 피로가 가중되거나, 땀을 많이 흘리거나, 기거(起居)가 불규칙하거나, 풍사(風邪)를 받게 되면 생기는 것이다. 그러나 맥이 미삽(微澁)하면서 촌부맥(寸部脈)과 관부맥(關部脈)이 약간 긴(緊)할 경우에는 침법(鍼法)으로 양기(陽氣)를 도와주면 맥이 정상으

로 돌아온다.'

『景岳全書』에서도 '삽(澁)은 음맥(陰脈)이며…… 통비(痛痺), 구련(拘攣), 마목(痲木)에서 나타난다(澁爲陰脈…… 爲痛痹, 爲拘攣, 爲痲木)'고 설명하고 있다.

임상에서 잘 나타나는 풍습비통(風濕痹痛), 요통 등을 가진 환자에서는 주로 지삽맥(遲澁脈)이 많이 나타난다.

삽맥은 혈어(血瘀)로 인해서도 나타나기 때문에 이런 환자들은 그 통증 부위가 고정되어 있고, 근육과 피부가 청자색(靑紫色)을 띠며, 설질(舌質)은 자암(紫暗)하게 나타난다. 이에 대한 치료는 거풍통락(祛風通絡)하는 동시에 활혈축어(活血逐瘀)하는 약을 중용(重用)해야 한다.

신통축어탕(身痛逐瘀湯)이 바로 혈어신통(血瘀身痛)을 치료하는 대표적인 방제이다.

(3) 망진실혈(亡津失血)

땀을 많이 흘리고 토사(吐瀉)를 하거나, 혹은 유산을 해서 피를 많이 흘리게 되는 등의 상황이 되면 진액과 혈(血)이 모자라게 되어 맥도(脈道)를 유윤(濡潤)하지 못하게 되어 혈류(血流)가 감약(減弱)되는데, 이런 경우에도 모두 삽지무력(澁遲無力)한 맥상을 나타낸다.

류완소(劉完素)는 이에 대해 "땀을 많이 흘리거나, 토사를 하거나, 피를 많이 잃게 되거나, 혹은 열이 심해서 몸의 진액을 소모시키게 되면 인체가 건조해져서 비록 몸에 열은 나지만 맥은 오히려 삽(澁)하게 나타난다"고 설명했다.

그리고 『診家樞要』에서는 '여성이 임신해 있을 때 삽맥이 나타나면 태병(胎病)이며, 임신하지 않은 상태에서 삽맥이 보이면 이는 패혈병(敗血病)이다. …… 생리중에 삽맥이 나타나면 허패증(虛敗證)이며, 또 임신 중에 삽맥이 보이면 태동불안증(胎動不安證)을 의심할 수 있다'고 말했다.

(4) 허로망정(虛勞亡精)

허로증(虛勞證)이 오래되면 명문(命門)의 화(火)가 쇠약해지고 정기(精氣)가 청냉(淸冷)해지는데, 이런 경우에는 유정, 조루, 발기부전, 불임 등의 증상이 나타난다. 이런 환자에서도 주로 삽맥이 나타난다.

『金匱要略』에서는 다음과 같이 말한다.

'남자의 맥이 부약(浮弱)하면서 삽(澁)한 모습을 보이면 이는 아이를 갖기 어렵다. 정기(精氣)가 청냉(淸冷)하기 때문이다.'

임상에서 증명되는 것인데, 남성이 신(腎)이 약하고 정기(精氣)가 부족하며 냉(冷)한 경우에는 맥이 침삽무력(沉澁無力)하게 나타나는데, 이런 경우에는 반드시 허리가 시큰거리고 조루, 발기부전 등의 제반 증상이 나타난다. 이에는 관원혈(關元穴)과 요양관혈(腰陽關穴)에 구법(灸法)을 시행해 온신조양(溫腎助陽)해주면 대부분 효과를 본다.

그리고 결혼한 여성이 임신이 되지 않을 때 맥이 침삽(沉澁)하게 나타나면서 복부가 차갑고 통증이 있으며, 생리가 예정일보다 늦게 나오고, 그 색이 붉지 않고 옅으며 양이 적을 경우가 있는데, 이는 허한증(虛寒證)으로 인한 불임이다. 이에는 애부난궁환(艾附暖宮丸)을 사용해 치료하면 효과를 나타낸다.

(5) 담식적취(痰食積聚)

인체의 양기가 부족한 상태에서 담(痰), 식(食), 적취(積聚)가 있으면 기체혈어(氣滯血瘀)를 형성해 맥도(脈道)에 장애를 가져온다. 그렇게 되면 혈액의 흐름이 순조롭지 못하게 되어 맥이 삽지(澁遲)하면서 매끄럽지 못한 형상을 보인다.

『金匱要略』은 이에 대해 '촌구맥(寸口脈)이 부대(浮大)한 모습을 보이지만 잘 눌러보면 오히려 삽(澁)한 모습이 보이며, 척부(尺部)에서도 미삽(微澁)한 형상이 나타나면 이는 숙식(宿食)이 있다는 것임을 알아야 한다'고 설명하고 있다.

『素問·四時刺逆從論』에서는 '삽맥이 보이면 소복부(少腹部)에 적기(積氣)가 있는 것이다'라고 밝히고 있다.

섭천사(葉天士)도 『臨證指南』에서 다음과 같이 서술하고 있다.

'맥이 삽소(澁小)하며, 혀가 희고, 갈증은 없으며, 몸을 움직이면 가래를 토해내고, 몸이 마치 배나 차를 타서 멀미를 하는 것처럼 불편한 것은 한열(寒熱)의 사기(邪氣)가 위(胃)를 공격해 상하게 함으로써 역기(逆氣)가 생기고 담음(痰飮)이 서로 응집되어서 나타나는 증상이다. 이에는 통보양명법(通補陽明法)이 올바른 치법(治法)이다.'

또 『脈訣滙辨』에서 다음과 같은 기재가 보인다.

"한 환자는 천식이 10년이나 되었는데, 양쪽 촌부맥(寸部脈)이 모두 삽(澁)하고 나머지 관(關), 척부(尺部)는 모두 실(實)하였다. 삽맥은 담응(痰凝)의 표징이며, 실맥(實脈)은 기옹(氣壅)의 증후이다. 토법(吐法)과 하법(下法)을 같이 사용하지 않는다면 근본적인 치료가 되지 않으며, 병이 더 깊어져 고질적으로 변한다. 어찌 이 치법을 좇지 않을 수 있겠는가. 이 완담(頑痰)을 없애주면 삽맥은 정상맥으로 돌아온다."

(6) 삽주혈어(澁主血瘀)

복부에 덩어리나 멍울이 있으면서 어혈로 인한 생리통, 생리중단, 골반 내의 종괴(腫塊), 자궁외 임신에서의 포괴(包塊), 결핵성 복막염 등의 증상이 있으면 이 모두 침삽(沉

澁), 침결(沉結)한 맥이 나타난다.

이런 경우는 반드시 복통이 있으며, 덩어리가 만져지고, 통증 부위는 고정적이다. 그리고 망진상(望診上)으로는 피부가 건조하고 꺼칠하며, 얼굴과 눈의 색깔이 어둡고 거무스름하면서 혀가 자색(紫色)을 띠고 어점(瘀點) 등이 보인다.

이것이 소위 '肌膚甲錯, 兩目睛黑, 內有乾血'의 증후인 것이다. 이에는 소적공어(消積攻瘀)하는 약을 사용해야 하는데, 증상이 가벼운 경우에는 계지복령환(桂枝茯苓丸), 비교적 심한 경우에는 대황자충환(大黃蔗蟲丸)이 좋은 처방이 된다.

7. 허맥(虛脈)

虛脈, 遲大而軟, 按之無力, 隱指豁豁然空.

【譯文】 허맥은 박동이 늦고 완만하며 부대(浮大)하면서도 연(軟)하며, 힘주어 누르면 그 감각이 무력(無力)한 느낌이 든다. 손끝에서 은은하게 박동하면서 돌연히 공허(空虛)해지는 감각이다.

【釋譯】 맥박이 좀 거칠면서도 연(軟)하며, 힘주어 누를 때는 손끝에서 맥의 뛰는 모양이 은은하게 미동(微動)하며, 또한 돌연히 그 속이 공히한 느낌을 주는 맥이다.

<虛脈의 示意圖>

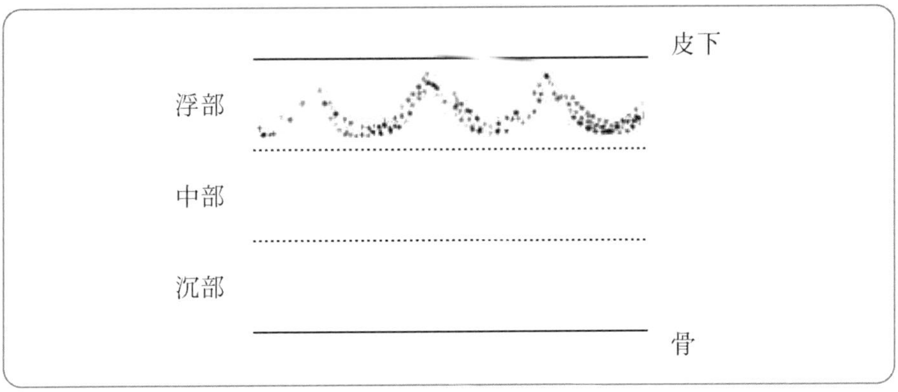

• 浮大遲軟하며, 눌러보면 空虛하다.

體狀相類詩

擧之遲大按之松，脈狀無涯類谷空．莫把芤虛爲一例，芤來浮大似慈葱．

【譯文】 가볍게 대보면 대(大)하면서 지완(遲緩)하고, 힘주어 누르면 그 감각이 성글고 연(軟)하다. 허맥(虛脈)의 형상은 그 경계(境界)가 없는 것이 마치 인적 없는 골짜기의 공허한 느낌과 같다. 여기서 규맥(芤脈)과 이 허맥을 혼동해 일률적으로 논하지 말아야 한다. 규맥(芤脈)은 그 박동이 부대(浮大)한 것이 마치 손으로 총관(葱管)을 잡는 것 같은 느낌이다.

【釋譯】 허맥은 이를 가볍게 누르면 그 감각이 느리면서도(遲) 큰(大) 느낌을 주고, 힘주어 누르면 성글고(松) 연(軟)하면서도 그 경계(境界)가 없는 것이 거의 공허(空虛)한 느낌에 가깝다. 그러나 허맥을 규맥(芤脈)과 같은 것으로 오인하지 말아야 한다. 규맥(芤脈)은 부대(浮大)하면서 속이 공허(空虛)한 게 마치 총관(葱管)과 같이 속이 비고 부드러운 느낌을 주지만, 이 허맥은 부대(浮大)하면서 그냥 무력한 느낌을 주는 맥이다.

<虛脈과 實脈의 비교도>

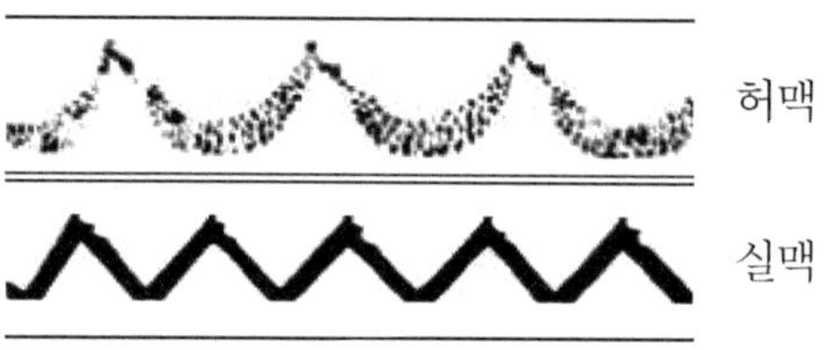

• 허맥 : 浮大遲軟하며, 눌러보면 空虛하다.
• 실맥 : 맥의 형체가 크고(大) 길며(長), 부부(浮部)와 침부(沉部)에서 모두 촉지할 수 있다.

<虛脈과 芤脈의 비교도>

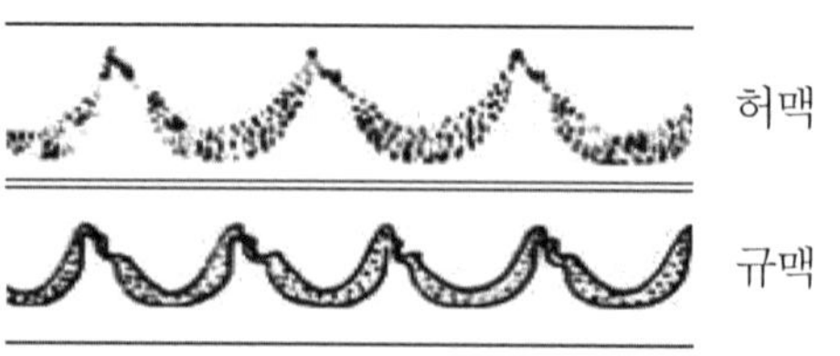

• 허맥 : 浮大遲軟하며, 눌러보면 空虛하다.
• 규맥 : 葱管을 누르는 느낌이며, 밖은 實하고 중간은 空하다.

<虛脈과 散脈의 비교도>

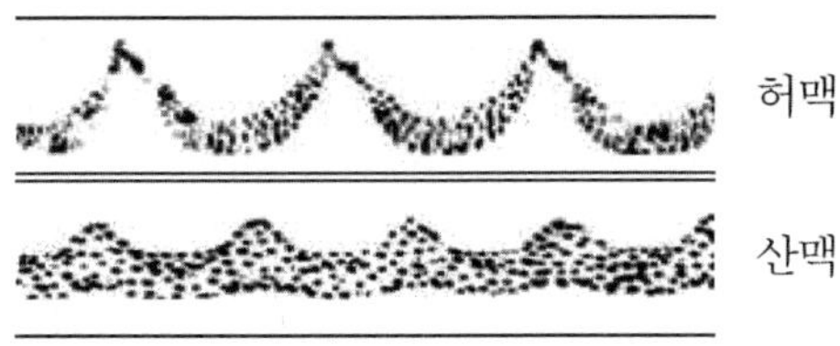

- 허맥 : 浮大遲軟하며, 눌러보면 空虛하다.
- 산맥 : 떠서 흩어지는 모양이 散漫無力하고, 그 근원이 없는 것 같으며, 산만한 버들개지 같기도 하고, 박동하는 횟수도 불규칙하다.

<虛脈과 濡脈의 비교도>

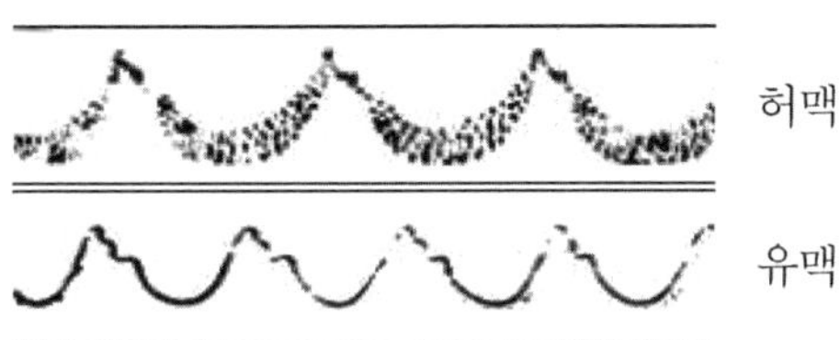

- 허맥 : 浮大遲軟하며, 눌러보면 空虛하다.
- 유맥 : 浮細無力하며, 힘주어 누르면 촉지할 수 없다.

主病詩

脈虛身熱爲傷暑, 自汗怔忡驚悸多. 發熱陰虛須早治, 養營益氣莫蹉跎.

血不榮心寸口虛, 關中腹脹食難舒. 骨蒸痿痹傷精血, 却在神門兩部居.

【譯文】 맥이 허(虛)하면서 신열(身熱)이 나는 것은 주로 서열(署熱)에 상한 것이다. 그리고 자한(自汗), 정충(怔忡), 경계(驚悸) 등의 증상에서도 이 허맥이 많이 나타난다.

음허(陰虛)로 인해 열이 날 때 이 허맥이 보이면 양영익기법(養營益氣法)을 써서 빨리 치료를 받아야지 치료시기를 놓치면 안 된다.

혈허(血虛)로 심장에 영양을 주지 못하면 촌구맥(寸口脈)에 허상(虛象)이 나타난다. 관부맥(關部脈)이 허(虛)하게 나타나면 복창(腹脹), 식체(食滯), 기울(氣鬱)을 반영하는 것이다.

만약 뼛속이 화끈거리거나, 손발에 힘이 없거나, 정혈(精血)의 손상으로 인해 여러 증상이 나타나면 이때는 모두 양 척맥(尺脈)에 허상(虛象)이 나타난다.

【釋譯】 여름철에 몸에 열이 나면서 물러가지 않을 때 허맥이 나타나면 이는 상서병(傷暑病)이다. 그리고 체표(體表)의 기허(氣虛)로 인해 땀이 과하게 나는 자한증(自汗證), 가슴이 두근거리고 불안한 정충(怔忡) 및 경계(驚悸) 등의 병에도 역시 허맥이 많이 나타난다.

음허발열병(陰虛發熱病)으로 허맥이 나타나면 이는 음허증(陰虛證)이 이미 심하게 진행되고 정기(正氣)가 쇠약해졌다는 것을 증명하는 것인데, 이때는 반드시 조기치료를 받아 급히 양영익기(養營益氣)해야지 머뭇거리다 치료시기를 놓치면 안 된다.

촌부맥(寸部脈)이 허(虛)하게 나타나면 이는 심혈(心血)의 부족을 반영한다. 관부맥(關部脈)이 허(虛)하면, 식후의 복창(腹脹)으로 인한 불편감, 음허노열(陰虛勞熱)로 인한 골증병(骨蒸病), 손발이 연약무력(軟弱無力)한 위비병(痿痹病) 및 정혈(精血)의 손상으로 인한 병이 있음을 반영한다. 이때는 모두 양 신문혈(神門穴), 즉 양 척부맥(尺部脈)에 허상(虛象)이 나타난다.

종합적으로 일반적인 상황에서 부대무력(浮大無力)한 맥을 허맥이라 한다. 어느 병에서 허맥이 나타난다면 이는 반드시 정기부족(正氣不足)을 반영하는 것이다.

兼脈主病

허(虛)하면서 부(浮)한 맥상을 같이 보이면 이는 기허증(氣虛證)이다.

허(虛)하면서 삽(澁)한 모습을 같이 나타내면 이는 혈허증(血虛證)이다.

허(虛)하면서 삭(數)한 맥상은 음허증(陰虛證)에서 잘 나타난다.

허(虛)하면서 지(遲)한 맥상을 같이 보이면 이는 양허증(陽虛證)으로 판단한다.

허(虛)하면서 연(軟)한 맥상을 같이 나타내면 이는 표허자한증(表虛自汗證)이다.

허(虛)하면서 작은(小) 맥상을 나타내면 이는 위비각기증(痿痹脚氣證)이다.

7.1 허맥의 형성

기허불렴(氣虛不斂)하면 맥관(脈管)이 이완송대(弛緩松大)해지고, 기허무력(氣虛無力)하면 혈행(血行)의 추동(推動)도 무력해져서 그 박동이 미약하여 맥이 무력해진다. 혈허부족(血虛不足)하여 기(氣)가 그 의존할 바를 잃으면 맥관(脈管)을 충영(充盈)하지 못하여 맥체(脈體)가 경부(輕浮)해져 그 맥이 부대무력(浮大無力)하며, 힘주어 누르면 공허(空虛)하게 나타난다.

7.2 허맥의 임상응용

(1) 상서신열(傷暑身熱)

여름철 더위로 인해 심(心)을 상하면 몸이 노곤하고 피곤하며, 저절로 땀이 나고, 몸에 열이 나고, 갈증을 느끼며, 가슴이 답답하고, 소변이 붉은색을 띠는 등의 증상이 나타난다. 이는 안으로는 영기(營氣)가 허약해지고 밖으로는 기(氣)가 흩어져 생기는 것인데, 이때에 허맥이 나타난다.

『傷寒論』에서도 '맥이 허(虛)하면서 신열(身熱)이 나면 이는 더위에 상한 것이다(脈虛身熱, 得之傷暑)'라면서 이를 잘 설명하고 있다.

이렇듯 서열(暑熱)로 인해 진(津)을 상하게 되면 신열(身熱)과 자한(自汗)이 나고, 이로 인해 체내 진액(津液)의 부족과 혈맥(血脈)의 허약을 초래해 혈관이 창대(脹大)해지면서 연(軟)하게 되므로 맥(脈)의 왕래가 허연무력(虛軟無力)해지는 것이다.

이때는 급히 인삼백호탕(人蔘白虎湯)이나 생맥음(生脈飮)을 투여해 익기호음(益氣護陰)해야 한다.

(2) 허로부족(虛勞不足)

허손증(虛損證)이 오래되면 기혈이 모자라 맥박을 고동(鼓動)시키는 힘이 약해져서 주로 허맥이 나타난다. 그리고 여러 가지 원인으로 피를 많이 흘려 혈허증(血虛證)이 생겨 허탈(虛脫)해지면 얼굴이 창백하고 광택과 화색(華色)이 없어지는데, 이때 역시 허맥이 나타난다.

임상에서는 빈혈로 인해 몸이 쇠약해진 상태가 오래되면 맥이 허연무력(虛軟無力)해지는데, 이때 몸이 피로하고 힘이 없으며, 손발이 따뜻하지를 않고, 입술과 얼굴이 창백해지는 증상들이 나타난다.

이 경우에는 인삼, 숙지황, 백출, 녹각교, 하수오, 구기자, 우골수(牛骨髓), 자하거(紫河車) 등을 중용(重用)해 보기양혈(補氣養血)하면 조혈기능(造血機能)의 회복을 촉진하고, 적혈구와 헤모글로빈의 증가를 가속화시킬 수 있다.

그 외에 기허증(氣虛證)에서도 허맥이 나타나는데, 임상에서는 유뇨, 소변실금과 함께 전신이 노곤하고 팔다리에 힘이 없는 증상 등을 호소하는 사람에게서 맥이 허연무력(虛軟無力)한 것을 많이 보게 된다.

이에는 익기승양(益氣昇陽)하는 황기, 승마를 주약(主藥)으로 하고, 좌약(佐藥)으로 상표소(桑螵蛸), 용골, 오미자, 산약, 양포(羊脬) 등을 사용해 수삽(收澁)해주면 쓸 때마다 좋은 효과가 나타난다.

(3) 원기쇠미(元氣衰微)

허탈(虛脫)이나, 중풍의 탈증(脫症) 등에도 허대무력(虛大無力)한 맥이 나타난다. 만약 맥이 점점 쇠약해지고 그 형상이 산란무력(散亂無力)하면서 전혀 잡히지 않는 모양을 나타낸다면 이는 위중한 증후이다.

8. 실맥(實脈)

實脈, 浮沉皆得, 脈大而長, 微弦, 應指愊愊然.

【譯文】 실맥은 부부(浮部)와 침부(沉部)에서 모두 촉지할 수 있다. 맥의 형체가 크고(大) 길며(長), 약간 현(弦)한 느낌이 들면서 손끝에서 강하고 힘 있는 박동감을 얻을 수 있다.

【釋譯】 실맥은 거칠고(粗) 크면서(大) 긴(長) 느낌(그 長度가 寸, 關, 尺 三部를 초과한다)을 준다. 그리고 약간 현긴(弦緊)한 모습을 보이며, 부(浮), 중(中), 침(沉), 즉 가볍게 눌렀을 때, 중등도(中等度)의 힘으로 눌렀을 때, 그리고 근골(筋骨) 부위까지 힘주어 눌렀을 때 모두 그 박동하는 모습이 힘이 있고 아주 견실(堅實)한 형상을 보인다.

<實脈의 示意圖>

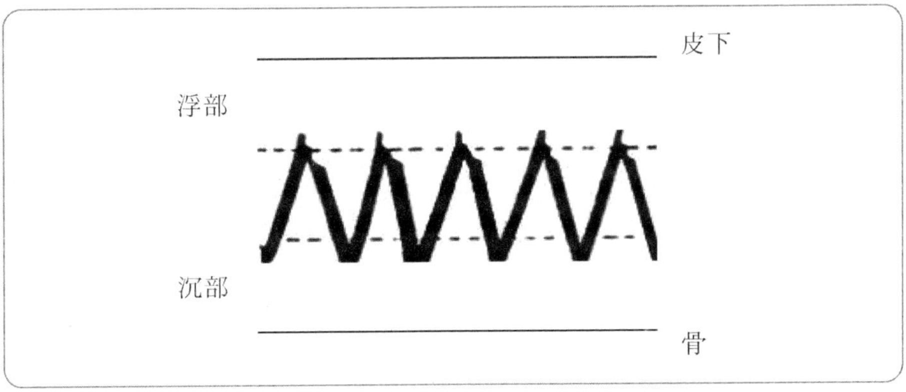

• 堅實有力하며, 浮部나 沉部에서도 촉지된다.

體狀詩

浮沉皆得大而長，應指無虛愊愊强．熱蘊三焦成壯火，通腸發汗始安康．

【譯文】 가볍게 눌렀을 때나 힘주어 눌렀을 때 모두 크고(大) 긴(長) 모습을 보이는 것이 실맥인데, 손가락에 응하는 감각이 조금도 허약(虛弱)하지 않고 유력(有力)하며 견강(堅强)하다.

실맥이 나타나는 것은 삼초(三焦)에 열(熱)이 아주 치성(熾盛)해 있는 것이기 때문에 사하법(瀉下法)이나 발한법(發汗法)을 사용해야 나을 수 있다.

【釋譯】 실맥은 그 형상이 크고 거칠며 또한 길다. 그리고 부(浮), 중(中), 침(沉) 삼후(三候)에서 모두 견실(堅實)하고 유력(有力)한 모습을 나타낸다. 이는 삼초(三焦)에 사열(邪熱)이 과도하게 축적되어 있기 때문에 나타나는 것이다. 그래서 반드시 사약(瀉藥)이나 발한약을 복용해서 대소변이나 땀을 통해 이 사열(邪熱)을 내보내야 비로소 건강을 회복한다는 것을 알아야 한다.

相類詩

實脈浮沉有力强，緊如彈索轉無常．須知牢脈幇筋骨，實大微弦更帶長．

【譯文】 실맥은 부부(浮部)나 침부(沉部)에서 모두 유력(有力)하고 견강(堅强)한 모습을 나타낸다. 이에 비해 긴맥(緊脈)은 마치 팽팽한 밧줄을 튕길 때 이를 만지는 감각과 같으며 그 박동에 규율이 없는 것이다. 그리고 실맥과 비슷한 뇌맥(牢脈)이 있는데, 뇌맥은 그 박동이 실맥과 비슷하나 근골(筋骨)에 아주 가까운 심부(深部)에 있기 때문에 부부(浮部)에서는 촉지할 수 없다는 것을 알아야 한다.

<實脈과 洪脈의 비교도>

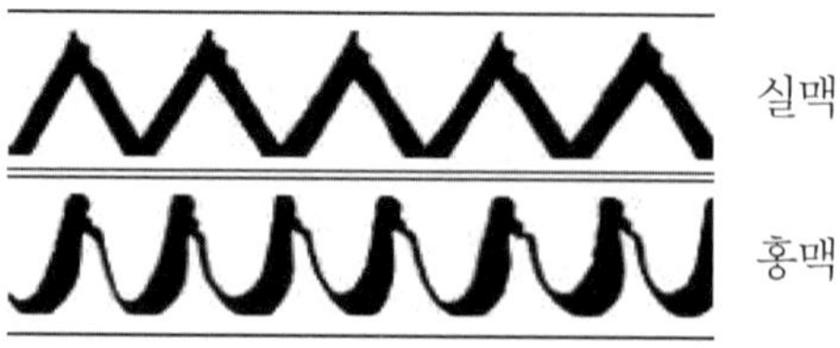

- 실맥 : 堅實有力하며, 浮部나 沉部에서 모두 촉지된다.
- 홍맥 : 맥의 모양이 盛大하여 손가락 모두에 응하며, 올 때는 盛하고 갈 때는 衰하다.

<實脈과 緊脈의 비교도>

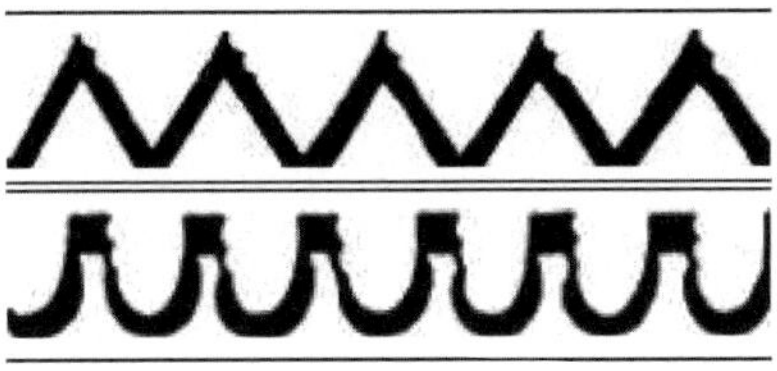

- 실맥 : 堅實有力하며, 浮部나 沉部에서 모두 촉지된다.
- 긴맥 : 맥의 오는 모양이 緊急有力하며, 그 느낌이 마치 팽팽한 밧줄에 가까이 손을 대는 것 같다.

【釋譯】 실맥은 부(浮), 중(中), 침(沉), 삼후(三候)에서 모두 견강유력(堅强有力)하다. 긴맥(緊脈)도 이 실맥과 유사하지만 긴맥(緊脈)의 움직이는 모습은 팽팽하게 당겨진 밧줄을 퉝길 때 이를 만지는 듯한 감각이며 그 박동에 일정한 규율이 없는 것이다.

그리고 뇌맥(牢脈) 역시 실맥과 유사한데, 이는 그 모양이 크고(大) 약간 현(弦)하면서 긴(長) 모양을 띤다. 그러나 뇌맥(牢脈)이 실맥과 다른 점은 심부(深部)에 있어서 근골(筋骨)에 가깝기 때문에 부후(浮候)에서는 촉지할 수 없다는 것이다.

主病詩

實脈爲陽火鬱成, 發狂譫語吐頻頻. 或爲陽毒或傷食, 大便不通或氣疼.

寸實應知面熱風, 咽疼舌强氣塡胸. 當關脾熱中宮滿, 尺實腰腸痛不通.

【譯文】 실맥은 양사(陽邪)인 화열(火熱)이 울결(鬱結)되어 나타난 것이다. 그 증상으로는 발광, 헛소리, 빈번한 구토 등이 있다.

실맥은 또 양독(陽毒)이 치성(熾盛)하거나, 음식으로 인해 위(胃)를 상하거나, 대변이 잘 통하지 않거나, 기(氣)가 울체(鬱滯)되어 통증이 생기는 경우에도 나타난다.

촌부(寸部)에 실맥이 나타나면 두부(頭部)와 얼굴 부위에 열이 많다는 것을 나타내며, 또 인후동통(咽喉疼痛), 설근강직(舌根强直), 기만전흉(氣滿塡胸) 등의 증상에도 실맥이 나타난다.

관부(關部)의 실맥은 비(脾)에 열이 있으며 위장 부위가 창만(脹滿)한 증상과 관계를 갖는다.

척부(尺部)에 실맥이 보이면 요통, 복통, 변비 등이 있다는 것을 알 수 있다.

【釋譯】 실맥은 양맥(陽脈)의 일종에 속한다. 이는 속에 화열(火熱)이 쌓여 기혈이 맥

중(脈中)에 충실(充實)케 됨으로써 형성된 것이다. 그래서 실맥이 나타나는 질병으로는 발광, 섬어(譫語), 빈번한 구토 등이 있다. 그리고, 양독(陽毒), 상식(傷食), 대변불통, 기체동통(氣滯疼痛) 등 실열병(實熱病)이 있을 때도 실맥이 나타난다.

촌부맥(寸部脈)이 실(實)하다면 이는 열이 인체의 상부에 있다는 것을 말해준다. 예를 들면 두면(頭面)의 풍열병(風熱病), 인후(咽喉)의 통증, 설근강경병(舌根强硬病) 및 흉중기민병(胸中氣悶病) 등이 있다.

관부(關部)의 맥이 실(實)하다면 이는 비위의 실열(實熱), 위완부(胃脘部)의 창만병(脹滿病)이 있다는 것을 말한다.

척부(尺部)의 맥이 실(實)하다면 이는 인체의 하부에 병이 있다는 것을 나타내는데, 이에는 요통, 복통, 대변불통 등이 있다.

결론적으로 실맥은 부(浮), 중(中), 침(沉)의 삼후(三候)에서 모두 크고 유력(有力)하며 견실(堅實)한 상태의 맥을 말한다. 환자에게서 이 맥이 나타나면 필경 기혈이 왕성하고 양기가 유여(有餘)한 것이다. 그래서 이 실맥의 병은 모두 실열병(實熱病)을 의미한다.

● 兼脈主病

환자가 아니라도 실맥이 나타나는 경우가 있는데, 이는 정기(正氣)가 충실하며 인체의 장부기능이 양호하다는 것을 나타낸다. 이에 대해 오학고(吳鶴皐)는 『脈語』에서 다음과 같이 말했다.

'맥이 실(實)하면서 정(靜)하고 삼부(三部)에서 모두 촉지(觸知)할 수 있다면 이는 기혈(氣血)이 유여(有餘)한 것이다(實而靜, 三部相得, 曰氣血有餘).'

'맥이 실(實)하고 조(燥)하면서 삼부(三部)에서 모두 촉지(觸知)할 수 없는 것이라면 이는 속에 사기(邪氣)가 있는 것이다(實而燥, 三部不相得, 曰裏有邪也).'

진수원(陳修園)도 다음과 같이 말한다.

'진맥을 할 때 실맥의 감각이 분명하면서 화완(和緩)하면 이는 원기(元氣)가 충실한 것이며, 강하면서 그 감각이 깨끗하지 않다면 이는 사기로 인한 실증(實證)이 있다는 것을 반영한다(指下清楚而和緩, 則爲元氣之實, 指下愊愊而不清, 爲邪氣之實).'

이상에서 말하는 실맥이란 안정되어 있으면서도 화완(和緩)한 맥을 말하는데, 이는 정기(正氣)가 충실하고 원기(元氣)가 충족한, 건강한 모양을 말한다.

이와는 반대로, 실맥인데 조(躁)하면서 견경(堅硬)한 모양을 보이면 이는 '사기가 충성(充盛)해 있는 유여지상(有餘之象)'이다.

그리고 실맥이 병맥(病脈)일 때는 또 여러 가지 다른 맥상(脈象)을 함께 나타낸다. 이에 대해 장병성(張秉成)은 다음과 같이 서술하고 있다.

'(實脈이) 부맥(浮脈), 침맥(沉脈), 지맥(遲脈), 삭맥(數脈) 등 여러 병맥(病脈)과 함께 나타나면 이는 사기(邪氣)가 유여(有餘)한 것이다(尙于浮沈遲數諸病脈中見之, 則爲邪氣有餘).'

그래서 왕덕주는『脈搏示意圖說』에서 다음과 같이 설명한다.

'실(實)하면서 긴(緊)한 맥은 한사(寒邪)가 적체(積滯)되어 있다는 것을 말한다. 실(實)하면서 활(滑)한 맥은 담(痰)이 응체(凝滯)되어 그 사기(邪氣)가 성(盛)한 것이다. 실(實)하면서 청장(淸長)한 맥은 장기(臟氣)의 충실(充實)을 의미한다. 실(實)하면서 삭대(數大)한 맥은 부(腑)에 열(熱)이 모여 있다는 것을 나타낸다.'

그러나 실맥은 삼초(三焦)의 열성(熱盛)과 양열(陽熱)의 유여(有餘)함을 주관하기 때문에 그 맥은 반드시 실(實)하면서 유력(有力)하고, 삼부맥(三部脈)이 충실(充實)하며, 힘주어 누르거나 가볍게 누르거나 모두 강(强)한 형상을 보인다. 만약 비록 맥(脈)이 실(實)하지만 충력(充力)이 부족하다면 이는 일종의 가실맥(假實脈)으로 본다.

이에 대해서 장경악(張景岳)은 다음과 같이 설명하고 있다.

"실맥은 진상(眞象)과 가상(假象)이 있다. 진실맥(眞實脈)은 알기가 쉬우나 가실맥(假實脈)은 쉽게 착오를 일으킨다. 그래서 반드시 그 소인(所因)을 물어보면서 이와 함께 형증(形證)을 잘 살펴야 한다."

이는 맥(脈)과 증(證)을 같이 확실하게 참조하여(脈證合參) 무력(無力)한 실맥을 양열증(陽熱證)으로 오인하지 말아야 한다는 것을 지적한 것이다. 실제 임상에서 어떤 동맥경화 환자는 혈관의 경화성(硬化性) 변화로 인해 실맥이 나타나는 경우가 있는데, 이를 열병(熱病)으로 논치해서는 아니될 것이다.

8.1 실맥의 형성

맥(脈)은 혈(血)이 거(居)하는 집이다. 혈기(血氣)가 유여(有餘)하면 중기(中氣)가 옹만(壅滿)해져 맥이 충영(充盈)케 된다. 그래서 병맥(病脈)으로 실맥이 나타난다는 것은 사기(邪氣)와 정기(正氣)가 서로 투쟁하고 있다는 것이며, 이로 인해 脈道(혈관)가 견만(堅滿)해지고 혈액이 충영(充盈)해져 맥의 박동하는 모양이 견실(堅實)하고 유력(有力)한 것이다. 그래서 가볍게 대거나 힘주어 누르더라도 모두 촉지(觸知)할 수 있는 것이며 그 형상이 크면서 현(弦)한 모습을 보이는 것이다.

8.2 실맥의 임상응용

(1) 열온삼초(熱蘊三焦)

외부의 열사(熱邪)가 속으로 들어와서 이것이 삼초(三焦)에 영향을 주면 높은 열이 나고 광조증(狂躁症)을 보이며, 헛소리를 하고, 대변이 굳어 잘 나오지 않으며, 입과 혀에 종창(腫瘡)이 생기고, 목이 붓고 혀가 뻣뻣해지는데, 이런 경우 대부분 실맥이 나타난다.

『傷寒論』에서는 '환자가 번열감(煩熱感)을 느끼며 땀을 내도 열이 물러가지 않는 경우, 예를 들면 학질 같은 증상, 일포발열(日晡發熱: 오후 3시~5시 무렵만 되면 열이 나는 증상) 등은 모두 양명(陽明)에 속하는 병이다. 맥이 실(實)하면 하법(下法)을 사용하는 것이 온당하다'고 설명하고 있다.

이는 실열(實熱)이 내결(內結)하고 양화(陽火)가 울성(鬱盛)하여 나타난 것인데, 이에는 대승기탕(大承氣湯)으로 사(瀉)해주면 실열(實熱)이 없어지고 맥이 안정된다.

(2) 복창복만(腹脹腹滿)

중초(中焦)에 식체(食滯)가 생기면 운화작용(運化作用)이 잘 이루어지지 않아 트림, 복부의 더부룩함, 변비 등이 생기는데, 이 경우에도 대부분 실맥이 나타난다.

『素問·脈要精微論』에는 '위맥(胃脈)이 실(實)하면 창만(脹滿) 증상이 나타난다'고 기재되어 있으며, 『景岳全書』에도 '속의 사기(邪氣)로 인해 실증(實證)이 있는 경우에는 맥이 침실유력(沉實有力)하게 되는데, 이는 음식을 조절하지 못하거나 정서적인 요인으로 인해 내상(內傷)을 받아 창만(脹滿), 변비……'라 말하고 있다. 이는 맥이 실(實)하고 대변이 딱딱한 것은 실사(實邪)에 속하기 때문에 마땅히 하법(下法)을 쓰면 맥이 완(緩)하게 된다는 것을 역설적으로 말하고 있는 것이다.

(3) 전질광란(癲疾狂亂)

위열(胃熱)로 인해 광조증(狂躁症)이 생기고 화기가 치성(熾盛)하며 담(痰)이 끓어올라 위로 심규(心竅)를 어지럽히면 발광을 하며 뛰어다니고, 얼굴이 붉고 설태가 황색을 띠는데, 이런 경우에도 대부분 실맥이 나타난다.

이에는 승기탕(承氣湯)을 사용하면서 좌약(佐藥)으로 담남성, 천축황, 죽력 등을 사용해 부실증(腑實證)을 통하게 하고 어열(瘀熱)을 내리며 담탁(痰濁)을 없애주면 효과를 거둔다.

(4) 옹저창양(癰疽瘡瘍)

기혈이 옹성(壅盛)하고 이것이 맺혀 열로 변하면 붉게 부어오르면서 창통(脹痛)이 생기는데, 이때도 실맥이 주로 나타난다. 이는 사기가 성(盛)하고 정기(正氣)가 허(虛)하며, 기체(氣滯)로 인해 그 소통이 잘 되지 않기 때문인데, 이에는 응당 그 열을 없애주고 해독하며 기의 소통을 원활하게 해주면 온결(蘊結)된 열독(熱毒)이 소산(疏散)되어 병이 낫는다.

9. 장맥(長脈)

長脈, 不大不小, 迢迢自若. 如揭長竿末梢, 爲平. 如引繩. 如循長竿, 爲病.

【譯文】 장맥은 맥상이 크지도 않고 작지도 않으면서 길고 안정된 모습이다. 마치 긴 막대의 끝을 잡고 있는 듯한 모습을 보이면 이는 정상맥이다. 만약 밧줄을 곧게 끄는 듯한 모습이거나, 혹은 긴 막대기를 더듬는 듯한 모습이라면 이는 병맥(病脈)이다.

【釋譯】 장맥의 관도(寬度)는 크지도 않고 작지도 않은 것이 마치 정상맥과 같다. 그러나 그 장도(長度)의 측면에서 보면 일반적인 맥의 범위를 벗어나 있으며 또한 아주 온정적(穩定的)이다.

<長脈의 示意圖>

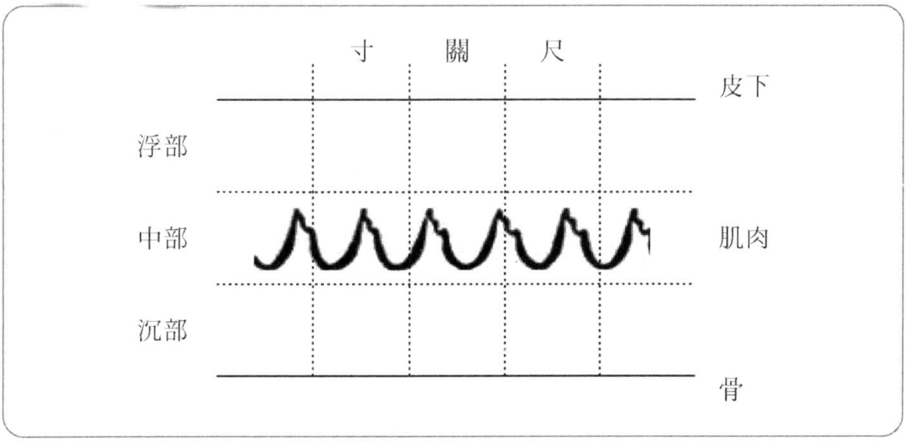

• 首尾가 端正하며, 나타나는 부위가 寸, 關, 尺, 三部를 초과하는데, 마치 긴 장대를 따라 더듬는 것 같다.

장맥은 비교적 유화(柔和)한 것과 비교적 현경(弦硬)한 것 두 종류가 있다.

유화(柔和)한 맥이란 긴 막대기의 끝 부분을 만지는 듯한 모습인데, 이는 정상맥이다.

현경(弦硬)한 맥이란 마치 직선으로 끌어당긴 밧줄을 만지는 듯한 모양이며, 또 긴 막대의 몸체를 따라 만지는 듯한 보양을 보이는 것인데, 이는 병맥(病脈)이다.

體狀相類詩

過于本位脈名長, 弦則非然但滿張. 弦脈與長爭較遠, 良工反度自能量.

【譯文】 맥의 박동이 촌(寸), 관(關), 척(尺) 삼부(三部)를 초과해 뛰는 것을 '長'이라 부른다.

이에 비해 현맥(弦脈)은 이와 같지 않고 아주 긴장되어 있는 맥을 말한다.

현맥(弦脈)과 장맥을 어떻게 서로 비교해 구별할 수 있을까? 이는 어느 정도 경험을 쌓은 고명한 의자(醫者)라면 구별해낼 수 있다.

【釋譯】 그 장도(長度)가 촌(寸), 관(關), 척(尺)의 삼부(三部:本位)를 초과하는 맥을 장맥이라 한다. 그러나 현맥(弦脈)은 이와 같지 않다. 현맥은 장만(張滿)한 활시위처럼 긴장되어 있는 맥이다. 그럼 도대체 현맥(弦脈)과 장맥의 장단은 어떻게 구별해야 할까?

어느 정도 경험이 있는 의사라면 능히 이를 변별(辨別)해낼 수 있다.

※ 대체적으로 현맥(弦脈)은 장맥에 비해 약간 짧으며, 장맥은 진맥을 할 때 필요한 세 손가락보다 하나 더 많은 네 손가락을 초과하지만 현맥(弦脈)은 사지(四指)를 초과하지는 않는다. 그리고 더욱 중요한 것은, 현맥(弦脈)이 장맥보다 더 긴장되어 있다는 것이다.

<長脈과 短脈의 비교도>

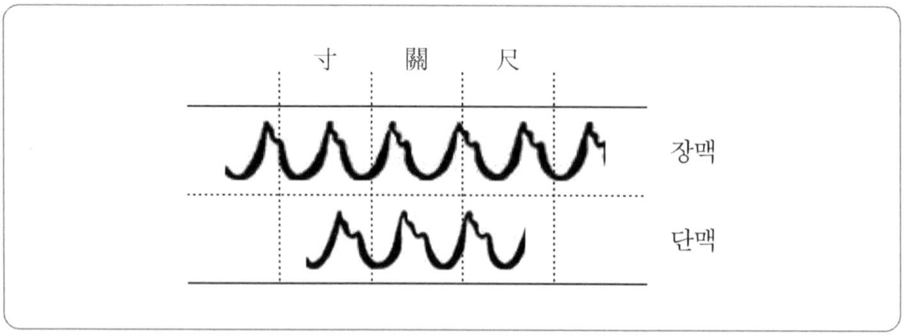

- 장맥 : 寸, 關, 尺, 三部를 초과하는데, 마치 긴 장대를 따라 더듬는 것 같다.
- 단맥 : 그 형상이 짧으며, 寸, 關, 尺, 三部에 미치지 않는다.

<長脈과 弦脈의 비교도>

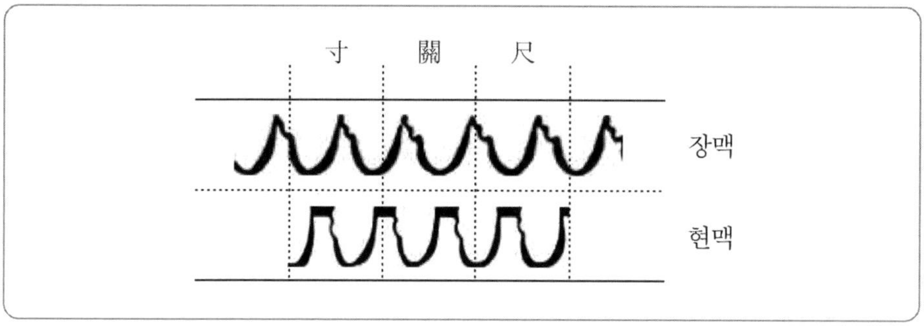

• 장맥 : 긴 장대를 따라 더듬는 것 같지만 그 長度가 急하지는 않다.
• 현맥 : 거문고 줄을 누르는 것 같으며, 빳빳하면서 急한 모양을 보인다.

主病詩

長脈迢迢大小勻, 反常爲病似牽繩. 若非陽毒癲癎病, 卽是陽明熱勢深.

【譯文】 장맥은 길고 유화(柔和)하며 대소(大小)가 균균(均勻)하다.

이에 반해 병맥(病脈)은 마치 밧줄을 견인(牽引)하는 듯한 맥상을 나타낸다.

만약 장맥이 보이면서 열병(熱病)이나 전간(癲癎)이 아니라면 이는 양명(陽明)의 열이 아주 심하다는 것을 말한다.

【釋譯】 장맥은 길면서도 대소(大小)의 비율이 균등한 맥을 말한다. 길면서 현경(弦硬)한 것이 마치 팽팽하게 당긴 밧줄 같으면 이는 정상과 상반되어 나타나는 병맥(病脈)이다. 장맥이 나타나는 병 중에 고열병(高熱病)이나 전간병(癲癎病)이 아니라면 이는 양명경(陽明經)의 열이 아주 심하다는 것을 말한다.

기혈이 왕성한 사람은 맥중(脈中)의 기혈(氣血) 역시 충족(充足)하기 때문에 장맥은 모두 실열병(實熱病) 중에서 나타난다.

● 兼脈主病

장맥이지만 완화(緩和)하지 않고 경만(硬滿)하면서 경급(勁急)한 모습을 보이면 이는 병맥(病脈)으로 실증(實症)이 있다는 것을 말한다.

『三指禪』에서는 다음과 같은 말을 하고 있다.

'장맥으로 밧줄을 당기는 듯한 모습이 보이면 이는 병맥(病脈)일 가능성이 많으며, 유화(柔和)하다면 이는 안전하다. 그래서 (長脈으로) 맥이 유화(柔和)하다면 촌(寸), 관(關), 척(尺), 삼부(三部)의 범위를 벗어나 있더라도 그 기리(機理)에 의하면 병이 곧 나을 조짐

인 것이다.'

장맥은 간병(肝病), 기역(氣逆), 화성(火盛), 전간(癲癎), 산기(疝氣), 담탁(痰濁) 등의 질병을 주관한다.

『素問·平人氣象論』에서는 평간맥(平肝脈)과 병간맥(病肝脈)을 예로 들면서, 맥이 연약(軟弱)하고 마치 긴 장대의 끝을 만지는 듯한 감각이 있으면 간(肝)이 평(平)하다고 했으며, 영실(盈實)하면서 활(滑)하고 장대의 몸체를 따라 더듬는 듯한 감각이 있으면 간병맥(肝病脈)이라 설명하고 있다.

이중재(李中梓)도 "장(長)하면서 경만(硬滿)한 모습을 보이는 맥(脈)은 화(火)가 치성(熾盛)해 있는 병에 속한다"고 하면서, 이에 대한 치료는 고한사화법(苦寒瀉火法)이 온당하다고 말하였다.

임상에서 부장맥(浮長脈)은 주로 외감(外感)이나 음기부족(陰氣不足)에서 많이 나타나고, 장홍(長洪)하면서 유력(有力)한 맥은 주로 양독내성(陽毒內盛)으로 인한 경우가 많다. 그리고 장(長)하면서 활(滑)한 맥은 담열옹성(痰熱壅盛)의 경우가 많으며, 장현맥(長弦脈)은 간병(肝病), 장뢰맥(長牢脈)은 적취(積聚)의 경우에 많이 나타난다.

9.1 장맥의 형성

장맥은 유여(有餘)하며 과성(過盛)한 상(象)이다.

맥의 박동의 관점에서 살펴보면 이는 기(氣)의 추동작용(推動作用)에 의한 것인데, 중기(中氣)가 충족(充足)하다면 백맥(百脈)이 통창(通暢)하게 된다.

맥의 모양이 장(長)하면서 화완(和緩)하며 마치 긴 장대의 끝을 더듬는 듯한 감각을 느낄 수 있으면 이는 음양(陰陽)이 잘 조절되어 있는 평(平)한 맥이며, 혈맥(血脈)도 정상적인 통창(通暢)을 유지하고 있는 맥이다. 그래서 이는 무병지장(無病之長)인 것이다.

만약 기역(氣逆)이나 열성(熱盛), 담연(痰涎), 간항(肝亢) 등으로 인해 기역옹성(氣逆壅盛)과 혈류(血流)의 가속(加速)으로 맥도(脈道)가 꽉 차게 되면 맥박이 촌(寸), 관(關), 척(尺) 삼부(三部)를 초과하면서 그 세력이 경만(硬滿)해지는데, 이렇게 되면 긴 장대 같은 모양의 맥상을 형성하게 되는 것이다. 이것이 병맥지장(病脈之長)인 것이다.

9.2 장맥의 임상응용

(1) 협통현모(脇痛眩冒)

간기울결(肝氣鬱結), 풍한상모(風寒上冒)하게 되면 옆구리 아래가 뻑뻑하게 아프고, 두통과 현기증이 생기며, 눈이 붉어지고 귀에서 소리가 나는 등 여러 증상이 생긴다. 이런 경우에 주로 장맥이 나타나면서 아울러 현맥(弦脈)을 띤다.

이와 연관된 내용으로 『脈經』에는 다음과 같이 적고 있다.

'맥(脈)이 장(長)하면서 현(弦)한 것은 병이 간(肝)에 있는 것이다.'

'간(肝)에 병이 있으면 얼굴이 청색(靑色)을 띠고 손발에 경련이 일어나며 옆구리가 뻑뻑하게 아프거나 수시로 현기증을 느낀다. 이런 때의 맥은 현장(弦長)한데, 이는 치료될 수 있는 것이다.'

『素問·脈要精微論』에는 다음과 같은 서술이 있다.

'간맥(肝脈)이 견장(堅長)하고 병변 부위가 청색(靑色)을 띠지 않으면 이는 속에서 생긴 병이 아니라 넘어지거나 부딪쳐서 생긴 병이다. 이로 인해 어혈이 협하(脇下)에 생기면(肝經과 肺經은 서로 연결되어 있기 때문에) 이로 인해 천식이 생긴다(肝脈搏堅而長, 色不靑, 當病墜若搏, 因血在脇下, 令人喘逆).'

이때는 당귀노회환(當歸蘆會丸)을 사용해 청간사화(淸肝瀉火)해주면 장맥(長脈)은 없어진다.

(2) 전간광란(癲癇狂亂)

양명경(陽明經)의 열(熱)이 성(盛)하거나 담연(痰涎)이 옹성(壅盛)하면 전간(癲癇)이나 광란(狂亂)을 일으키는데, 이런 경우에도 장홍유력(長洪有力)한 맥이 나타난다.

『脈經·平雜病脈』에는 '맥이 부홍대장(浮洪大長)한 것은 풍사(風邪)로 인한 현기증이나 전질(癲疾)로 인한 것이다'라는 말을 하고 있다.

광증(狂症)으로 맥이 장홍유력(長洪有力)하면서 설태가 황색을 띠며, 대변이 딱딱한 경우에는 통하약(通下藥)과 활담약(豁痰藥)을 중용(重用)하여 통변활담(通便豁痰) 작용을 도모해야 한다. 그런 후 다시 안신진정(安神鎭靜)하는 약으로 그 뒤를 조리해야 한다.

(3) 분돈산기(奔豚疝氣)

한증(寒症), 혹은 실증(實症)이 내결(內結)하거나, 기역상범(氣逆上犯)하면 아랫배 양쪽에 급작스러운 통증이 생기고 기(氣)가 줄곧 상충(上衝)하는 증상이 나타나는데, 이때는 장현맥(長弦脈)이 나타난다. 통증과 상충(上衝)의 증상 이외에도 천식과 답답함, 갈증이 생기고, 몸이 추웠다 더웠다 하는 증상이 함께 나타나는 경우가 많은데, 이때 사용하는 것이 평간청열(平肝淸熱)하는 분돈탕(奔豚湯)이다.

위의 증상과는 반대로 추위를 타고 설태가 희며 맥이 침현(沉弦)한 경우에는 계지가계탕(桂枝加桂湯)으로 온양행수(溫陽行水)해주면 한기(寒氣)를 흩어주고 기역증(氣逆症)도 평온을 찾게 된다.

(4) 양항해혈(陽亢咳血)

폐열(肺熱)로 인한 기침, 타박상으로 인한 낙맥(絡脈)의 손상 등으로 생긴 실혈(失血)의 경우에는 주로 장삭맥(長數脈)이 나타난다.

『臨證指南』에는 다음과 같은 기록이 보인다.

'석모씨(席某氏), 보름 전 마침 춘분(春分)을 맞이해 양기가 막 상승하던 무렵이었다. 그 때 정서적인 충격으로 인해 궐양(厥陽)이 인체의 상부를 침입해 기침을 유발하였고, 또 몸을 다쳐 피를 흘렸는데, 피는 그쳤지만 우측 맥을 보니 장대(長大)하면서 촌부(寸部)를 초과하는 모양을 보였다.'

이런 경우에는 자수양금(滋水養金), 선폐지혈(宣肺止血)하는 치법을 쓰면서 특히 염섭신기(斂攝神氣)를 위주로 하는 방법을 필요로 한다.

(5) 삼초열결(三焦熱結)

열사(熱邪)가 삼초(三焦)에 울결(鬱結)하면 가슴이 답답하고 열이 나면서 갈증이 생기고 대변이 굳어지는데, 이때도 장대맥(長大脈)이 나타난다.

이 경우의 치료는 청사삼초(淸瀉三焦), 통변사하(通便瀉下)하는 방법을 사용하여 부기(腑氣)를 통하게 하면 열은 자연히 물러가고 장대(長大)한 맥도 없어진다.

10. 단맥(短脈)

短脈, 不及本位, 應指而回不能滿部.

【譯文】 단맥은 맥을 촉지(觸知)할 수 있는 본래의 위치에 있지 않은 맥을 말한다. 손끝에서 감지되는 모양이 한 번의 박동만 보여주고 바로 회피하는 듯하며, 촌·관·척(寸·關·尺) 삼부(三部)에서 다 차 있지 않은 모습을 보인다.

【釋譯】 단맥의 장도(長度)는 모두 本位(寸, 關, 尺 三部)에 미치지 않는다. 손끝에서 그가 박동하는 감각은 마치 오려다가 오지 않는 듯하며, 도중에 되돌아가는 것 같은 모습을 보일 뿐 아니라, 촌(寸), 관(關), 척(尺) 삼부(三部)의 어느 부위를 막론하고 모두 차 있지 않은 모습을 나타낸다.

<短脈의 示意圖>

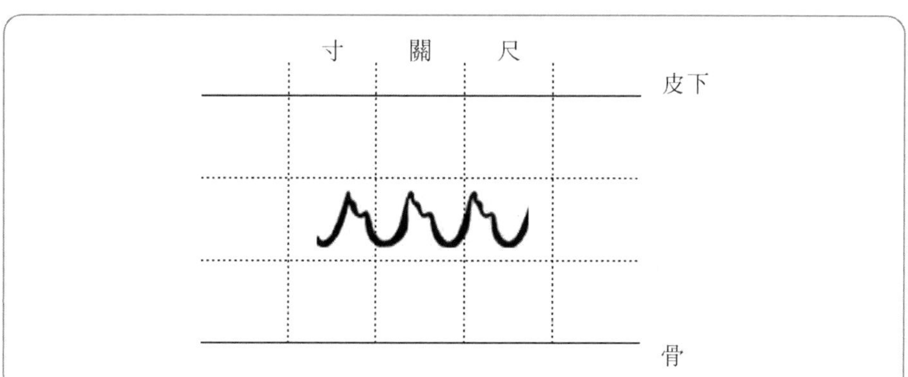

• 그 형상이 단축된, 즉 寸, 關, 尺의 三部에 다 차지 않는 맥이다.

體狀相類詩

兩頭縮縮名爲短，澁短遲遲細且難．短澁而浮秋喜見，三春爲賊有邪干．

【譯文】 맥의 첫부와 끝부, 즉 촌부(寸部)와 척부(尺部)가 짤막한 모습을 보이는 것을 일러 '단맥(短脈)'이라 한다. 이에 비해 삽맥(澁脈)은 비록 짧은 모습을 보이지만 느리면서(遲) 가늘고(細) 그 모습을 형용하기가 좀 어렵다.

단삽(短澁)하면서 부(浮)한 맥이 가을에 보이는 것은 정상맥이다. 춘삼월에 이런 부단(浮短)하거나 부삽(浮澁)한 맥이 나타나면 이는 병사(病邪)가 침입해 있다는 표징(標徵)이다.

【釋譯】 맥의 촌부(寸部)와 척부(尺部)가 짧은 모습을 나타내는 것을 단맥이라 한다.

이에 비해 삽맥(澁脈)은 그 오고 가는 모양이 완만(緩慢)하고 느리며(遲), 또 가늘면서(細) 짧다.

가을은 폐금(肺金)에 속하는데, 이 가을에 부단(浮短)하거나 부삽(浮澁)한 맥이 나타나는 것은 절기(節氣)에 부합한 정상맥이어서 아주 좋은 현상이다.

봄은 간목(肝木)에 속하는 계절이다. 이 춘삼월(春三月)에 부단(浮短)하거나 부삽(浮澁)한 맥이 나타나면 이는 병맥이며, 오행상(五行上) 금(金)이 목(木)을 극(克)한 상태로, 병사(病邪)에 의해 침입받은 연고이다.

<短脈과 動脈의 비교도>

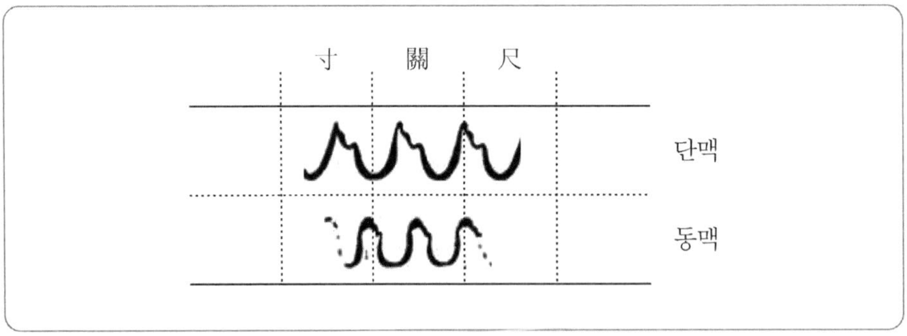

- 단맥 : 그 형상이 단축된, 즉 寸, 關, 尺의 三部에 다 차지 않는 맥이다.
- 동맥 : 형세가 단맥처럼 짧고 활삭한 모습을 보이며, 關部에서 나타나는 모양이 마치 콩알이 톡톡 튀어 오르는 듯한 모습을 보인다.

主病詩

短脈惟于尺寸尋，短而滑數酒傷神．浮爲血澁沉爲痞，寸主頭疼尺腹疼．

【譯文】 이 단맥이 척부(尺部)나 촌부(寸部)에서만 발견되면서, 그 모습이 활삭(滑數)하다면 이는 주독(酒毒)으로 몸이 상한 것이다. 그리고 단(短)하면서 부(浮)한 모습을 겸하고 있으면 혈소증(血少證)을, 단(短)하면서 침(沉)한 모습을 보이면 비만증(痞滿證)이 있음을 나타낸다.

촌부(寸部)에 단맥(短脈)이 보이면 두통을, 척부(尺部)에 단맥(短脈)이 나타나면 복통이 있음을 나타낸다.

【釋譯】 단맥을 진단할 때 척부(尺部) 혹은 촌부(寸部)에서만 이를 감지해낼 수 있다는 것은 척부(尺部)가 아주 단(短)하다는 것이 아니라 바로 촌부(寸部)가 아주 단(短)하다는 것을 말한다.

환자에게서 단(短)하면서도 활삭(滑數)한 맥을 발견했다면 이는 주로 주독(酒毒)에 상한 것임을 알아야 한다.

부단맥(浮短脈)은 혈류(血流)의 삽체(澁滯)를 의미하며, 침단맥(沉短脈)은 인체의 내부에 비괴(痞塊), 즉 무슨 멍울(덩어리)이 있다는 것을 나타낸다. 촌부(寸部)의 단맥은 두통을 주관하며, 척부(尺部)의 단맥(短脈)은 복통을 주관한다. 이는 모두 정기부족(正氣不足), 혈류불창(血流不暢)과 관계가 있다.

결론적으로 단맥의 장도(長度)는 장맥과 정상맥에 비해 그 감각이 서로 다르다. 맥상은 수미(首尾)가 모두 짧고 만부(滿部)로 나타나지 않는다.

兼脈主病

단부(短浮)는 폐상기허(肺傷氣虛), 단삽(短澁)은 심손기허(心損氣虛), 단침(短沉)은 비증(痞症), 단촉(短促)과 단결(短結)은 담기(痰氣), 식적(食積)이다. 단삭(短數)은 심통심번(心痛心煩), 단지(短遲)는 허한(虛寒)이다.

대계종(戴啓宗)은 다음과 같이 말한다.

"부단맥(浮短脈)은 영위불행(營衛不行), 침단맥(沉短脈)은 장부비색(臟腑痞塞)을 의미한다(浮而短者, 營衛不行; 沉而短者, 臟腑痞塞)."

10.1 단맥의 형성

단맥은 음맥(陰脈)에 속하며, '불급(不及)'과 '부족(不足)'의 모습을 보인다.

맥의 박동은 기(氣)의 추동작용(推動作用)에 의해 이루어지는데, 만약 양기가 부족하여 혈행(血行)의 추동에 힘이 없어지면 기(氣)와 혈(血)이 인체의 사지 말단에 도달하지 못하게 될 뿐 아니라, 기허(氣虛)로 인해 혈(血)도 脈管(혈관)에 충만(充滿)치 못하게 된다. 그래서 맥도(脈道)가 삽체(澁滯)되며 혈행(血行)이 지완(遲緩)해지고 맥의 박동에도 힘이 없어진다.

그 결과 촌부(寸部)와 척부(尺部)의 맥이 단축(短縮)된 모습을 보이면서 소위 '兩頭低而沉下, 中間突而浮起'의 맥상을 형성하는 것이다.

그리고 담(痰)과 식체(食滯)로 인해 기(氣)가 맺혀 잘 통하지 않게 되어도 맥도(脈道)가 조색(阻塞)하여 맥이 단소(短小)한 모습을 보인다. 그러나 이런 종류의 단맥은 맥의 박동하는 모양이 대부분 힘이 있다.

10.2 단맥의 임상응용

(1) 망양기허(亡陽氣虛)

인체의 양기가 부족하여 혈맥(血脈)을 고동(鼓動)시키는 힘이 약해지면 손발이 차가워지는데, 이런 경우에 단(短)하면서 무력한 맥상이 나타난다.

『素問·脈要精微論』에서 '맥이 단(短)하면 기(氣)에 병이 있는 것이다(短則氣病)'라고 말하는 것이 바로 이에 해당한다고 볼 수 있다.

(2) 실혈기허(失血氣虛)

피를 많이 잃어 기(氣)가 허(虛)해지면 맥도(脈道)가 공허(空虛)해지는데, 이 경우에는 단삽무력(短澁無力)한 맥상을 보인다. 이때는 조기양혈(助氣養血)해주면 기(氣)와 혈(血)이 충족(充足)해져서 맥도(脈道)가 충영(充盈)을 얻어 단삽무력(短澁無力)한 맥이 사라진다.

(3) 담식조색(痰食阻塞)

담음(痰飮), 식적(食積)은 기도(氣道)에 장애를 가져와 맥도(脈道)를 불창(不暢)하게 만드는데, 이 경우에는 대부분 단삽촉결(短澁促結)한 맥상을 나타낸다.

『診宗三昧』에서는 다음과 같이 설명한다.

'위기(胃氣)가 막히면 백맥(百脈)이 조화롭게 통창(通暢)되지 못한다. 그리고 담기식적(痰氣食積)하면 기도(氣道)가 막혀 맥이 단삽촉결(短澁促結)하게 나타난다(胃氣阨塞, 不能阻暢百脈, 或因痰氣食積, 阻碍氣道, 所以脈見短澁促結之狀).'

이 책에는 또 작자(作者)가 24세된 한 남학생을 치료한 기록이 있다.

환자는 검은 대추(간식용으로 설탕에 절여 과자처럼 만든 대추)를 과식하고 난 뒤 바로 위장 부위가 빽빽하면서 답답하고 통증이 생기며 수시로 트림을 하고 토하려고 해도 토해지지 않았다. 그래서 위장 부위를 복진해보니 배가 불룩하게 올라와 있고 속에는 마치 돌처럼 딱딱한 것이 있었는데, 밀어도 움직이질 않았다. 그리고 압통이 있으며 맥의 모양이 단(短)하면서 힘이 있고 다소 촉박(促迫)한 모양을 함께 나타내었다.

이는 음식이 위장에 체하여 운화작용(運化作用)이 옳게 이루어지지 않고 속에서 맺혀 덩어리로 형성되어 맥도(脈道)를 막아서 생긴 것이다. 그래서 소적(消積)하는 삼릉, 아출, 二丑(견우자), 대황, 빈랑, 지각과 함께 후박과 침향으로 좌(佐)해주면서 행기(行氣)를 도모하고 당삼(黨蔘)으로 부정익기(扶正益氣)하였다.

환자는 이 약 두 첩(이틀분)을 복용하고 모든 증상이 사라졌다.

(4) 심통기결(心痛氣結)

기허혈체(氣虛血滯)하면 심통(心痛), 정충(怔忡) 등의 증상이 나타나는데, 이때에도 주로 단삽(短澁)한 맥상이 나타난다.

11. 홍맥(洪脈)

洪脈, 指下極大, 來盛去衰, 來大去長.

【譯文】 홍맥은 손가락 아래에서의 박동이 아주 홍대(洪大)하며 그 오는 모양이 강성(强盛)하고 가는 모습은 점진적으로 약해지는 모습을 보인다. 그리고 올 때는 거칠고 크며(粗大), 갈 때는 연장(延長)한 모습을 나타낸다.

【釋譯】 홍맥은 손 아래의 감각이 아주 거칠고 크다. 맥이 뛰어오를 때는 급하고 힘이 있으며, 하락(下落)할 때는 그 세력이 부족한 모습을 나타낸다. 맥박이 뛰어오를 때 그 맥형(脈形)이 비교적 크며, 내려앉을 때는 천천히 하락하기 때문에 그 시간이 비교적 길다.

<洪脈의 示意圖>

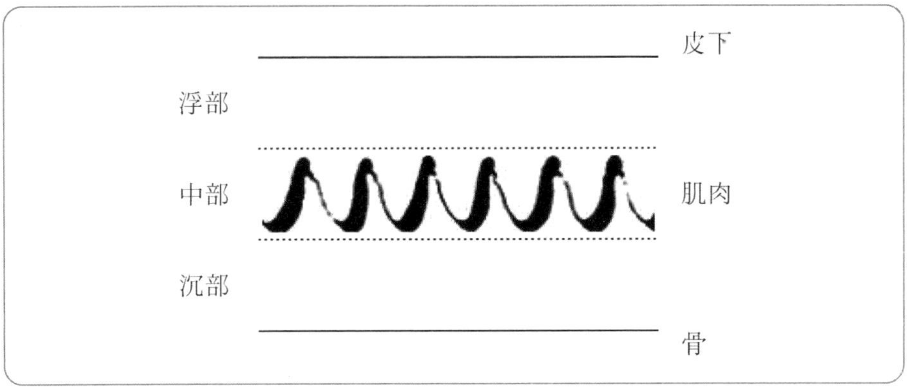

• 그 형세가 大하며, 손가락 아래의 감각이 충만하고, 올 때는 아주 有力하고 갈 때는 衰하다. 때로는 浮數한 모습을 보이기도 하면서 가볍게 대보면 바로 촉지되기도 한다.

體狀詩

脈來洪盛去還衰，滿指滔滔應夏時．若在春秋冬月裏，升陽散火莫孤疑．

【譯文】 맥박이 올 때는 홍대강성(洪大强盛)하며, 갈 때는 쇠미(衰微)하다. 진맥을 할 때 손가락 아래의 감각이 꽉 차 있어 충만(充滿)하다면 이는 여름에 나타나는 정상맥이라 할 수 있다. 만약 봄이나 가을, 겨울에 홍맥이 나타난다면 이는 '승양산화법(昇陽散火法)'으로 치료하기에 주저함이 없어야 한다.

【釋譯】 홍맥은 올 때는 크면서 유력(有力)한 모습을 보이며, 갈 때는 비록 거칠고 크지만 그 세력이 부족하다. 총체적으로 말하자면 홍맥은 맥관(脈管)이 광활하고 크며(闊大), 그 흐르는 세력이 아주 성(盛)한 감각을 갖게 한다. 홍맥은 양기의 항성(亢盛)으로 인해 생성된다. 그래서 여름철에 이 맥이 보이는 것은 계절에 합당한 맥이라 할 수 있다. 만약 봄, 가을, 겨울에 이 홍맥을 나타내는 병이 있다면 아무 의심할 필요 없이 승양산화(昇陽散火)하는 약을 바로 사용하면 된다.

相類詩

洪脈來時拍拍然，去衰來盛似波瀾．欲知實脈參差處，擧按弦長幅幅堅．

【譯文】 홍맥은 도래(到來)할 때의 모양이 마치 물결이 해안을 치는 듯한 모습이다. 갈 때는 쇠약하고 올 때는 강성(强盛)한 모습이 마치 파도의 물결과 같다. 실맥(實脈)과 홍맥의 다른 점은, 실맥(實脈)은 가볍게 대보나, 힘주어 누르나 모두 현장(弦長)하면서 견(堅)한 모습을 보인다는 것이다.

【釋譯】 홍맥이 올 때 손가락 아래의 감각은 마치 박동(拍動)하는 것 같으며, 굳센 모

<洪脈과 微脈의 비교도>

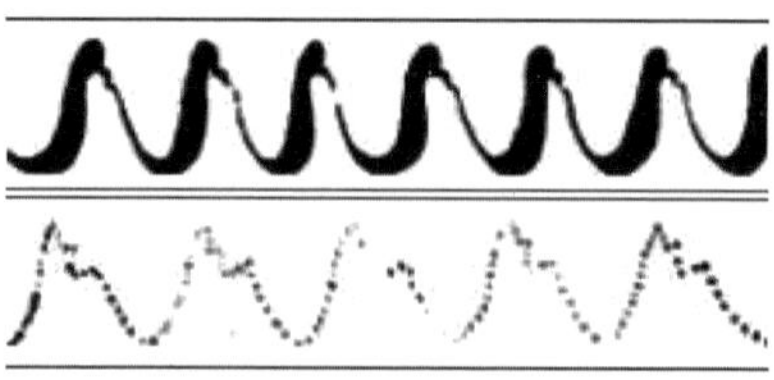

• 홍맥 : 그 형세가 大하며, 손가락 아래의 감각이 충만하고, 올 때는 아주 有力하고 갈 때는 衰하다.
• 미맥 : 아주 細하면서 軟하고, 있는 것 같기도 하고 없는 것 같기도 하다.

양을 보인다. 그러나 물러갈 때는 그 세력이 부족하다. 일성일쇠(一盛一衰)하는 모습이 마치 파도가 일어났다 내려앉는 모습과 같다. 이 홍맥은 실맥(實脈)과 다른 주요한 차이점이 있는데, 그것은 실맥(實脈)은 가볍게 누르나 힘주어 누르나 모두 현장(弦長)하면서 견실(堅實)한 모습을 보인다는 것이다.

主病詩

脈洪陽盛血應虛, 相火炎炎心病居. 脹滿胃飜須早治, 陰虛泄痢可愁如.

寸洪心火上焦炎, 右寸洪時肺不堪. 肝火胃虛關內察, 腎虛陰火尺中看.

【譯文】 홍맥이 주관하는 병은 양사(陽邪)의 항성(亢盛)과 음혈(陰血)의 부족이다. 증상으로는 화기(火氣)가 왕성(旺盛)하여 신열(身熱)이 나고 심화(心火)가 치성(熾盛)한 모습이 나타난다. 복부의 창만(脹滿), 반위(反胃), 구토 등은 초기에 빨리 치료해야 한다. 음허(陰虛)로 인한 병과 설사병은 이를 신중하게 고려해야 한다.

좌측 촌부맥(寸部脈)이 홍(洪)하면 이는 심화(心火)가 상염(上炎)한 것이다. 우측 촌부맥(寸部脈)이 홍(洪)하면 이는 폐에 중병(重病)이 든 것이다. 간양(肝陽)의 상항(上亢)과 비위(脾胃)의 허약(虛弱)을 살피려면 관부(關部)를 봐야 한다. 신정(腎精)의 휴손(虧損), 음허(陰虛)로 인한 화왕(火旺)은 척부(尺部)를 실펴야 한다.

【釋譯】 맥상이 홍대(洪大)한 것은 양기의 항성(亢盛)으로 인한 것이다. 양기가 항성하면 진액(津液)을 상하게 하고 혈액도 마땅히 부족하게 된다. 무릇 홍맥을 나타내는 병은 대체로 간담(肝膽)의 화기(火氣)가 왕성(旺盛)한 열병(熱病)에서 많이 나타난다.

창만(脹滿)이나 위번병(胃飜病)은 장기적인 충분한 영양의 부족으로 인해 음허화왕(陰虛火旺)을 초래해 나타난 것인데, 이는 반드시 조기에 치료해야 한다. 그리고 음허병(陰虛病)이나 설사, 하리(下痢) 등의 병에서 홍맥이 나타나면 신중히 연구해서 대처해야 한다.

촌부맥(寸部脈)이 홍(洪)한 것은 심화(心火)가 과도하게 항성(亢盛)해 있다는 증거이며 상초(上焦)에 열이 있는 것이다. 우촌부(右寸部), 즉 폐맥(肺脈)이 홍(洪)하다면 이는 폐열(肺熱)이 성극(盛極)해 있다는 징후인데, 그 화기(火氣)가 폐금(肺金)을 극(極)하면 병은 아주 고통스럽게 된다.

간화(肝火)의 과성(過盛), 위허병(胃虛病)은 관부(關部)에서 홍맥을 촉지해낼 수 있다. 신허병(腎虛病) 혹은 음허화왕(陰虛火旺)으로 인한 병은 척부(尺部)에서 홍맥을 감지할 수 있다.

● 兼脈主病

임상에서 홍대맥(洪大脈)은 열성(熱盛), 부홍맥(浮洪脈)은 표열(表熱) 혹은 허열(虛熱), 침홍맥(沉洪脈)은 이열(裏熱), 홍긴맥(洪緊脈)은 가슴이 빽빽하거나 혹은 대변이 잘 나오지 않거나 하혈하는 경우, 홍급맥(洪急脈)은 창만(脹滿)의 경우에 잘 나타난다.

이는 『景岳全書』에서 서술하고 있는 다음과 같은 내용과 일치한다 하겠다.

'浮洪爲表熱, 沉洪爲裏熱, 爲脹滿, 爲煩渴, 爲狂燥, 爲斑疹, 爲頭痛面熱, 爲咽乾喉痛, 爲口瘡癰腫, 爲大小便不通, 爲動血.'

11.1 홍맥의 형성

홍맥은 기옹화성(氣壅火盛)으로 인해 맥도(脈道)가 확장되고 혈기(血氣)가 비등(沸騰)하여 형성된 것인데, 마치 그 모양이 파도와 같이 맥형(脈形)이 아주 활대(闊大)해져서 크게 뛰며 크게 하락하는 형국을 만들어낸다.

만약 맥상이 대(大)하면서 무력(無力)하다면 이는 허로(虛勞)로 인한 실혈(失血)이나, 설리(泄利)로 인해 맥관(脈管)은 비록 조대(粗大)하지만 혈류(血流)가 부족해져서 그런 모습(形大無力)을 나타내는 것이다.

11.2 홍맥의 임상응용

(1) 열성상음(熱盛傷陰)

양명경(陽明經)의 열이 성(盛)하여 몸의 진액이 마르게 되면 신열(身熱), 대한(大汗), 갈증, 다음(多飮), 광조(狂燥) 등의 증상이 나타나는데, 이런 경우에는 주로 홍대유력(洪大有力)한 맥상을 나타낸다.

『傷寒論』에서도 '계지탕을 복용하고 난 후 크게 땀을 흘리고 아주 답답해하면서, 갈증을 느끼는 증상이 없어지지 않고 맥이 홍대(洪大)하면 백호가인삼탕(白虎加人蔘湯)으로 치료한다'고 말하면서 홍대맥(洪大脈)에 대한 조치를 들고 있다.

『脈經』에서는 '脈洪大, 傷寒熱病'이라 서술하고 있는데, 여기서의 홍대(洪大)는 열옹기성(熱壅氣盛)으로 인해 맥도(脈道)가 확장될 뿐 아니라 혈류(血流)도 가속화되고 충영(充盈)해지기 때문에, 맥이 홍대(洪大)하지만 반드시 유력(有力)한 모습을 나타낸다는 것을 말하는 것이다.

그래서 이동원(李東垣)은 다음과 같이 지적하고 있다.

"만약 대열(大熱)이 있으면서 맥이 홍대(洪大)한 상황에 고한제(苦寒劑)를 사용하였으나 그 열이 물러가지 않는다면 석고를 더 가해 양명(陽明)의 열을 없애주고 기열(肌熱)을 흩어주면 맥은 반드시 화완(和緩)하게 된다."

(2) 충적복통(蟲積腹痛)

뱃속에 기생충이 동(動)하면 수시로 복통이 생기고, 회충이나 묽은 담을 토하게 되며 맥이 홍대(洪大)하게 되는데, 이는 회충으로 인한 복통이다.

『金匱要略』에서는 '복부에 통증이 생기면 그 맥이 침(沉)하거나 현(弦)하게 나타나야 하는데, 오히려 홍대맥(洪大脈)이 나타난다면 이는 뱃속의 충(蟲)이 요동해서 생긴 것이다'라고 설명한다.

임상에서 회충으로 인한 환자를 볼 때, 속이 답답하면서 복통이 생기고 회충이 움직일 때의 맥을 보면 홍대(洪大)하면서 갑자기 맥상이 크다가 작다가 하는 모습을 보인다. 그리고 회충이 요동을 중지하고 조용해지면 복통이 진정되고 안정 상태에 들게 되는데, 이때는 홍대(洪大)한 맥상이 분명하게 나타나지 않는다.

그래서 맥이 홍대(洪大)하면서 이같은 상황이 같이 출현하면 다시 복진을 통해 정확한 진단을 내려야 한다. 즉 복부에 덩어리가 만져지고 그 기복취산(起伏聚散)의 위치가 일정하지 않으며, 힘주어 눌렀을 때 결취(結聚)가 전이(轉移)하면 충적(蟲積)으로 인한 복통이라고 진단할 수 있는 것이다.

(3) 창옹침음(瘡癰浸淫)

창양(瘡瘍)으로 인한 종통(腫痛), 맹장염 등으로 기혈이 온결(蘊結)하면 그 결취(結聚)로 인해 옹(癰)을 형성하는데, 그 열결(熱結)이 흩어지지 않으면 혈육(血肉)이 부파(腐破)하며 살 속에 고름이 형성된다.

이런 경우의 맥도 홍대(洪大)한 모습을 나타내며 부어오른 부위에 손을 대보면 후끈거리며 유연(濡軟)한 느낌을 가질 수 있다. 이는 농(膿)이 이미 형성되었다는 것을 말해준다.

『內經』에서는 '제반 통증과 종기는 모두 심(心)과 관계있다(諸痛瘡瘍, 皆屬于心)'고 설명하고 있으며, 『金匱要略』에서는 '맹장염의 경우 …… 맥이 홍삭(洪數)하다면 이는 이미 농(膿)이 형성된 것이기 때문에 하법(下法)을 쓸 수 없다(腸癰者……脈洪數者, 膿已成, 不可下也)'고 말한다.

이에 대한 치법은 청열(淸熱), 배농(排膿), 소옹(消癰)을 위주로 한다.

(4) 허로설사(虛勞泄瀉)

허로(虛勞)나 실혈(失血), 설사 등이 있으면 맥기(脈氣)가 외장(外張)하고 진원(眞元)이 외탈(外脫)하기 때문에 맥은 소약(小弱)하게 나타나야 한다. 그러나 맥이 오히려 홍대무력(洪大無力)하다면 이는 맥(脈)과 증(證)이 부합하지 않은 정허사성(正虛邪盛)의 맥상이다.

이런 종류의 병맥(病脈)은 왕왕 급격하게 변화한다. 소위 '大則病進', '大則爲虛'라는 것이 바로 이런 상황을 설명하는 것이다. 그래서 이런 경우에는 양열(陽熱)로 인한 것으로 처리하지 말아야 한다.

이에 대해서는 주단계(舟丹溪)가 다음과 같이 설명하고 있다.

"대(大)란 홍(洪)의 다른 이름이다. 내상병(內傷病)의 경우, 음증(陰症)은 양사(陽邪)가 침범해 일으킨 것이므로 맥이 대(大: 洪)하게 나타나는 것이다. 그래서 이는 허증(虛證)으로 논치(論治)해야 한다."

이런 병증은 양혈(養血), 지혈(止血), 지사(止瀉)의 방법을 사용하는 동시에 인삼, 백출 등을 중용(重用)하여 보비익기(補脾益氣)해주면 맥은 정상을 회복한다.

12. 미맥(微脈)

微脈, 極細而軟, 按之如欲絶, 若有若無. 細而稍長.

【譯文】 미맥은 아주 가늘고 연(軟)하여서 눌러보면 마치 끊어질 것 같으며, 맥이 있는 듯 없는 듯하며 가늘면서도 약간 긴(長) 모습을 보인다.

【釋譯】 미맥의 맥상은 아주 가늘고 연하며, 약간만 힘을 주어 눌러도 바로 없어지는 것 같은 모양을 나타내고, 아주 으슴푸레하여서 있는 것 같기도 하고 없는 것 같기도 하다. 어떤 사람은 가늘면서 약간 긴 맥을 미맥으로 인식한다.

<微脈의 示意圖>

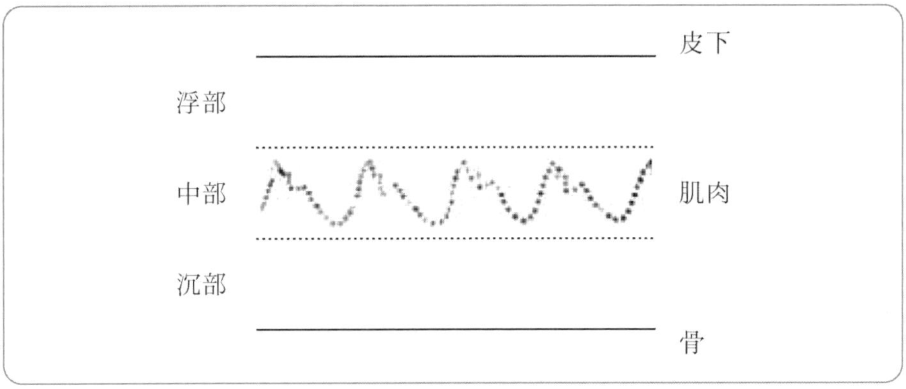

• 아주 細하면서 軟하고, 있는 것 같기도 하고 없는 것 같기도 하다.

體狀相類詩

微脈輕微瞥瞥乎，按之欲絶有如無．微爲陽弱細陰弱，細比于微略較粗．

【譯文】 미맥의 박동은 아주 경미(輕微)하게 표부(漂浮)해 있으면서 유연(柔軟)하다. 약간만 힘주어 눌러도 그 종적(踪迹)이 끊어지는 듯하면서 있는 것 같기도 하고 없는 것 같기도 하다.

미맥은 양기가 약하다는 것을 나타내며, 세맥(細脈)은 음혈(陰血)이 부족하다는 것을 설명한다. 세맥(細脈)은 미맥에 비해 그 맥체(脈體)가 약간 거칠다.

【釋譯】 미맥은 아주 경미(輕微)하면서 힘이 없는 맥이다. 힘주어 누르면 있는 듯 없는 듯 바로 없어지려는 모습을 보인다. 미맥은 양허증(陽虛證)을 주관하며, 세맥(細脈)은 음허증(陰虛證)을 주관한다. 세맥(細脈)은 미맥에 비해 단지 조금 거친(粗) 맥을 말한다.

<微脈과 弱脈의 비교도>

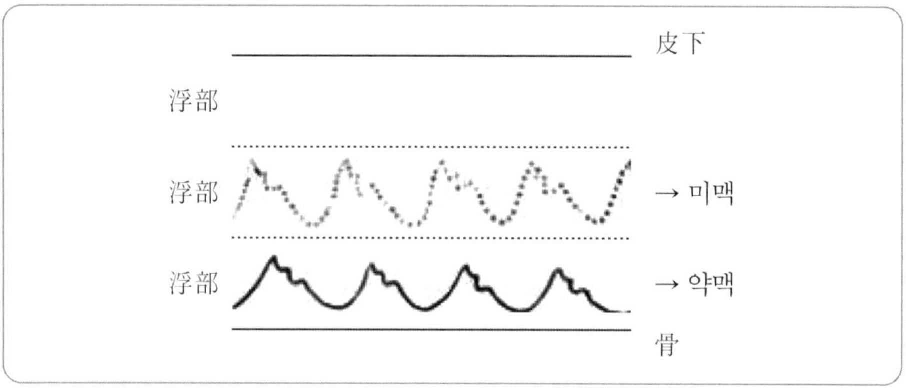

- 미맥 : 아주 細하면서 軟하고, 있는 것 같기도 하고 없는 것 같기도 하다.
- 약맥 : 沉細하면서 軟하고, 힘 있게 눌러 보아야만 비로소 촉지된다.

<微脈과 細脈의 비교도>

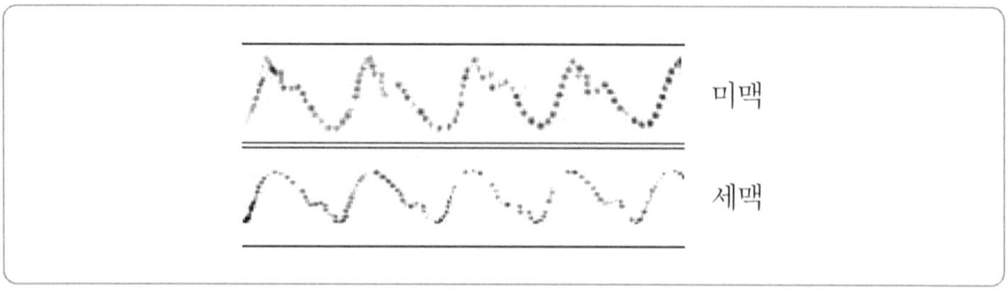

- 미맥 : 아주 細하면서 軟하고, 있는 것 같기도 하고 없는 것 같기도 하다.
- 세맥 : 그 형세의 小하기가 마치 실 같으며, 손가락에 응할 때라야 분명하게 나타난다.

<微脈과 濡脈의 비교도>

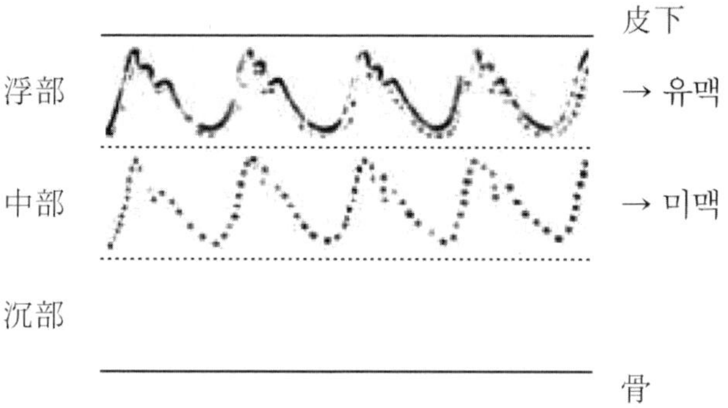

- 유맥 : 浮하면서 軟하고, 가볍게 대보아야 촉지된다.
- 미맥 : 아주 細하면서 軟하고, 있는 것 같기도 하고 없는 것 같기도 하다.

主病詩

氣血微兮脈亦微, 惡寒發熱汗淋漓. 男爲勞極諸虛候, 女作崩中帶下醫.
寸微氣促或心驚, 關脈微時脹滿形. 尺部見之精血弱, 惡寒消癉痛呻吟.

【譯文】 양기(陽氣)와 음혈(陰血)이 모두 쇠미(衰微)할 때도 맥상이 미(微)하게 나타난다. 그 증상으로 오한, 발열, 대한(大汗) 등을 호소한다. 남자에게서의 미맥은 심한 노상(勞傷)이나 허손증(虛損證)을 의미한다. 여자에게 미맥이 나타나면 붕루(崩漏)나 대하(帶下) 등의 병은 없는지를 잘 살펴서 이를 치료해야 한다.

촌부맥(寸部脈)이 미(微)하면 이는 기급천촉(氣急喘促), 혹은 심계(心悸)가 있다는 것을 말해준다. 관부(關部)가 미(微)하면 복부에 창만(脹滿)이 있거나 비위가 허약하다는 것을 나타낸다. 척부(尺部)에 미상(微象)이 보이면 혈소정허(血少精虛)로, 오한, 소갈, 복통 등으로 신음하고 있다는 것을 의미한다.

【釋譯】 기혈의 쇠약이 아주 극한에 이르면 맥이 미맥으로 나타난다. 양기가 아주 허약해지면 오한(惡寒), 혹은 대한(大汗)이 줄줄 흐르게 되고, 음허증(陰虛證)이 아주 심하면 발열이나 도한이 생긴다.

남성 환자에게서 미맥이 나타나면 이는 주로 오장(五臟)이 아주 쇠극(衰極)한 오로(五勞), 혹은 근(筋), 골(骨), 혈(血), 육(肉), 정(精), 기(氣)의 쇠약이 극한에 이른 각종 허손병(虛損病)이 있는 것이다. 여성에게 나타나는 미맥은 주로 붕루병(崩漏病), 대하병과 관계가 많다.

촌부맥(寸部脈)에 미상(微象)이 보이면 심폐기허(心肺氣虛)로 인한 기촉(氣促), 심경(心驚) 등의 증(症)이 있음을 나타낸다.

관부(關部)에 미맥이 나타나면 간비병(肝脾病)으로 인한 복부의 창만(脹滿)을 의심한다.

척부(尺部)의 미맥은 신장병(腎臟病)을 의심할 수 있는데, 이는 정혈쇠극(精血衰極), 혹은 양허오한(陽虛惡寒), 혹은 음허(陰虛)로 초래된 소단병(消癉病: 中消病) 등의 증(症)에서 잘 나타나며, 심지어는 근골(筋骨)의 동통(疼痛)이 아주 심한 경우에도 나타난다.

兼脈主病

미부맥(微浮脈)은 양기부족(陽氣不足), 미침맥(微沉脈)은 음혈부족(陰血不足), 미삽맥(微澁脈)은 망혈(亡血), 미현맥(微弦脈)은 구급(拘急), 미연맥(微軟脈)은 자한(自汗), 미지맥(微遲脈)은 기허중한(氣虛中寒), 미삭맥(微數脈)은 영허부족(營虛不足)의 경우에 잘 나타난다.

『傷寒論』에서는 '촌구맥(寸口脈)이 미(微)하게 나타나는 것은 양(陽)의 부족으로 인해 음기(陰氣)가 양(陽)에 침입하게 된 연고인데, 이렇게 되면 점진적으로 오한을 느끼게 된다'고 적고 있다.

『金匱要略』에서는 다음과 같이 설명한다.

'부양맥(趺陽脈)이 미지(微遲)하면 기허(氣虛)와 한사(寒邪)가 있다는 것을 말한다.'

'촌구맥(寸口脈)이 미삭(微數)하게 나타나는 경우가 있는데, 이때의 미(微)는 무기(無氣), 즉 영허(營虛)를 의미하며, 영허(營虛)하면 혈(血)이 부족해지고 혈(血)이 부족하면 흉중(胸中)이 냉(冷)하게 된다.'

'촌구맥(寸口脈)이 부미(浮微)하면서 삽(澁)하게 나타나면 이는 응당 망혈(亡血)의 각도에서 치법을 세워야 한다.'

이로 인해 알 수 있듯이 미맥과 같이 나타나는 합병맥(合幷脈) 역시 허손부족(虛損不足), 원양휴손(元陽虧損)의 질환을 나타내는 것이다.

12.1 미맥의 형성

맥은 혈맥(血脈)이며, 이 혈맥은 기(氣)에 의탁해 운행된다. 미맥은 기혈의 쇠미(衰微)로 인한 것인데, 기가 쇠약해지면 혈(血)의 운행에 힘이 없어지고, 또 혈(血)이 부족해지면 맥도(脈道)가 충실(充實)하지 못해 가늘게 변하며, 영혈(營血)이 부족하면 맥이 연약무력(軟弱無力)하게 되는 것이다. 그리고 힘주어 누르면 끊어질 듯한 모습을 보이면서 세연

무력(細軟無力)해져, 있는 듯 없는 듯한 모양이 되는 것이다.

그래서 『脈經』에서는 '맥은 혈기(血氣)의 반영이기 때문에 기혈이 모두 미(微)하게 되면 맥 역시 미(微)하게 나타나는 것이다'라고 설명하고 있다.

미맥은 기혈이 쇠소(衰少)하고 부족해서 형성된다는 것을 거듭 설명하고 있는 것이다.

12.2 미맥의 임상응용

(1) 허손부족(虛損不足)

기(氣)가 부족하면 여러 가지 허손증(虛損證)이 나타난다. 즉 전신이 쇠약해지고, 물기가 많은 대변을 보며, 숨이 차고, 잘 피로하며, 몸이 마르고, 추위를 잘 타는 증상 등을 호소한다. 이런 경우에 주로 미맥이 나타난다.

이는 허손증(虛損證)에 미맥이 나타나는 것이 주로 양허(陽虛)로 인한 것이어서, 이에 대한 치료는 부양익기(扶陽益氣)해주는 것이 온당하다는 것을 설명해주는 것이다.

이에 대해 『三指禪』에서도 다음과 같이 적고 있다.

'미맥이 아주 약하게 나타나면서 한 호흡지간(呼吸之間)에 양기가 막 끊어지려는 모습을 보이면 대보(大補)해주는 것을 주저하지 말아야 한다. 가볍게 촉지했을 때 미상(微象)을 보이며 힘주어 눌렀을 때 전혀 잡히지 않으면 황기와 백출로 익기귀원(益氣歸元)해주고, 부자와 건강으로 회양반본(回陽反本)해주어야 한다."

(2) 양허감모(陽虛感冒)

양허(陽虛)로 인해 속이 차가운 상태에서 외부의 사기(邪氣)를 받게 되면 발열과 오한이 나는데, 이 경우 오한보다는 발열이 중하고, 몸이 무겁고 가슴이 두근거리며, 땀이 잘 흐르는 증상들이 나타난다. 이런 경우에도 미맥이 출현한다.

이에 대해서 『傷寒論』에서는 다음과 같이 설명하고 있다.

'상한병(傷寒病)으로 발열과 오한이 있는데, 발열이 오한 증상보다 심하고 맥이 미약(微弱)하면 이는 양기의 부족을 의미한다. 이런 경우는 발한법을 쓸 수 없고 계지이월비탕(桂枝二越婢湯)을 사용해 치료한다.'

'태양중풍(太陽中風)으로 맥이 부긴(浮緊)하고 발열과 오한, 신통(身痛)이 생기며, 땀이 나지 않고 번조감(煩燥感)을 느낄 경우에는 대청룡탕(大青龍湯)으로 치료한다. 만약 맥이 미약(微弱)하고 땀이 나며 바람을 싫어한다면 이를 복용할 수 없다. 복용하게 되면 궐역증(厥逆證)이 생기고 근육을 실룩거리게 되는데, 이는 역증(逆證)이다.'

이는 모두 감기에서 미맥(微脈)이 보이면 양허(陽虛)로 인해 속이 차가워진 것이므로 인삼, 백출 등으로 조기(助氣)해주면서 사기(邪氣)를 밖으로 몰아내야 한다는 것을 설명하는 것이다. 이에는 인삼패독산(人蔘敗毒散) 종류를 가감해 치료하는 것이 적당하다. 신온약(辛溫藥)으로 발한(發汗)하게 되면 양기를 더욱 상하게 한다.

임상에서는 양허(陽虛)로 인해 미맥이 나타나는 감기를 계지가인삼탕(桂枝加人蔘湯)으로 치료하면 유효하다.

(3) 허한하리(虛寒下痢)

하초(下焦)가 허한(虛寒)하면 복통이 생기며, 이를 주물러주면 편안해하고, 오리똥처럼 묽은 대변을 보며, 마른 구역질과 손발이 차가워지는 증상이 생긴다. 이런 경우의 맥도 미상(微象)을 보인다.

『傷寒論』에서는 이에 대해 다음과 같이 설명한다.

'소음병(少陰病)으로 설사를 하며 맥이 미(微)하면 백통탕(白通湯)으로 다스린다.'

'소음병(少陰病)으로, 소화되지 않은 음식물이 섞인 설사를 하며, 속은 차갑고 밖은 더우며 손발이 차가우면서 맥이 미(微)하여 끊어질 듯하고, 몸은 오히려 오한을 느끼지 않으며, 얼굴이 붉고, 복통, 마른 구역질, 인후통 등이 생기며, 설사가 그쳐도 맥이 여전히 미(微)하다면 통맥사역탕(通脈四逆湯)으로 다스린다.'

'소음병(少陰病)으로 설사를 하며 맥이 미삽(微澁)하고 구역질이 나고 땀을 흘리며, 설사의 횟수가 늘어나야 하는데 오히려 줄어드는 경우에는 온법(溫法)으로 뜸을 뜨는 것이 온당하다.'

임상에서 허한(虛寒)으로 초래된 오래된 설사, 비신양허(脾腎陽虛)로 인해 맥이 미약(微弱)하거나 세약(細弱)한 병을 치료할 때 인삼, 백출을 사용해 비양(脾陽)을 진흥시키고, 육계, 부자로 신양(腎陽)을 데우며, 가자(訶子), 미각(米殼)으로 고삽지리(固澁止痢)하면서 좌법(佐法)으로 소량의 목향을 사용해 행기(行氣)해주고, 당귀와 작약으로 화혈(和血)하면서 증(症)에 따라 치료를 하면 현저한 효과가 나타나는 것을 볼 수 있다.

『臨證指南』에서는 다음과 같이 말한다.

'맥이 미(微)하다는 것은 무양(無陽)을 의미한다. 설사를 하며, 차가운 땀이 나고, 구역질을 하면서 음식을 먹지 못하며, 손발이 차가운 경우는 회양(回陽)시키기 어렵다. 이는 일단(一團)의 탁음(濁陰)이 조폐(阻蔽)해 있어서 폐탈(閉脫)하려는 위험한 증후이다. 이에는 사역탕(四逆湯) 종류를 가감해 호음구탁(護陰驅濁)해주어야 한다.'

(4) 양망음갈(陽亡陰竭)

음양(陰陽)이 모두 허(虛)하면 손발이 아주 차갑고 번조감(煩燥感)과 함께 구토, 설사가 나타나는데, 이때도 주로 미맥이 나타난다.

『傷寒論』에서는 이에 대해 다음과 같이 설명한다.

'상한(傷寒)으로 6, 7일이 지나 맥이 미(微)하며, 손발이 차갑고, 번조감(煩燥感)이 있으면 궐음경(厥陰經)에 뜸을 뜬다. 그러나 뜸을 떠도 호전되지 않으면 죽는다.'

'상한(傷寒)으로 맥이 미(微)하고 궐증(厥症)을 보이며, 7, 8일이 되어 피부가 차갑게 되면서 속이 답답하여 한시도 안정을 찾지 못하는 경우가 있는데, 이를 장궐(藏厥)이라 한다.'

'오한 증상이 있으면서 맥이 미(微)하고 설사가 나다가 그치다 하는 것은 망혈증(亡血症)이다. 이에는 사물가인삼탕(四物加人蔘湯)으로 치료한다.'

다음은 류관군(劉冠軍) 의사의 치험(治驗)이다.

67세의 남성 환자인데, 열병(熱病)이 나서 발한약(發汗藥)을 먹고 난 후 땀이 많이 나며 그치지를 않고, 숨을 헐떡이며, 얼굴이 사색(死色)을 띠고, 정신이 몽롱한 상태에서 누워 있었는데, 맥이 미약무력(微弱無力)하였다. 이는 발한(發汗) 후의 망양증(亡陽症)이라 급히 인삼과 부자로 회양(回陽)을 도모하면서 이틀을 복용시키자 맥이 살아났다. 그후 서양삼(西洋蔘), 부소맥(浮小麥)을 사용해 한 달 가량을 조리하자 병이 완쾌되었다.

(5) 허중붕루(虛中崩漏)

기허하함(氣虛下陷), 비불통혈(脾不統血)의 경우 여성은 하혈이 그치지 않는 경우가 많은데, 이때도 주로 미맥(微脈)이 나타난다.

고양생(高陽生)은 "중초(中焦)가 오랫동안 허약해져 있으면 붕루나 대하가 생기는데, 붕루의 양이 많으면 골수(骨髓)가 고갈된다"고 말한다.

피를 장기간 흘리게 되면 혈액이 적어져 맥도(脈道)를 충실케 하지 못한다. 그래서 미맥이 나타나는 것이다. 그렇게 되면 얼굴이 창백해지고 숨소리가 약해지는 증상이 같이 나타난다.

이때는 보익제(補益劑)로 정기를 보태주어야 하는데, 산수유, 용골, 모려로 고삽(固澁)해주고, 숙지황, 아교로 양혈지혈(養血止血)하며, 인삼과 황기를 중용(重用)해 보허(補虛)하고, 백출과 승마로 보비승제(補脾昇提)해주는 것이 적당한 조치라 하겠다.

13. 긴맥(緊脈)

緊脈, 往來有力, 左右彈人手. 如轉索無常. 數如切繩. 如紉萆線.

【譯文】 긴맥은 그 박동의 오고 감에 힘이 있으며, 좌우측에서 모두 이를 느낄 수 있다. 이는 마치 비틀어 끌리는 밧줄의 전동(轉動)과 같다. 맥의 오는 모양이 긴급(緊急)하며 팽팽히 끌어당겨져 있는 밧줄에 손을 대는 것과 같은 느낌을 준다.

【釋譯】 긴맥은 가고 오는 모양에 모두 힘이 있고 그 박동하는 탄력이 아주 크며, 좌우측 양손이 모두 그러하다. 그 박동은 마치 밧줄이 끊임없이 전동(轉動)하는 것과 같다. 긴삭(緊數)한 맥을 만져보면 팽팽하게 당겨져 있어 장력(張力)이 강한 줄을 만지듯 아수 긴장되고 딱딱한 모습을 보인다. 그리고 대광주리를 짤 때 느끼는 감각처럼 그 한 가닥 한 가닥이 힘이 있고 빳빳한 느낌을 준다.

<緊脈의 示意圖>

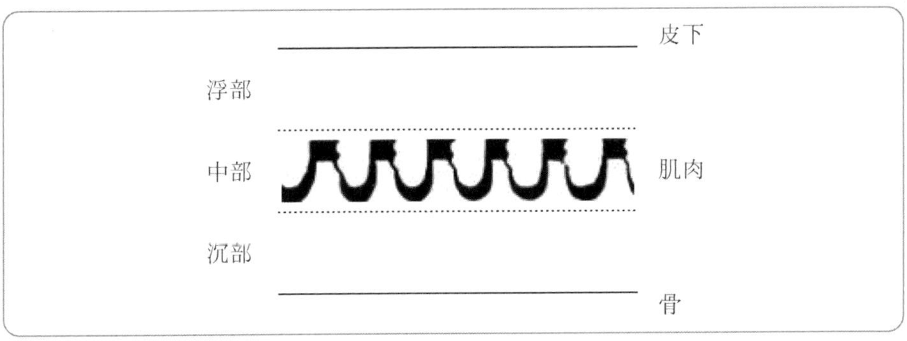

• 손가락이 튕길 정도로 팽팽한 것이 마치 밧줄을 가까이서 만지는 것 같다.

體狀詩

擧如轉索切如繩, 脈象因之得緊名. 總是寒邪來作寇, 內爲腹痛外身疼.

【譯文】 가볍게 누르나 힘주어 누르나 박동이 모두 밧줄이 전동(轉動)하는 것 같은데, 그래서 이런 종류의 맥상은 '緊脈'이란 이름을 얻은 것이다. 이는 모두 한냉(寒冷)한 음사(陰邪)가 인체를 침범해 생긴 것이다. 음사(陰邪)가 인체의 내부에 침입하면 복통이 생기고, 외부에 침입하면 신통(身痛)이 생긴다.

【釋譯】 가볍게 대었을 때는 맥이 마치 밧줄을 비틀어 끄는 듯이 그 기복(起伏)이 분명하며, 힘주어 누르면 긴장된 밧줄과 같은 모습을 보인다. 그래서 긴맥(緊脈)이라 이름하는 것이다. 결론적으로 이는 한사(寒邪)가 침범해 생긴 것이다. 한사(寒邪)가 인체의 내부에 있으면 복통이 생기며 한사(寒邪)가 인체의 외부에 있으면 신통(身痛)이 생긴다.

相類詩 1

弦來端直似絲弦, 緊則如繩左右彈. 緊言其力弦言象, 牢脈弦長沉伏間.

【譯文】 현맥(弦脈)의 단정(端正)하고 곧게 뻗어나가 있는 모습은 마치 실과 같다. 이에 비해 긴맥은 좌우로 이동이 가능한 밧줄과 같은 모습이다. 긴맥은 그 역량(力量)으로, 현맥(弦脈)은 그 형상(形狀)으로 서로 구분할 수 있다. 또 이와는 다르게 뇌맥(牢脈)은 가라앉아(沉) 있으면서 현장(弦長)한 모습을 보이므로 이 두 맥과는 다르다 하겠다.

【釋譯】 현맥(弦脈)의 그 곧은 정형(情形)은 거문고의 현(弦)과 같아서 좌우로 움직이지 못하는 모습이다. 이에 비해 긴맥은 튕겨지는 밧줄의 모습과 같아서 좌우로 이동이 가능한 모습을 보인다.

긴맥은 주로 그 박동이 굳세므로 맥체(脈體)에 긴장감(緊張感)을 띤다. 현맥은 맥상(脈象)이 정직(挺直)하므로 마치 거문고의 현(弦)과 같은 모습을 보이는 것이다. 이에 비해 뇌맥(牢脈)은 가라앉아(沉) 있으면서 현장(弦長)하기 때문에 현맥(弦脈)이나 긴맥과는 모두 다른 것이다.

相類詩 2

實脈浮沉有力强, 緊如彈索轉無常. 須知牢脈帮筋骨, 實大微弦更帶長.

【譯文】 실맥(實脈)은 부부(浮部)나 침부(沉部)에서 모두 유력(有力)하고 견강(堅强)한 모습을 나타낸다. 이에 비해 긴맥은 마치 팽팽한 밧줄을 튕길 때 이를 만지는 감각과 같으며 그 박동에 규율이 없는 것이다. 그리고 실맥(實脈)과 비슷한 뇌맥(牢脈)이 있는데, 뇌맥은 그 박동이 실맥(實脈)과 비슷하나 근골(筋骨)에 아주 가까운 심부(深部)에 있기 때문에 부부(浮部)에서는 촉지(觸知)할 수 없다는 것을 알아야 한다.

【釋譯】 실맥(實脈)은 부(浮), 중(中), 침(沉) 삼후(三候)에서 모두 견강유력(堅强有力)하다. 긴맥도 이 실맥(實脈)과 유사하지만 긴맥이 움직이는 모습은 팽팽하게 당겨진 밧줄을 튕길 때 이를 만지는 듯한 감각이며 그 박동에 일정한 규율이 없는 것이다.

그리고 뇌맥(牢脈) 역시 실맥(實脈)과 유사한데, 이는 그 모양이 크고(大) 약간 현(弦)하면서 긴(長) 모양을 띤다. 그러나 뇌맥(牢脈)이 실맥(實脈)과 다른 점은 심부(深部)에 있어서 근골(筋骨)에 가깝기 때문에 부후(浮候)에서는 촉지할 수 없다는 것이다.

<緊脈과 緩脈의 비교도>

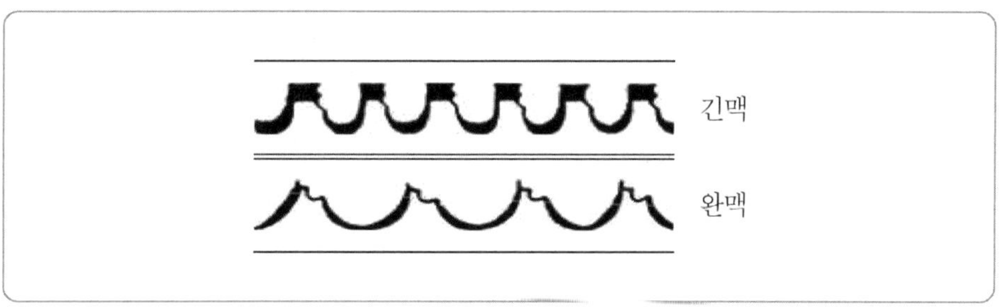

- 긴맥 : 손가락이 튕길 정도로 팽팽한 것이 마치 밧줄을 가까이서 만지는 것 같다.
- 완맥 : 한 호흡 간에 4회 박동하며, 오고 가는 모양이 게으름을 부리는 모습 같다.

<緊脈과 散脈의 비교도>

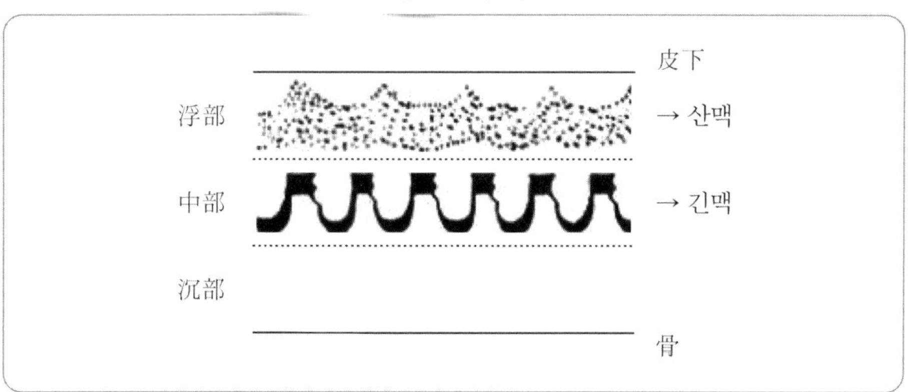

- 산맥 : 浮散無力하며, 박동의 횟수가 분명하지 않다.
- 긴맥 : 손가락이 튕길 정도로 팽팽한 것이 마치 밧줄을 가까이서 만지는 것 같다.

<緊脈과 滑脈의 비교도>

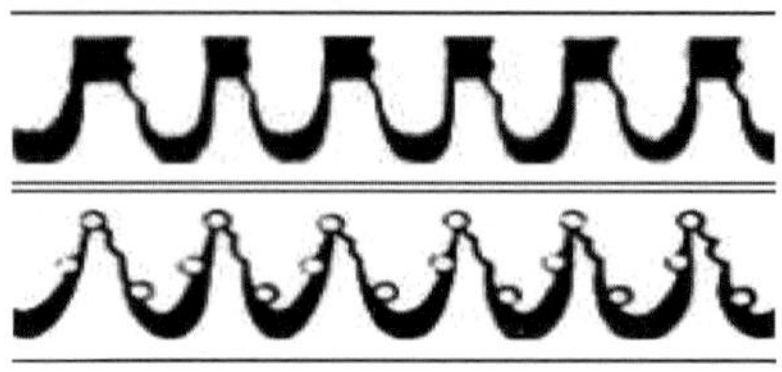

• 긴맥 : 손가락이 튕길 정도로 팽팽한 것이 마치 밧줄을 가까이서 만지는 것 같다.

• 활맥 : 빠르면서 매끄러운 것이 마치 쟁반 위에 구슬이 굴러가는 모양이다.

主病詩

緊爲諸痛主于寒, 喘咳風癎吐冷痰. 浮緊表寒須發越, 緊沉溫散自然安.

寸緊人迎氣口分, 當關心腹痛沉沉. 尺中有緊爲陰冷, 定是奔豚與疝疼.

【譯文】 긴맥은 한사(寒邪)가 일으키는 각종 통증을 주관한다. 그리고 천해(喘咳), 전간(癲癎), 냉담(冷痰)을 토하는 제반 증상과도 관계가 깊다. 맥상(脈象)이 부긴(浮緊)한 것은 한사(寒邪)가 체표(體表)에 있는 것이기 때문에 반드시 발산법(發散法)을 써야 한다. 맥상(脈象)이 침긴(沉緊)한 것은 온산법(溫散法)으로 이한(裏寒)을 없애주면 자연히 안정된다.

촌부맥(寸部脈)이 긴(緊)하면 우선 인영맥(人迎脈: 左寸部)이 긴(緊)한 것인지 기구맥(氣口脈: 右寸部)이 긴(緊)한 것인지를 구분해야 한다. 관부맥(關部脈)이 긴(緊)하면 심복동통(心腹疼痛)이 아주 심한 것이다. 척부맥(尺部脈)이 긴(緊)한 것은 음한내성(陰寒內盛)의 병증(病證)을 대변하는 것이다. 이런 경우는 반드시 분돈(奔豚)이나 산기(疝氣)로 인한 통증이 나타난다.

【釋譯】 긴맥은 각종 동통(疼痛)과 한사(寒邪)로 인해 생겨난다. 폐한(肺寒)의 천해병(喘咳病), 비신한(脾腎寒)의 풍간병(風癎病), 신한(腎寒)의 토담병(吐痰病) 등에서 모두 긴맥을 볼 수 있다. 맥이 부긴(浮緊)하다면 이는 한사(寒邪)가 표(表)에 있는 것이기 때문에 반드시 발한(發汗)이나 산한해표(散寒解表)해야 한다. 맥이 침긴(沉緊)하다면 이는 한사(寒邪)가 인체의 내부에 있는 것이기 때문에 온중산한법(溫中散寒法)을 사용하면 자연히 낫는다.

촌부맥(寸部脈)이 긴할 때는 좌측이 긴(緊)한지 우측이 긴(緊)한지를 구분해야 한다. 좌측 맥이 긴(緊)한 것은 상한(傷寒)이며, 우측 맥이 긴(緊)한 것은 상식(傷食)이다. 관부맥(關部脈)이 긴(緊)하면 간(肝)이나 비(脾)에 병이 있는 것이며, 심복부(心腹部)에 은근한 통증이 있다는 것을 말해준다. 척부맥(尺部脈)이 긴(緊)하면 음한(陰寒)으로 인한 냉통(冷痛), 즉 분돈(奔豚)이나 산기통(疝氣痛) 등이 있다는 것을 의심할 수 있다.

兼脈主病

부긴맥(浮緊脈)은 사기(邪氣)가 표(表)에 있는 것이어서 상한발열(傷寒發熱), 두통해수(頭痛咳嗽) 등의 증상을 나타낸다. 침긴맥(沉緊脈)은 사기(邪氣)가 속에 있는 것이기 때문에 심복통(心腹痛), 창통(脹痛), 구토사리(嘔吐瀉痢), 풍간(風癎), 음산현벽(陰疝痃癖) 등의 증상을 나타낸다.

긴맥(緊脈)에 홍상(洪象)을 겸하고 있으면 옹저(癰疽), 세맥(細脈)을 겸하면 산하(疝瘕), 실맥(實脈)을 겸하면 창통(脹痛), 삽맥(澁脈)을 겸하면 한비(寒痹)를 나타낸다.

『診家樞要』에서는 '부긴맥(浮緊脈)은 상한신통(傷寒身痛), 침긴맥(沉緊脈)은 복중(腹中)에 한기(寒氣)가 있음을 말한다'고 하였다.

『景岳全書』에서는 침긴맥(沉緊脈)에 대해 다음과 같이 설명한다.

'침긴맥(沉緊脈)은 사기(邪氣)가 인체의 속에 있다는 것을 의미한다. 이는 심협동통(心脇疼痛), 흉복창만(胸腹脹滿), 중한역냉(中寒逆冷), 토역출식(吐逆出食), 풍간반장(風癎反張), 현벽(痃癖), 사리(瀉痢), 음산(陰疝) 등의 증상으로 나타난다. 그리고 부인에게서는 기역경체(氣逆經滯), 소아에게서는 경풍(驚風), 경련(痙攣)으로 나타난다.'

13.1 긴맥의 형성

'긴(緊)'은 한상(寒象)을 의미한다. 이는 인체의 음양(陰陽)이 상대적인 평형을 잃어서 기(氣)가 외표(外表)를 고섭(固攝)하지 못하고 혈(血)이 옳게 흐르지 못하게 된 소치이다. 그 결과 음사(陰邪)가 내외(內外)에 박결(搏結)되고 기허(氣虛)로 인해 혈(血)이 속박(束縛)되어 맥관(脈管)은 수축되지만 혈액은 여전히 밖을 향해 고격(鼓擊)하면서 좌우로 충격(衝擊)하게 된다. 그래서 맥의 모양이 빳빳해지면서 마치 밧줄을 잡는 것 같은 모양을 형성하는 것이다.

13.2 긴맥의 임상응용

(1) 풍한감모(風寒感冒)

외감풍한(外感風寒)으로 위양(衛陽)이 울결(鬱結)되고 한(寒)으로 인해 열(熱)이 속박되면 오한, 두통, 무한(無汗) 등의 증상이 나타나는데, 이 경우에 주로 부긴맥(浮緊脈)을 나타낸다.

이에 관해 『傷寒論』에서는 다음과 같이 설명한다.

'太陽病, 或已發熱, 或未發熱, 必惡寒, 體痛嘔逆, 脈陰陽俱緊者, 名爲傷寒.'

'太陽病, 脈浮緊, 無汗發熱, 身疼痛, 八九日不解, 表症乃在, 此當發其汗……痲黃湯主之.'

『脈家直訣』의 기술(記述)에 근거하면 풍한(風寒)으로 인해 나타나는 긴맥은 주로 세(細)하면서 견(堅)한 모습을 보이기 때문에 '緊有形細而堅者'라고 말했다. 그래서 이에는 신온법(辛溫法)으로 표사(表邪)를 발산(發散)시키면 긴맥이 저절로 물러간다.

(2) 허냉중한(虛冷中寒)

인체의 비양(脾陽)이 부진(不振)하면 한기(寒氣)가 중초(中焦)에서 생겨나는데, 이로 인해 복창(腹脹), 협하편통(脇下偏痛), 토역불식(吐逆不食), 하리설사(下痢泄瀉) 등이 나타나면서 주로 긴맥을 나타낸다. 이때 온양건비법(溫陽健脾法)을 쓰면 비양(脾陽)이 옳게 살아나 토사(吐瀉)가 그치고 긴맥은 안정된다.

(3) 숙식풍간(宿食風癎)

인체 내부에 음사(陰邪)와 숙식(宿食)이 같이 생기면 복창(腹脹), 협하편통(脇下偏痛), 오한, 수족냉증, 변비, 황태(黃苔) 등의 증상이 나타나는데, 이때도 주로 긴맥을 나타낸다.

『金匱要略』에서는 다음과 같이 말한다.

'脇下偏痛, 發熱, 其脈緊弦, 此寒也, 以溫藥下之, 宜大黃附子湯,'

'緊脈如轉索無常者, 宿食也'

'脈緊, 頭痛風寒, 腹中有宿食不化也.'

이런 종류의 숙식(宿食)은 인체 내부에 한기(寒氣)가 쌓여 생긴 것이지 조열(燥熱)로 인한 결취(結聚)가 아니다. 그래서 대황으로 공하통변(攻下通便)하면서 부자로 온중거한(溫中祛寒)하며, 세신으로 산열지통(散熱止痛)해주면 침한협체(沉寒挾滯)가 소거(消去)된다.

풍사(風邪)로 인한 경련, 각궁반장(角弓反張)에서도 긴현(緊弦)한 맥이 나타난다.

『金匱要略』에서는 '경련으로 인한 경우의 맥을 보면 현긴(弦緊)하면서 직상하행(直上下行)한다'고 설명한다. '긴(緊)'은 한상(寒象)을 의미하며 한사(寒邪)는 수인(收引)의 성질이 있기 때문에 경련 증상이 있으면 긴맥을 보이는 것이다.

『脈學芻議』에서는 다음과 같이 설명하고 있다.

'풍한습(風寒濕)으로 인한 경증(痙症)은 서양의학의 유행성 B형뇌염과 삼림성(森林性) 뇌염 등을 포함한다. 이 병의 초기는 감기와 같아서 아주 쉽게 혼동을 일으킨다. 현긴(弦緊)한 맥상 외에 후두부의 산통(酸痛), 기수(嗜睡), 경항강경(頸項强硬) 등과 함께 두 눈이 붉게 충혈되며 구토 증상이 나타나므로 이 병의 유행기에는 아주 주의해야 한다.'

이는 경병(痙病)에서도 맥이 긴현(緊弦)하게 나타난다는 임상의의를 드러내는 것이라 하겠다.

(4) 동맥경화(動脈硬化)

혈관이 경화(硬化)되면 관강(管腔) 내의 지질(脂質)이 침윤(浸潤)하고 동시에 영양불량을 초래하며, 심하면 칼슘 성분이 침착(沉着)되기 때문에 긴맥을 나타낸다. 그 형상이 마치 밧줄 같아서 누르면 굴러다니는 것 같으며, 맥관(脈管)이 고립되어 굴곡(屈曲)이 균일하지 않고 직선(直線)의 모습을 나타내지 않는다.

이는『脈家直訣』에서 하는 다음과 같은 말과 일치한다.

'…… 뿐만 아니라 그 형세가 불안정하게 좌우로 흔들리는 것이다.'

14. 완맥(緩脈)

緩脈, 去來小駛于遲, 一息四至. 如絲在經, 不卷其軸,
應指和緩往來甚勻. 如初春楊柳舞風之象. 如微風輕颭柳梢.

【譯文】 완맥은 지맥(遲脈)보다 약간 빠른데, 한 호흡지간(呼吸之間)에 4회 박동하는 맥을 말한다. 이는 마치 날실 한 줄이 방식기에 걸려 있지만 팽팽하게 감겨 있지 않은 모습과 같으며, 손가락 아래서의 박동이 평화(平和)하고 완만(緩慢)하며 그 왕래가 아주 균균(均勻)하다.

<緩脈의 示意圖>

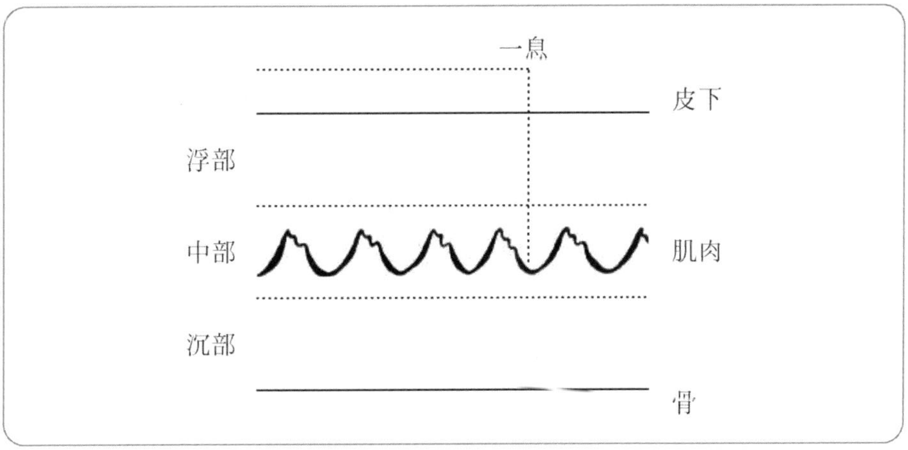

• 느슨하고 여유 있으면서 부드럽고 온화하다, 한 호흡 간에 4회 박동한다.

이는 또 마치 초봄의 버드나무가 은은한 바람에 춤추는 듯한 형상과 같으며, 바람이 아주 가볍게 불어 버드나무 가지를 움직이는 듯한 모습을 보인다.

【釋譯】 완맥의 왕래는 지맥(遲脈)에 비해 약간 빠르며, 일식(一息)에 4회 박동한다. 이 맥의 느슨한 상태는 마치 방직기에 걸려 있는 날줄이 중심축(中心軸)에서 감길 때 나타나는 그런 팽팽한 느낌은 없는 것이며, 맥을 촉지(觸知)하면 그 감각이 아주 이완(弛緩)된 모습을 나타낸다. 조금도 긴장감이 없으며 그 왕래하는 속도가 아주 균일(均一)하다.

이 완맥(緩脈)을 비유하자면 마치 초봄의 버드나무가 바람 속에서 표무(飄舞)하는 것과 같으며, 또한 미풍(微風)이 가볍게 불어 버드나무 가지를 움직이는 것과도 같아서 사람으로 하여금 유화(柔和)한 느낌을 갖게 한다.

體狀詩

緩脈阿阿四至通，柳梢裊裊颭輕風．欲從脈裏求神氣，只在從容和緩中．

【譯文】 완맥은 화완(和緩)하며 한 호흡 중에 4회 박동한다. 이는 마치 버드나무 가지가 미풍이 불어오는 속에서 표동(飄動)하는 것과 같다. 맥상(脈象)에서 '神氣'의 유무(有無)를 구하려고 할 때, 이 유연하고 안정되며 화완(和緩)한 맥상 중에서 이를 찾을 수 있는 것이다.

【釋譯】 통상적인 완맥의 도동(跳動)은 천천히 일식(一息)에 4회 박동한다. 마치 미풍이 불어 버드나무 가지를 움직이는 것 같다. 그리고 버드나무 가지가 바람 속에서 부드럽게 표동(飄動)하는 모습을 보이면서 아주 유약한 듯하면서 완화(緩和)하다.

병맥(病脈) 중에서 생기(生機: 神氣)의 유무를 변별(辨別)하려면 그 맥이 유연하면서 안정된 이 완상(緩象)을 보고 판단할 수 있는 것이다. 그 맥이 유연하면서 안정되어 있으면 신기(神氣)가 있는 것이며, 그렇지 않다면 신기(神氣)가 없는 것이다.

맥중(脈中)에 신기(神氣)가 없다는 것은 맥이 아주 빠르거나, 아주 느리거나, 혹은 아주 강하거나 아주 약하다는 것을 나타내는 것이며, 이는 병리변화가 아주 복잡하며 생기(生機)가 쇠극(衰極)해 있다는 증거이다.

相類詩

脈來三至號爲遲，小快于遲作緩持．遲細而難知是澁，浮而遲大以虛推．

【譯文】 맥박이 일식(一息)에 3회 뛰는 것을 지맥(遲脈)이라 한다. 이 지맥(遲脈)에 비

해 약간 빨리 뛰는 것을 완맥으로 본다. 지(遲)하면서 가늘고 맥박의 모양이 매끄럽지 않은 것은 삽맥(澁脈)이다. 부(浮)하면서 지대(遲大)하면 이는 응당 허맥(虛脈)으로 간주한다.

【釋譯】 맥이 한 호흡에 3회 뛰는 것을 지맥(遲脈)이라 한다. 지맥에 비해 약간 빠른, 즉 일식(一息)에 4회 정도 뛰는 것은 완맥이다. 지(遲)하면서 세소(細小)하고 박동하는 모습이 유리(流利)하지 않은 것은 삽맥(澁脈)이다. 지맥(遲脈)이면서 부대(浮大)하고 힘이 없다면 이는 허맥(虛脈)이다.

<緩脈과 微脈의 비교도>

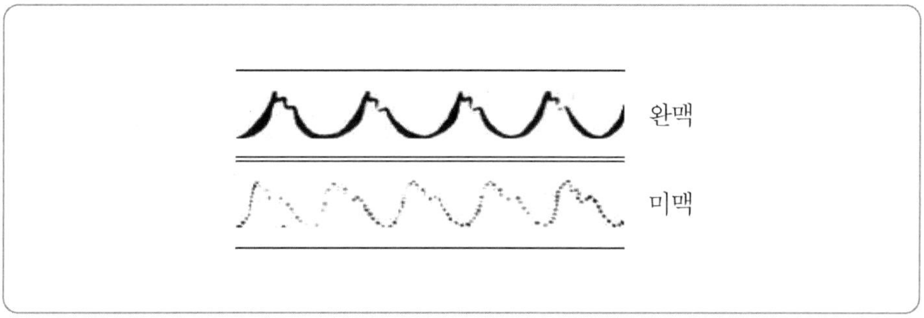

- 완맥 : 大하지도 小하지도 않으며, 浮하지도 沉하지도 않다.
- 미맥 : 細小하면서 軟하며, 있는 것 같기도 하고 없는 것 같기도 하다.

<緩脈과 虛脈의 비교도>

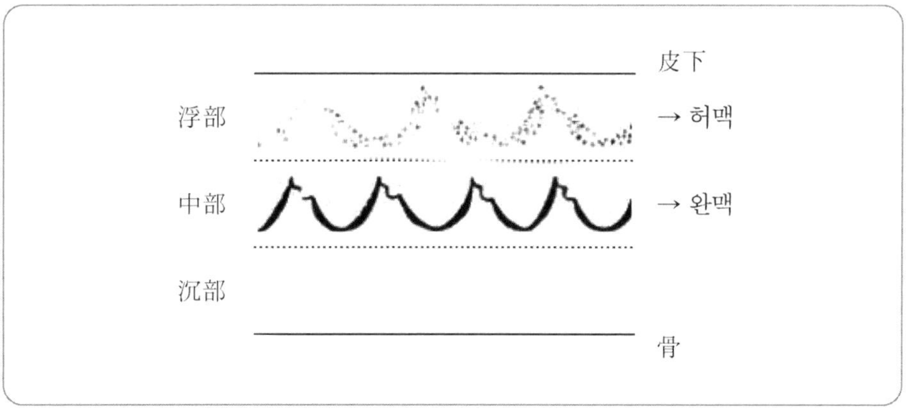

- 허맥 : 浮大하면서 遲軟하고, 가볍게 눌러보면 바로 촉지된다.
- 완맥 : 浮하지도 沉하지도 않으며, 그 왕래가 느슨하며 여유가 있다.

<緩脈과 濡脈의 비교도>

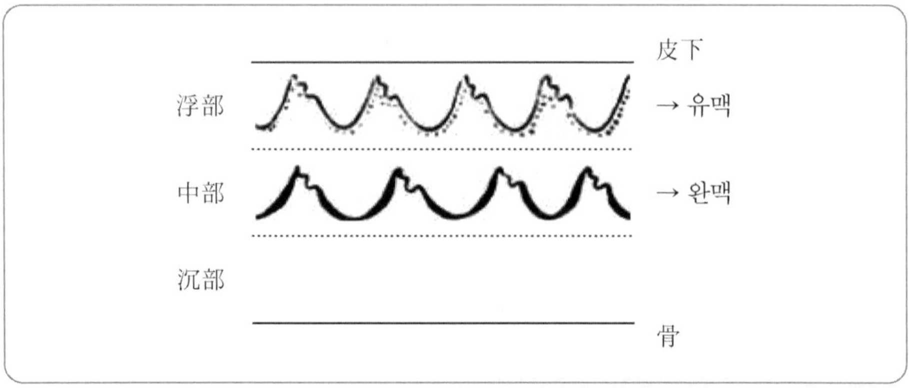

- 유맥 : 浮細하면서 軟하고 가볍게 눌러보아야만 촉지된다.
- 완맥 : 浮하지도 沉하지도 않으며, 浮部도 沉部도 아닌 中部에서 촉지된다.

<緩脈과 弱脈의 비교도>

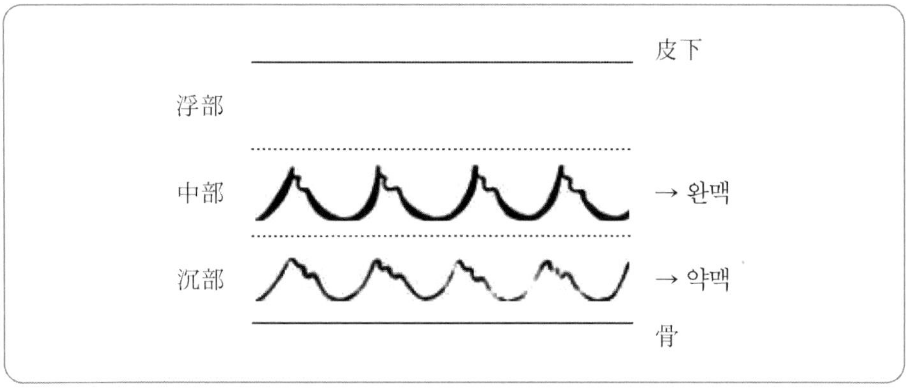

- 완맥 : 浮하지도 沉하지도 않으며, 浮部도 沉部도 아닌 中部에서 촉지된다.
- 약맥 : 沉細하면서 軟하고, 힘 있게 눌러보아야만 비로소 촉지된다.

主病詩

緩脈營衰衛有餘, 或風或濕或脾虛. 上爲項强下痿痹, 分別浮沉大小區.

寸緩風邪項背拘, 關爲風眩胃家虛. 神門濡泄或風秘, 或是蹣跚足力迂.

【譯文】 완맥은 영기(營氣)가 쇠미(衰微)하고 위기(衛氣)가 유여(有餘)하다는 것을 나타내는 징후이다. 그리고 풍사(風邪)를 받거나, 습사(濕邪)가 체(滯)해 있거나, 비허(脾虛)의 경우에도 이 완맥을 나타낸다. 인체의 상부에서 목이 뻣뻣한 증상, 그리고 하부가 허약해 잘 못 쓰는 증상이 나타나면 그 맥의 부침(浮沉)과 대소(大小)를 잘 참조해 각종 증상을

구분해야 한다.

촌부(寸部)의 맥이 완(緩)하다면 이는 풍사(風邪)를 받아 목덜미와 등이 당기는 증상이 있다는 것을 나타낸다.

좌측 관부(關部)의 맥이 완(緩)하다면 이는 간풍(肝風)으로 인한 현기증, 우측 관부(關部)의 맥이 완(緩)하다면 비위(脾胃)의 허증(虛證)을 의심할 수 있다.

척부(尺部)의 맥이 완(緩)하다면 신허(腎虛)로 인한 설사, 풍사(風邪)로 인한 변비, 혹은 두 다리에 힘이 없어서 잘 걷지 못하고 비틀거리는 증상이 있다는 것을 나타낸다.

【釋譯】 완맥의 형성 원인으로는 영혈(營血)의 쇠소(衰少), 위기(衛氣)의 유여(有餘)가 있다. 상풍(傷風), 습사(濕邪), 비허(脾虛) 등의 병에서 이 완맥(緩脈)을 볼 수 있다. 풍사(風邪)나 습사(濕邪)로 인한 병 중에서 상부의 목덜미가 뻣뻣한 증상을 동시에 볼 수 있다. 비허병(脾虛病)에서는 하체를 잘 못 쓰는 증상이 발생할 수 있다.

이것이 대체 무슨 병인지를 알려고 한다면 맥의 부(浮), 침(沉), 대(大), 소(小)에 근거해 구별해야 한다. 대체로 부완(浮緩)하다면 이는 풍사(風邪)에 상한 것이고 침완(沉緩)하다면 습사(濕邪)에 상한 것이며 완대(緩大)하다면 풍허(風虛), 완소(緩小)하면 비허(脾虛)로 인한 것이다.

촌부(寸部)가 부완(浮緩)하다면 풍사(風邪)에 상한 것이라 목과 등이 당기는 증상이 나타난다. 왼쪽 관부(關部)의 맥이 완(緩)하면 이는 간풍(肝風)으로 인한 현기증, 오른쪽 관부(關部)가 완(緩)하면 비위(脾胃)의 허약을 의미한다. 척부(尺部)가 완(緩)하면 신양허(腎陽虛)로 인한 설사, 혹은 풍사(風邪)에 상한 변비, 혹은 두 다리가 힘이 없어 잘 걷지 못하고 비틀거리는 증상 등이 나타난다.

● 兼脈主病

완맥과 다른 맥이 합해져 나타나는 경우를 살펴보자.

임상에서 부완맥(浮緩脈)은 위기(衛氣)의 손상, 침완맥(沉緩脈)은 영기(營氣)의 허약, 완대맥(緩大脈)은 풍허(風虛), 완세맥(緩細脈)은 습비(濕痹), 완활맥(緩滑脈)은 열중(熱中), 완삽맥(緩澁脈)은 혈허(血虛), 완지세맥(緩遲細脈)은 양허(陽虛), 부대무력(浮大無力)한 맥은 음허(陰虛)인 경우에 잘 나타난다.

오학고(吳鶴皐)는 『脈語』에서 '부완맥은(浮緩脈)은 위기(衛氣)가 상한 것이며, 침완맥(沉緩脈)은 영기(營氣)가 약한 것이다(浮而緩衛氣傷, 沉而緩營氣弱)'라고 말한다. 그리고 『診家正眼』에서는 '부완(浮緩)은 풍상(風傷), 침완(沉緩)은 한습(寒濕), 완대(緩大)는 풍허(風虛), 완세(緩細)는 습비(濕痹), 완삽(緩澁)은 비박(脾薄), 완약(緩弱)은 기허(氣虛)를 나타낸다(浮緩風傷, 沉緩寒濕, 緩大風虛, 緩細濕痹, 緩澁脾薄, 緩弱氣虛)'고 서술하고 있다.

결론적으로 이는 다음과 같은 말에 부합한다고 하겠다.

"완맥은 병맥(病脈)이 아니다. 만약 병이 든 상태라면 반드시 부(浮), 지(遲), 허(虛), 연(軟), 세(細), 삽(澁) 등의 맥이 완상(緩象)과 겸해서 같이 나타난다. 이를 병맥(病脈)이라 하는 것이다. 그리고 이렇게 나타나는 병맥에 대해서는 부침대소(浮沉大小)를 구별해야 한다."

이는 병으로 인해 나타나는 완맥은 대부분 겸맥(兼脈)으로 표현되는데, 이때를 병맥(病脈)으로 간주한다는 것을 설명한다.

14.1 완맥의 형성

완맥은 정상적인 생리맥상(生理脈象)인데, 이는 모든 맥을 평가하고 가늠하는 표준이 된다.

완맥의 형성과 관련된 부분에 대해서 『三指禪』에서는 '맥이 일식(一息)에 4회 조화롭게 박동하면 백맥(百脈)이 통하며, 이것이 원기(元氣)를 도와 온몸을 이롭게 한다'고 설명하고 있다.

선천(先天)의 신기(腎氣), 후천(後天)의 곡기(穀氣)가 전신을 두루 충실하고 윤택하게 만들어주면 백맥(百脈)이 통창(通暢)하므로 맥이 유연(柔軟)하고 안정되어 일식(一息)에 4회 박동하는 것이다.

실제로 맥관(脈管)이 딱딱하지 않고 부드러우면 맥박의 리듬이 정상을 유지하며, 대(大)하지도 소(小)하지도 않고 기혈(氣血)의 유동(流動)이 안정된다. 그래서 맥의 박동 역시 유연해져서 부(浮)하지도 침(沉)하지도 않으며 한 호흡지간에 4회 박동하게 되는 것이다. 이것이 소위 '往來調勻, 從容不迫'이란 것이다.

만약 습사(濕邪)가 점체(粘滯)하여 맥도(脈道)가 조체(阻滯)되면 맥의 모양이 비록 완(緩)하지만 필경은 태만부진(怠慢不振)하면서 맥도(脈道)가 이완(弛緩)되어 곤박(困縛)한 모양을 나타낸다. 그리고 기혈이 부족하면 맥도가 불충(不充)하여 완약소력(緩弱小力)한 형상을 나타낸다.

14.2 완맥의 임상응용

(1) 중풍풍습(中風風濕)

외감(外感), 풍습(風濕)으로 인한 경우, 그 증상으로 열이 나고 땀을 흘리며, 바람을 싫어하는 증상 등이 나타나는데, 이런 경우에 주로 완상(緩象)의 맥이 나타난다.

『傷寒論』에서는 '太陽病, 發熱汗出, 惡風, 脈緩者, 名曰中風'이라 설명하고 있으며, 『脈簡補義』에서는 '풍온(風溫)이나 습온(濕溫)으로 인한 병의 경우 몸에 열이 많으면 많을수록 맥은 더욱 완(緩)해지는데, 이는 풍(風)이나 열(熱)은 모두 양사(陽邪)이기 때문이다. 맥이 완(緩)해질수록 인체의 진액(津液)은 더욱 소모된다'고 설명하고 있다.

일반적으로 중풍(中風)이나 풍습(風濕)의 경우 대부분 부완맥(浮緩脈)을 나타낸다.

(2) 풍비위궐(風痺痿厥)

무릇 정기(正氣)와 비기(脾氣)의 허약, 그리고 풍한습사(風寒濕邪)로 인해 기육(肌肉)이 어조(瘀阻)되어 그 사기(邪氣)가 응삽체류(凝澁滯留)하여 흩어지지 않으면 근육을 잘 쓰지 못하고, 하체가 약해지며 잘 붓고, 걸음을 비틀거리며 잘 걷지를 못하게 된다. 이런 경우에도 완상(緩象)의 맥을 띤다.

『脈經』에서는 '촌구맥(寸口脈)이 완(緩)하며 피부에 감각이 없고 이상이 생기면 이는 풍한(風寒)의 사기(邪氣)가 기육(肌肉)에 스며 있는 것이다'라고 말한다.

그리고 『甲乙經』에서는 '緩甚爲痿厥(완맥이 뚜렷이 나타나면 이는 사지의 근육이 위축되어 잘 쓰지 못하는 증상이 있는 것이다)'라고 서술하고 있다.

일반적으로 풍습(風濕)의 사기로 인해 사지나 근육을 잘 쓰지 못하는 경우의 환자에게서 주로 침완맥(沉緩脈)이 잘 나타난다. 이는 한습(寒濕)의 사기로 인해 초래된 결과인데, 이때는 마땅히 거습(祛濕), 이습(利濕)의 치법을 쓰는 동시에 부정보비법(扶正補脾法)을 함께 시행해 비(脾)를 강건하게 해주면 습사(濕邪)가 물러가며 기(氣)도 충족되어 근육을 잘 쓰지 못하는 증상도 없어진다.

(3) 실열옹양(實熱癰瘍)

몸속에 실열(實熱)이 맺혀 있으면 가슴이 답답하고 입에서 냄새가 나며, 배가 더부룩하고, 몸에 종기가 생기며, 대소변이 잘 통하지 않게 된다. 이런 경우에는 맥이 완대유력(緩大有力)하게 나타난다.

『景岳全書』에서는 다음과 같이 말한다.

'실열(實熱) 환자는 반드시 맥이 완대유력(緩大有力)하게 나타나며, 번열감(煩熱感), 구취(口臭), 복만(腹滿), 옹양(癰瘍), 대소변이 순조롭지 못한 증상 등이 나타난다. 그리고 상한(傷寒)의 온학(溫瘧) 초기에 병이 나았으나 남아 있는 열이 아직 완전히 없어지지 않은 경우에도 주로 이런 맥을 나타낸다.'

(4) 허한복설(虛寒腹泄)

양기부족(陽氣不足), 비기쇠패(脾氣衰敗)의 경우에 두려움을 잘 타고, 추위를 싫어하며, 하체가 차갑고, 설사를 하는 증상들이 나타난다. 이런 경우에는 완(緩)하면서도 지세(遲細)한 맥이 나타난다.

『景岳全書』에도 이와 같은 말을 하고 있다.

'若虛寒者, 必緩而遲細, 爲陽虛, 爲畏寒, 爲氣怯, 爲疼痛, 爲眩暈, 爲痹弱, 爲痿厥, 痿怔忡健忘, 爲飮食不化, 爲鶩溏泄瀉, 爲精寒腎冷, 爲小便頻數…….'

이동원(李東垣)은 그의 『脾胃論』에서 다음과 같이 설명한다.

'맥이 완(緩)하고 몸이 노곤하고 늘어지면서 자꾸 눕고 싶어 하며, 손발을 놀리기 싫고, 설사를 하는 것은 습(濕)이 승(勝)한 연고이다. 이에는 평위산(平胃散)으로 다스린다.'

(5) 열격반위(噎膈反胃)

기(氣)가 맺히고 담사(痰邪)가 어결(瘀結)해 있으면 식도(食道)를 조애(阻碍)하여 구토, 딸꾹질, 그리고 흉부가 답답하면서 마치 무엇에 막혀 있는 것 같은 느낌이 들며, 반위(反胃)로 인해 구토를 하기도 한다. 이런 경우에도 완상(緩象)의 맥이 나타난다.

이는 『三指禪』에서 이야기하고 있는 다음과 같은 말과 합치한다 하겠다.

'열격반위(噎膈反胃)의 경우 그 맥이 완(緩)하지 않은 경우가 없다.'

(6) 습조태음(濕阻太陰)

혼탁한 습사(濕邪)가 비경(脾經)을 가로막고 있으면 비(脾)가 가진 승청력(昇淸力)에 장애를 가져와 완소무력(緩小無力)한 맥이 나타난다.

설생백(薛生白)은 『濕熱病篇』에서 다음과 같이 말한다.

'서열(暑熱)이 내습(內襲)하면 복통, 구토, 설사를 하고 가슴이 답답해진다. 이는 습탁(濕濁)이 태음비경(太陰脾經)을 내조(內阻)하여 생긴 것이다.'

이습거예법(利濕祛穢法)으로 이를 치료하면 비기(脾氣)가 승청(昇淸)의 기능을 회복하고 습사(濕邪)는 저절로 흩어진다.

15. 규맥(芤脈)

芤脈, 浮大而軟, 按之中央空, 兩邊實. 中空外實, 狀如慈葱.

【譯文】 규맥은 가볍게 취하면 맥상이 부대(浮大)하면서 연(軟)하며, 힘주어 눌러보면 중간이 비어 있으며 양변(兩邊)이 실(實)한 맥이다. 규맥은 중간이 공허(空虛)하며 외양(外樣)은 실(實)하다. 그 형상은 마치 파를 만져볼 때의 총관(葱管)을 눌러보는 것과 같은 느낌이다.

【釋譯】 규맥은 부대(浮大)하면서 유연(柔軟)하다. 맥을 눌러보면 중간에 공동(空洞)이 있어서 아무것도 없는 느낌이다. 그러나 내외 양측에서는 그 박동감을 느낄 수 있다. 그 형상은 마치 총관(葱管) 같아서 중간이 공허(空虛)하다.

<芤脈의 示意圖>

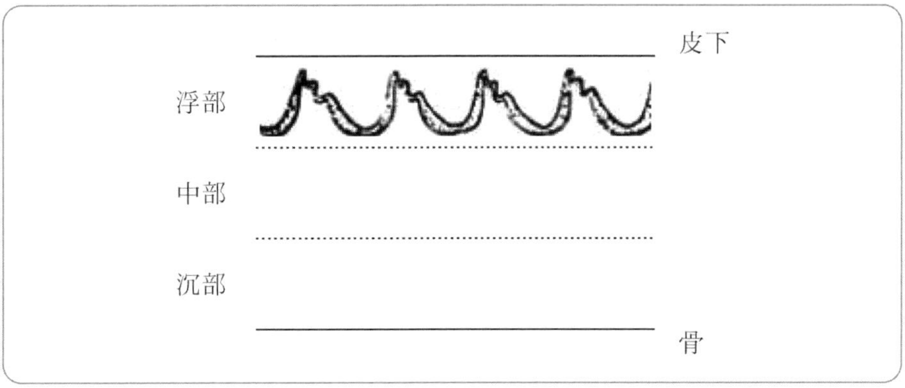

• 파 줄기(葱管)를 비비는 듯한 느낌이며, 밖은 實하고 중간은 虛하다.

體狀詩

芤形浮大軟如葱，按之旁有中央空．火犯陽經血上溢，熱侵陰絡下流紅．

【譯文】 규맥의 형상은 부(浮)하면서 연(軟)하여 마치 파를 비벼보는 듯하다. 외변(外邊)은 비록 실(實)하지만 내부가 공허(空虛)하다는 것을 알아야 한다. 이는 주로 화사(火邪)가 삼양경(三陽經)을 침범하여 인체의 상부(上部)에 출혈이 나타나거나, 혹은 열사(熱邪)가 삼음경(三陰經)을 침범하여 변혈(便血)이나 혈붕(血崩)이 있을 때 나타난다.

【釋譯】 규맥의 형상은 부대유연(浮大柔軟)하여서 마치 총관(葱管)과 같다. 양변(兩邊)은 비록 박동을 하지만 중간은 공허(空虛)한 맥이라는 것을 반드시 알아야 한다. 규맥은 주로 많은 양의 피를 흘렸을 때 나타나는 맥이다. 즉 사화(邪火)가 인체의 상부 경맥(經脈)을 침범하여 상부에 출혈이 생겼을 때, 그리고 사열(邪熱)이 인체의 하부 경락을 침범하여 하부에 출혈이 생길 때 나타나는 예를 들 수 있다.

相類詩

中空旁實乃爲芤，浮大而遲虛脈呼．芤更帶弦名曰革，芤爲失血革血虛．

【譯文】 중간이 비어 있으며 맥관(脈管)의 겉이 실(實)한 맥상(脈象)을 규맥이라 한다. 이에 비해 맥이 부대(浮大)하면서 지(遲)한 것을 허맥(虛脈)이라 한다. 규맥에 현상(弦象)을 띠는 것을 혁맥(革脈)이라 한다. 규맥은 실혈(失血), 혁맥(革脈)은 혈허(血虛)로 인한 것이다.

【釋譯】 맥의 중간(속)에서는 박동을 느낄 수 없고 양변(겉)에서만 느낄 수 있는 맥을 규맥이라 한다. 맥이 부대(浮大)하지만 지(遲)한 것을 허맥(虛脈)이라 한다. 규맥은 부대(浮大)하면서 연(軟)하다. 그러나 만약 맥상(脈象)이 부대(浮大)하면서 현경(弦硬)하다면 이는 혁맥(革脈)이다. 규맥은 실혈(失血)의 초기에 잘 나타나며 혁맥(革脈)은 혈허(血虛)로 인한 오랜 병에서 잘 나타난다.

主病詩

寸芤積血在于胸，關內逢芤腸胃癰．尺部見之多下血，赤淋紅痢漏崩中．

【譯文】 촌부(寸部)에서 나타나는 규맥은 가슴 속에 어혈이 있다는 것을 의미한다. 관

부(關部)에서의 규맥은 위나 장에 염증이 있을 때 나타난다. 하혈을 많이 한 경우에는 척부(尺部)에서 규맥이 나타난다. 또한 혈뇨(血尿), 혈변(血便), 누경(漏經), 혈붕(血崩) 등에서도 척부(尺部)에 규맥이 나타나는 것을 볼 수 있다.

【釋譯】 촌부(寸部)에서 규맥이 나타나면 이는 흉중(胸中)에 적혈(積血: 瘀血)이 있는 것이다. 관부(關部)에서 규맥이 나타나면 이는 장옹(腸癰), 위옹(胃癰) 등의 병이 있는 것이다. 척부(尺部)에서 규맥이 보이면 이는 주로 하혈(下血), 혈림(血淋), 홍리(紅痢), 누경(漏經), 혈붕(血崩) 등의 증(症)이 있는 것이다.

兼脈主病

규(芤)하면서 부(浮)한 맥은 기음양상(氣陰兩傷)을, 규(芤)하면서 삭(數)한 맥은 음허(陰虛), 규(芤)하면서 허연(虛軟)한 맥은 실정망혈(失精亡血), 규(芤)하면서 결촉(結促)한 맥은 양허협음(陽虛挾陰)과 어혈내결(瘀血內結), 규(芤)하면서 지(遲)한 맥은 실혈정허(失血正虛)와 내열(內熱)을 의미한다.

임상에서 보면 간병대궐(肝病大厥)의 뇌일혈(腦溢血) 환자에게서 규맥이 많이 나타나는데, 정신을 잃거나 산란무서(散亂無序), 혹은 더욱 심한 경우 기(氣)가 다시 돌아오지 않을 것 같은 경우에 맥이 규(芤) 혹은 산(散)하게 나타나는데, 이는 대부분 위중한 증후에 속한다.

15.1 규맥의 형성

정상인의 경우 기혈이 충족(充足)하고 맥관(脈管)이 충영(充盈)하면 맥이 서완(徐緩)하며 손 아래서 맑고 원만한 모습으로 촉지(觸知)된다. 만약 갑자기 피를 잃고 혈액량이 급작스레 감소하면 영혈(營血)이 부족해져 혈맥(血脈)을 채울 수 없게 되어 맥관(脈管)이 공허해져서 부대중공(浮大中空)한 모습이 나타나는 것이다.

그래서 장경악(張景岳)은 다음과 같이 말했다.

"규맥은 고양탈음(孤陽脫陰)의 징후이다. 이는 실혈(失血), 탈혈(脫血)로 인해 기(氣)가 원래의 돌아갈 바를 잃고 양(陽)도 그 의지할 바가 없어진 것을 말한다."

이는 음혈(陰血)이 크게 상하면 양(陽)도 그 의지할 바(血)를 잃어 맥형(脈形)이 대(大)하면서 부부(浮部)에서 나타나며 그 세력이 연(軟)하면서 무력중공(無力中空)해진다는 것을 설명한다.

15.2 규맥의 임상응용

(1) 실혈혈허(失血血虛)

피를 토하거나, 코피를 흘리거나, 변혈(便血)이 있거나, 혈뇨(血尿)가 있거나, 외상(外傷)으로 출혈을 하거나, 붕루하혈(崩漏下血) 등에 있어서 초기 하루 이틀 이내에 규맥이 나타난다.

재계종(載啓宗)은 다음과 같이 말한다.

"영기(榮氣)가 맥중(脈中)에 행하고 있다는 것은 혈(血)이 맥중(脈中)에서 움직이고 있다는 것이다. 맥(脈)은 혈(血)을 그 형(形)으로 삼는다. …… 그래서 규맥으로 중공(中空)한 것은 혈탈(血脫)을 의미하는 것이다."

『上海中醫藥雜誌』 1964年 8期에서 강춘화(姜春華)는 이에 대해 다음과 같이 지적하고 있다.

'환자가 일시적으로 출혈이 과다해도(陰去) 심장의 기운은 쇠하지 않는다(陽存). 그러나 혈량(血量)이 적어졌기 때문에 운행할 때 규맥으로 나타나는 것을 면하기 어렵다.'

이는 실혈(失血)의 초기에는 규맥이 나타나지만 그 상태가 오래되어 혈허기약(血虛氣弱)의 상태가 되면 규맥으로 나타나지 않는다는 것을 설명하는 것이다.

그리고 『岭南醫話』에는 다음과 같은 내용이 나온다.

'젊은 남성인데, 자반병(紫斑病)을 앓고 있었고 병원에 올 때는 스스로 걸어와서 진료를 받을 정도였다. 그의 맥을 보니 규(芤)하면서 삭(數)하였다. 그래서 입원해서 치료하기를 단단히 당부했다. 경험에 비추어 이런 병은 맥형(脈形)이 세약(細弱)하면 쉽게 치료가 되지만 규하면서 부삭(浮數)한 맥은 종종 사망에 이르게 한다. 그래서 병원 내의 서의(西醫)에게 수혈할 수 있는 준비를 잘 해놓으라고 부탁을 했다. 이때 환자는 그 형색에 있어서 어떤 위중한 징후를 보이지 않았다.

이 자반병(紫斑病)에 대해서는 치료한 사례가 일찍이 많이 있었지만 이 환자의 경우처럼 의외의 경우는 없었다. 얼마 지나지 않아 환자는 병세가 크게 변하더니 대량의 코피를 쏟아서 수혈을 했지만 효과가 없이 사망하고 말았다. 이런 경우는 특별한 조치방법이 없으며, 일의 시작을 보고 그 본질과 발전 추세를 알 수 있을 뿐이다. 사실 이는 병기(病機)가 나타나기 전에 맥증(脈證)에서 이미 그 예후를 드러내는 것에 다름 아니다.'

(2) 한토상액(汗吐傷液)

크게 토하거나 설사를 오래 하여 진액이 크게 상하면 혈(血)도 충실(充實)함을 얻지 못하게 되는데, 이때 역시 부대무력(浮大無力)한 규맥이 나타난다.

예를 들면 고열로 인해 크게 땀을 흘리고 그 결과 체내 수분의 소모가 이미 극에 달하여 심장이 인체의 정상적인 기능과 활동을 유지할 수 없게 되었을 때 맥이 부대무력(浮大無力)하게 나타난다.

그래서 오국통(吳鞠通)은『溫病條辨』에서 다음과 같이 설명한다.

'태음온병(太陰溫病)으로 맥이 부대(浮大)하면서 규(芤)하고 땀을 많이 흘리며 약간의 천식 증상을 보이고 심하면 코를 벌름거리게 되는데, 이에는 백호가인삼탕(白虎加人蔘湯)으로 다스린다. 만약 맥이 산대(散大)하면 이를 급히 사용해야 하는데, 이때 인삼의 양은 두 배로 한다.'

(3) 실정유설(失精遺泄)

정액이 많이 손상되고 이것이 오래되면 신음(腎陰)이 내휴(內虧)하고 신허불장(腎虛不藏)을 초래하는데, 이때 역시 규맥을 나타낸다.

『金匱要略』에서는 다음과 같이 말한다.

'정액이 많이 손상된 사람은 아랫배가 현급(弦急)하며 귀두(龜頭)가 차갑고 눈이 침침해지며 머리카락이 잘 빠지고 맥은 아주 허약하면서 규(芤)하고 지(遲)하게 나타난다. 이는 망혈(亡血)이나 실정(失精)의 경우에 잘 나타난다.'

이때는 계지용골모려탕(桂枝龍骨牡蠣湯)이나 금쇄고정환(金鎖固精丸)으로 진원(眞元)을 보태주고 심신(心腎)을 교통(交通)시켜주어야 한다.

16. 현맥(弦脈)

弦脈, 端直以長, 如張弓弦. 按之不移, 綽綽如按琴瑟弦.
將若箏弦. 從中直過, 挺然指下.

【譯文】 현맥은 맥체(脈體)가 단직(端直)하고 길다. 이는 마치 팽팽하게 당겨져 있는 활시위와 같다. 힘주어 눌러도 이동감이 없으며 그 길면서 유여(有餘)한 모습이 마치 거문고나 비파의 줄을 누르고 있는 듯하다. 현맥의 형상은 마치 날리는 연줄과 같다. 현맥은 삼부맥(三部脈)의 중간에서부터 곧게 통과하며 손끝에서 빳빳하게 박동한다.

【釋譯】 현맥은 길면서 곧은 모습을 나타내는데, 이는 마치 힘껏 당겨진 활시위같이 긴장된 모양을 하고 있다. 그 긴장된 정형(情形)은 내외측(內外側) 어느 방향으로 밀어붙여

<弦脈의 示意圖>

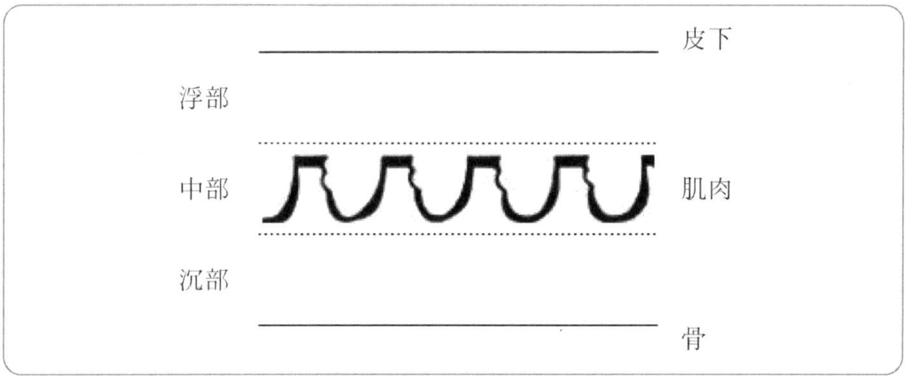

• 곧으면서 길고, 거문고 줄을 누르는 것 같으며, 빳빳하면서 急한 모양을 보인다.

도 그 위치를 바꾸지 않을 정도이며, 그 넉넉하고 유여(有餘)한 장도(長度)는 손끝에서의 감각이 거문고나 비파의 현(弦)을 누르고 있는 것 같은 느낌이다.

어떤 서적에서는 이를 연 띄울 때 그 줄을 만지는 느낌과 같은 것으로 설명하고 있기도 하다. 또 어느 책은 촌구맥(寸口脈)에서부터 경직(勁直)되어 있는 모습으로 지나가며 손끝에서 빳빳하게 나타나는 것으로 설명하기도 한다.

體狀詩

弦脈迢迢端直長, 肝經木旺土應傷. 怒氣滿胸常欲叫, 翳蒙瞳子淚淋浪.

【譯文】 현맥의 형상(形狀)은 단정(端正)하고 평직(平直)하며 길다.

이는 주로 간기(肝氣)의 항성(亢盛) 혹은 비위(脾胃)가 손상을 받아 생긴다. 간기(肝氣)가 잘 소통되지 않고 맺히면 노기(怒氣)가 온 가슴에 차서 답답하여 소리치고 싶은 충동이 일어나며, 또 안질이 생겨 눈물이 줄줄 흐르기도 한다.

【釋譯】 현맥은 길면서(長) 곧은 모습을 나타낸다. 환자에게서 현맥이 나타나면 이는 주로 간경(肝經)에 병이 있는 것이다. 곧 간목(肝木)이 과하게 항성(亢盛)되면 반드시 비토(脾土)를 상하게 한다. 간기(肝氣)가 울결(鬱結)되면 흉중(胸中)이 온통 답답하여 견딜 수 없을 정도로 불편해진다. 또 간양(肝陽)이 과성(過盛)하면 눈에도 병이 생겨 눈물이 마냥 흐르게 된다.

相類詩

弦來端直似絲弦, 緊則如繩左右彈. 緊看其力弦言象, 牢脈弦長沉伏間.

【譯文】 현맥의 단정(端正)하고 곧게 뻗어나가 있는 모습은 마치 실과 같다. 이에 비해 긴맥(緊脈)은 좌우로 이동이 가능한 밧줄과 같은 모습이다. 긴맥(緊脈)은 그 역량(力量)으로, 현맥은 그 형상(形狀)으로 서로 구분할 수 있다. 또 이와는 다르게 뇌맥(牢脈)은 가라앉아(沉) 있으면서 현장(弦長)한 모습을 보이므로 이 두 맥과는 다르다 하겠다.

【釋譯】 현맥의 곧은 정형(情形)은 거문고의 현(弦)과 같아서 좌우로 움직이지 못하는 모습이다. 이에 비해 긴맥(緊脈)은 튕겨지는 밧줄의 모습과 같아서 좌우로 이동이 가능한 형상이다.

긴맥(緊脈)은 주로 그 박동이 굳세므로 맥체(脈體)에 긴장감(緊張感)을 띤다. 현맥은 맥상(脈象)이 정직(挺直)하므로 마치 거문고의 현(弦)과 같은 모습을 보이는 것이다. 이에

<弦脈과 緊脈의 비교도>

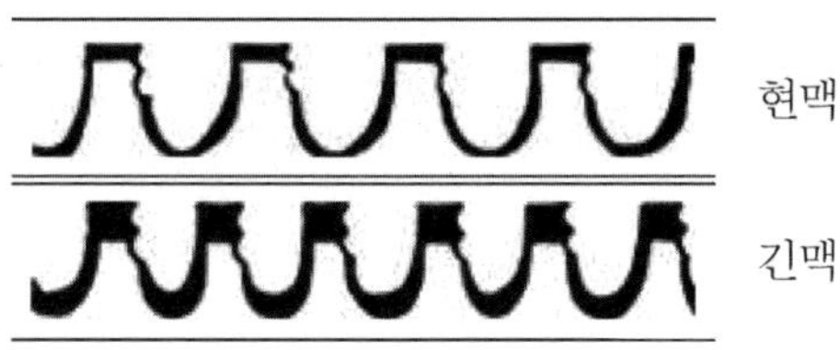

- 현맥 : 거문고 줄을 누르는 것 같으며, 빳빳하면서 急한 모양을 보인다.
- 긴맥 : 맥의 오는 모양이 緊急有力하며, 그 느낌이 마치 팽팽한 밧줄에 가까이 손을 대는 것 같다.

<弦脈과 弱脈의 비교도>

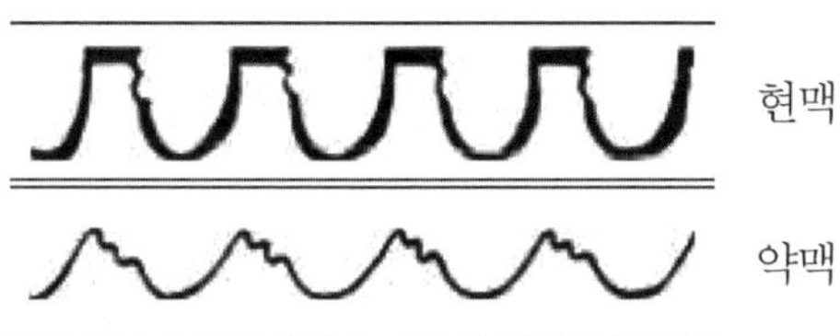

- 현맥 : 거문고 줄을 누르는 것 같으며, 빳빳하면서 急한 모양을 보인다.
- 약맥 : 가늘고 小하면서 弱하고, 柔弱無力하다.

비해 뇌맥(牢脈)은 가라앉아(沉) 있으면서 현장(弦長)하기 때문에 현맥이나 긴맥(緊脈)과는 모두 다른 것이다.

主病詩

弦應東方肝膽經, 飮痰寒熱瘧纏身. 浮沉遲數須分別, 大小單雙有重輕.
寸弦頭痛膈多痰, 寒熱癥瘕察左關. 關右胃寒心腹痛, 尺中陰疝脚拘攣.

【譯文】 현(弦)은 동방(東方)에 응하므로 오행상 목(木)에 속하는 간담병(肝膽病)을 주관한다. 그리고 담음(痰飮)의 사기나 한열(寒熱)이 몸에 엉겨 있어도 현맥이 나타난다. 이 현맥이 보이면 그 부침지삭(浮沉遲數)에 대해 자세히 분변(分辨)해야 한다. 그리고 현맥에는 대소(大小)와 단쌍(單雙)이 있어서 이로써 그 질병의 경중(輕重)을 구별할 수 있다.

촌부(寸部)에 현맥이 나타나면 두통, 혹은 흉격(胸膈)에 담(痰)이 있다는 것을 알 수 있다. 그리고 한열(寒熱)이 왕래(往來)하거나 몸에 무슨 멍울(덩어리)이 생기는 경우에는 좌측 관부(關部)에 현맥이 잘 나타난다. 우측 관부(關部)에 현맥이 나타나면 비위(脾胃)에 한기(寒氣)가 있거나 흉통, 복통 등이 있다는 것을 말해준다. 척부(尺部)에 현맥이 보이면 음산(陰疝)이나 양각구련(兩脚拘攣) 등의 질병을 의심한다.

【釋譯】 현맥은 간(肝)과 연관되는 맥이다. 간(肝)은 오행상 목(木)에 속하며, 동방(東方) 역시 목(木)에 속한다. 간과 담은 또 표리관계에 있기 때문에 현맥은 간과 담에 모두 상응한다.

담음병(痰飮病)이 생기거나, 한열병(寒熱病), 학질병에서 주로 현맥이 나타난다.

현맥은 부(浮), 침(沉), 지(遲), 삭(數) 등 서로 다른 모습을 가지고 있어서 이를 반드시 잘 구별해야 한다.

부현맥(浮弦脈)은 지음(支飮: 胸膈에 水飮이 있는 것)이 있음을, 침현맥(沉弦脈)은 통증이 있음을, 현삭맥(弦數脈)은 주로 열이 있음을 반영하는 것이며, 현지맥(弦遲脈)은 몸속에 한사(寒邪)가 있다는 것을 말해준다.

현맥은 또한 대소(大小)와 단쌍(單雙)의 구별이 있는데, 이로써 병의 경중(輕重)을 구별한다. 현대(弦大)하면 기허(氣虛)를, 현세(弦細)하면 경맥(經脈)의 경련을, 한 손에만 현맥(弦脈)이 보이면 몸속에 음사(陰邪)가 있음을, 양손 모두 현맥(弦脈)이 나타나면 체내에 오래된 한사(寒邪)가 있음을 나타낸다.

촌부맥(寸部脈)에서 현상(弦象)이 나타나면 이는 두통이나 흉격(胸膈)에 담음(痰飮)이 있음을, 좌측 관맥(關脈)이 현(弦)하다면 한열병(寒熱病) 혹은 징하병(癥瘕病)이 있다는 것을 알아야 한다. 오른손 관부(關部)에 현맥(弦脈)이 보이면 이는 위한복통(胃寒腹痛)이 있다는 것을 의미한다. 척부(尺部)의 맥이 현(弦)하다면 한산(寒疝)이나 족부(足部)의 경련을 의심할 수 있다.

결과적으로 현맥은 활시위처럼 곧고 팽팽한 맥이며, 이는 맥의 긴장구급(緊張拘急)으로 인해 나타나는 것이다. 경맥(經脈)이 구급(拘急)해져서 한(寒), 통(痛), 경련 등의 병이 있을 때 주로 현맥이 나타나는 것이다.

● 兼脈主病

현삭(弦數)은 간경(肝經)에 화(火)가 있는 것이며, 현지(弦遲)는 허한(虛寒), 현긴(弦緊)은 어혈(瘀血)이나 산하(疝瘕)가 있는 것이고, 현세(弦細)는 구급(拘急), 침현(沉弦)은 현음내통(懸飮內痛), 활현(滑弦)은 담음(痰飮), 현대무력(弦大無力)하면 허증(虛證), 현장(弦長)하면 적체(積滯), 쌍현(雙弦)은 협급통(脇急痛)을 의미한다.

16.1 현맥의 형성

'현(弦)'은 간담지맥(肝膽之脈)이다. 현맥은 비쇠위약(脾衰胃弱), 간기(肝氣)의 울결(鬱結)이나 항성(亢盛)으로 인해 음양불화(陰陽不和), 기역상범(氣逆上犯)하여 경락이 구속(拘束)되어 혈행(血行)에 영향을 미쳐 기혈(氣血)이 수렴(收斂)되거나 혹은 옹박(壅迫)해져 경맥(經脈)의 고동력(鼓動力)이 감약(減弱)한 결과 맥(脈)의 오는 모양이 급직이장(急直而長), 정연지하(挺然指下)한 것이 마치 금현(琴絃)과 같은 것이다.

그래서 이동원(李東垣)은 "현맥은 결론적으로 음양불화(陰陽不和), 간기상역(肝氣上逆)한 것이다"라고 했다.

활백인(滑伯仁)은 "弦……爲血氣收斂, 爲陽中伏陰, 或經絡間爲寒所滯"라고 하였다. 『脈訣啓悟』에서는 '總由中氣少權, 土敗木賊所致'라고 주석을 달았다.

무릇 모든 간병(肝病), 제통(諸痛), 담음(痰飮), 학질(瘧疾), 반위(反胃), 고창(臌脹) 등의 증(症)에는 모두 현맥이 나타닌다.

16.2 현맥의 임상응용

(1) 현주간울(弦主肝鬱)

좋지 않은 정서적 자극을 받으면 간기(肝氣)의 소설작용(疏泄作用)에 영향을 미쳐 가슴이 답답하고, 옆구리에 통증을 느끼며, 식욕이 떨어지고, 힘이 없는 등의 증상이 나타나는데, 이런 경우에 주로 현맥이 나타난다.

『脈經』에서는 현맥에 대해 다음과 같은 설명을 한다.

'촌구맥(寸口脈)이 현활(弦滑)한 경우, 현맥은 통증이 있다는 것이며, 활맥(滑脈)은 실증(實證)이 있는 것이다. 통증이 있으면 급(急)해지고 실증(實證)이 있으면 용(踊)해진다. 이렇게 통용(痛踊)이 상박(相搏)하면 가슴과 옆구리가 창급(搶急)해지는 것이다.'

임상에서 간염 환자는 관맥(關脈)이 현(弦)하게 나타나는 경우가 많다. 만약 오른쪽 관부(關部)에 현맥이 나타나면 이는 간기(肝氣)가 위(胃)를 침범한 것임을 알아야 한다. 그래서 식욕부진, 피로 등의 증상이 함께 나타나는데, 이는 일반적으로 간염의 활동기에 나타나는 증상이다.

만약 현맥에 겸해서 삭맥(數脈)이 같이 나타나면 입이 쓰고 옆구리가 아픈 증상이 필연적으로 나타난다. 이는 간에 울화(鬱火)가 있어 생기는 것인데, 일반적으로 간기능에 이미 심각한 손상이 생겼다는 것을 말해준다.

『100例 만성 간염의 脈象分析: 中醫雜誌』1966年 1期에 의하면 100例의 환자 중 현맥이 나타나는 경우가 56例, 현맥과 겸해 활, 삭…… 등의 맥이 같이 나타나는 경우가 28例, 총 84例의 현맥이 출현한다고 나와 있다. 또 이와 함께 협통(脇痛), 복창(腹脹), 식욕부진 등의 증상이 나타나면서 현맥이 같이 보인다고 말하는데, 이는 초기 간염의 진단이 될 수 있다는 것을 설명한다.

그리고 현맥을 겸해 활맥(滑脈)이 보이면 사기(邪氣)가 성(盛)한 것이며, 삭맥(數脈)을 겸하고 있으면 주로 음허내열(陰虛內熱)이 있는 것이다. 현(弦)하면서 유력(有力)하거나 현활(弦滑), 현삭(弦數)하다면 사기(邪氣)와 정기(正氣)가 서로 다투고 있다는 것을 말하는데, 이는 간기능이 강양성(强陽性)으로 변하고 있는 것에 속한다.

또한 현(弦)하면서 완(緩), 유(濡), 침(沉), 세(細) 등의 맥상을 띠고 있으면 대다수 간기능이 정상이거나 경도(輕度)의 변화를 보이고 있는 것이며, 병이 비록 호전되더라도 맥은 부족한 징후를 보이는 것이다.

또 왕괴당(王槐堂)의『弦脈의 肝病診斷에 있어서의 意義: 河南中醫學院學報』1976年 2期에 의하면 171例의 간 질환 환자를 대상으로 그 맥상의 특징에 대해 관찰과 분석을 해놓았는데, 맥상이 삭맥(數脈)에서 완맥(緩脈)으로, 활맥(滑脈)에서 유맥(濡脈)으로, 현맥에서 평맥(平脈)으로 전환되는 것은 병세가 호전되는 징조이며, 이와 반대의 상황이 되면 병세가 가중되는 것이라 설명하고 있다.

이상과 같은 연구는 현맥이 간병(肝病)과 밀접한 연관을 맺고 있다는 것을 충분히 설명해주는 사실이라 하겠다.

(2) 현주통설(弦主痛泄)

현맥은 양중(陽中)의 음맥(陰脈)에 속한다.

정서의 부조화, 숙식정체(宿食停滯) 등의 원인으로 배가 더부룩하고 통증이 생기면서 설사가 나며 가스가 차는 경우가 있는데, 이럴 때 맥이 현장(弦長)하게 나타나기도 한다. 이때 이를 한사(寒邪)를 받아 생기는 동설(洞泄)로 오인하여 지사수렴(止瀉收斂)하는 약을 사용하지 말아야 한다.

『景岳全書』에서 '현맥은 양중복음(陽中伏陰)이며…… 간강(肝强)이며…… 숙식(宿食), 적취(積聚)로 인한 것이다'라고 하는 말은 바로 이를 두고 설명해주는 것이다.

『名醫類案·瀉』에서는 다음과 같은 내용을 볼 수 있다.

'여륜주(呂淪洲)가 어떤 사람을 치료한 적이 있다. 환자는 소화되지 않은 음식이 섞인 설사를 하는데, 의사들은 모두 이를 한사(寒邪)를 받아 생긴 동설(洞泄)로 생각하고 사역탕(四逆湯), 이중환(理中丸) 등을 복용케 했으나 병세는 가중되었다. 그래서 그가 맥을 살펴보니 양쪽 촌부맥(寸部脈)과 척부맥(尺部脈)이 모두 현장(弦長)하고, 우측 관부맥(關部脈)의 부(浮)한 정도가 좌측 관부(關部)의 배(倍)에 달했다. 그리고 눈초리 부위가 풀색을 띠면서 촉촉하였다. 이에 그는 이 병은 간풍(肝風)이 비(脾)에 전해져서 생긴 설사이지 장한(臟寒)으로 인한 것이 아니라는 것을 알았다. 그래서 소속명탕(小續命湯)에서 마황을 빼고 백출을 가해 복용케 하니 설사가 그쳤다.'

이는 맥의 현장(弦長)함에 근거해 '간풍전비(肝風傳脾)'로 인해 생긴 설사로 진단하여 지사약(止瀉藥)을 사용하지 않고, 치본(治本)으로 논치(論治)하여 소속명탕을 사용해 그 약을 다 먹기도 전에 설사가 그친 경우이다.

그래서 변병(辨病)을 하려면 그 본원(本源)을 잘 알고 그 요령(要領)을 터득해야만 비로소 올바른 효과를 획득할 수 있다는 것을 설명하는 것이다.

임상경험에 의하면, 풍사(風邪)로 인한 설사가 그치지 않고 복통과 함께 자꾸 가스가 나오며 맥이 현장(弦長)한 경우에 수렴지사(收斂止瀉)하는 약을 사용하면 배가 더부룩한 증상이 가중되며 설사가 그치지 않는 경우를 많이 본다. 이런 경우 통사요방(痛瀉要方)을 사용하면 '억목부토(抑木扶土)'를 도모하여 용이하게 치료효과를 획득한다.

(3) 현주간왕(弦主肝旺)

간양(肝陽)이 항역(亢逆)하면 두통과 함께 눈이 붉어지고, 현기증이 나서 넘어질 것 같으며, 손발에 쥐가 나거나 경련이 일어난다. 이런 경우에는 주로 현장(弦長)하면서 굳어 있는(硬) 것 같은 모습의 맥상을 보인다.

『素問·玉機眞藏論』에서는 다음과 같이 말한다.

'그 맥기(脈氣)가 실(實)하고 강(强)하다면 이는 태과(太過)를 의미한다. …… 태과하면 건망증이 잘 생기고 갑자기 눈앞이 아찔해지는 등 머리 부분의 질환이 생긴다.'

『脈經』에서도 '간에 병이 들면 얼굴이 푸른색을 띠며, 손발에 경련이 일어나고, 옆구리가 그득하게 불편하며, 어떤 때는 갑자기 현기증이 나기도 하는데, 이때 현맥이 나타난다'고 서술하고 있다.

근대(近代)의 장기(張琪)도 "고혈압이나 신경증이 있으면 맥이 현상(弦象)을 나타낸다"고 하면서, 이는 간양(肝陽)이 내풍(內風)으로 변한 것이라 자음식풍법(滋陰熄風法)을 쓰면 증상이 경감(輕減)되거나 혈압 역시 내려간다고 설명한다.

주안(朱顏)이란 사람은 고혈압의 현맥은 정상맥과 다른 점이 있다고 말한다. 즉 밖을 향해 돌출되어 있는 모습이 분명하게 나타난다고 하였다. 이는 경험에서 우러나온 말이라 특히 중시할 만하다.

다음은 『廣東中醫雜誌』에 게재된 진치평(陳治平)이란 의사의 임상경험담이다.

'손모(孫某), 47세. 이 사람은 평소의 혈압이 220/120mmHg인 환자였다. 내가 맥을 보니 부현(浮弦)하면서 굳어 있는(硬) 모습을 보였다. 그래서 내가 '혈압이 높고 두통이 있지요?'하고 물으니 그렇다고 대답하였다. 그래서 두충, 우슬, 석결명 각 30g, 산약 24g, 괴화(槐花), 생석고(生石膏) 각 60g, 희첨초(豨簽草) 18g으로 처방을 내려 하루 한 첩씩 3일을 복용토록 하였다. 재진을 할 때는 혈압이 180/100mmHg으로 내려갔으며, 맥은 이미 경상(硬象)을 보이지 않았다. 이에 원방(原方)에 감국(甘菊)을 가해 다시 3일을 복용하자 혈압은 160/90mmHg으로 내려왔다. 그리고 맥상(脈象) 역시 이전처럼 현상(弦象)을 나타내지 않았다. 그리고 최종적으로 혈압은 140/80mmHg으로 정상치를 보였다.'

이와 같은 실례는 '현주간왕(弦主肝旺)'의 대표적인 것이라 하겠다.

그리고 서비(徐飛)란 의사도 역시 같은 책에서 '100例 고혈압 현상분석'이란 내용을 소개해놓은 것이 있는데, 그 중 실증(實證: 風火痰型)의 고혈압 환자 53명에게서 양측 관부맥(關部脈)이 전형적인 현맥으로 나타났으며, 또 그 맥이 현부유력(弦浮有力)하여서 가볍게 대도 잘 촉지(觸知)되며 맥파(脈波) 파면폭도(波面幅度)의 시간도 비교적 길며, 상하(上下)의 진폭(振幅) 역시 크게 나타나는 경우가 49例에 달한다고 보고하고 있다.

그리고 현맥에 삭맥(數脈)을 겸하고 있는 경우가 11例, 활맥(滑脈)을 겸하고 있는 경우가 14例나 되었다고 한다. 또 47例의 허증(虛證: 陰虛陽亢型) 중 44例에서 현맥이 나타났으며 3例가 미현맥(微弦脈)으로 나타났다.

총체적으로 95%에 있어 촌관맥(寸關脈)이 현(弦)하게 나타났고 척맥(尺脈)은 침삭유력(沉數有力), 즉 상실하허(上實下虛)의 조짐를 보였는데, 이는 특히 관맥(關脈)에서 전형적으로 나타났다. 그리고 실증(實證)에 있어서 그 맥이 대부분 현경유력(弦勁有力)하게 나타났으며 부삭활(浮數滑)한 맥상(脈象)도 겸하여 나타났다. 허증(虛證)에 있어서는 현맥의 파면폭도(波面幅度)와 상하(上下)의 진폭(振幅)이 모두 비교적 작았으며, 주로 침세삭(沉細數)한 맥상(脈象)을 보였다고 기술(記述)하고 있다.

결과적으로 현(弦)하면서 유력(有力)한 맥이 고혈압의 전형적인 맥상임을 표명하고 있는 것이다.

임상경험에 의해 살펴보면, 고혈압과 중풍병의 경우 그 초기의 발병기제는 '간화(肝火)'에 있다. 그래서 맥이 대부분 거문고 줄처럼 팽팽한 현맥 혹은 현장(弦長)한 맥이 나타난다. 만약 현(弦)하면서 유력(有力)하다면 이는 화사(火邪)가 성(盛)한 것이며, 이와 함께 활상(滑象)이 보이면 이는 담사(痰邪)가 있다는 증거이다.

그래서 과감하게 청간(清肝), 양간(凉肝), 사간(瀉肝)하는 약들을 쓸 수 있다. 즉 황금, 연교, 용담초를 사용하면 위로 쳐오르는 화기(火氣)를 내려친다. 그리고 보조적으로 용골, 모려, 석결명 등을 사용해주면 간화(肝火)를 잠강(潛降)시킨다. 또한 좌약(佐藥)으로 천남성, 반하, 죽여, 패모 등은 도사리고 있는 담사(痰邪)를 쓸어낸다.

중기(中期)의 발병기전은 '휴허(虧虛)'에 있다. 그래서 맥이 대부분 부대(浮大)하게 나타나는데, 이는 특히 우측 촌부맥(寸部脈)에 분명하게 나타나며, 척맥(尺脈)은 소약(小弱)하게 나타난다. 이는 '상실하허(上實下虛)'의 반영이며, 신음부족(腎陰不足)으로 인해 위로 간목(肝木)을 양영(養營)하지 못해 나타나는 것임을 집중적으로 나타내주는 현상이다. 이 경우의 주된 증상으로는 머리의 침중감(沉重感), 현기증, 그리고 두 발은 마치 뒤꿈치가 없는 것처럼 솜을 밟는 것 같은 느낌이 필연적으로 나타난다.

이때의 치료는 필히 '양법(養法)'을 써야 한다. 즉 대용량(大用量)의 자보간신약(滋補肝腎藥)을 사용해 상실하허증(上實下虛證)을 교정해야 하는 것이다.

이 병이 극성기에 달하면 그 병기(病機)는 '동풍(動風)'에 있게 되는데, 이것이 바로 간양화풍(肝陽化風)이다. 그래서 맥은 반드시 현긴유력(弦緊有力)하게 나타나거나 혹은 급촉(急促)하면서 삭(數)하게 나타나기도 하면서 그 맥박의 장도(長度)가 어제혈(魚際穴)에까지 미치기도 한다.

이는 기혈이 분등(奔騰)하여 역행함으로써 뇌를 침범해 나타나는 것이다. 그 증상으로 경련(痙攣), 경궐(驚厥) 등이 반드시 나타난다. 이에 대한 치료는 응당 평간식풍(平肝熄風), 잠강간양(潛降肝陽)해야 한다. 반신불수의 증상을 가진 환자는 맥이 허완(虛緩)하게 나타나는데, 이에는 보양환오탕(補陽還五湯)을 중용(重用)한다. 만약 현삭(弦數)한 맥상(脈象)을 보이면 황금(黃芩)을 가해 청열(清熱)해주어야 한다. 그리고 삽결촉맥(澁結促脈)이 나타나면 활혈약(活血藥)을 많이 가해준다. 반신불수 환자의 맥이 홍대(洪大), 현장(弦長)하다면 보양환오탕은 신중하게 사용해야 한다.

(4) 현주학질(弦主瘧疾)

학질로 인해 때때로 한열(寒熱)이 왕래(往來)하는 증상이 나타날 때 대부분 현맥이 보인다. 『金匱要略』에는 이를 다음과 같이 설명하고 있다.

'학질에서 나타나는 맥은 현맥으로 시작하는데, 현(弦)하면서 삭(數)한 맥은 열(熱)이 한(寒)보다 많은 것이며, 현(弦)하면서 지(遲)한 맥은 한(寒)이 열(熱)보다 많다는 것을 의미한다.'

이는 한학(寒瘧)과 열학(熱瘧)을 변별(辨別)하는 관건 중 하나라 하겠다.

(5) 현주담음(弦主痰飮)

수음(水飮)이나 담사(痰邪)가 몸속에 머물러 이것이 어결(瘀結)되어 흩어지지 않으면 비위양허증(脾胃陽虛證)이 생기는데, 이 경우 천식, 숨참, 심계항진 등의 증상이 나타나면서 주로 현맥을 나타낸다.

『金匱要略』에서는 '맥이 침현(沉弦)한 것은 현음(懸飮)으로 인해 내통(內痛)이 있다는 것을 말한다', '기침을 하며 맥이 현(弦)하게 나타난다면 이는 수사(水邪)가 있는 것이기 때문에 십조탕(十棗湯)으로 치료한다'고 설명하고 있다.

임상에서는 폐기종(肺氣腫), 기관지천식 등에서 주로 현삭(弦數)한 맥이 많이 나타난다.

섭천사(葉天士)의 『臨證指南』에는 다음과 같은 기재가 있다.

'한 환자는 맥이 침현(沉弦)하였다. 그리고 음사(飮邪)가 범람해 급작스러운 기침을 하였다. 이는 하초(下焦)가 허(虛)해 상초(上焦)를 제어하지 못해 나타난 것이라, 속히 신기환(腎氣丸)을 복용토록 하여 하초(下焦)의 산실(散失)을 섭납(攝納)토록 하였다. 이는 수기(水氣)의 범람으로 인한 음사(飮邪)를 치료한 것이다. 이와 함께 오후에는 외대복령환(外臺茯苓丸)을 복용케 하여 중초(中焦)의 기능을 옳게 돌아오게 함으로써 음식물로 인해 담사(痰邪)가 생기는 것을 막아주었다. 나중에는 복령음(茯苓飮)에서 백출을 빼고 조리시켰다.'

'한 환자는 나이가 많고 오래된 기침을 하고 있었다. 맥상은 현대(弦大)하고 밤에 잠을 잘 이루지 못하였다. 이는 몸의 양기가 다소간 이탈한 상태에서 탁음(濁飮)이 인체의 상부를 침범해 생긴 것이다. 중경(仲景)은 이에 대해 온약(溫藥)으로 다스린다고 하였다.'

(6) 현주허한(弦主虛寒)

비위의 허약, 그리고 한사(寒邪)가 응체(凝滯)해 있어 기(氣)가 잘 돌지 않고 맺히게 되거나 간기(肝氣)가 위(胃)를 침범하면 반위(反胃), 구토, 복통 등의 증상이 나타난다. 이때의 맥은 주로 현장단직(弦長端直)하게 나타나면서 힘주어 누르면 약해진다.

『金匱要略』은 이에 대해 다음과 같이 설명한다.

'맥이 현(弦)하다는 것은 '虛'를 의미한다. 위기(胃氣)가 부족해 아침에 먹으면 저녁에 토하고 이것이 변하면 반위(反胃)가 된다. 한사(寒邪)가 상초(上焦)에 있는데 의자(醫者)가 오치(誤治)해 하법(下法)으로 대처하면 맥이 오히려 현상(弦象)으로 변한다. 그래서 '虛'라 하는 것이다.'

장석완(張石頑)은 다음과 같이 말한다.

"무릇 모든 병의 맥을 살펴볼 때 사기(邪氣)가 성(盛)하면서 현맥이 나타나는 경우는 20~30%이며, 정기(正氣)가 허(虛)하며 현맥이 나타나는 경우가 70~80%나 된다."

예를 들면 복통, 고창(鼓脹), 반위(反胃), 흉비(胸痞), 징하(癥瘕), 축혈(蓄血), 중갈(中暍), 상풍(傷風), 곽란(霍亂), 체하(滯下), 중기울결(中氣鬱結), 한열비만(寒熱痞滿) 등의 병에서 대부분 현맥이 나타나는데, 이들은 모두 중기(中氣)가 힘을 잃어 간목(肝木)이 비토(脾土)를 침범해 나타난 결과이다.

임상에서는 궤양병이 있을 때 종종 간기(肝氣)가 위(胃)를 침범해 현맥이 많이 나타나는 것을 본다. 주된 증상으로는 트림, 복창(腹脹), 협통(脇痛) 등이 필히 나타나는데, 이는 서간화위법(舒肝和胃法)으로 치료한다.

만약 맥이 침지(沉遲)하게 나타난다면 이는 위양부족(胃陽不足)의 표현이다. 이런 경우 위장 부위에 은근한 통증이 생기며 누르거나 따뜻하게 해주면 편안해하고, 물같이 맑고 묽은 담을 뱉어내며, 말소리에 힘이 없고 피곤해지는 증상이 반드시 나타난다. 이에는 온위건중법(溫胃建中法)으로 대처한다.

그리고 맥이 현(弦)하면서 결상(結象)이나 삽상(澁象)을 띠면 이는 간울혈결(肝鬱血結)의 징후이다. 그 증상으로는 복통이 생기면서 그 부위가 고정적이고, 혀가 자암색(紫暗色)을 보이는 증상이 분명히 나타난다. 이는 이기활혈법(理氣活血法)으로 다스린다.

맥이 현삭(弦數), 현세(弦細)하면서 위통과 함께 속이 답답하며 번열감(煩熱感)을 느끼고, 혀가 붉으며 설태가 적은 경우는 영기양허증(營氣兩虛證)이다. 이에는 유음윤조(柔陰潤燥), 소기화울법(疏氣化鬱法)을 세워 치료하는데, 처방으로는 일관전(一貫煎)이 적합하다.

또 규맥(芤脈)이 함께 보이면 이는 궤양으로 인한 천공, 혹은 위장출혈이 있음을 나타낸다. 그 증상으로 토혈(吐血), 변혈(便血)이 나타난다. 이에는 청위열(淸胃熱), 평간역(平肝逆)하는 방법을 써서 지혈시켜야 한다.

(7) 현주제통(弦主諸痛)

복통, 한산하통(寒疝瘕痛), 협하구급(脇下拘急)으로 인한 통증, 흉완통비(胸脘痛痺) 등에서 모두 현맥이 나타난다.

이와 관계된 『金匱要略』의 설명을 보자.

'촌구맥(寸口脈)이 현(弦)하면 옆구리 아래가 당기고 경련이 나타나 통증이 생기며, 사람이 추위를 타게 된다.'

'부양맥(趺陽脈)이 미현(微弦)하게 나타나면 이는 배가 불룩하든 그렇지 않든 반드시 변이 잘 통하지 않게 되며 두 다리에 통증이 생긴다. 이는 허한(虛寒)이 아래에서 위로 올라와서 생긴 것이다. 치료에는 온약(溫藥)을 사용한다.'

'복통으로 맥이 현긴(弦緊)하게 나타나는 경우가 있는데, 맥이 현(弦)하다는 것은 위기(衛氣)의 불행(不行)으로 오한이 생긴 것이며, 맥이 긴(緊)한 것은 음식 생각이 없고 사기(邪氣)와 정기(正氣)가 상박(相搏)해 한산(寒疝)이 생겼다는 것을 말한다. 이 한산(寒疝)이 배꼽 주위를 싸고 있으면 통증이 심해지고 땀이 저절로 흐르며 손발이 차가워진다. 이때 맥이 침현(沉弦)하다면 대오두전(大烏頭煎)으로 치료한다.'

섭천사(葉天士)는 『臨證指南』에서 다음과 같이 설명한다.

'한 환자는 맥이 현(弦)하고 가슴과 배에 통증이 있으며, 자꾸 토하려 하고, 변비가 있었다. 이는 청양(淸陽)이 그 분포기능(分布機能)을 잃고 기기(氣機)가 불강(不降)하여 생긴 것인데, 오래되면 열격(噎膈: 현대의학에서는 식도암으로 잘 나타난다)으로 변할까 하여 주방(主方)으로 해백(薤白), 행인, 반하, 강즙(薑汁), 후박, 지실로 조성해 사용하였다.'

17. 혁맥(革脈)

革脈, 弦而芤. 如按鼓皮.

【譯文】 혁맥은 현급(弦急)하면서 중간이 비어 있는 맥상이다. 이는 마치 북의 가죽 부분을 누르는 듯한 느낌이다.

【釋譯】 혁맥은 현급(弦急)한 상태(狀態)를 띠며, 또 규맥(芤脈)과 유사한 일종의 맥인데, 가볍게 눌러보면 부대(浮大)하면서 현급(弦急)하다. 힘주어 누르면 중간이 비어 있는 느낌을 준다. 이는 마치 북의 가죽 부분을 눌러보았을 때 외양(外樣)은 견(堅)하지만 속은 비어 있는 것 같은 느낌을 준다.

<革脈의 示意圖>

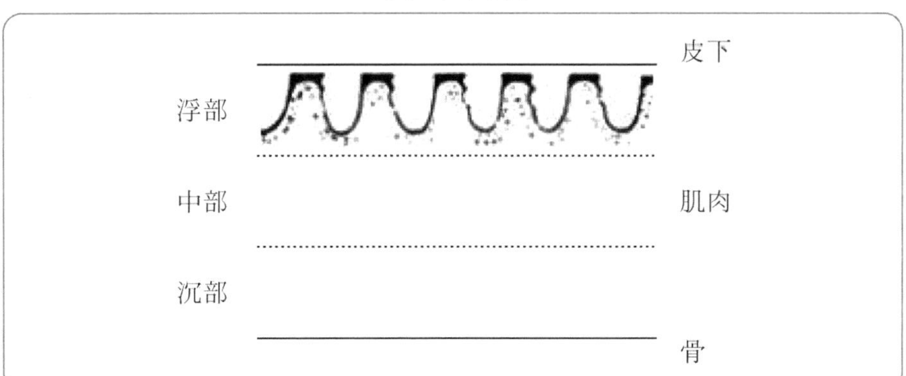

• 떠서 팽팽하며 중간이 虛한데, 마치 북의 가죽 부분을 누르는 듯하다.

體狀主病詩

革脈形如按鼓皮，芤弦相合脈寒虛．女人半産幷崩漏，男子營虛或夢遺．

【譯文】 혁맥의 형상은 마치 북의 가죽 부분을 누르고 있는 것 같다. 그 느낌은 규맥(芤脈)과 현맥(弦脈)이 합쳐진 것 같은 모습이며, 이는 허한병(虛寒病)을 주관한다.

여성에게서 혁맥이 보이면 이는 주로 반산(半産: 早産)이나 붕루병(崩漏病)이 있음을 나타낸다. 남성에게서 혁맥이 나타나면 이는 주로 혈허(血虛)나 몽유병이 있음을 나타낸다.

【釋譯】 혁맥을 눌러보면 마치 북의 가죽 부분을 누르는 것 같은 감각을 가질 수 있으며, 그 느낌은 부대(浮大)하면서도 현급(弦急)하다. 그리고 중부(中部)와 침부(沉部)의 양후(兩候)가 모두 없는 것 같다. 이는 규맥(芤脈)과 현맥(弦脈)을 병합한 일종의 맥상(脈象)이다. 규·현맥은 허한병(虛寒病)을 주관한다. 여성에게서 혁맥이 촉지(觸知)되면 이는 주로 조산(早産)이나 붕루(崩漏) 등의 병을, 남성에게서 혁맥이 나타나면 이는 주로 혈허(血虛)나 몽유(夢遺) 등의 병을 의심할 수 있다.

相類詩

中空旁實乃爲芤．浮大而遲虛脈呼．芤更帶弦名爲革．芤爲失血革血虛．
弦長實大脈牢堅，牢位常居沈沉伏間．革脈芤弦自浮起，革虛牢實要詳看．

【譯文】 중간이 공허(空虛)하고 양방(兩旁)이 실(實)한 맥상(脈象)을 일러 '규(芤)'라 한다. 맥이 부대(浮大)하면서 지(遲)한 것은 허맥(虛脈)이라 칭한다. 규맥(芤脈)에 현상(弦象)을 띠고 있으면 이를 혁맥이라 한다. 규맥(芤脈)은 실혈(失血), 혁맥은 혈허(血虛)로 인한 것이다.

장대현실(長大弦實)한 침현맥(沉弦脈)을 뇌맥(牢脈)이라 한다. 뇌맥(牢脈)은 종종 침부(沉部)에 위치하거나 혹은 더 깊은 심부(深部)에 있어서 복맥(伏脈)에 가깝다. 이에 비해 혁맥과 규맥(芤脈), 현맥(弦脈)은 모두 부부(浮部)에서 나타난다. 그리고 혁맥은 내부가 공허(空虛)하며 뇌맥(牢脈)은 내부가 견실(堅實)하므로 이를 상세히 살펴야 한다.

【釋譯】 맥의 중간(속)에서는 맥상이 잡히지 않지만 양방(兩旁)에서는 잡히는 맥을 규맥(芤脈)이라 한다. 맥이 부대(浮大)하면서 지(遲)한 것을 허맥(虛脈)이라 한다. 규맥(芤脈)은 부대(浮大)하면서 연(軟)한 것이다. 만약 맥형(脈形)이 부대(浮大)하면서 현경(弦硬)하다면 이는 혁맥이다. 규맥(芤脈)은 종종 실혈(失血)의 초기에 나타나며, 혁맥은 혈허(血虛)로 인해 오래된 병에서 잘 나타난다.

현대견실(弦大堅實)하면서 침현(沉弦)하게 나타나는 맥은 뇌맥(牢脈)이다. 어떤 뇌맥(牢脈)은 일반적으로 심침(深沉)하며, 어떤 뇌맥은 심침(深沉)의 정도가 극(極)에 달해 나타나기도 하는데, 이는 복맥(伏脈)에 가깝다. 뇌맥(牢脈)과 혁맥은 모두 장대견실(長大堅實)하면서 약간 현급(弦急)한 맥상을 띤다.

서로 다른 점이 있다면, 혁맥은 부(浮)하며 뇌맥(牢脈)은 침(沉)하다는 것이다. 혁맥은 내부가 공허(空虛)한 맥이며, 뇌맥(牢脈)은 내부가 견실(堅實)한 맥이다. 이런 것들은 모두 상세히 변별해야 할 필요가 있는 것이다.

<革脈과 弱脈의 비교도>

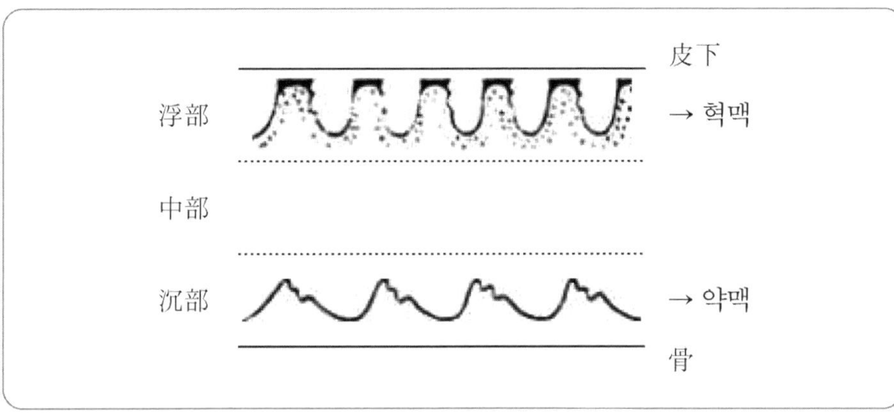

- 혁맥 : 떠 있고 팽팽하며 중간이 虛한데, 마치 북의 가죽 부분을 누르는 듯하다.
- 약맥 : 沉細하고 軟하며, 힘주어 누르면 끊어지려 한다.

<革脈과 芤脈의 비교도>

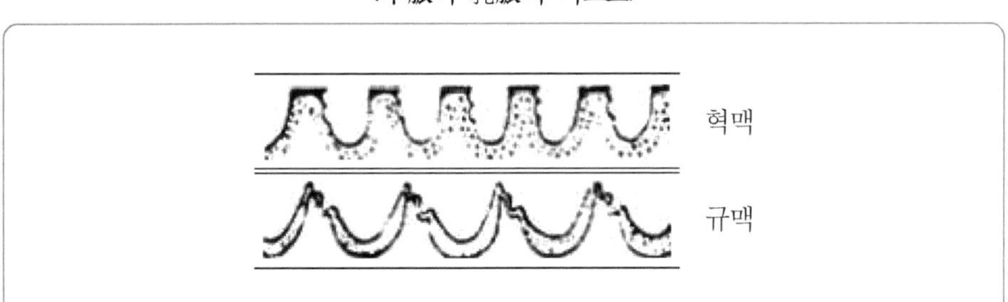

- 혁맥 : 떠 있고 팽팽하며 중간이 虛한데, 마치 북의 가죽 부분을 누르는 듯하다.
- 규맥 : 떠 있고 大하며 중간이 空한데, 마치 파의 줄기(蔥管)를 누르는 듯하다.

<革脈과 牢脈의 비교도>

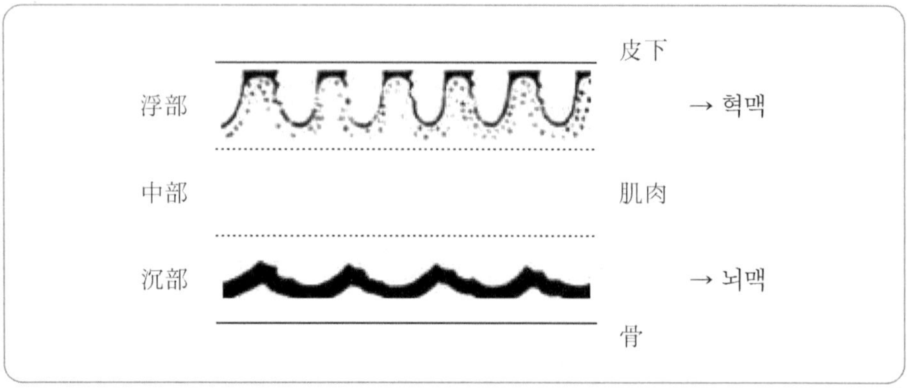

- 혁맥 : 떠 있고 팽팽하며 중간이 虛한데, 마치 북의 가죽을 누르는 듯하다.
- 뇌맥 : 沉實하고 大堅하며, 누르면 탄탄하고 견고하다.

17.1 혁맥의 형성

혁맥의 외강중공(外强中空)한 모습은 마치 탱탱한 북의 가죽 부분과 같다. 이는 주로 기허불고(氣虛不固)로 인해 혈(血)이 옳게 저장되지 못하고, 나중에는 기(氣)도 그 의지할 곳이 없어 밖으로 부월(浮越)한 결과 맥(脈)의 오는 모양이 마치 북의 가죽 부분처럼 밖은 강하고 속은 비어 있는 듯한 모습으로 나타나는 것이다.

17.2 혁맥의 임상응용

(1) 반산누하(半産漏下)

여성이 조산을 하거나 생리가 그치지 않고 흘러내리는 증상이 오래되면 영음(營陰)이 크게 상하여 기(氣)가 옳게 제자리를 지키지 못하여 밖으로 부월(浮越)하게 되는데, 이 때 주로 부대(浮大)하면서 현급(弦急)하며 내허외급(內虛外急)한 혁맥의 상(象)을 나타낸다.

이에 대해 정림(程林)은 다음과 같이 설명한다.

"방사(房事)의 과도, 칠정(七情)의 손상, 육음(六淫)의 침입을 받게 되면 후천진음(後天眞陰)이 손상을 받고(모자라게 되어) 선천신기(先天神氣)가 고갈된다. 그래서 여성의 경우는 조산을 하거나 생리가 그치지 않고 흐르게 되며, 남성의 경우는 망혈실정(亡血失精)의 상태에 처하게 된다."

이에 대한 치법은 응당 보양섭음(補陽攝陰), 익기생혈(益氣生血)을 위주로 세워야 한다.

임상에서 붕루(崩漏)를 치료할 때 혁맥이 나타나는 환자에게 황기를 중용(重用)해 익기(益氣)를 함으로써 생혈(生血)하는 원천을 도모하고, 이와 함께 당귀, 아교로 양혈화영(養血和營)하며, 좌약(佐藥)으로 지유(地楡), 용골, 산수유를 배합해 고삽지혈(固澁止血)의 효능을 증강시키면 매번 현저한 효과를 획득한다.

(2) 허로망혈(虛勞亡血)

허증(虛證)으로 인해 정혈(精血)이 부족한 경우에도 혁맥이 나타난다.

『脈學芻議』에는 다음과 같은 내용이 있다.

'재생불량성 빈혈의 경우에 종종 이런 종류의 맥이 나타난다. 즉 맥형(脈形)이 활대(闊大)하지만 눌러보면 그 중간이 비어 있는 고도의 빈혈 정상(征象)을 보인다.'

이와 같은 경우는 임상에서 경험해보면 확실히 체득을 할 수 있다.

한 남성 환자인데, 나이는 42세였다. 이미 병원에서 재생불량성 빈혈이란 진단을 받았다. 환자는 얼굴이 창백하고 잘 피로해하며 허리가 시큰거리고 무릎이 약하였다. 맥을 부취(浮取)해보니 손가락에 바로 응하는 것이 마치 북의 가죽을 누르는 느낌이며, 힘주어 눌러보니 속이 공허하며 힘이 없었다.

그래서 이는 기음양상(氣陰兩傷)임을 알고 바로 전음익기양혈(塡陰益氣養血)하는 약을 25일 동안 복용케 하니 맥이 화완(和緩)해지면서 혈액검사에서도 모든 수치가 안정된 결과를 나타내었다.

(3) 음한실정(陰寒失精)

신양(腎陽)이 부족하여 음중(陰中)이 한냉(寒冷)하면 정액이 흐르면서 아랫배에 냉통(冷痛)이 생기는 경우가 많은데, 이때 역시 혁맥이 나타난다.

『三指禪』에서는 '노상(勞傷)을 얻으면 정신이 흐리멍덩해지고 새벽에 유정이 나타난다'고 말한다.

이 경우에는 고정환(固精丸)에 보골지, 육계, 산수유를 가해 온보신양(溫補腎陽)하면 한사(寒邪)가 물러가고 정실(精室)이 공고해져서 냉통(冷痛)과 실정(失精) 증상이 없어진다.

18. 뇌맥(牢脈)

牢脈, 似沉似伏, 實大而長, 微弦.

【譯文】 뇌맥은 침맥(沉脈) 같기도 하고 복맥(伏脈) 같기도 하다. 그리고 맥체(脈體)가 실대(實大)하면서도 길며(長) 약간 현상(弦象)을 띤다.

【釋譯】 뇌맥은 가볍게 눌러보면 맥상을 감지할 수 없으며, 힘주어 눌러보아야 비로소 맥이 장대견실(長大堅實)한 것을 느낄 수 있는데, 약간 현급(弦急)한 모습을 보인다. 이는 침맥(沉脈)의 일종이다. 침맥의 침상(沉象)이 극에 달한 것을 복맥(伏脈)이라 한다.

<牢脈의 示意圖>

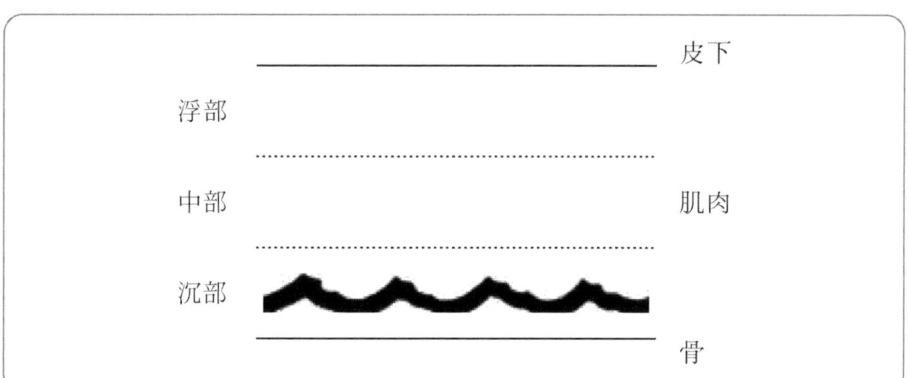

- 沉實有力하고, 모양이 大하며 弦長하다.
- 沉部를 누르면 힘이 있고, 힘을 주어 눌러도 이동하지 않는다.

體狀相類詩

弦長實大脈牢堅，牢位常居沉伏間．革脈芤弦自浮起，革虛牢實要詳看．

【譯文】 맥상이 현장실대(弦長實大)하면서도 일면 실견(實堅)한 것이 뇌맥인데, 이 뇌맥은 침맥(沉脈)과 복맥(伏脈)의 중간 정도에 위치하고 있다.

혁맥(革脈), 규맥(芤脈), 현맥(弦脈)은 모두 부부(浮部)에서 그 모습을 드러낸다. 혁맥(革脈)은 속이 공허(空虛)한 모습이며 뇌맥은 속이 견실(堅實)한 모습이니 이를 잘 알아야 한다.

【釋譯】 장대견실(長大堅實)한 침현맥(沉弦脈)을 이름하여 뇌맥이라 한다. 뇌맥은 일반적으로 심침(深沉)하지만, 어떤 뇌맥은 그 심침(深沉)한 정도가 극에 달하기 때문에 복맥(伏脈)에 가깝다.

뇌맥과 혁맥은 모두 장대견실(長大堅實)하면서 약간 현급(弦急)한 맥상을 보인다. 서로 다른 점이 있다면 혁맥은 부(浮)하며 뇌맥은 침(沉)하게 나타난다는 것이다. 그리고 혁맥은 속이 공허(空虛)하며, 뇌맥은 내부가 견실(堅實)하다. 이러한 것들은 모두 상세히 변별(辨別)해야 할 필요가 있다.

主病詩

寒則牢堅裏有餘，腹心寒痛肝乘脾．疝癲癥瘕何愁也，失血陰虛却忌之．

【譯文】 한사(寒邪)를 깊게 받아들이면 견(堅)한 뇌맥이 나타나는데, 이는 사기(邪氣)가 유여(有餘)한 것이다. 이는 심복한통(心腹寒痛)이나 간기범비(肝氣犯脾) 등에서 잘 나타난다. 전(癲), 산(疝), 징하(癥瘕) 등에서 뇌맥이 나타나면 그리 우려할 필요가 없다. 그러나 실혈(失血)이나 음허증(陰虛證)에서 이런 뇌맥이 나타난다면 좋은 현상으로 볼 수 없다.

【釋譯】 한사(寒邪)에 상한 질병에서 종종 뇌맥이 나타나는데, 이때의 맥은 침후(沉候)를 나타내면서 견실유력(堅實有力)하다.

심복한통병(心腹寒痛病), 간목극비토병(肝木克脾土病), 전산(癲疝), 징하(癥瘕) 등과 같은 병에서 만약 이것이 한사(寒邪)로 인한 것이라면 비교적 용이하게 치료가 되므로 우려할 필요가 없다. 그러나 실혈음허병(失血陰虛病)에서 뇌맥이 나타나면 이는 음허증(陰虛證)이 이미 심해졌다는 것을 나타내는 것이므로 맥진(脈診)에서 이 뇌맥이 나타나는 것을 꺼려한다.

● 兼脈主病

뇌견(牢堅)은 한수정축(寒水停蓄), 뇌지(牢遲)는 고냉(痼冷), 뇌삭(牢數)은 적열(積熱)을 나타낸다.

18.1 뇌맥의 형성

뇌맥은 음한(陰寒)의 사기(邪氣)가 내적(內積)하여 양기(陽氣)가 아래로 침잠(沉潛)해 고결(固結)되어서 움직이지 못한 결과 맥이 침실유력(沉實有力)하고 그 세력이 대(大)하면서 형상(形狀)이 장(長)하게 나타나 형성되는 것이다.

18.2 뇌맥의 임상응용

(1) 동맥경화(動脈硬化)

동맥경화 환자는 혈관이 탄성을 잃어 침현유력(沉弦有力)하면서 형대현장(形大弦長)하고 견고불이(堅固不移)한 맥상을 나타낸다.

강춘화(姜春華)는 다음과 같이 말한다.

"현실불이(弦實不移)한 이 뇌맥은 주로 혈관의 경화(硬化), 혈액의 충실(充實), 혈압이 고장(高張)해 있다는 표현이다."

『中醫脈學硏究』에서도 다음과 같은 서술을 볼 수 있다.

'동맥경화와 만성 신장염 환자의 경우에 일정한 뇌맥을 나타낸다. 그래서 뇌맥은 동맥경화의 한 증상이라고 말할 수 있다.'

『時氏診斷學』에는 다음과 같은 설명이 보인다.

''뇌(牢)'에는 두 가지의 뜻이 있다. 그 하나는 '堅固'의 의미이며, 다른 하나는 '深藏'의 뜻이다. 이는 모두 맥상이 심장견고(深藏堅固)하다는 것을 나타낸다. 서양의학에서 소위 말하는 경맥(硬脈)은 처음에 눌러보면 저항감이 있고 유력(有力)한데, 이는 동맥의 벽이 굳어져서 나타난 소치이다.'

장찬신(張贊臣)은 뇌맥에 대해 다음과 같이 말하고 있다.

"신장(腎臟)이 위축된 경우에 이 뇌맥이 나타난다. 소문(素問)에서 말하고 있는 '신기부족(腎氣不足)', 중경(仲景)이 말하는 '신저(腎著)', 이들은 모두 서양의학에서 말하는 신장

위축증(腎臟萎縮症)에 해당하는 것이다. 생리해부학자들은 맥박은 단지 심장과 혈관을 진단할 뿐이지 다른 장부(臟腑)는 진단할 수 없다고 말하는데, 이는 중의(中醫)의 뇌맥(牢脈)이 신장질환을 진단하는 데 이미 수천 년의 역사를 지니고 있다는 것을 모르고 하는 소리다."

그리고 『談脈』이란 책에서는 다음과 같은 내용을 볼 수 있다.

'어느 중년 여성이 몇 년 동안 두통, 현기증, 불면증에 시달리고 있었는데, 본인의 말에 의하면 아이를 낳을 때 냉기를 받은 후에 생긴 것이라 한다. 서양의학으로는 고혈압이란 진단을 받았다. …… 환자의 맥을 보니 침뢰(沉牢)하였다. 이는 겨울의 냉기를 받은 데다가 식욕이 부진해져 그 맥이 뇌상(牢象)을 나타낸 것이다. 그래서 부자, 건강을 주약(主藥)으로 하여 치료했는데 약을 복용하자 두통과 불면증 증상이 경감되었다. 그래서 온보신양(溫補腎陽)하는 약에 오수유, 구기자 등을 가해 환약으로 만들어 아침 저녁으로 복용케 하였다. 이와 함께 항상 혈압을 측정하게 했는데, 어떤 때는 높고 어떤 때는 낮으면서 안정적이지를 못하였다. 이로 인해 체득한 것인데, 뇌맥은 아마도 서양의학에서 말하는 경맥(硬脈: 硬化된 동맥)일 것이다.'

(2) 음한내적(陰寒內積)

『王旭高醫案·虛勞』라는 책에는 다음과 같은 내용이 있다.

'왕모라는 환자인데, 비허기함(脾虛氣陷)으로 인해 항문에 외양(外瘍)이 생겼다가 그 종기에 궤양이 생기고 난 후 설사가 나는데 이 증상이 한 달이 넘었다고 한다. 그리고 하반신이 차갑다고 하였다. 양맥(兩脈)은 현경(弦硬)하면서 유(柔)한 모습은 보이지를 않았는데, 이것이 바로 뇌맥이다.

이는 음허(陰虛)에 속하므로 치료는 온중부토(溫中扶土), 승양화습(昇陽化濕)해야 한다. 그래서 처방을 당삼, 방풍근(防風根), 포강(炮薑), 진피, 백출, 천궁, 파고지, 사인, 신국(神麯)으로 조성하였다. 이와 함께 사신환(四神丸) 一兩, 자생환(資生丸) 二兩을 같이 복용케 하였다. 이를 하루에 三錢씩 따뜻한 물로 복용하게 했다.

또 한 환자는 43세인데, 차가운 음식을 많이 먹고 나서 잠이 든 후 다음날 아침이 되자 위장이 더부룩하고 통증이 생기며 마른 구역질이 나면서 대변이 잘 나오지 않았다. 환자의 맥을 보니 침현유력(沉弦有力)했는데, 힘주어 눌러보아도 맥관(脈管)이 움직이지 않았다.

그래서 이를 생랭(生冷)한 기운이 위장을 상하게 한 데다 한응(寒凝)이 풀어지지 않고, 그 결과 위장의 화강기능(和降機能)이 그 작용을 잃어서 이 같은 증상이 나타난 것이라 진단을 하고 비급환(備急丸) 三錢을 처방하여 매회 一錢씩 복용케 하면서 위양(胃陽)을 온통(溫通)케 하며 냉적(冷積)을 공격하여 식체한응(食滯寒凝)을 물러가게 하는 효과를 도모하였다.

약을 3일 복용하자 대변이 통하고 통증이 그치며 창만감(脹滿感)도 소실되었으며 맥은 화완(和緩)한 모습을 보이면서 병이 물러갔다.'

19. 유맥(濡脈)

濡脈, 極軟而浮細, 如綿在水中, 輕手相得, 按之無有. 如水上浮漚.

【譯文】 유맥은 그 형세(形勢)가 아주 유연(柔軟)하고 부세(浮細)하다. 마치 솜이 물 위에 떠 있는 것 같으며, 손을 가볍게 대면 촉지가 되지만 힘주어 누르면 감지되지 않는다. 이는 또 마치 수면 위에 아주 가벼운 물질이 떠 있는 것 같은 느낌을 준다.

【釋譯】 유맥은 부세(浮細)하면서 아주 연(軟)한데, 마치 비단 실오라기를 물 위에 둔 것 같아서 가볍게 접촉할 때는 손 아래 어떤 감각이 느껴지지만 힘을 주어 눌러보면 손 아래 아무것도 없는 것 같다. 그 부(浮)하면서 세연(細軟)한 정형(情形)은 마치 물거품이 물 위에 떠 있는 것같이 조금의 역량(力量)도 없는 모습이다.

<濡脈의 示意圖>

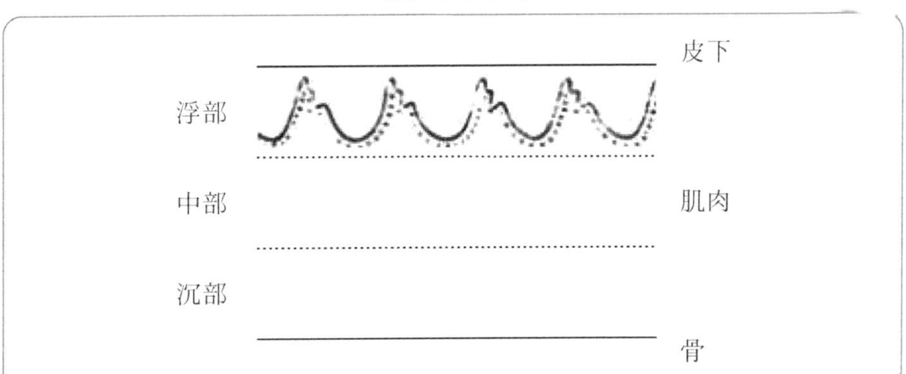

• 浮細하면서 軟하고, 가볍게 대보아야만 촉지된다.

體狀詩

濡形浮細按須輕，水面浮綿力不禁．病後産中猶有藥，平人若見是無根．

【譯文】 유맥은 부(浮)하면서 세연(細軟)해서 이를 감지하려면 가볍게 눌러야 한다. 이는 마치 솜이 물 위에 떠 있어서 아주 가벼운 모습처럼 느껴진다. 병후나 산후에 유맥이 나타나면 약을 써야 한다. 정상인에게서 유(濡)한 모습이 보이면 이는 무근지맥(無根之脈)이다.

【釋譯】 유맥은 부세(浮細)하면서 아주 연(軟)한데, 반드시 가볍게 눌러보아야 감지할 수 있다. 이는 수면 위에 떠 있는 솜과 같다. 그래서 힘주어 누르면 이를 감당해내지 못한다.

병후나 산후에 유맥이 보인다면 이는 기혈이 부족한 소치이다. 약으로 치료하면 일정한 차도를 볼 수 있다. 그러나 몸에 무슨 병이 없는 사람에게서 이 유맥이 나타난다면 이를 무근맥(無根脈: 깊이 누른 상태에서도 마치 맥이 없어 박동하지 못하는 것 같은 맥)이라 한다. 이는 비신(脾腎)의 기(氣)가 쇠극(衰極)한 정상(征象)이며, 아주 위중한 것이다.

相類詩

浮而柔細知爲濡，沉細而柔作弱持．微則浮微如欲絶，細來沉細近于微．

【譯文】 부(浮)하면서 유세(柔細)한 맥상(脈象)으로 이가 유맥이라는 것을 알 수 있다. 침세(沉細)하면서 유연(柔軟)하면 이는 약맥(弱脈)으로 간주해야 한다. 미맥(微脈)은 가늘게 떠 있어서 마치 끊어질 듯한 맥이다. 세맥(細脈)은 가느다랗게 가라앉아 있는 모습이며 이는 미맥(微脈)과 근사(近似)하다.

【釋譯】 부(浮)하면서 유세(柔細)한 것은 유맥이다. 침(沉)하면서 유세(柔細)한 것은 약맥(弱脈)이다. 미맥(微脈)은 있는 듯 없는 듯 떠 있는 맥이다. 세맥(細脈)은 침(沉)하면서 아주 가늘어서 미맥(微脈)의 일종에 가깝다.

세맥(細脈)과 미맥(微脈)을 분별해보자. 미맥(微脈)은 있는 듯 없는 듯한 맥이며, 세맥(細脈)은 가늘지만 분명하게 감지되기 때문에 미맥(微脈)처럼 끊어지려는 듯한 느낌은 없다.

<濡脈과 牢脈의 비교도>

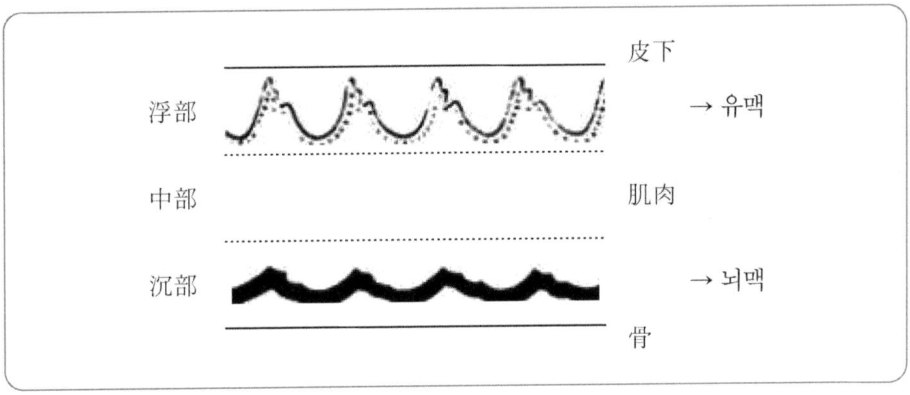

- 유맥 : 浮細하면서 軟하고, 힘 있게 누르면 박동감이 적어진다.
- 뇌맥 : 沉大하면서 實하고, 힘 있게 누르면 탄탄하고 견고하다.

<濡脈, 微脈, 弱脈의 비교도>

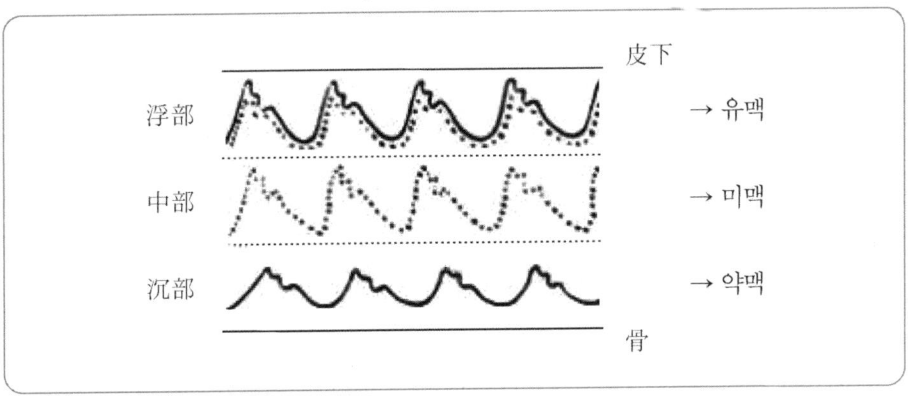

- 유맥 : 浮細하면서 軟하고, 힘 있게 누르면 박동감이 적어진다.
- 미맥 : 아주 細하면서 軟하고, 있는 것 같기도 하고 없는 것 같기도 하다.
- 약맥 : 沉細하면서 軟하고, 힘주어 누르면 끊어지려 한다.

主病詩

濡爲亡血陰虛病, 髓海丹田暗已虧. 汗雨夜來蒸入骨, 血山崩倒濕侵脾.

寸濡陽微自汗多, 關中其奈氣虛何. 尺傷精血虛寒甚, 溫補眞陰可起疴.

【譯文】 유맥은 망혈(亡血)이나 음허병증(陰虛病證)을 주관한다. 수해(髓海)나 단전(丹田)이 이미 쇠약해 있을 때 종종 이 맥을 나타낸다. 그리고 야간의 도한이나 번열(煩熱), 골증(骨蒸), 붕루(崩漏), 비습(脾濕) 등의 증후에서도 이 유맥을 나타낸다.

촌부맥(寸部脈)이 유(濡)하다면 이는 양기의 쇠미(衰微)로 인해 땀이 그치지 않는 증상이 있는 것이다. 관부맥(關部脈)이 유(濡)하다면 이는 중기허약(中氣虛弱)이 아주 분명하다는 증거이다. 척부맥(尺部脈)이 유(濡)한 것은 정(精)과 혈(血)이 모두 상해 있거나 허한증(虛寒證)이 아주 심하다는 것을 의미한다. 이런 경우는 진음(眞陰)을 온보(溫補)해주면 오래된 병이나 고질적인 병을 물리칠 수 있다.

【釋譯】 유맥은 망혈음허병(亡血陰虛病)을 주관한다. 유맥(濡脈)을 나타내는 환자는 주로 뇌해(腦海)나 단전(丹田)이 이미 휴약(虧弱)해 있는 것이다. 어떤 경우는 야간도한(夜間盜汗), 골증내열(骨蒸內熱), 어떤 경우는 붕루하혈(崩漏下血), 허비습성(虛脾濕盛) 등에서도 나타난다.

촌부(寸部)가 유(濡)하면, 이는 체표(體表)의 양기허약(陽氣虛弱)으로 인한 자한병(自汗病)이다. 관부(關部)가 유(濡)하면 이는 기허병(氣虛病)이다. 척부(尺部)가 유(濡)하면 정혈허(精血虛) 혹은 허한병(虛寒病)이다.

온보진음(溫補眞陰)의 방법을 채용하면 이런 만성병들을 치료할 수 있다.

● 兼脈主病

임상에서 일반적으로 유현맥(濡弦脈)은 현기증이나 손의 저림(마비), 유세맥(濡細脈)은 비습(脾濕), 유삽맥(濡澁脈)은 망혈(亡血), 유부맥(濡浮脈)은 위양(衛陽)의 허약, 유삭맥(濡數脈)은 습열(濕熱)의 경우에 많이 나타난다.

19.1 유맥의 형성

유맥은 주로 체표(體表)의 기허(氣虛)나, 기허(氣虛)로 인한 맥관(脈管)의 수렴실조(收斂失調)로 그 힘이 풀어져서 맥의 오는 형세(形勢)가 부세무력(浮細無力)해지는 것이다. 이는 주로 기혈부족(氣血不足), 허로백손(虛勞百損)의 제증(諸證)에서 잘 나타난다.

그리고 습사(濕邪)가 넘쳐나서 이로 인해 기(氣)가 체표(體表)에 외달(外達)하지 못해도 유맥을 형성한다. 그러나 이 경우는 습사(濕邪)로 인한 것이기 때문에 비록 유상(濡象)을 보이기는 하지만 여기에는 긴속(緊束)한 형상이 곁들여 나타난다. 즉 유(濡)하면서 현(弦)하거나 유(濡)하면서 삭(數)한 모양을 나타낸다.

19.2 유맥의 임상응용

(1) 망혈음허(亡血陰虛)

붕루(崩漏)로 인해 피가 계속 오랫동안 흘러내리면 망혈(亡血)과 기허(氣虛)를 초래하는데, 이렇게 되면 전신에 힘이 없고 나른하며 혀의 색깔이 창백해진다. 이때 유맥이 나타나는데, 특히 척부맥(尺部脈)에서 분명하게 감지된다.

『診家樞要』에서는 '유(濡)…… 이는 기(氣)와 혈(血)이 모두 부족한 징후이다. 소기(少氣), 무혈(無血)……척부(尺部)에서 유(濡)하게 나타나는데, 남자는 상정(傷精), 여자는 탈혈(脫血)의 경우에 나타난다'라고 유맥에 대한 증후를 설명하고 있다.

탈혈(脫血)이란 붕루(崩漏)로 인해 하혈이 계속되는 것인데, 이것이 혈휴기허(血虧氣虛)를 초래해 유맥을 나타내는 것이다. 이런 경우는 당삼, 황기를 중용(重用)하면서 당귀, 숙지황, 아교를 배합해 보기섭혈(補氣攝血)해준다.

29세의 여성 환자인데, 생리가 왔지만 이것이 그치지 않고 계속 흘러내려 한 달을 계속한다는 것이다. 그리고 수시로 현기증이 나고 눈에 별꽃이 보이며, 몸이 노곤하고, 생리의 색은 창백하며, 복부에 은근한 통증을 느끼며 따뜻하게 해주면 편안하다는 것이다.

그 맥을 보니 부세(浮細)하면서 연(軟)하였다. 이는 기혈(氣血)이 모두 부족한 증후라 판단되어 십전대보환(十全大補丸)을 투여하였다. 약을 복용하고 일주일이 되자 흘러내리던 피가 그치고 육부맥(六部脈)이 안정을 찾으면서 치유되었다.

(2) 제허백손(諸虛百損)

노채병(癆瘵病: 현대의학의 폐결핵과 유사한 전신쇠약증)이 오래되면 기혈과 몸의 진액이 모두 손상되어 뼛속이 후끈거리고, 잘 때 식은 땀을 흘리며, 힘이 없고 몸이 허약해진다. 그리고 기침을 하면서 피가 섞여 나오기도 하며, 식욕이 없고 설사를 하는 증상들이 나타난다. 이때도 유맥이 나타난다.

『診宗三昧』에서는 다음과 같이 말한다.

'유(濡)는 위기불충(胃氣不充)의 상(象)이다. 그래서 이는 내상허로(內傷虛勞), 설사소식(泄瀉少食), 자한천핍(自汗喘乏), 정상위약(精傷痿弱)의 환자에게서 나타난다.'

이 경우는 비위를 조보(調補)하는 방법을 사용하면 위(胃)가 음식물을 수납하는 기능이 증진되어 기혈이 점진적으로 생성되면서 병이 낫는다.

『臨證指南』에서는 다음과 같이 서술하고 있다.

'서모(徐某)란 환자는 얼굴이 누르스름하고 맥이 유(濡)하게 나타나면서 가슴이 두근거리고, 갑작스러운 기침과 함께 가래를 뱉어내고, 심신이 피로해지며 양기가 부족한 모습을 보였다. 그리고 중년에 들어서 몸이 더욱 쇠약해지고 병이 가중되었다. 그래서 비위를 보해주는 한편, 아래로는 신진(腎眞)을 고섭(固攝)해주는 치법을 세워 대응하였다. 그러나 식욕을 증진시키고 병세가 안정을 찾는 데까지는 오지 못해서 대반하탕(大半夏湯)을 달여 이것으로 아침에 도기환(都氣丸)과 같이 복용케 하였다.'

(3) 습열미만(濕熱彌漫)

습열(濕熱)이 삼초(三焦)에 미만(彌漫)해 있으면 신열(身熱)이 나면서 이것이 잘 없어지지 않고 두통, 오한과 함께 몸이 무겁고 욱신거리며, 가슴이 답답하고 배고픔을 잘 느끼지 못하고, 오후에 열이 더 심해지는 증상들이 나타난다. 이런 경우에는 주로 맥이 유완(濡緩)하거나 혹은 유현(濡弦), 유세(濡細)한 모습을 보인다.

이에 대해서는 『溫病條辨』에서 다음과 같이 설명하고 있다.

'두통, 오한, 그리고 몸이 무겁고 통증이 생기며, 설태가 희고 갈증이 없으며, 맥이 현세(弦細)하면서 유(濡)하고, 얼굴이 담황색(淡黃色)을 띠며, 가슴이 답답하고 오후에 열이 심한 것은 음허(陰虛)로 인해 병이 속히 회복될 수 없다는 것을 말해주는 것이다. 이를 습온(濕溫)이라 한다.'

임상에서 증명되는 것인데, 맥이 유삭(濡數)한 것은 열(熱)에 편중되어 있다는 징후이고, 유완(濡緩)한 것은 습(濕)에 편중되어 있는 징후이다. 열이 중(重)한 경우에는 청열(淸熱)을 위주로 하면서 화습(化濕)으로 좌(佐)해준다. 습(濕)에 편중되어 있는 경우는 화습법(化濕法)을 위주로 하면서 청열법(淸熱法)으로 좌(佐)해준다. 이렇게 조치하면 습(濕)이 물러가면서 열이 내리고, 또 열이 없어지면서 습이 흩어진다.

(4) 유주비병(濡主脾病)

비양(脾陽)이 부족하여 그 운화기능(運化機能)이 저하되면 복부가 차갑고 배가 불룩해지며, 대변이 묽고, 물 같은 대변을 보기도 하며, 전신에 힘이 없고 목소리도 약해진다. 이런 경우에는 주로 유약(濡弱)한 맥이 나타난다. 이에 대한 치료는 온운중양(溫運中陽)을 위주로 한다.

그리고 중기(中氣)가 부족하고 비허(脾虛)로 인해 기함(氣陷)하면 숨이 차고 몸에 힘이 없으며, 대변이 묽고 소변이 자주 마렵고, 기허(氣虛)로 인한 탈항(脫肛)이 생긴다. 이 경우에도 주로 유완(濡緩)한 맥이 나타난다. 치료는 승양보기(昇陽補氣)를 위주로 한다.

또 한습(寒濕)의 사기(邪氣)가 비(脾)에 침범하면 비(脾)의 운화기능(運化機能)이 옳게 발휘되지 못하여 배가 더부룩해지고 몸이 무거우며 대변이 부실하면서 맥이 유세(濡細)하게 나타난다. 치료는 운비화습(運脾化濕)을 위주로 한다.

20. 약맥(弱脈)

弱脈, 極軟而沉細, 按之乃得, 擧手無有.

【譯文】 약맥은 그 맥상이 아주 유연(柔軟)하면서 침세(沉細)한 것을 말하는데, 힘주어 눌러야 비로소 감지할 수 있으며, 가볍게 대서는 촉지할 수 없는 맥이다.

【釋譯】 약맥은 침세(沉細)하면서 아주 유연(柔軟)한 것인데, 힘을 주어 맥을 잡아야만 비로소 촉지할 수 있으며, 가볍게 잡아서는 감지할 수 없다.

<弱脈의 示意圖>

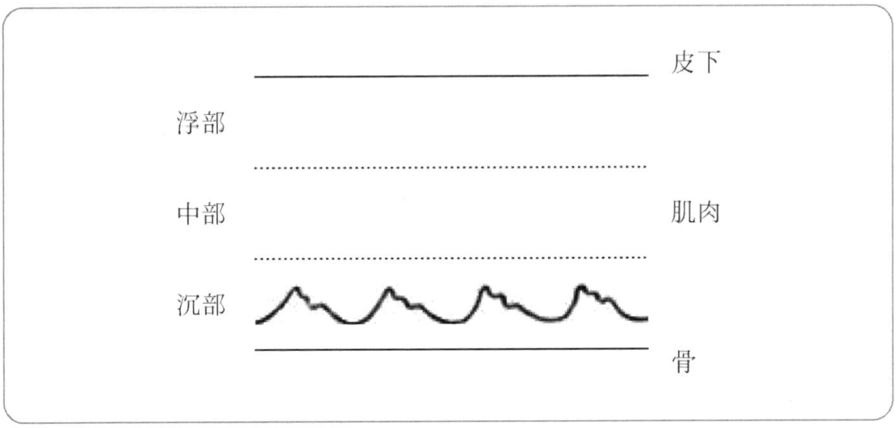

• 沉細하면서 軟하고, 힘주어 누르면 끊어지려 한다.

體狀詩

弱來無力按之柔，柔細而沉不見浮．陽陷入陰精血弱，白頭猶可少年愁．

【譯文】약맥의 박동은 무력하여서 힘주어 눌러보아야 유(柔)한 모습이 비로소 분명히 드러난다. 맥상이 유세(柔細)하면서 침(沉)하고, 부맥(浮脈)으로는 나타나지는 않는다.

양기가 쇠미(衰微)하여 병이 음혈(陰血) 부위로 함입(陷入)해 있는 정혈허약(精血虛弱)의 경우에 나타난다. 노년에서의 약맥은 일정한 생리적인 현상으로 치지만 소년에게서 약맥이 보이면 이는 걱정할 만한 일이다.

【釋譯】약맥의 박동은 무력하여서 힘을 주어 잡아보면 비록 감지가 되지만, 결론적으로 유연(柔軟)하면서 세소(細小)한 감각으로 나타난다. 이는 유세(柔細)하면서 침(沉)하기 때문에 부후(浮候)에서는 진단해내지 못한다.

약맥이 나타나는 병은 주로 양분(陽分: 表)의 병이 이미 음분(陰分: 裏)으로 전이된 것인데, 이때의 환자는 그 정혈(精血)이 이미 아주 쇠약해진 상태다.

노년은 원래가 정혈(精血)이 쇠소(衰少)하기 때문에 약맥이 나타나는 것은 종종 볼 수 있는 일이다. 그러나 소년이나 젊은이에게서 약맥이 나타난다면 이는 문제가 있는 것이다.

相類詩

浮而柔細知爲濡，沉細而柔作弱持．微則浮微如欲絶，細來沉細近于微．

【譯文】부(浮)하면서 유세(柔細)한 맥상으로 이것이 유맥(濡脈)이라는 것을 알 수 있다. 침세(沉細)하면서 유연(柔軟)하면 이는 약맥으로 간주해야 한다. 미맥(微脈)은 가늘게 떠 있어서 마치 끊어질 듯한 맥이다. 세맥(細脈)은 가느다랗게 가라앉아 있는 모습이며 이는 미맥과 근사(近似)하다.

【釋譯】부(浮)하면서 유세(柔細)한 것은 유맥(濡脈)이다. 침(沉)하면서 유세(柔細)한 것은 약맥이다. 미맥(微脈)은 있는 듯 없는 듯 떠 있는 맥이다. 세맥(細脈)은 침(沉)하면서 아주 가늘어서 미맥의 일종에 가깝다.

세맥(細脈)과 미맥을 분별해보자. 미맥은 있는 듯 없는 듯한 맥이며, 세맥(細脈)은 가늘지만 분명하게 감지되기 때문에 미맥처럼 끊어지려는 듯한 느낌은 없다.

主病詩

弱脈陰虛陽氣衰，惡寒發熱骨筋痿．多驚多汗精神減，益氣調營急早醫．
寸弱陽虛病可知，關爲胃弱與脾衰．欲求陽陷陰虛病，須把神門兩部推．

【譯文】 약맥은 음정허손(陰精虛損)과 양기쇠미(陽氣衰微)로 생긴다. 그 증상으로는 오한발열(惡寒發熱), 골위근위(骨痿筋痿) 등이 나타난다. 그리고 경계(驚悸) 혹은 다한(多汗), 정신피로 등이 나타난다. 이에는 응당 기혈을 돕고 영위(營衛)를 조화시키기 위해 빨리 의사를 찾아 치료해야 한다.

촌부(寸部)가 약맥을 보이면 이는 양허(陽虛)라는 것을 알아야 한다. 관부맥(關部脈)이 약(弱)하면 이는 대부분 비위허쇠(脾胃虛衰)를 나타낸다. 양기(陽氣)나 음정(陰精)의 휴손(虧損)을 알아내기 위해서는 반드시 양 척부맥(尺部脈)을 자세히 관찰해야 한다.

【釋譯】 약맥은 음허(陰虛)나 양성(陽盛)을 주관한다. 이런 경우는 오한, 발열, 근골위약(筋骨痿弱) 등의 증후를 나타낸다. 음허(陰虛)의 경우는 경계(驚悸), 도한(盜汗) 등이 나타나고, 양허(陽虛)는 표허자한(表虛自汗) 등이 나타난다. 정신 방면에서는 양자(兩者)가 모두 부족한 모습을 보인다. 약맥의 병을 치료하기 위해서는 반드시 조기에 보익정혈(補益精血), 조보영혈(調補營血)해야 한다.

촌부(寸部)가 약맥을 나타내면 이는 양허병(陽虛病)이란 걸 알 수 있다. 관부(關部)가 약맥(弱脈)을 보이면 이는 비위쇠약(脾胃衰弱)이다. 만약 양함음허병(陽陷陰虛病)인지의 여부를 알려면 반드시 양손 척부(尺部)의 세약(細弱) 여부를 가지고 판단해야 한다.

● 兼脈主病

일반적으로 약(弱)하면서 삽(澁)한 맥은 혈허(血虛)를 말하며, 약(弱)하면서 세(細)한 맥은 양허(陽虛)를 의미한다. 그리고 약삭맥(弱數脈)은 유정(遺精), 붕루(崩漏)의 경우에 잘 나타나며, 약(弱)하면서 현세(弦細)한 맥은 혈허(血虛)로 인한 근위(筋痿)에서, 약(弱)하면서 연(軟)한 맥은 자한(自汗)에서 많이 나타난다.

20.1 약맥의 형성

맥은 혈부(血府)이기 때문에 기혈이 유여(有餘)하면 맥의 왕래가 충만해진다. 그러나 음혈(陰血)이 부족하여 맥도(脈道)를 충실케 하지 못하면 그 맥도가 축소되고 좁아져서 맥이 세(細)하게 나타난다. 그리고 양기가 쇠소(衰少)하여도 혈행(血行)의 추운(推運)에 힘이 없어지고 기허(氣虛)로 인해 외고(外鼓)하지 못하여 맥의 세력이 연약무력(軟弱無力)하게 된다. 그래서 세연(細軟)한 상(象)이 나타나는 것이다. 약맥의 침세무력(沉細無力)한 맥상은 혈휴양쇠(血虧陽衰)로 인한 연고이다.

20.2 약맥의 임상응용

(1) 정혈부족(精血不足)

음허양쇠(陰虛陽衰), 정혈부족(精血不足), 위외불고(衛外不固)의 경우에 골육산통(骨肉酸痛), 정기청랭(精氣淸冷), 허천구수(虛喘久嗽), 현훈이명(眩暈耳鳴), 요슬산연(腰膝酸軟), 허손무력(虛損無力) 등의 증상이 생기는데, 이런 경우에 주로 약맥이 나타난다.

『金匱要略』에서는 다음과 같이 말한다.

'남자 평인(平人)의 맥이 허약세미(虛弱細微)하면 잠잘 때 땀을 많이 흘리게 된다.'

'기침을 몇 년 동안 오래 하고 그 맥이 약(弱)한 경우는 치료가 된다.'

이에 대한 치료는 응당 '精不足者, 補之以味'의 원칙에 근거해 자하거(紫河車), 녹각, 구판(龜板), 구기자, 육종용, 파극천, 쇄양, 산수유, 토사자, 숙지황 등으로 전정보혈(塡精補血)해 허손(虛損)을 치료해주면 맥이 저절로 회복된다.

(2) 실혈일구(失血日久)

토혈이나 코피, 각혈, 붕루하혈 등이 오래되어 기혈이 부족하면 주로 약맥이 나타난다.

『診宗三昧』에서는 다음과 같이 말한다.

'혈비(血痹)나 허로(虛勞), 오래된 기침이나 실혈(失血), 출산 및 노년의 오랜 허증 등에서 맥이 미약(微弱)하게 나타난다.'

이는 실혈(失血)로 인해 혈소부족(血少不足)해지면 맥기(脈氣)를 고동(鼓動)시키는 힘이 없어져 맥의 왕래가 무력하고 약해진다는 것을 말한다.

(3) 비위허한(脾胃虛寒)

비한위냉(脾寒胃冷)하면 중양(中陽)의 부족을 초래해 위통, 식욕부진, 구토, 묽은 대변, 복통 등의 증상을 호소하게 되는데, 이런 경우에도 주로 약맥이 나타나며 특히 관부(關部), 척부(尺部)의 두 맥에서 두드러지게 나타난다.

『傷寒論』에서는 다음과 같이 말한다.

'太陰爲病, 脈弱, 其人續自便利.'

'嘔而脈弱, 小便復利, 身有微熱, 見厥者, 難治, 四逆湯主之.'

이는 관부맥(關部脈)이 침세무력(沉細無力)한 것은 위냉비한(胃冷脾寒)의 병이라는 것을 설명하는 것이다.

21. 산맥(散脈)

散脈, 大而散, 有表無裏. 渙散不收.
無統紀無拘束, 至數不齊, 或來多去少, 或去多來少.
渙散不收, 如楊花散漫之象.

【譯文】 산맥은 맥의 오는 모습이 대(大)하면서 산(散)하다. 이는 부부(浮部)에서만 나타나며 심부(深部)에서는 나타나지 않는다. 그 맥상이 환산(渙散)하고 수렴(收斂)하는 모습을 보이지 않는다. 그 왕래가 불규칙적이며 구속받는 바가 없는 듯하며 그 박동의 횟수도 정형적(定形的)이지 않다. 어떤 경우는 올 때의 횟수가 많고 물러갈 때의 횟수가 적으며, 어떤 경우는 그 반대의 모습을 보이면서 풀어져 뿔뿔이 흩어지는 듯한 모습이다. 그 수속(收束)되지 않는 모습이 마치 버들개지가 바람에 날려 아주 산만한 형상 같다.

【釋譯】 산맥은 허대(虛大)하면서 산만무력(散漫無力)하여 미치 그 경계가 없는 듯하다. 이는 오직 부후(浮候)에서만 나타나는 맥이며 침후(沉候)에서는 나타나지 않는다. 이 산맥은 산만하여서 수속력(收束力)이 없다. 그 박동의 횟수도 불규칙하며 왕래 역시 불분명하다. 어떤 때는 박동하는 것 같기도 하지만 어떤 때는 또 박동하지 않는 것 같은 모습을 보인다. 그래서 그 왕래 횟수를 정확히 계산하기가 아주 곤란하다. 그 부약무력(浮弱無力)한 정도는 산만한 버들개지 같아서 촉지(觸知)를 해보아도 분명한 감각을 느낄 수가 없다.

<散脈의 示意圖>

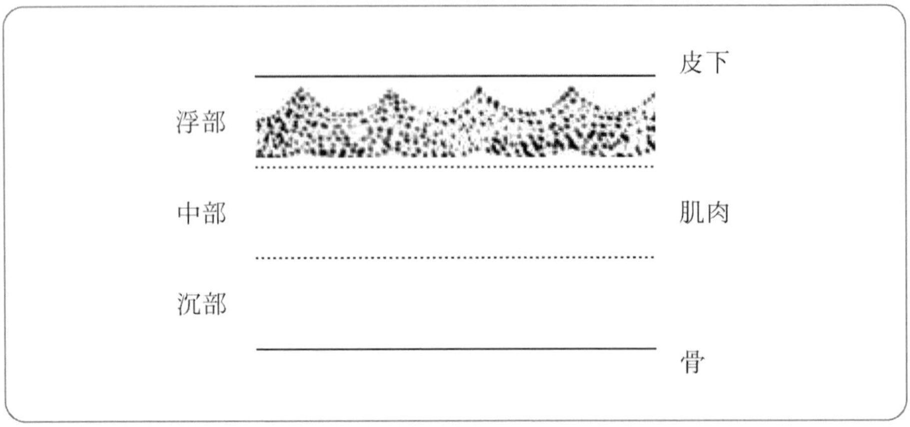

• 뜬 상태에서 흩어져 있어 그 근원을 알 수 없고, 박동하는 횟수도 불분명하다.

體狀詩

散似楊花散漫飛, 去來無定至難齊. 産爲生兆胎爲墜, 久病逢之急速醫.

【譯文】 산맥은 마치 버들개지가 산만(散漫)하고 분분(紛紛)히 날리는 듯한 모습이다. 그 박동에 규율이 없고 질서도 없다. 산기(産期)를 맞아 산맥이 나타나면 곧 분만하려는 징후이며, 산기(産期)가 아직 차지 않은 임부(妊婦)에게서 산맥이 보이면 이는 낙태하려는 조짐이다. 오래된 병에서 산맥이 보이면 급히 의사를 찾아야 한다.

【釋譯】 산맥은 산만비무(散漫飛舞)하는 버들개지 같아서 아주 경부무력(輕浮無力)하다. 그 오고 가는 모습에 일정한 규율이 없고 박동하는 횟수 역시 고르지 않다. 산부(産婦)에게서 산맥이 출현하면 이는 태아가 곧 출생하려는 조짐이다. 임부(妊婦)에게서 산맥이 보이면 낙태 가능성이 있다. 오랜 병 후에 산맥이 나타나면 이는 환자의 정기(正氣)가 쇠갈(衰竭)해 아주 위중한 상태라는 증거이므로 당연히 의사를 찾아 치료를 받아야지 시일을 놓치면 아주 곤란한 상황이 발생한다.

相類詩

散脈無拘散漫然, 濡脈浮細水中綿. 浮而遲大爲虛脈, 芤脈中空有兩邊.

【譯文】 산맥은 그 박동이 고르지 않고 아주 산만(散漫)한 것이다. 유맥(濡脈)은 그 맥상(脈象)이 부세(浮細)하여서 마치 물 위에 떠 있는 솜과 같다. 이에 비해 부(浮)하면서

지대(遲大)한 것은 허맥(虛脈)의 특징이다. 규맥(芤脈)은 맥의 속이 공허(空虛)하지만 양변(兩邊)이 만져지는 맥이다.

【釋譯】 산맥은 허대(虛大)하지만 조금의 얽매임도 없는 것처럼 구속받지 않는 맥이다. 그래서 아주 산만한 모습을 보인다. 유맥(濡脈)은 부세(浮細)하면서 유연(柔軟)하다. 그 연(軟)한 모습이 수중(水中)의 면(綿)과 같다. 허맥(虛脈)은 부대(浮大)하면서 지(遲)한 맥이다. 규맥(芤脈)은 중간에는 맥이 없지만 양변(兩邊)에서는 맥이 촉지(觸知)된다.

主病詩

左寸怔忡右寸汗, 溢飮左關應軟散. 右關軟散胻胕腫, 散居兩尺魂應斷.

【譯文】 좌촌부(左寸部)에서 산맥이 나타나면 정충(怔忡)이, 우촌부(右寸部)에서의 산맥은 자한(自汗)이 있음을 의미한다. 일음병(溢飮病)이 있으면 좌관맥(左關脈)이 연산(軟散)하게 나타난다. 우관맥(右關脈)이 연산(軟散)하게 나타나면 주로 다리가 붓는 증상이 나타난다. 산맥이 양척부(兩尺部)에서 나타나면 이는 원기(元氣)의 궤산(潰散)을 의미한다.

【釋譯】 좌촌맥(左寸脈)이 산(散)하면 이는 심병(心病)인 정충(怔忡)이 있음을 의미한다. 우촌맥(右寸脈)이 산(散)하면 이는 폐병(肺病)인 표허다한(表虛多汗)이 있음을 나타낸다. 좌관맥(左關脈)이 산(散)하면 이는 간병(肝病)인 양 옆구리에 정음(停飮)이 있는 것이다. 우관맥(右關脈)이 산(散)하면 이는 비허(脾虛)로 인해 다리나 발에 부종이 있는 것이다. 양 척맥(尺脈)이 산(散)하면 이는 신병(腎病)이 이미 중(重)하여 맥에 근(根)이 없는 것인데, 이는 생명이 위험해질 가능성이 있다.

21.1 산맥의 형성

산맥은 심력쇠갈(心力衰竭), 양기산리(陽氣散離), 음양불렴(陰陽不斂), 기허혈모(氣虛血耗) 등으로 인해 형성되는데, 이렇게 되면 맥을 고동(鼓動)시키는 힘이 없어져 부산무근(浮散無根)하며 고르지 않은, 마치 버들개지가 나부끼는 듯한 모습을 나타내면서 그 횟수도 불규칙하게 나타나는 것이다.

21.2 산맥의 임상응용

(1) 기혈모산(氣血耗散)

편탄(偏癱), 소갈, 부종, 징하적취(癥瘕積聚) 등의 병이 오래되면 기혈이 모산(耗散)되어 장부(臟腑)의 기(氣)가 산란(散亂)해지고 원기(元氣)가 이산(離散)된다. 이런 경우에 산맥이 나타난다.

『脈簡補義』에서는 다음과 같이 말하고 있다.

'하통(瘕痛)이 오래되면 기(氣)의 운동이 불창(不暢)해져서 구혈(舊血)이 나날이 소모되며 신혈(新血)이 잘 생성되지 않는다. 이는 기와 혈이 서로를 자양(滋養)시키지 못한 연고이다.'

『素問·脈要精微論』에서는 다음과 같이 설명한다.

'맥이 부산(浮散)한 것은 현기증으로 인해 넘어지려는 병을 가지고 있는 것이다.'

그리고 『蒲輔周醫案』에는 다음과 같은 서술이 있다.

'한 환자는 고혈압과 심장병으로 현기증이 나서 넘어지려 하며, 전신에 경련 증상이 나타나고…… 맥은 양 촌관부(寸關部)가 미(微)하며, 그 횟수도 불규칙하고 산란(散亂)한 상(象)을 보였다. 그리고 양 척맥(尺脈)이 침지(沉遲)하며 설질(舌質)은 암홍색(暗紅色)을 띠고 설태는 희고 끈적거렸다. 전체적으로 보아 이는 일이 과도하고 간신(肝腎)의 진음(眞陰)이 허(虛)하며 진양(眞陽)이 부월(浮越)하고 간화(肝火)가 막 동(動)하려는 상(象)을 보이고 있었다.'

(2) 심계천해(心悸喘咳)

심기(心氣)가 부족하고 음양이 서로 유기적인 관계를 맺지 못하면 기침과 천식으로 잘 눕지를 못하며 가슴이 두근거리고 손발이 잘 붓게 되는데, 이때도 산맥이 나타난다. 이에 대한 치료는 심양(心陽)을 온(溫)해주어 회복시키면 폐사(肺邪)가 물러가며 천해(喘咳)가 안정된다. 만약 부종(浮腫) 증상이 심하면 온신이수(溫腎利水)해 순환기능을 개선해주면 심장의 부담이 줄어들어 가슴 두근거리는 증상이나 부종이 없어진다.

『中醫脈學硏究』에서는 다음과 같이 인식하고 있다.

'동맥경화성 심장병, 류머티스성 심장병, 심장판막 협루(狹漏) 등에서 심전도를 살펴보면 심방섬유전동(心房纖維顫動) 및 다원성(多原性) 심실조박(心室早搏) 등의 소견을 보이는데, 이 경우도 산맥이 나타난다. 그리고 심장박동 횟수가 불규칙하고, 속도도 어떤 때는 빠르고 어떤 때는 늦게 나타나는 심한 폐원성(肺原性) 심장병에서도 산맥이 나타난다.'

22. 세맥(細脈)

細脈, 小大于微而常有, 細直而軟, 若絲線之應指.

【譯文】 세맥은 미맥(微脈)보다는 약간 큰 모습이며, 시종(始終) 잘 만져지는 맥이다. 맥상은 세직(細直)하면서도 연(軟)하다. 마치 한 가닥의 실 같은 모습으로 응한다.

【釋譯】 세맥은 미맥(微脈)에 비해 약간 크다. 그러나 미맥처럼 있는 듯 없는 듯한 그런 맥이 아니라 시종 잘 촉지(觸知)되는 맥이다. 그 형태는 가늘고 곧으면서 연(軟)하여 마치 손가락으로 한 가닥의 실을 직접 접촉하는 듯하다.

體狀詩

細脈累累細如絲, 應指沉沉無絶期. 春夏少年俱不利, 秋冬老弱却相宜.

【譯文】 세맥의 박동은 한 가닥 실처럼 가는 모습으로 계속해서 이어져 나타난다. 손 아래서의 왕래가 비록 심침(深沉)하지만 끊어지려는 모습을 보이지는 않는다. 봄이나 여름에 젊은 사람에게서 세맥이 나타나면 이는 좋은 현상이 아니다. 그러나 가을이나 겨울에 노약자에게서 이 세맥이 나타나는 것은 합리적인 현상이다.

【釋譯】 세맥(細脈)의 박동은 서로 이어져 끊어지지 않는 모습이며, 그 가느다란 모습은 마치 실과 같다. 손 아래서의 감각은 은은하지만 끊어지려는 모양을 나타내지 않는다. 봄, 여름 두 계절에 소년이나 젊은이에게서 세맥이 보이면 이는 모두 좋지 않은 현상이다.

왜냐하면 이 두 계절은 양기가 왕성하기 때문에 맥상은 응당 부대(浮大)하게 나타나야 하기 때문이다. 소년은 기혈과 정기(正氣)가 왕성하기 때문에 이 계절의 맥은 마땅히 비교적 거칠게 나타나야 한다. 그래서 맥이 힘차게 나타나지 않고 오히려 세맥으로 나타나면 이는 기혈의 허쇠(虛衰)를 설명하는 것이기 때문이다.

가을, 겨울의 두 계절은 양기가 쇠(衰)하고 음(陰)이 성(盛)한 시기이며 천기(天氣)가 한랭(寒冷)하기 때문에 인체의 기혈도 내부에 잠복해 있는 계절이라서 맥상이 세소(細小)하게 나타나는 것은 합리적이다. 나이가 많고 체력이 약한 사람은 기혈이 부족하기 때문에 맥상이 세소(細小)하게 나타난다. 그래서 이도 서로 대응하는 현상인 것이다.

相類詩

微脈輕微瞥瞥乎，按之欲絶有如無．微爲陽弱細陰弱，細比于微略較粗．
浮而柔細知爲濡，沉細而柔作弱持．微則浮微如欲絶，細來沉細近于微．

【譯文】 미맥의 박동은 아주 경미(輕微)하게 표부(漂浮)해 있으면서 유연(柔軟)하다. 약간만 힘주어 눌러도 그 종적(踪迹)이 끊어지는 듯하면서 있는 것 같기도 하고 없는 것 같기도 하다.

미맥(微脈)은 양기가 약하다는 것을 나타내며, 세맥은 음혈(陰血)이 부족하다는 것을 설명한다. 세맥은 미맥에 비해 그 맥체(脈體)가 약간 거칠다.

부(浮)하면서 유세(柔細)한 맥상으로 이것이 유맥(濡脈)이라는 것을 알 수 있다. 침세(沉細)하면서 유연(柔軟)하면 이는 약맥(弱脈)으로 간주해야 한다. 미맥은 가늘게 떠 있어서 마치 끊어질 듯한 맥이다. 세맥은 가느다랗게 가라앉아 있는 모습이며 이는 미맥과 근사(近似)하다.

【釋譯】 미맥(微脈)은 아주 경미(輕微)하면서 힘이 없는 맥이다. 힘주어 누르면 있는 듯 없는 듯 바로 없어지려는 모습을 보인다. 미맥은 양허증(陽虛證)을 주관하며, 세맥은 음허증(陰虛證)을 주관한다. 세맥은 미맥에 비해 단지 조금 거친(粗) 맥을 말한다.

부(浮)하면서 유세(柔細)한 것은 유맥(濡脈)이다. 침(沉)하면서 유세(柔細)한 것은 약맥(弱脈)이다. 미맥은 있는 듯 없는 듯 떠 있는 맥이다. 세맥은 침(沉)하면서 아주 가늘어서 미맥의 일종에 가깝다.

세맥과 미맥을 분별해보자. 미맥은 있는 듯 없는 듯한 맥이며, 세맥은 가늘지만 분명하게 감지되기 때문에 미맥처럼 끊어지려는 듯한 느낌은 없다.

<細脈과 微脈의 비교도>

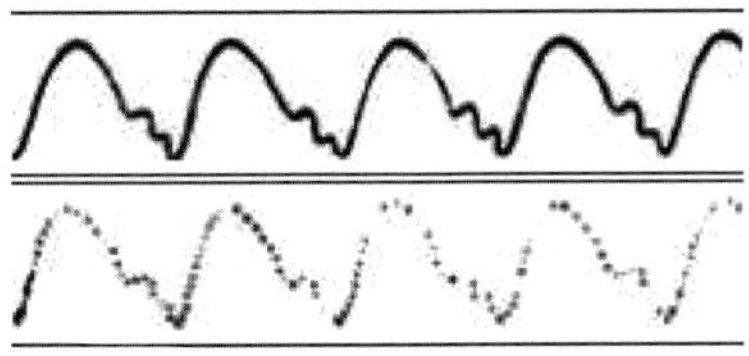

- 미맥 : 아주 細하고 軟하며, 있는 것 같기도 하고 없는 것 같기도 하다.
- 세맥 : 그 모양이 小한 것이 마치 실 같으며, 손가락에 응해야만 나타나는 맥이다.

主病詩

細脈縈縈血氣衰，諸虛勞損七情乖. 若非濕氣侵腰腎，卽是傷精汗泄來.
寸細應指嘔吐頻，入關腹脹胃虛形. 尺逢定是丹田冷，泄痢遺精號脫陰.

【譯文】 세맥의 부단히 세장(細長)한 모습은 혈허기쇠증(血虛氣衰症)을 의미한다. 이는 각종 허손노상(虛損勞傷)이나 칠정(七情)의 과극(過極)에서 잘 나타난다. 만약 습기(濕氣)가 요신(腰腎)을 침범하지 않은 경우라면 또 상정(傷精), 자한(自汗), 설사 등으로 인해 나타난다.

촌부맥(寸部脈)이 세(細)하다면 이는 구토증이 빈번한 것이다. 관부(關部)가 세(細)하다면 복창(腹脹)이나 비위허손증(脾胃虛損證)이 있다는 것을 말한다. 척부(尺部)가 세(細)하다면 이는 단전(丹田)의 한냉증(寒冷證)이다.

그리고 이는 또 설사, 유정(遺精) 등의 '脫陰' 증상에서도 나타난다.

【釋譯】 세맥의 가느다란 모습은 실과 같으며, 이는 기혈의 쇠패(衰敗)로 인한 것이다. 이는 주로 각종 허로병(虛勞病) 중에서 잘 나타난다. 이런 병들은 왕왕 심정(心情)이 과하게 격동하여 칠정(七情)이 손상을 받아 생기는 것이다. 이런 경우 외에, 만약 세맥이 나타나는 병일 때 습기(濕氣)가 요신(腰腎)을 침해하지 않은 경우라면 이는 바로 상정(傷精)이나 자한(自汗), 도한(盜汗) 등의 증(症)에서 나타난다.

촌부맥(寸部脈)이 세(細)하다면 이는 구토가 그치지 않아 나타난 것임을 알아야 한다. 관부맥(關部脈)이 세(細)하다면 이는 아마 위허(胃虛)로 인한 복창(腹脹)일 것이다. 척부맥(尺部脈)이 세(細)하다면 이는 반드시 하초(下焦: 丹田)의 허한(虛寒) 혹은 설사, 유정 및 액모정휴(液耗精虧), 음혈대상(陰血大傷)의 탈음(脫陰) 등의 증(症)에서 나타난다.

● 兼脈主病

세촉맥(細促脈)은 탈음(脫陰)의 경우에, 세무력(細無力)한 맥은 기허핍력(氣虛乏力), 학질 후의 기혈양허(氣血兩虛), 기허두통(氣虛頭痛) 등에서 잘 나타난다. 허세맥(虛細脈)은 혈허(血虛)로 인한 월경량의 과소(過少) 등에서 나타난다.

22.1 세맥의 형성

세맥은 기혈이 모두 허해서 나타난다. 기와 혈이 경맥(經脈)을 충영(充盈)케 하지 못하면 위기(衛氣) 역시 혈액을 고동(鼓動)시키지 못해 맥의 모양이 세소무력(細小無力)하게 나타나는 것이다.

재계종(載啓宗)은 다음과 같이 설명한다.

"(세맥은) 기혈의 쇠소(衰少)…… 혈(血)이 감소해지므로 맥이 세(細)해지는 것이다."

그리고 습사(濕邪)가 맥도(脈道)를 조압(阻壓)해도 세맥이 형성되는 원인의 하나가 된다.

현대의학에서는 빈혈, 만성 소모성 질환 등으로 인한 혈용량(血容量)의 감소, 그리고 주동맥판 협착, 승모판 협착, 심포적액(心包積液), 심한 심근염 등의 각종 심장병에서도 심장의 혈액 배출량을 감소시켜 세맥이 나타난다고 인식한다.

22.2 세맥의 임상응용

(1) 허로(虛勞)

심혈(心血)이 부족하면 가슴이 두근거리고 불면증, 건망증이 생기면서 얼굴에 화색이 없고 꿈을 많이 꾸는 증상 등을 호소하는데, 이때 주로 세맥이 나타난다. 이런 허로증(虛勞證)의 경우는 양혈안신법(養血安神法)으로 치료하는데, 처방으로는 천왕보심단(天王補心丹), 자감초탕(炙甘草湯), 귀비탕(歸脾湯) 등을 응용해 가감 치료한다.

(2) 변혈(便血)

비위가 허약하여 혈(血)을 잘 다스리지 못하게 되면 장내(腸內)로 피가 넘쳐 나와 혈변(血便)을 초래한다. 이 경우에는 대변을 보고 난 후 피가 비치며, 복부가 은근하게 아프고 몸이 피로하며 목소리에 힘이 없는 등의 증상을 호소하는데, 이때도 세맥이 나타난다. 현대 서양의학에서 말하는 각종 소화도(消化道) 출혈이 이에 해당한다.

이런 경우는 건비온중(健脾溫中)하는 방법으로 대처한다. 처방은 귀비탕(歸脾湯), 황토탕(黃土湯), 보중익기탕(補中益氣湯) 등을 응용한다.

(3) 혈허위통(血虛胃痛)

이는 현대의학의 위축성 위염에 속하는 만성 위염의 범위에 드는 병이다. 환자는 위장 부위가 아프며, 이와 함께 얼굴색이 창백하고 현기증, 눈이 침침한 증상이 나타난다. 이런 경우에도 세맥이 출현한다.

이는 혈(血)이 간과 위를 유양(濡養)하지 못해 생기는 증(症)인데, 이때는 양혈유간(養血柔肝)하는 조영염간음(調營斂肝飮) 등으로 다스린다.

(4) 심비양허형 전증(心脾兩虛型 癲證)

전병(癲病)이 오래되면 심(心)과 비(脾)가 모두 허(虛)하게 되어 심신실양(心神失養)도 초래한다. 그래서 정신이 흐리멍덩해지고, 식욕이 없으며, 몸이 노곤하고, 혹은 노래를 부르거나 울기도 하며, 술 취한 듯하거나 치매가 있는 것 같은 증상 등을 보인다.

이는 현대의학의 신경쇠약, 신경증, 정신분열증에 해당하는 병이다. 이때도 세맥이 나타나는데, 이에 대한 치법은 양심안신(養心安神), 보비익혈(補脾益血)로 세운다. 처방은 양심탕(養心湯), 침중단(枕中丹) 등을 응용한다.

침으로는 심유(心兪), 간유(肝兪), 비유(脾兪), 풍륭(風隆), 대릉(大陵), 신문(神門) 등의 혈(穴)을 활용한다.

(5) 혈궐허증(血厥虛證)

실혈(失血)이 과다하면 영혈(營血)이 내쇠(內衰)하고 근(筋)에도 영양을 주지 못하게 되며, 뇌에도 영양공급이 이루어지지 않고 사지(四肢)에도 피가 모자라게 되어 여러 가지 증상을 나타낸다. 즉 얼굴이 창백해지고 갑자기 졸도를 하며, 손발이 떨리고 땀을 흘리며, 입을 벌리고 호흡이 약해지는 증상 등을 나타낸다.

이런 경우에도 세맥이 보이는데, 이는 현대의학에서 말하는 급성심기능부전, 선천성 심혈관병 등에서 잘 나타난다.

이에는 기혈을 크게 보해주어야 한다. 생맥산(生脈散), 인삼사역탕(人蔘四逆湯), 인삼양영탕(人蔘養榮湯) 등을 활용해 치료한다.

23. 복맥(伏脈)

伏脈, 重按着骨, 指下裁動. 脈行筋下.

【譯文】 복맥은 골격(骨骼)까지 힘주어 눌러보았을 때 진맥을 하는 손끝에서 비로소 맥박의 동요를 감지할 수 있는 맥이다. 복맥의 박동은 근(筋)의 아래에서 움직인다.

【釋譯】 복맥은 반드시 힘주어 골격(骨骼)까지 눌러보아야 비로소 손 아래서 맥이 박동하는 것을 느낄 수 있다. 복맥은 근육 아래서 통행하고 있는 맥이다.

<伏脈의 示意圖>

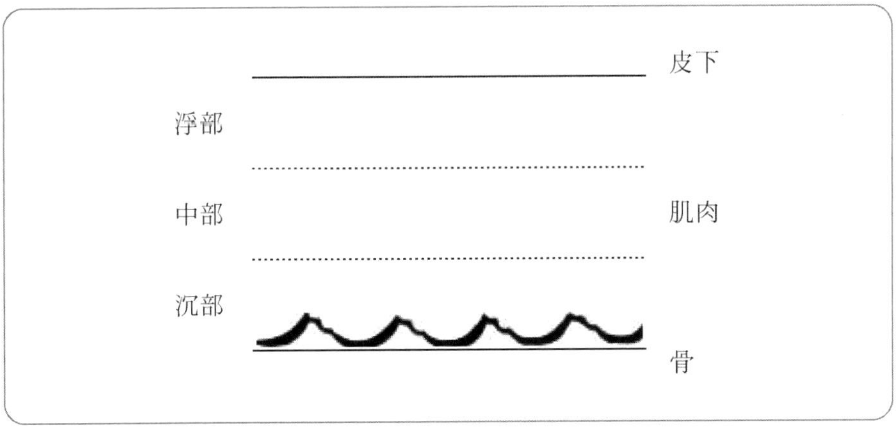

• 근육을 밀어 뼈까지 도달하여 힘 있게 눌러야만 촉지할 수 있다.

體狀詩

伏脈推筋著骨尋，指間裁動隱然深．傷寒欲汗陽將解，厥逆臍疼證屬陰．

【譯文】 복맥은 근골(筋骨)까지 밀어붙여 눌러보아야만 비로소 찾아낼 수 있는 맥이다. 손가락 아래서 박동하는 모습이 희미하고 심침(深沉)한 것을 느낄 수 있다. 상한(傷寒)에서 복맥이 보이는 것은 발한(發汗)하여 해표(解表)하려는 조짐이다. 궐역(厥逆)으로 배꼽 부위에 통증이 있을 때 복맥이 보이는 것은 음(陰)에 속하는 증(證)이다.

【釋譯】 복맥은 반드시 근육을 밀어 골(骨) 부위까지 눌러서 자세히 찾아보아야 감지되는 맥인데, 그렇게 근골(筋骨)까지 눌러보아야 맥이 심처(深處)에서 어슴푸레하게 박동하고 있는 것을 손끝에서 느낄 수 있다.

외감상한(外感傷寒)의 병에서 다른 심한 증상 없이 복맥이 나타나는 것은 주로 땀이 나면서 표사(表邪)가 해제(解除)되려는 징후이다. 왜냐하면 오한이 극렬하면 경맥(經脈)이 수축되고 맥관(脈管)이 세소(細小)해지면서 침복(沉伏)한 모습을 나타내기 때문이다. 피부가 수축된 뒤에는 체내의 양기가 외부로 발산되지 못하기 때문에 곧 발열(發熱)을 형성해 그 결과 몸에 땀이 나면서 표병(表病)이 비로소 물러가기 때문이다.

사지(四肢)가 청랭(淸冷)한 궐역증(厥逆症)과 배꼽 부위의 한통병(寒痛病)으로 복맥이 나타나는 것은 음한증(陰寒證)이다.

相類詩

沉帮筋骨自調勻，伏則推筋着骨尋．沉細如綿眞弱脈，弦長實大是牢形．

【譯文】 침맥(沉脈)은 근골(筋骨) 사이에서 균일하게 박동한다. 이에 비해 복맥은 근골까지 밀어붙여야 비소로 찾아낼 수 있는 맥이다. 침(沉)하면서 면(綿)처럼 세연(細軟)한 것은 약맥(弱脈)이며, 침(沉)하면서 현장(弦長)하고 실대(實大)한 것은 뇌맥(牢脈)의 형상이다.

【釋譯】 일반적인 침맥(沉脈)은 근골(筋骨) 가까이에 있으며 그 박동의 규율이 균등하다. 이에 비해 복맥은 침맥에 비해 한층 깊이 들어가 있는 맥이어서 반드시 힘 있게 근골 부위까지 눌러야만 비로소 촉지해낼 수 있는 맥이다. 맥이 가라앉아 있으면서 솜처럼 가늘고 연하며 약한 것(沉細軟弱)은 약맥(弱脈)이다. 그리고 맥상이 팽팽하고 딱딱한 느낌이 들면서 길고 큰 모양(弦硬而長大)을 나타내는 것은 뇌맥(牢脈)이다.

主病詩

伏爲霍亂吐頻頻, 腹痛多緣宿食停. 蓄飮老痰成積聚, 散寒溫裏莫遵循.
食鬱胸中雙寸伏, 欲吐不吐常兀兀. 當關腹痛困沉沉, 關後疝疼還破腹.

【譯文】 복맥은 곽란과 빈번한 구토 증상을 주관한다. 혹은 숙식(宿食)이 정돈(停頓)하여 생긴 복통, 혹은 수음(水飮), 노담(老痰)으로 형성된 적취(積聚) 등의 병을 주관한다. 이에는 산한온리(散寒溫裏)의 치법을 준수해야 한다.

흉중(胸中)의 식체(食滯)나 기울(氣鬱)의 경우 양손의 촌부(寸部)에 복상(伏象)이 나타난다. 이런 경우에는 토하고 싶어도 토해지지 않아서 심중(心中)이 아주 고통스럽게 된다. 관부(關部)의 복맥은 복통이나 몸이 묵직하여 힘이 없는 경우에 잘 보인다. 척부(尺部)의 복맥은 파복(破腹)과 같은 산기동통(疝氣疼痛)의 경우에 잘 나타난다.

【釋譯】 복맥이 곽란병의 경우에 나타날 때가 있는데, 이는 연속적인 구토로 인해 정기(正氣)와 진액이 크게 상하여 나타나는 것이다. 복맥이 복동의 경우에 나타나는 것은 주로 위장 중에 숙식(宿食)이 정체(停滯)해 있어서 극렬한 통증을 유발한 것인데, 심한 통증은 경맥(經脈)의 경련과 수축을 촉진해 어떤 경우에 복맥으로 나타나는 것이다.

그리고 수음적축(水飮積蓄) 혹은 노담응취(老痰凝聚)의 병에 동시에 복맥이 나타나면 이는 주로 한성(寒性)의 담음병(痰飮病)에 속한 것이다. 이때는 응당 온리산한(溫裏散寒)의 치법으로 대응해야지 화담축음(化痰逐飮)의 치법으로 다스려서는 안 된다.

식적정류(食積停留), 흉중기울(胸中氣鬱)의 경우에 양손 촌부(寸部)에 모두 복맥이 나타나는데, 이런 경우 위기(胃氣)가 상역(上逆)하여 토하고 싶어도 토하지를 못해 가슴이 아주 고통스러우면서 마른 구역질을 하게 된다. 관부(關部)의 복맥은 간목극토(肝木克土)로 인해 은은한 복통이 있음을 나타낸다. 관후(關後), 즉 척부(尺部)의 복맥은 간신허한(肝腎虛寒)을 의미하는데, 이때는 배가 부서지는 것 같은 극렬한 산통(疝痛)이 있음을 의미한다.

兼脈主病

복맥과 합병으로 나타나는 맥으로는 복삭맥(伏數脈)이 있는데, 이는 열궐(熱厥)에서 많이 나타나며 화사(火邪)가 내울(內鬱)해 있는 경우이다. 그리고 복지맥(伏遲脈)이 있는데, 이는 한궐(寒厥)에서 보이며, 속에 음사(陰邪)가 성(盛)한 경우이다.

23.1 복맥의 형성

복맥은 첫째, 사기폐색(邪氣閉塞), 기혈응결(氣血凝結)로 인해 정기(正氣)가 선통(宣通)하지 못해 맥도(脈道)가 잠복(潛伏)해 있어서 분명하지 않은 모습으로 나타나는 것이다. 둘째, 오래된 병이 잘 낫지 않아 기혈허손(氣血虛損)을 초래해 양기가 끊어질 것 같은 상태에서 맥을 외부로 고동(鼓動)시키지 못하고 맥박이 침복(沉伏)하여 골(骨)에 붙어 있어서 나타나는 것이다.

전자(前者)는 실사(實邪)로 인한 것이며 대부분 갑작스러운 병으로 인해 나타난다. 후자(後者)는 정허(正虛)로 인한 것이며, 진기(眞氣)가 망실(亡失)되려는 징후이다. 그래서 이 둘은 맥상의 유력함과 무력함을 기초로 상세히 변별(辨別)해내야 한다.

23.2 복맥의 임상응용

(1) 허탈심쇠(虛脫心衰)

심양(心陽)의 부족으로 양기(陽氣)가 끊어지려고 할 때 정신이 흐릿한 궐역(厥逆) 증상이 나타나는데, 이때의 맥이 침복무력(沉伏無力)하게 나타난다.

『脈經』에서 이야기하는 '心衰則伏'이란 말이 그것이다. 『脈簡補義』에서도 '久伏致脫'이라고 하면서 인삼과 부자를 중용(重用)해 익기(益氣), 복맥(復脈), 회양(回陽)하면서 심력(心力)을 도와주기 위해 생맥산을 급히 복용시켜야 한다고 설명한다.

섭천사(葉天士)는 『臨證指南』에서 다음과 같이 적고 있다.

'성이 왕씨란 사람인데, 우측 맥이 복(伏)하게 나타나고 좌측 맥이 약간 긴(緊)하게 나타나며 손발이 얼음처럼 차갑고 마른 구역질이 나며 번갈증(煩渴症)이 있다. 이는 궐음(厥陰)이 탁사(濁邪)의 침범을 받고 위양(胃陽)이 막 끊어지려는 것으로, 통궐(痛厥)에 속한다. 그래서 신열설탁통양법(辛熱泄濁通陽法)을 써야 한다. 처방으로는 포담(泡淡)한 오수유, 제부자(製附子), 천련자, 연호색, 담건강(淡乾薑), 복령으로 조성하였다.'

이는 복맥의 통궐(痛厥)을 치료한 실례이다.

(2) 졸중혼미(卒中昏迷)

간왕신허(肝旺腎虛)로 인해 갑자기 졸도를 해 인사불성이 되면 탈증(脫症)이 나타나는데, 이때 주로 복맥이 나타난다.

『脈如』에는 다음과 같은 기재가 있다.

'사람 나이 40 이상이 되면 원기(元氣)가 허해져서 돌연히 혼수(昏睡)에 빠져 인사불성이 되는 경우가 있는데, 이는 중풍의 한 종류이지 진중풍(眞中風)이 아니다. 이때는 목에서 톱질하는 듯한 가래 끓는 소리가 나며 육부맥(六部脈)이 모두 침복(沉伏)하게 나타난다.'

일반적으로 뇌일혈로 인한 졸중허손(卒中虛損)에 이런 상황이 벌어진다. 이때는 응당 삼생음(三生飮)에 인삼을 가해 급구고탈(急救固脫)해주어야 한다.

(3) 토리상액(吐痢傷液)

극렬한 구토, 대한(大汗), 실혈(失血) 후에는 음액(陰液)이 상망(傷亡)하여 양(陽)이 의지할 곳이 없어지는데, 이때도 복맥이 나타난다.

토사곽란에 복맥이 나타나면서 손발이 차가우면 도홍사물탕(桃紅四物湯)을 사용해 그 위급함을 구해야 한다.

(4) 화사내울(火邪內鬱)

열사(熱邪)가 내폐(內閉)하여 발산되지 못하면 양(陽)이 극(極)에 달하여 음증(陰證)과 같은 모양을 형성하는데, 이때의 맥상은 복(伏)하면서 유력(有力)하게 나타난다. 이를 양쇠(陽衰)로 오인하지 말아야 한다.

청대(淸代)의 오우(吳又)는 『瘟疫論』에서 다음과 같이 말하고 있다.

'양증(陽證)에서 음맥(陰脈)이 나타날 때 이를 불치(不治)로 생각하고 포기하는 경우가 많다. 만약 이때 인삼생맥산제(人蔘生脈散劑)를 잘못 쓰게 되면 화(禍)를 면하기 어렵다. 이때는 승기탕류(承氣湯類)로 완만(緩慢)한 하법(下法)을 도모하면 육부맥(六部脈)이 저절로 회복된다.'

(5) 졸경폭통(卒驚暴痛)

갑자기 놀라거나, 갑작스러운 통증, 산통(疝痛) 등의 경우에도 주로 복맥이 나타난다.

『脈如』에는 다음과 같은 기록이 있다.

'폭경(暴驚), 폭노(暴怒), 폭궐(暴厥)에서도 복맥이 나타나는데, 이는 시간이 좀 지나면 기(氣)가 회복되며, 치료하지 않아도 저절로 낫는다.'

『續名醫類案·腹痛』에도 다음과 같은 내용이 있다.

'포해(包海)의 정부인(亭夫人)이 복통이 생겨 그 통증이 아랫배에까지 미치며 위로는 가슴까지 아프게 되어 밤낮으로 고통스러워 치료했지만 백약이 무효였다. 그래서 무중순(繆仲淳)이 진맥을 해보니 양촌관(兩寸關)이 모두 복(伏)하고 양척부(兩尺部)가 실대(實大)

하였으며, 이것이 힘주어 눌러볼수록 더욱 분명하게 나타났다.

물어보니 환자는 그 병이 갑자기 놀란 후 생겼으며, 풍목(風木)이 울결(鬱結)하여 나타난 것을 알고 천궁, 승마 등을 투여하니 딸꾹질을 수십 번이나 하면서 통증이 바로 그쳤다. 그리고 기침을 다소 하게 되었는데, 이는 승기(昇氣)가 태과(太過)한 것이라 사마탕(四磨湯)으로 다스리니 증상이 점차 안정되었다.'

(6) 수기담식(水氣痰食)

수기담식(水氣痰食)이 결취(結聚)해 흩어지지 않으면 심하견만(心下堅滿), 소변불리, 자한(自汗), 소갈(消渴), 부종 등이 나타나는데, 이 경우도 복맥이 나타난다.

『金匱要略』에는 다음과 같은 내용이 있다.

'무릇 수병(水病)이 생기면 자꾸 눕고 싶어 하고 얼굴과 눈에 광택이 나며 맥이 복(伏)하게 나타난다. 이때 환자가 소갈증을 보이면 이는 수병(水病)이 든 것으로 판단한다.'

'환자의 맥이 복(伏)하고 저절로 설사가 나려 하며 설사를 하고 나면 오히려 시원하고, 또 비록 설사를 하지만 심하(心下)가 계속 견만(堅滿)하면 이는 몸속에 남아 있는 음사(飮邪)가 곧 없어지려 하기 때문에 나타나는 증상이다. 이는 감수반하탕(甘遂半夏湯)으로 다스린다.'

24. 동맥(動脈)

動乃數脈, 見于關上下, 無頭尾, 如豆大, 厥厥動搖.

【譯文】 동맥은 바로 삭맥(數脈)의 일종이다. 이는 관부(關部)의 좌우측으로 나타나며 머리나 꼬리가 보이지 않는 것처럼 짧은 모습이다. 마치 콩알 하나 같은 크기를 보이며, 약간 뛰어오르는 듯이 동요하는 모습을 보인다.

【釋譯】 동맥은 삭맥류(數脈類)의 맥이다. 이는 관부(關部)의 좌우에서 나타나며 머리도 없고 말미(末尾)도 없는 짧은 모양이 마치 콩알 같은 모습으로 나타나며 관부(關部)에서 통통 뛰는 느낌을 보인다.

<動脈의 示意圖>

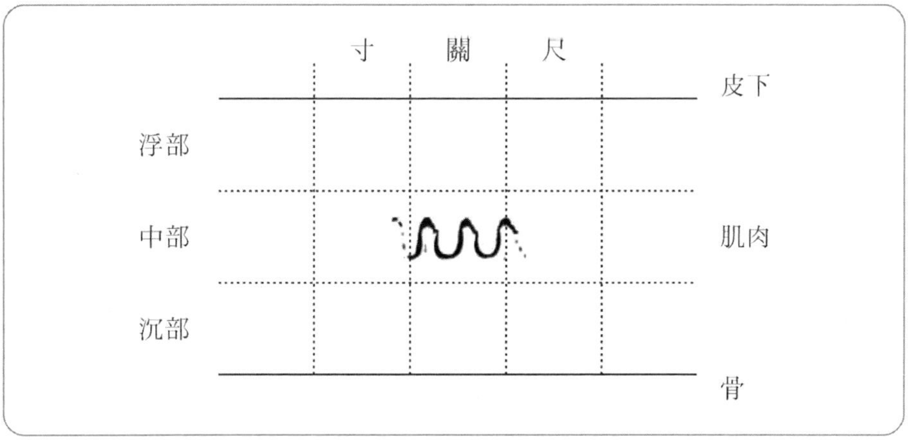

• 매끄럽고 빨리 뛰는데, 그 모양이 콩알 같으며, 關部에서 분명히 잡힌다.

<動脈과 伏脈의 비교도>

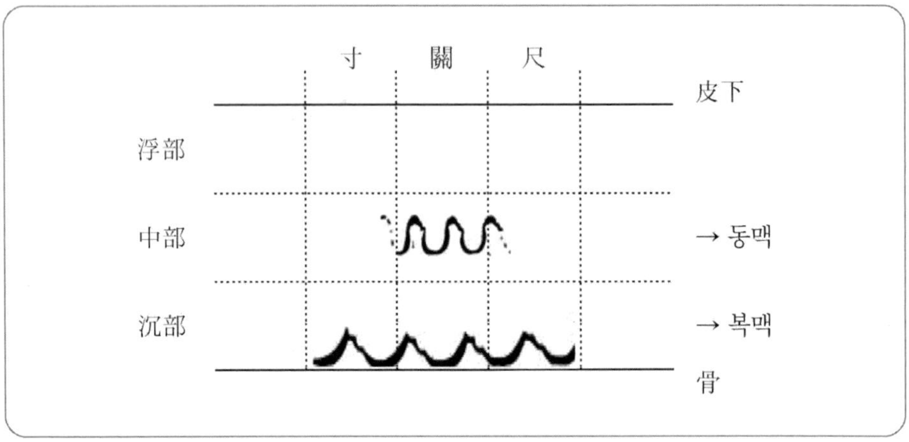

- 동맥 : 매끄럽고 빨리 뛰는데, 그 모양이 콩알 같으며, 關部에서만 잡힌다.
- 복맥 : 筋骨에 깊이 잠복해 있어서 深取해야만 그 형세를 알 수 있다.

體狀詩

動脈搖搖數在關, 無頭無尾豆形團. 其原本是陰陽搏, 虛者搖兮勝者安.

【譯文】 동맥은 관부(關部)에서 요동치면서 삭상(數象)을 나타낸다. 머리도 꼬리도 없는 듯한 모습이 마치 콩알 같은 형상을 보인다. 이의 근원(根源)은 본시 음양(陰陽)이 서로 상박(相搏)해 충돌해서 나타나는 것이다. 허(虛)한 사람에게서 동맥이 나타나면 이는 위험한 것이며, 건강한 사람에게서의 이 맥은 염려할 것이 아니다.

【釋譯】 동맥의 통통 뛰는 듯한 모습은 관부(關部)에서 비교적 빠른 모습으로 나타나며, 그 짤막하면서 두미(頭尾)가 없는 모양은 마치 콩처럼 단원(團圓)한 모습으로 형용할 수 있다.

동맥이 생기는 원인은 음양(陰陽)의 상박(相搏)으로 인한 것이다. 허약한 사람의 경우에 동맥이 나타나면 생명이 동요할 정도로 위험한 것이라 할 수 있다. 신체가 강성(強盛)한 사람에게서 동맥이 나타나는 것은 염려할 바가 못 된다.

主病詩

動脈專司痛與驚, 汗因陽動熱因陰. 或爲泄痢拘攣病, 男子亡精女子崩.

【譯文】 동맥은 주로 경계(驚悸)와 통증(痛症)과 관계있다. 혹은 양허다한(陽虛多汗)이

나 음허열성(陰虛熱盛)과도 연관이 있다. 그리고 설사나 경맥(經脈)의 경련과도 관계가 있다. 또 남자의 망정(亡精), 여자의 혈붕(血崩)과도 연관을 맺는다.

【釋譯】 동맥은 주로 동통(疼痛)과 경풍병(驚風病)을 주관한다. 그리고 양허(陽虛)로 인해 체표(體表)가 부밀(不密)하여 나타나는 다한증(多汗症), 음허양왕(陰虛陽旺)으로 인해 생기는 열성증(熱盛症)의 경우도 동맥이 나타난다. 그리고 설사나 이질, 경맥(經脈)의 구련병(拘攣病), 남자의 망정(亡精), 여자의 붕루병(崩漏病)에서도 어떤 경우에 역시 동맥을 나타내는 경우가 있다.

동맥은 일반적인 맥이 박동하는 중에 그 중간에서 삭상(數象)을 나타내기도 한다. 맥이 박동하는 중, 뛰어올랐다가 내려앉는 중간의 무렵에 돌연히 일회성의 도약하는 듯한 박동이 다시 한 번 생기는 것이다. 이는 결코 박동하는 그때마다 그런 것은 아니며, 간헐적으로 몇 차례 혹은 10여 차례 뛰고 난 후에 일회성의 작은 조동(躁動)을 보이는 것이다.

이 동맥의 방생원인은 주로 음허(陰虛), 혹은 양허(陽虛), 그리고 정신불안 등으로 인해 심계정충(心悸怔忡)을 유발해 나타나는 것이다. 병 중에서 나타나는 동맥은 어떤 경우는 위험하며, 어떤 경우는 위험성이 없으므로 반드시 환자의 정신의 강약에 의거해 판단해야 한다.

● 兼脈主病

임상에서는 동맥과 같이 어울려 나타나는 맥으로는 다음과 같은 것들이 있다.

동활맥(動滑脈)은 습담(濕痰), 동삭맥(動數脈)은 열(熱), 동약맥(動弱脈)은 경계(驚悸), 동실맥(動實脈)은 통증이나 비증(痹症), 동허맥(動虛脈)은 실정(失精), 동부맥(動浮脈)은 표사(表邪)가 있다는 것을 말한다.

『傷寒論』에는 다음과 같은 내용이 있다.

'병을 얻은 후에 통통 뛰면서 동삭(動數)한 맥을 나타낼 때 탕약을 복용하고 맥이 바로 지(遲)해지거나 부(浮)한 형상이 크게 줄어들면서 처음에는 조급한 모습을 보이다가 나중에 안정된 모습을 나타내면 이는 모두 치유될 수 있는 병이다.'

'태양병(太陽病)에서 맥이 부(浮)하면서 동삭(動數)할 때, 부(浮)하다는 것은 풍사(風邪)가 있다는 것이며 삭(數)하다는 것은 열(熱)이 있다는 표현이며, 동(動)하다는 것은 통증을 나타내는 것이다.'

또 『金匱要略』에서는 다음과 같은 말까지 언급하고 있다.

'촌구맥(寸口脈)이 동(動)하면서 약(弱)하게 나타날 때 동(動)은 경(驚), 약(弱)은 계(悸)를 의미한다.'

24.1 동맥의 형성

동맥은 음양상박(陰陽相搏), 승강실화(昇降失和)로 인해 기혈이 충동(衝動)한 결과 맥도(脈道)가 이 충동에 영향을 받아 활삭유력(滑數有力)한 동상(動象)을 나타내는데, 여기서 관부(關部)의 맥관(脈管)이 촌척부(寸尺部)보다 약간 고조(高粗)하게 되므로 관부(關部)에서 이 동맥이 분명하게 나타나는 것이다.

이는 『三指禪』에서 이야기하고 있는 다음과 같은 말과 통한다 하겠다.

'이 동맥에 대해 중경(仲景)이 인식하고 있는 것은 '陰陽相搏'이라는 표현이다. '痛'하면 혈(血)이 불통(不通)하고, '驚'하면 기(氣)가 찬진(竄進)한다. 혈(血)이 기(氣)를 좇아 움직이지 못하고 기(氣)가 혈(血)에 의탁하지 못하여 음양(陰陽)이 이반(離反)하고 기혈이 상박(相搏)하면 동맥이 형성되는 것이다.'

그래서 다음과 같이 말할 수 있다.

"동맥은 전적으로 통(痛)과 경(驚)을 주관하는 맥이다."

24.2 동맥의 임상응용

(1) 경공심계(驚恐心悸)

크게 놀라거나 갑작스러운 두려움을 당하면 심신이 불안해져서 가슴이 두근거리고 잘 놀라며 두려워하는 증상이 나타나는데, 이때 주로 동맥이 나타난다.

『脈學輯要』에서는 다음과 같이 말한다.

'크게 놀라면 주로 이 동맥이 나타난다. 놀라게 되면 심흉(心胸)이 도돌(跳突)하여 맥 역시 이를 따라 튀어오르며 통통 뛰게 되는 것이다.'

이런 경우는 안신정지환(安神定志丸)을 사용하면서 좌약(佐藥)으로 생철락(生鐵落), 자석, 모려, 산조인, 산수유 등을 가하면 진경안신(鎭驚安神)케 되어 동맥이 없어진다.

(2) 졸폭동통(卒暴疼痛)

음양실조(陰陽失調), 기혈역란(氣血逆亂)하면 갑자기 통증이 생기는데, 이때에도 동맥이 출현한다.

(3) 기천불와(氣喘不臥)

『名醫類案·喘』에는 다음과 같은 내용이 있다.

'단계(丹溪)가 포강(浦江) 오휘(吳輝)의 부인을 치료하게 되었다.

임신을 했을 때 발이 부었는데, 때는 7월 초순이었다. 해산을 하고 이틀째 되는 날에 목욕을 하고는 숨이 가쁘면서 천식이 생기게 되었다. 그래서 앉을 수만 있고 거의 눕지를 못한 지 5개월이나 되었으며, 오한이 들면서 몸을 따뜻하게 해주면 약간 나아질 뿐이었다. 환자는 양 관맥(關脈)이 동(動)하였고 촌맥(寸脈)과 척맥(尺脈)은 모두 허무(虛無)하였으며 백약(百藥)이 무효였다.

이에 단계(丹溪)가 목단피, 도인, 계지, 복령, 건강, 지실, 후박, 상백피, 자소(紫蘇), 오미자, 과루로 처방하여 복용케 하자 한 첩을 복용하고 차도를 보였으며 2, 3일이 지나자 누울 수 있게 되면서 병이 나아버렸다. 이는 오혈감한(汚血感寒)이라서 이에 상응한 치료를 하여 나은 것이다.'

25. 촉맥(促脈)

促脈, 來去數, 時一止復來. 如蹶之趣, 徐疾不常.

【譯文】 촉맥은 그 오고 가는 모양이 모두 빠른 모습(數象)을 보이는데, 어떤 때는 한 번 정지하다가 다시 계속된다. 마치 절름발이가 길을 빨리 걷는 것처럼 그 속도에 일정한 규율이 없다.

【釋譯】 촉맥은 그 오고 가는 모양이 비교적 빠르다. 그리고 때때로 한 번씩 중간에 그치는 모양을 보이는데, 한번 그치고 난 뒤에는 바로 다시 원래대로 돌아온다. 그 모습이 마치 빨리 걷다가 돌연히 넘어져서 다시 일어나 계속 걷는 것 같은 형상을 하고 있다. 그 휴지(休止)하는 모양이 어떤 때는 빠르고 어떤 때는 늦으며 그 모양에 일정한 규율을 가지지 못하는 모습이다.

<促脈의 示意圖>

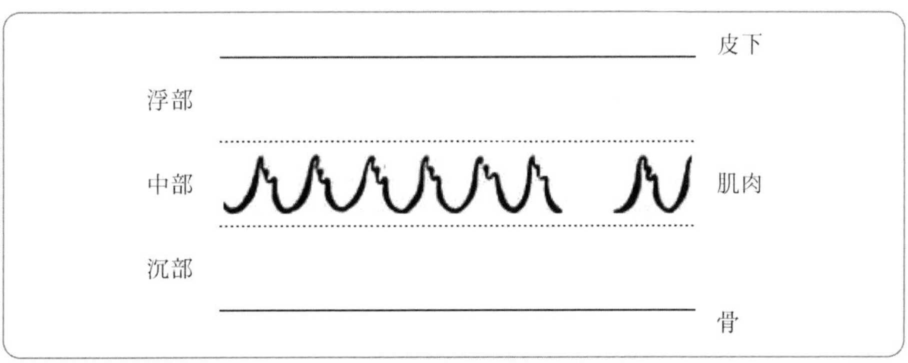

• 맥이 오는 모양이 急促하며, 빨리 뛰는 중에서도 한 번 쉰다.

體狀詩

促脈數而時一止，此爲陽極欲亡陰．三焦鬱火炎炎盛，進必無生退可生．

【譯文】 촉맥의 박동은 급하고 빠르며 때때로 한 번씩 정지한다. 이는 양사(陽邪)가 극성(極盛)하여 '亡陰'하려는 조짐이다. 그리고 삼초(三焦)의 울화(鬱火)가 아주 심하다는 것을 말한다. 이 상태가 발전하면 생명이 위험한 지경에 이르고, 그 정도가 줄어들면 병세의 호전을 의미한다.

【釋譯】 촉맥은 삭맥(數脈) 중에서 중간에 한 번씩 그치는 맥을 말한다. 이는 양기가 아주 성(盛)하여 음액(陰液)이 고갈하려는 증상(證象)을 의미한다.

이렇게 되면 삼초(三焦)의 내화(內火)가 아주 심해진다. 만약 중간에 맥이 한 번씩 멈추는 형세(形勢)가 진일보 발전하여 그 멈추는 횟수가 늘어나면 이는 병세가 심하다는 것을 증명하며, 생명의 위험을 초래한다. 그러나 만약 그 중지하는 횟수가 점차적으로 감소하면 이는 병세의 호전을 의미하는 것이다.

相類詩

數而時止名爲促，緩止須將結脈呼．止不能回方是代，結生代死自殊途．

【譯文】 맥박이 빠르고 중간에 한 번씩 쉬는 맥을 촉맥이라 한다. 이에 비해 맥박이 완만(緩慢)하면서 중간에 한 번씩 그치는 맥을 결맥(結脈)이라 한다. 그리고 맥이 박동하는 중에 그 그치는 시간이 비교적 긴 것을 대맥(代脈)이라 한다. 결맥이 나타나면 병이 가벼운 것이고, 대맥이 나타나면 병이 심한 것이니 이를 잘 분별해야 한다.

【釋譯】 삭맥(數脈) 중에서 때때로 한 번씩 쉬는 맥이 있는데, 이를 촉맥이라 한다.

<促脈과 結脈의 비교도>

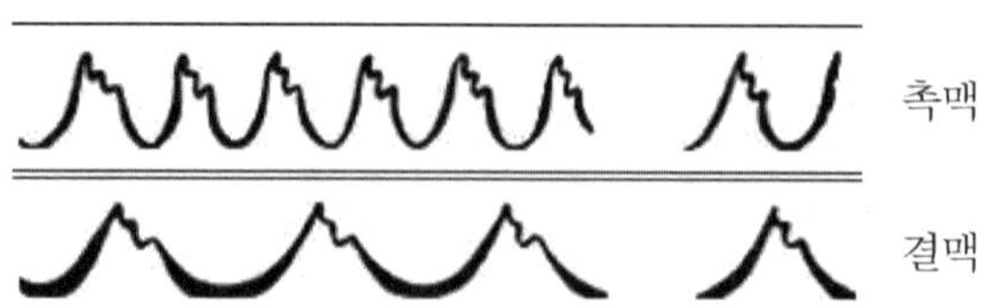

• 촉맥 : 맥이 오는 모양이 急促하며, 빨리 뛰는 중에서도 한 번 쉰다.
• 결맥 : 맥이 오는 모양이 遲緩하며, 늦게 뛰는 중에서도 한 번 쉰다.

<促脈과 數脈의 비교도>

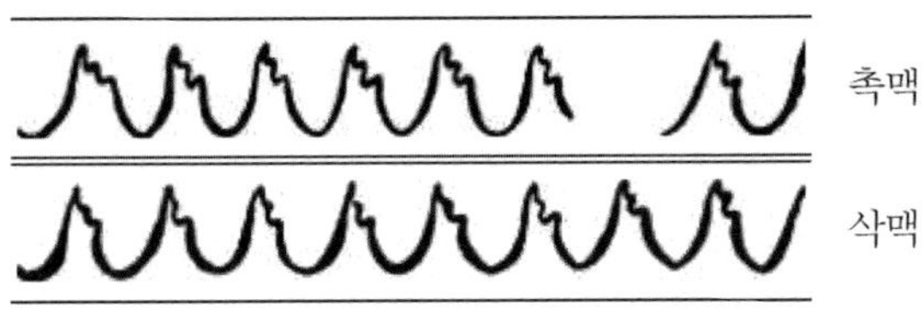

- 촉맥 : 맥이 오는 모양이 急促하며, 빨리 뛰는 중에서도 한 번 쉰다.
- 삭맥 : 맥이 오는 모양이 急速하며, 한 호흡 간에 6회 박동한다.

그리고 지완(遲緩)한 맥 중에서 중간에 한 번씩 그치는 맥이 있는데, 이를 결맥(結脈)이라 한다. 박동은 하지만 중간에 한 번씩 쉬고, 돌아올 때 앞의 박동 리듬 그대로 돌아오지 못하는 맥을 대맥(代脈)이라 한다. 결맥과 대맥을 서로 비교하자면, 결맥은 병이 가벼운 것이고 대맥은 심한 것이다. 그래서 이 양자를 서로 같은 것으로 혼동하지 말아야 한다.

主病詩

促脈惟將火病醫, 其因有五細推之. 時時喘咳皆痰積, 或發狂斑與毒疽.

【譯文】 촉맥이 나타나면 화병(火病)에 의거해 병을 치료해야 한다. 그 원인은 다섯 가지가 있으니 이를 잘 변별(辨別)해야 한다. 천식이나 기침이 있으면 이는 모두 '담적(痰積)'으로 인한 것이다. 그리고 발광(發狂), 발반(發斑), 독저(毒疽) 등이 있어도 이 맥이 나타난다.

【釋譯】 촉맥이 나타나는 병은 화증(火症)에 의거해 치료를 진행해야 한다. 화성(火盛)을 일으키는 원인은 기(氣), 혈(血), 담(痰), 음(飮), 식(食) 등 다섯 가지가 있다. 그래서 이를 자세히 잘 살펴서 감별해야 한다. 수시로 기침과 천식 증상이 나타나면 이는 모두 담적(痰積)으로 인한 것임을 알아야 한다. 그리고 양기가 항극(亢極)하면 발광(發狂), 발반(發斑), 혹은 독저(毒疽) 등의 증상이 함께 나타난다.

● 兼脈主病

부촉(浮促)은 양명열성(陽明熱盛), 촉(促)하면서 홍실유력(洪實有力)하면 열증(熱證)이나 사체경락(邪滯經絡)을 나타낸다. 촉(促)하면서 무력손소(無力損小)하다면 이는 허탈(虛

脫), 심력쇠갈(心力衰竭), 양명불상접속(陽明不相接續)의 징후이다.

25.1 촉맥의 형성

촉맥은 양열(陽熱)이 독성(獨盛)하여 음(陰)이 이를 제어하지 못해 맥박의 왕래가 급하고 빠르며 촉박해져 나타나는 것이다.

혈(血)은 기(氣)를 따라 움직이는데, 기(氣)에 열(熱)이 생기면 혈행(血行)의 속도가 가속화되어 맥이 급삭(急數)해지는 것이다. 맥이 빠른(數) 가운데 한 번 쉬는 것은 혈(血)이 급타(急馳)하는 중에 그 양(量)이 이를 따라잡지 못해 나타나는 현상이다.

이는 또 기(氣), 혈(血), 식(食), 담(痰) 등의 사기(邪氣)가 유체(留滯)하여 혈액의 운행에 장애를 주어 나타나는 현상이기도 한데, 이런 경우에는 반드시 맥의 모양이 빠른 가운데 한 번 쉬지만 그 쉬는 모습에 힘이 있다.

만약 그 한 번 쉬는 모양에 힘이 없다면 이는 주로 진원쇠패(眞元衰敗)로 인해 장기(臟氣)가 이반(離反)하고 음혈(陰血)이 모자라 음양이 서로 접속(接續)하지 못하는 가운데 생겨난 결과이다.

결론적으로 촉맥의 생성은 주로 사기(邪氣)의 조체(阻滯)와 옹체(壅滯)로 인한 것이다.

25.2 촉맥의 임상응용

(1) 양성화항(陽盛火亢)

노기(怒氣)가 상역(上逆)하면 숨이 거칠어지고 발광(發狂)을 하며, 반독(斑毒) 등의 증상이 나타나는데, 이런 경우 촉맥이 나타난다. 치료는 응당 양법(凉法)을 사용한다.

『診家樞要』에서는 다음과 같이 적고 있다.

'혹은 노기(怒氣)가 역상(逆上)해도 맥이 촉(促)해지는데, 이렇게 되면 숨이 거칠어지고, 답답해 발광을 하며, 어혈로 인한 반점(斑點)이 나타나기도 한다.'

열병(熱病)에서 촉맥이 나타날 때 그 빠른 정황(情況)이 점차 수그러들면 병이 나아가는 것이며, 이와는 반대로 맥박의 빠른 정도가 점점 심해지면 이는 병이 위중하다는 징후이며, 대부분 그 예후가 불량하다.

부맥(浮脈)에서 촉상(促象)이 나타나는 것은 표사(表邪)가 아직 없어지지 않고 이열(裏熱)이 항성(亢盛)해 있다는 반영이며, 이 경우에는 신량투표제(辛凉透表劑)를 중용(重用)

하여 사기를 밖으로 축출해내면 병이 낫는다.

(2) 담적천해(痰積喘咳)

담음(痰飮)의 사기로 인해 천식, 기침 등의 병이 생기면 담(痰)의 응조(凝阻)와 조류(阻留)로 인해 촉맥이 나타난다. 이런 경우 곤담환(滾痰丸)을 사용해 담연(痰涎)의 사기(邪氣)를 소제(消除)하면 촉맥은 없어진다.

한 여성을 치료한 적이 있는데, 나이는 60이고 체격이 풍만하며 간기(肝氣)가 항성(亢盛)해 있었다. 그래서 얼굴이 붉고 목에서는 가래소리가 그르렁거리며 호흡이 곤란하고 맥이 삭촉(數促)하였다. 이는 담(痰)이 맺혀 조체(阻滯)해서 나타난 촉맥이었다.

그래서 죽력(竹瀝), 생강, 흑설탕으로 약을 조성해 담(痰)을 없애주면서 천돌(天突), 선기(璇璣), 중정(中庭), 전중(膻中) 등의 혈에 안마요법을 같이 시행하니 담(痰)이 없어지고 촉맥이 사라졌다.

(3) 심손쇠비(心損衰憊)

심기(心氣)가 허약하고 진원(眞元)이 쇠비(衰憊)하면 심계항진(心悸亢進), 숨참, 부종, 천식, 기침 등의 심장질환이 생기는데, 이런 경우에도 촉맥이 잘 나타난다. 그리고 반드시 삭(數)한 중에 무력(無力)하게 한 번씩 쉬는 맥상을 보인다.

이는 '장기(臟氣)의 이반(離反)'과 '진원(眞元)의 쇠패(衰敗)'를 나타내는 것이다. 치료는 응당 온법(溫法)을 써야 한다.

『中醫脈學研究』란 책에는 다음과 같은 설명이 있다.

'맥박의 리듬이 비교적 빠르고 불규칙하면서 중간에 정지하는 맥이 있는데, 이를 심전도의 대조를 통해 살펴보면 부정맥이 분명하게 나타난다. 심방섬유성세동(心房纖維性細動) 환자의 경우, 어떤 때는 심장박동시 심장의 배혈량(排血量)이 적기 때문에 심전도상에 표출되어 나오지 않아서 정지하는 모습을 보이는 것이다.'

이는 촉맥은 심장 본체가 아주 쇠약해서 나타난다는 것을 설명한다.

『脈訣滙辨』이란 책에는 다음과 같은 말이 있다.

'한 환자가 비허(脾虛)로 인한 설사병을 앓고 있었는데, 심신이 지쳐 있고 형색(形色)이 파리하였다. 맥은 촉(促)하면서 어떤 때는 14~15회에 한 번씩, 어떤 때는 17~18회에 한 번씩 정지하는데…… 이런 경우는 진원(眞元)이 패회(敗壞)하고 음양(陰陽)이 교궁(交窮)해져서 촉맥을 형성한 것이다.'

26. 결맥(結脈)

結脈, 往來緩, 時一止復來.

【譯文】 결맥은 그 박동이 완만하며, 때때로 한 번씩 쉬다가 다시 돌아온다.

【釋譯】 결맥의 오고 가는 모습은 정상맥에 비해 완만하고, 그 완만한 중에서도 한 번씩 쉬며, 한 번 쉬고 난 다음에 다시 계속된다.

<結脈의 示意圖>

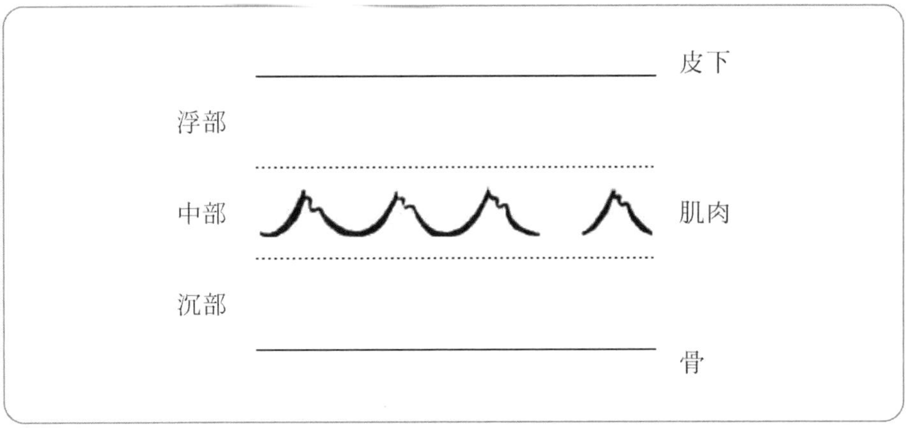

• 맥이 오는 모양이 遲緩하며, 느린 중에서도 한 번 쉰다.

體狀詩

結脈緩而時一止，獨陰偏盛欲亡陽. 浮爲氣滯沉爲積，汗下分明在主張.

【譯文】 결맥의 박동은 완만하면서 때때로 한 번씩 쉬는 모습을 보이는데, 이는 음사(陰邪)가 편성(偏盛)하고 양기가 막 쇠망(衰亡)하려는 이유에서 나타나는 것이다. 맥이 부(浮)하면서 이 결상(結象)이 보이면 기체(氣滯)로 인한 것이며, 침(沉)하면서 결맥(結脈)을 나타내면 한기(寒氣)가 몸에 쌓여 그런 것이다. 이때는 한법(汗法)을 채용해 치료할 것인지 하법(下法)을 사용할 것인지를 자세히 가려서 행해야 한다.

【釋譯】 결맥이란 박동이 완만하면서 때때로 중간에 한 번씩 쉬는 맥이다. 이는 음한(陰寒)의 사기가 많거나 양기가 쇠극(衰極)한 증상(證象)이다. 이 결맥이 부(浮)하게 나타나면 외감병(外感病)으로 인한 기체(氣滯)를 의미하며, 침(沉)하게 나타나면 장중(腸中)에 음식이 적체(積滯)하여 통하지 않아 생긴 것이다.

전자(前者)는 발한법(發汗法)을, 후자(後者)는 사하법(瀉下法)을 사용하는 것이 온당한 치법이다. 한법(汗法)을 사용할 것이냐, 하법(下法)을 쓸 것이냐는 결맥이 부(浮)하게 나타나느냐 침(沉)하게 나타나느냐에 근거해 결정하면 된다.

相類詩

數而時止名爲促. 緩止須將結脈呼. 止不能回方是代. 結生代死自殊途.

【譯文】 맥박이 빠르고 중간에 한 번씩 쉬는 맥을 촉맥(促脈)이라 한다. 이에 비해 맥박이 완만하면서 중간에 한 번씩 그치는 맥을 결맥이라 한다. 그리고 맥이 박동하는 중에 그치는 시간이 비교적 긴 것을 대맥(代脈)이라 한다. 결맥이 나타나면 병이 가벼운 것이

<結脈과 遲脈의 비교도>

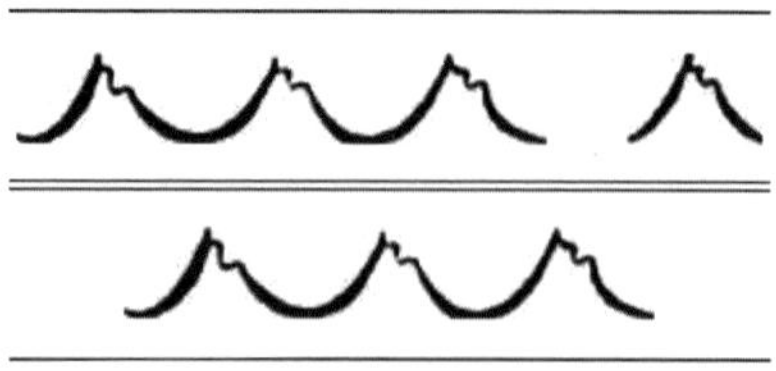

- 결맥 : 맥이 오는 모양이 遲緩하며, 느린 중에서도 한 번 쉰다.
- 지맥 : 맥이 오는 모양이 緩慢하며, 한 호흡 간에 3회 박동한다.

고, 대맥이 나타나면 병이 심한 것이니 이를 잘 분별해야 한다.

【釋譯】 삭맥(數脈) 중에서 때때로 한 번씩 쉬는 맥이 있는데, 이를 촉맥(促脈)이라 한다. 그리고 지완(遲緩)한 맥 중에서 중간에 한 번씩 그치는 맥이 있는데, 이를 결맥이라 한다. 박동은 하지만 중간에서 한 번씩 쉬고, 돌아올 때 앞의 박동 리듬 그대로 돌아오지 못하는 맥을 대맥(代脈)이라 한다. 결맥과 대맥을 서로 비교하자면, 결맥은 병이 가벼운 것이고 대맥은 중한 것이다. 그래서 이 양자를 서로 같은 것으로 혼동하지 말아야 한다.

主病詩

結脈皆因氣血凝, 老痰結滯苦沉吟. 內生積聚外癰腫, 疝瘕爲殃病屬陰.

【譯文】 결맥은 모두 기혈의 응체(凝滯)로 나타나는 것이다. 그 증상 중의 하나로, 속에 오래된 담(痰)이 결체(結體)되어 신음을 할 정도로 아주 고통스러워하는 모습을 보인다. 그리고 몸속에는 적취(積聚)가 생기고 밖으로는 옹종(癰腫)이 발생한다. 산기(疝氣)나 징하(癥瘕) 등의 병은 모두 이 음증(陰證)에 속하는 것이다.

【釋譯】 결맥은 모두 기혈의 응체(凝滯)로 일어나는 것이다. 숙담(宿痰)의 결체(結滯), 적취(積聚)의 내생(內生), 옹종(癰腫)의 외생(外生) 및 허한성(虛寒性)의 산기(疝氣), 징하(癥瘕) 등의 병은 모두 기혈이 응체(凝滯)하여 발생하는 것이다.

● 兼脈主病

부결(浮結)은 한사체경(寒邪滯經), 침결(沉結)은 적기내재(積氣內在), 삽결(澁結)은 적어내재(積瘀內在), 활결(滑結)은 노담(老痰), 삭결(數結)은 열성(熱盛)을 나타낸다.

『難經』에서는 '結甚則積甚, 結微者氣微'라 말하고 있다.

26.1 결맥의 형성

결맥은 기혈(氣血)이나 담(痰), 식(食), 음사(飮邪)가 적체(積滯)하여 흩어지지 않은 상태에서 이것이 혈액순환 장애와 심양(心陽)이 삽체(澁滯)를 초래해 그 모양이 지완(遲緩)하면서 중간에 한 번 쉬게 되면서 형성되는 맥이다.

또 다른 하나는 인체의 기혈이 점점 쇠약해져서 정력(精力)이 계속 생성되지 않아 심양(心陽)이 부진해지고 이로 인해 기가 허해져서 혈액순환이 원만하게 이루어지지 않아 생기는 것이다.

이에 대해서는 『傷寒溯源集』에서도 다음과 같이 설명하고 있다.

'결(結)이란 사기(邪氣)가 맺힌 것이다. 맥이 잠시 정지하기 때문에 이런 이름이 붙은 것인데, 이는 마치 밧줄을 중간에 한 매듭 묶어놓은 것 같은 모습으로 비유할 수 있다. 어떤 물건들이 밧줄 위에 차례로 꿰어진다고 생각할 때 그 매듭을 만나면 반드시 장애가 생기는데, 비록 그 꿰어져 가는 속도가 빠르다 하더라도 역시 잠시 멈추게 되면서 다시 나아가게 되는 것이다.

이는 기허혈삽(氣虛血澁)으로 인해 사기(邪氣)가 경맥(經脈)의 중간에 걸려 있는 것이랄 수밖에 없다. 몸이 허쇠(虛衰)하면 기력이 단천(短淺)해지고, 중간에 격(隔)이 생기면 경락의 흐름에 장애를 가져온다. 그래서 혈액의 유행(流行)이 빠르지 못하게 되면서 중간에 쉬는 형상을 보이는 것이다.'

결론적으로 결맥의 형성은 주로 음사고결(陰邪固結)로 인한 소치이다.

26.2 결맥의 임상응용

(1) 독음편항(獨陰偏亢)

무릇 원기(元氣)의 쇠약, 음사(陰邪)의 편성(偏盛), 소화(少火)의 쇠약, 중기(中氣)의 허한(虛寒), 비(脾)의 건운기능(健運機能) 실조 등에서 보면 산통(疝痛), 사통(瀉痛), 장명(腸鳴) 등의 증상과 연관이 되는데, 이런 경우에 주로 침결(沉結)하면서 무력한 맥이 나타난다.

『診家正眼』에서는 '어떤 병에 음한(陰寒)의 사기가 응결(凝結)해 있으면 이는 마치 한겨울의 기후가 아주 사나워 흐르던 물도 얼어서 굳어지는 것과 같다'고 설명했다.

이에 대한 치료는 온중건비산한(溫中健脾散寒)을 위주로 한다.

(2) 담식적취(痰食積聚)

담음(痰飮), 식적(食積), 적괴(積塊), 징하(癥瘕) 등으로 인해 혈행(血行)에 장애를 받으면 결(結)하면서 무력(無力)한 맥이 나타난다.

활백인(滑伯仁)은 다음과 같이 말한다.

"결맥이 나타나는 것은 음독(飮毒)이 승(勝)하여 양(陽)이 이를 제어하지 못하기 때문인데, 이는 징결(癥結)이나 칠정(七情)이 울결(鬱結)해 있어서 그런 것이다. 맥이 부(浮)하면서 결(結)하다면 이는 한사(寒邪)가 경락에 정체(停滯)된 것이다. 침(沉)하면서 결(結)하다면 이는 몸속에 적기(積氣)가 있거나, 혹은 기(氣), 혈(血), 음(飮), 식(食), 담(痰)으로 인해 나타나는 것이다. 먼저 기(氣)가 한(寒)하면 맥이 느려(緩)진다. 그리고 기(氣), 혈(血), 음(飮), 식(食), 담(痰), 이 다섯 가지 요인, 혹은 이 중 어느 하나라도 유체(留滯)하게 되면 맺히게(結) 되는 것이다."

이는 적취고결(積聚固結), 기(氣)의 운동기능 장애로 인해 결맥이 생긴다는 것을 설명한다. 이에는 신통법(辛通法)에 소적법(消積法)을 좌(佐)해서 치료하면 한사(寒邪)가 흩어지고 맺힌 것이 풀리게 되면서 결맥도 자연히 소실된다.

『脈訣滙辨』에는 다음과 같은 치료 경험이 나타나 있다.

'문학가 장방지(張方之)가 오랫동안 우울한 심정에 있던 중, 갑자기 놀라게 되는 일을 당해 돌연히 전망증(顚妄證)이 생겼다. 그래서 심신(心神)을 보(補)하기도 하고 담연(痰涎)의 사기(邪氣)를 없애는 방법도 사용해보았으나 모두 효과가 없었다. 그래서 나에게 치료를 구해왔다. 진맥을 하니 육부맥(六部脈)이 모두 결(結)하면서 유력(有力)한 모습을 보였다. 그래서 대하법(大下法)을 사용해 속에 있는 담사(痰邪)를 없애지 않으면 나을 수 없다고 내가 말했다. 먼저 영지고(寧志膏)를 3일 복용케 한 후 소위단(小胃丹)을 투여했는데, 3일 동안 소위단(小胃丹)을 수차례 복용케 하자 담(痰)과 적(積)이 없어지기 시작하였다. 이에 다시 귀비(歸脾), 묘향(妙香)에 우황과 용골을 가해 환(丸)을 빚어 복용케 하자 건강을 되찾았다.'

(3) 기허혈삽(氣虛血澁)

기허(氣虛)로 인해 혈행(血行)이 통창(通暢)하지 않으면, 가슴이 두근거리고 잘 놀라면서 두려움을 타고, 심정이 안정되지 못하며, 몽정(夢精)으로 인해 정액을 많이 잃게 되는 증상 등을 나타낸다. 이런 경우에도 결맥이 나타난다.

『傷寒論』에서도 '脈結代, 心動悸, 炙甘草湯主之'라 기재하고 있다.

왕사형(王士亨)도 다음과 같은 말을 한다.

"…… 혹은 큰 병을 앓고 난 후 몸의 진액이나 혈(血)이 아주 모자라게 되거나, 아주 크게 놀라거나 두려워한 나머지 정신을 수습하지 못하거나, 몽정이나 유정으로 정액이 많이 손실되거나, 또 생각을 많이 하여 심기(心氣)가 소모되는 경우에 나타나는 것이다."

심계항진(心悸亢進)이나 결대맥(結代脈)은 심장의 기질성(器質性) 병변으로도 나타난다. 예를 들면 류머티스성 심장병, 동맥경화성 심장병 등에서 주로 이 결맥이나 혹은 대맥(代脈)이 잘 나타난다.

이런 경우에는 계지로 심양(心陽)을 통하게 하고, 자감초(炙甘草)로 맥기(脈氣)를 보충해주며, 인삼으로 보기강심(補氣强心)해주면 심양(心陽)이 회복되어 맥기(脈氣)가 통하면서 결대맥(結代脈)이 없어진다.

27. 대맥(代脈)

代脈, 動而中止, 不能自還, 因而復動. 脈至還入尺, 良久方來.

【譯文】 대맥은 박동하면서 중간에 때때로 멈추는 맥인데, 제법 오랫동안 원래의 상태로 돌아오지 않으며, 다시 돌아온 후에는 재차 원래대로 박동하는 맥이다. 맥이 정지하다가 아주 오랜 시간이 지난 후에 혈맥(血脈)이 척부(尺部)로 유입(流入)할 때 비로소 다시 돌아오는 맥이다.

【釋譯】 맥박이 정상적으로 박동하다가 어떤 때 갑자기 중지하는 현상이 나타나는데, 한 번 박동하자마자 바로 정지하면서 가만히 쉬다가 잠시 후 다시 한 번 박동하는데, 이러한 모양은 마치 금방 맥의 박동감을 느끼다가 다시 척부(尺部)로 들어가는 듯하며 한참

<代脈의 示意圖>

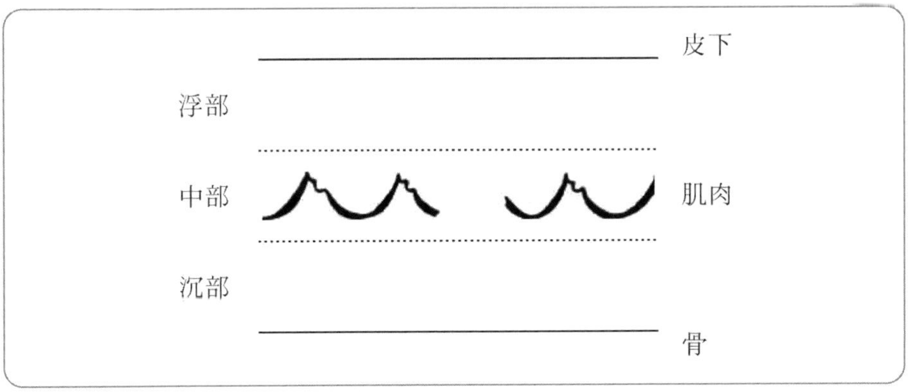

• 박동이 느린 중에 한 번 쉬며, 休止期間이 비교적 길어서 제법 오래 쉰 다음 회복된다.

만에 다시 돌아오는 것 같은데, 이를 대맥이라 한다. 어떤 이는 이를 보충해 설명하기를, 일정한 중지 기간을 거친 후 재차 출현하면서 맥이 척부(尺部)로 들어가는 것으로 말하기도 한다.

體狀詩

動而中止不能還, 復動因而作代看. 病者得之猶可療, 平人却與壽相關.

【譯文】 맥박이 때때로 중지하면서 아주 오랫동안 원래대로 돌아오지 않다가 갑자기 다시 박동하는 맥을 대맥이라 본다. 병이 생겼을 때 대맥이 나타나면 그래도 의사가 치료할 수 있는 것이다. 그러나 병이 없는데도 대맥이 나타나면 수명과 상관이 있는 것으로 우려된다.

【釋譯】 맥이 뛰다가 중지하고 원래대로 돌아오지 않으면서 그대로 가만히 있다가 조금 지난 후 다시 박동하면서 그 간헐적 시간을 대신하는 것을 대맥이라 한다. 병 중에 대맥이 출현한다고 해서 결코 위험한 병이라고 할 수는 없으며 치유할 수 있는 것이다. 정상적인 사람에게서 대맥이 나타나면 이는 오히려 위중한 상태이며 심지어는 수명과도 관계가 있는 것이다.

相類詩

數而時止名爲促, 緩止須將結脈呼. 止不能回方是代, 結生代死自殊途.

【譯文】 맥박이 빠르고 중간에 한 번씩 쉬는 맥을 촉맥(促脈)이라 한다. 이에 비해 맥박이 완만하면서 중간에 한 번씩 그치는 맥을 결맥(結脈)이라 한다. 그리고 맥이 박동하는 중에 그 그치는 시간이 비교적 긴 것을 대맥이라 한다. 결맥이 나타나면 병이 가벼운 것이고, 대맥이 나타나면 병이 심한 것이니 이를 잘 분별해야 한다.

【釋譯】 삭맥(數脈) 중에서 때때로 한 번씩 쉬는 맥이 있는데, 이를 촉맥(促脈)이라 한다. 그리고 지완(遲緩)한 맥 중에서 중간에 한 번씩 그치는 맥이 있는데, 이를 결맥(結脈)이라 한다. 박동은 하지만 중간에서 한 번씩 쉬고, 돌아올 때 앞의 박동 리듬 그대로 돌아오지 못하는 맥을 대맥이라 한다. 결맥과 대맥을 서로 비교하자면, 결맥은 병이 가벼운 것이고 대맥은 중한 것이다. 그래서 이 양자를 서로 같은 것으로 혼동하지 말아야 한다.

<代脈과 結脈의 비교도>

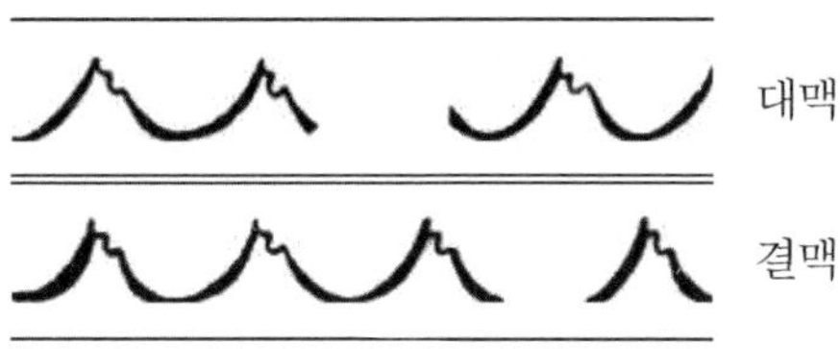

- 대맥 : 박동이 느린 중에 한 번 쉬며, 제법 오랜 시간이 지나야 원래대로 회복된다.
- 결맥 : 박동이 느린 중에 한 번 쉬며, 쉬다가 저절로 정상으로 회복된다.

<代脈과 促脈의 비교도>

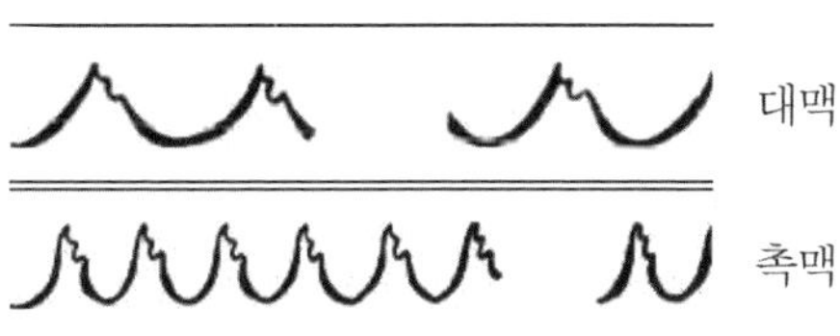

- 대맥 : 박동이 느린 중에 한 번 쉬며, 제법 오랜 시간이 지나야 원래대로 회복된다.
- 촉맥 : 박동이 빠른 중에 한 번 쉬며, 쉬다가 저절로 정상으로 회복된다.

☞ 譯者注: 실제 임상에서 보면 대체적으로 대맥은 휴지기(休止期)가 나타나는 간격이 정기적이며, 결맥은 부정기적(불규칙)인 경우가 많다.

主病詩

代脈元因臟氣衰, 腹痛泄痢下元虧. 或爲吐瀉中宮病, 女子懷胎三月兮.

【譯文】 대맥이 나타나는 것은 원기(元氣)가 쇠미(衰微)하기 때문이다. 임상에서는 복통, 설사 등 하원휴손(下元虧損)의 증상에서 나타난다. 혹은 구토나 설사 등 비위병(脾胃病)에서 나타나기도 하며, 여성이 임신 3개월 남짓될 때 나타나기도 한다.

【釋譯】 대맥이 나타나는 원인은 오장(五臟)의 기(氣)가 쇠약하기 때문이다. 복통, 설사 등 하원휴손(下元虧損)의 병이나 비위쇠약(脾胃衰弱)의 도사병(吐瀉病)에서도 모두 대맥을 볼 수 있다. 그리고 여성이 임신 3개월이 지나면 역시 대맥이 나타날 수 있다.

● **兼脈主病**

대(代)하면서 지완(遲緩)하면 비기절(脾氣絶), 대(代)하면서 홍(洪)하다면 병이 경맥(經脈)에 있다는 것을 대변한다. 대(代)하면서 세침(細沉)하다면 설리(泄痢), 대삭(代數)은 수변농혈(溲便膿血), 대(代)하면서 미세(微細)하면 이는 진액고건(津液枯乾), 결대(結代)가 같이 보이면 심계(心悸)임을 짐작할 수 있다.

그 외에 임신에서도 대맥이 나타나는데, 이는 임신 백일(百日)에 나타나므로 병맥(病脈)으로 보지 않는다.

『脈訣啓悟』의 주석에는 다음과 같은 내용이 있다.

'임신해서 구역질이 나고 구토가 아주 심할 경우에 대맥이 잘 나타나는데, 이는 음식을 잘 먹지 못해 태아의 혈기(血氣)가 아주 모자라서 맥기(脈氣)가 접속(接續)하지 못해 나타나는 것이다.'

27.1 대맥의 형성

대맥이 나타나는 대체적인 원인에는 두 가지가 있다.

첫째, 장기(臟氣)가 쇠미(衰微)하고 기(氣)와 혈(血)이 모두 허(虛)해서 혈행(血行)을 옳게 추운(推運)하지 못하기 때문에 맥이 간헐적으로 중지하여 스스로 회복되지 못하다가 한참을 지나서야 다시 원상을 회복하는 것이다.

둘째, 갑자기 놀라거나 두려운 일을 당했을 때, 그리고 타박상을 입었을 때 맥기(脈氣)에 영향을 주어 맥박이 지속되지 못하여 나타나는 경우이다.

『傷寒溯源集』에는 다음과 같이 적고 있다.

'대(代)란 대체(代替)를 의미한다. 기혈(氣血)이 허약(虛弱)하고 진기(眞氣)가 쇠미(衰微)하면 그 힘이 맥(脈)을 지원하지 못하여 그 대신으로 나타나는 형상인 것이다.'

이는 정기(精氣)가 다하여 계속적으로 맥기(脈氣)를 연접(連接)시키지 못하는 것이 대맥을 일으키는 주요한 원인이 된다는 것을 설명한다.

27.2 대맥의 임상응용

(1) 장기쇠패(臟氣衰敗)

체력이 허약하고 몸이 수척한 경우에 맥이 한 번씩 쉬면서 대상(代象)을 보이는 것은 장기(臟氣)가 아주 쇠약해져 있다는 것이다. 장기(臟氣)가 허약한 증상을 보이면서 맥이 대지(代止)하며, 근골(筋骨)까지 힘 있게 눌렀을 때도 촉지되지 않으면 이는 무근무신무위(無根無神無胃)의 위험한 맥상이다.

『診家樞要』에서는 다음과 같이 설명한다.

'대(代)…… 몸이 수척하고 말을 할 수 없는 경우가 있는데, 만약 병으로 인한 것이 아닌 상태에서 몸이 수척하며 맥이 대지상(代止象)을 보이면 이는 어느 한 장(臟)에 기(氣)가 아주 모자란 것이다. 그래서 이 맥이 대신 그 상태를 나타내는 것이니 이는 정말 아주 위험한 조짐이다.'

『診脈一得』에서는 또 다음과 같이 말한다.

'맥이 결(結)하든 촉(促)하든 대(代)하든 간에 맥을 근골(筋骨)까지 힘 있게 눌렀을 때 그 척부(尺部)의 맥이 균정유력(勻靜有力)하다면 이는 바로 유근유신(有根有神)하며 위기(胃氣)도 살아 있다는 것을 의미한다. 그래서 증상에 따라 약을 사용하면 나을 수 있다. 그러나 만약 눌러보아 맥에 힘이 없고 힘 있게 눌렀을 때도 촉지(觸知)할 수 없으면 이는 무근무신(無根無神)의 상태를 나타내는 것이며 위기(胃氣) 또한 없다는 것을 의미한다.'

비록 모든 의가(醫家)들이 대맥을 장기쇠패(臟氣衰敗)로 인식하지만 이는 반드시 대(代)하면서 무력하고 근골까지 힘주어 눌렀을 때 맥이 잡히지 않는 것을 필요조건으로 한다. 그렇지 않고 맥에 힘이 있고 균정(勻靜)하다면 비록 대맥이 나타나더라도 장기(臟氣)가 쇠패(衰敗)한 것으로 오인하여 두려워할 필요가 없다는 것을 말한다.

(2) 중한토리(中寒吐痢)

중초(中焦)에 한사(寒邪)가 있어 배가 아프며 음식을 먹지 못하는 경우에 대맥이 나타나는 것은 비장(脾臟)이 아주 쇠약해져 있다는 징후이다.

『診家正眼』에서는 '대맥이 나타난다는 것은 장기(臟氣)의 쇠약을 의미하며, 이는 아주 위험한 징후이다. 비토(脾土)가 극도로 허약하면 토하고 설사를 하는데, 중초(中焦)가 한(寒)하여 음식을 먹지 못하고 복통이 생기면 이는 치료하기 어렵다'고 말한다.

그러나 『診脈一得』에서는 다음과 같이 서술하고 있다.

'李×彬, 점심 때 시장에서 차가운 빵을 반 근 먹었는데, 집으로 돌아온 후 배가 더부룩하고 통증이 생기면서 계속해 토하고 설사를 교대로 하면서 이와 함께 머리가 아프고 몸에 열이 나며, 갈증이 나서 물을 찾지만 마시면 바로 토해내고 소변은 전혀 나오지 않으며, 설태는 희고 끈적거리며, 눈두덩이가 움푹 들어가 있고 정신상태는 맑았다. 그리고 숨소리가 거칠며 맥은 삭(數)하지도 지(遲)하지도 않지만 약 10회 박동에 한 번씩 쉬는 모양을 보였다. …… 그래서 『醫林改錯』의 급구회양탕(急救回陽湯) 원방을 한 첩 달여

먹이니 병이 나았다.'

이는 복통에서 대맥이 나타난다고 반드시 모두 장기(臟氣)의 쇠패(衰敗)로 인해 치료할 수 없는 것은 아니며, 오로지 이는 전적으로 심인변증(審因辨證)에 있다는 것을 설명해주는 것이다.

(3) 심계동통(心悸動痛)

심기(心氣)가 허약하면 심계항진, 심장의 통증, 심장경련 등의 증상이 나타나는데, 이 때에도 대맥이 나타난다.

이에 대해 『傷寒論』은 '傷寒脈結代, 心動悸, 炙甘草湯主之'라 말하고 있으며, 『診家正眼』에서는 '心痛奪食, 脈三動一止, 良久不能自還'이라 말하고 있다.

(4) 손상풍통(損傷風痛)

넘어지거나 타박상을 입어 풍증(風症), 통증(痛症)이 생기면 일시적으로 기(氣)의 상하좌우 운동에 장애를 가져와 맥박이 계속적으로 이어지지 않는데, 이런 경우에도 대맥이 나타난다.

『診家樞要』에서는 '풍(風), 통(痛)으로 인해 나타나는 대맥은 그냥 단순한 병맥(病脈)일 뿐이다'라고 말한다.

이는 장기(臟氣)의 쇠패(衰敗) 이외에 일시적으로 기의 흐름에 장애가 생겨 우연히 나타나는 대맥이므로 병이 위중한 것으로 오인하지 말아야 한다는 것을 설명하는 것이다.

제 2 부

합병맥상의 임상응용

합병맥상이란?

합병맥상이란 맥상이 둘, 혹은 셋 이상이 같이 병합되어 나타나는 것을 말한다.

예를 들면 실맥(實脈)과 대맥(大脈)이 상합(相合)하여 나타나는 것을 홍맥(洪脈)이라 하고, 삭맥(數脈)과 실맥(實脈)이 상합(相合)해 나타나는 것을 긴맥(緊脈)이라 하며, 부맥(浮脈)과 세맥(細脈) 및 약맥(弱脈)이 같이 어울려 있는 맥을 유맥(濡脈)이라 하는 것 등이 그것이다.

정여원(正如元)과 재계종(載啓宗)은 『脈訣刊誤』에서 다음과 같이 합병맥(合弁脈)을 설명하고 있다.

'여러 유형의 맥이 합해져 하나의 맥을 형성하는 것이 있다. 예를 들면 침(沉)한 것 같기도 하고 복(伏)한 것 같기도 하면서 실대장현(實大長弦)한 모양이 합한 모습을 나타내는 것을 뇌맥(牢脈)이라 한다. 그리고 아주 연(軟)하면서 부세(浮細)한 모양이 같이 나타나는 것을 유맥(濡脈)이라 한다.'

실제 임상에서는 전형적인 단맥 하나만 나타나는 경우는 아주 드물다. 최소한 두 가지 이상의 맥이 병합되어 출몰한다.

이제 이렇게 복잡 다양한 모습을 나타내는 이 합병맥을 임상에서 어떻게 응용하는지에 대해 살펴보자.

여기서는 제1부의 겸맥주병(單脈)에서 언급하는 내용을 확충 · 보완하여 임상에서 나타나는 겸맥(兼脈)을 세분하여 망라한 것이다. 총 200여 종의 이 맥상을 임상에서 짚어내기란 결코 쉬운 일이 아니다. 그러나 각 합병맥에서 나타나는 증상과 그 발병 메커니즘을 잘 이해하고 해당 병맥(病脈)을 유추해내는 역량을 기른다면 맥진이 훨씬 용이해질 것이라 확신한다.

1. 浮脈類

1.1 浮數脈

(1) 風熱感冒

증상	身熱, 약간의 惡風, 땀, 두통(脹痛), 누렇고 끈적한 가래를 동반한 기침, 인후통, 舌苔黃, 脈浮數
脈證 분석	風은 陽邪이며 陽은 熱化한다. 風熱이 뇌에 침범하여 두통(脹痛)이 생기고, 위로는 清竅를 蒸하여 인후통이 생긴다. 폐가 清肅機能을 잃어 기침이 나면서 누렇고 끈적한 가래가 생긴다. 설태가 黃色인 것은 熱象이며, 맥이 浮한 것은 邪氣가 表에 있다는 것이며, 맥이 數象을 보이는 것은 熱征이다.
치법	辛凉解表, 宣肺清熱
처방	방약: 가벼운 경우는 桑菊飮, 심한 경우는 銀翹散 침구: 大椎, 曲池, 合谷, 魚際, 外關
*응용	상기도감염, 유행성 감기, 기타 유행성 질병의 초기

(2) 風熱咳嗽

증상	누렇고 끈적한 가래를 동반한 기침, 인후통, 갈증, 身熱, 두통, 땀, 惡風, 舌苔黃, 脈浮數
脈證 분석	風熱의 사기가 폐를 침범하여 진액을 말리고, 肺熱도 진액을 상하게 하여 모든 증상이 생겨난다. 身熱, 두통, 땀, 惡風은 사기가 皮毛를 침범해 생긴 것이다. 맥이 浮한 것은 風象이며 數한 것은 熱征이다.
치법	疏風清熱宣肺
처방	방약: 桑菊飮, 銀翹散 침구: 肺兪, 列缺, 合谷, 天突
*응용	상기도감염, 유행성 감기, 급성 기관지염

(3) 風水腫病

증상	眼瞼 부종이 생기면서 차츰 四肢全身으로 파급되는데, 그 병세가 신속하다. 肢節酸痛, 小便不利, 발열, 惡風, 기침, 천식, 舌苔薄白夾黃, 脈浮數.
脈證 분석	속에 水濕의 邪氣가 있는 데다, 밖으로부터는 風邪를 받은 것이다. 風邪는 그 성질이 잘 돌아다니며, 水邪는 잘 흘러다닌다. 水邪와 風邪가 합해져서 병세가 迅猛한 것이다. 風水가 肌表를 침범하여 뚫고 돌아다니므로 肢節酸痛이 생긴다. 방광이 氣化作用을 잃어 소변이 不利해진다. 風水가 폐를 침범하여 기침과 천식이 생긴다. 맥이 浮한 것은 風에 속하고, 數한 것은 化熱의 조짐이다.
치법	祛風, 發汗, 行水
처방	방약: 越婢湯, 越婢加朮湯, 防己黃芪湯 침구: 氣海, 關元, 足三里, 三陰交, 三焦兪
*응용	급만성 신장염, 사구체신염, 心源性水腫, 肺源性水腫

(4) 風熱頭痛

증상	터질 듯이 아픈 두통이 생기면서 얼굴이 붉어지고, 눈도 충혈되며, 갈증으로 물을 많이 찾는다. 發熱, 惡風, 변비, 불그스레한 소변, 苔黃, 脈浮數.
脈證 분석	風은 陽邪이며 熱은 火性에 속하는데, 風이 火勢를 도우며 火가 風威를 빌어 나타난 것이다. 위로는 淸竅를 어지럽히고 경락을 阻滯시켜 터질 듯한 두통이 생긴다. 열이 진액을 말리므로 갈증, 面紅, 눈 충혈이 나타난다. 발열과 惡風은 風熱의 사기가 衛分에 있다는 것이다. 邪熱이 폐를 침범해서 대소변에 이상이 생긴다. 苔黃, 脈浮數은 風熱에 속한다.
치법	祛風淸熱
처방	방약: 桑菊飮, 消風散, 黃連上淸丸, 鹽湯洗法方 침구: 大椎, 曲池, 攢竹, 太陽
*응용	일반 감기, 유행성 감기

(5) 風熱喉痺

증상	인후가 건조하고 후끈거리며 붉게 부어올라서 음식을 삼키기가 어렵다. 이 증상이 점점 심해져서 통증이 점차적으로 극심해지며, 끈적거리는 누런 가래가 마치 이물처럼 느껴진다. 맥은 浮하면서 數하다.
脈證 분석	風熱이 폐를 침범하여 인후에 맺히고, 邪熱이 內盛하여 생긴 것이다. 浮數脈은 風熱의 本脈이다.
치법	疏風解表, 淸咽利喉
처방	방약: 淸咽利膈湯, 桔梗湯, 玄麥甘桔湯, 桔梗甘草湯, 淸咽雙和飮 침구: 大椎, 合谷, 魚際, 外關. 少商과 尺澤은 사혈한다.
*응용	호흡기감염, 급성 인후염, 편도선염

(6) 風熱眼痛

증상	눈 흰자위가 갑자기 붉게 부어오르고, 눈물을 흘리며 따끔거린다. 눈이 부시고 까끌거린다. 더불어 두통과 발열이 생긴다. 苔黃脈浮數.
脈證 분석	鬱憤이 폭발하고 風熱이 外侵하면 木盛火熾, 同類相求하여 이 邪氣가 눈으로 흘러가서 이런 眼痛이 생긴다. 苔黃脈浮數은 風熱임이 분명하다.
치법	散風淸熱
처방	방약: 羌活勝風湯, 救苦湯 침구: 睛明, 承泣, 合谷, 陽白, 太陽
*응용	급성 전염성 결막염, 유행성 각막염, 유행성 결막염

(7) 風熱咳血

증상	발열, 口渴, 口乾, 인후건조, 가슴의 답답한 통증, 가래가 끈적하며 누렇고 피가 섞여 나온다. 頭身痛, 發熱, 舌紅苔黃, 脈浮數.
脈證 분석	風熱이 폐를 넘보면서 肺陰을 灼煉하면 肺絡이 손상을 받아 咳血을 일으킨다. 舌紅은 傷陰이 점진적으로 일어나고 있다는 것이며, 苔黃은 熱煉之征이다. 脈浮는 風邪가 아직 존재하고 있다는 것이며, 脈數은 熱邪가 아직 물러가지 않았다는 표지이다.
치법	淸金潤肺, 寧絡止血
처방	방약: 桑杏湯, 桑菊飮, 銀翹散 침구: 合谷, 曲池, 大椎, 外關
*응용	폐·기관지 관련 질병, 심장혈액병

(8) 風熱牙疳

증상	잇몸의 紅腫疼痛, 발열, 惡寒, 혹은 發熱交作하면서 계속해 잇몸이 짓무르고 쉽게 출혈을 일으킨다. 변비, 오심, 구토를 동반하기도 한다. 苔黃, 脈浮數.
脈證 분석	足陽明胃經에 열이 잠재해 있고, 風熱을 外感하여 邪熱이 上衝하면 이것이 잇몸을 침범해 일으킨다. 舌紅은 傷陰이 점진적으로 일어나고 있는 것이며, 苔黃은 熱煉之征이다. 脈浮는 風邪가 아직 존재하고 있다는 것이며, 脈數은 熱邪가 아직 물러가지 않았다는 증거다.
치법	疏風淸熱, 瀉火解毒
처방	黃連解毒湯, 淸胃散, 玉女煎을 쓴다. 혹은 금은화, 감초, 박하를 달여 입을 헹궈내거나, 식염을 희석해 입을 헹군다.
*응용	구강염, 치은염, 舌炎

(9) 風熱耳聾

증상	耳痛, 耳鳴, 耳聾, 두통, 코막힘, 苔黃, 脈浮數
脈證 분석	風熱이 上攻하여 淸竅를 어지럽히면 氣의 운동이 순조롭지 못해져 耳聾이 생긴다.
치법	疏風淸熱佐芳香開竅
처방	銀翹散
*응용	상기도감염, 중이염 초기, 이하선염 초기

(10) 風熱眩暈

증상	머리와 눈이 아찔거리고, 가슴이 편치 않으며, 답답하면서 토하려고 한다. 苔黃脈浮數.
脈證 분석	風熱이 인체의 상부를 막아서 이 병이 생긴다.
치법	疏風淸熱
처방	防風通聖散, 羌活湯
*응용	일반 감기, 유행성 감기

(11) 風熱驚悸

증상	머리에 열이 나고 어지러우며, 가슴이 두근거리고 불안하다. 苔黃, 脈浮數.
脈證 분석	심장에 열이 맺힌 상태에서 밖으로부터 風熱을 받으면 兩熱이 심장을 相搏하고 神明을 犯及하여 생긴다.
치법	疏風淸熱定驚
처방	導赤散, 牛黃鎭驚丸
*응용	感染性驚厥

(12) 風熱腰痛

증상	돌발적으로 심한 요통이 오면서 그 통증이 무릎과 발에까지 미친다. 口渴, 苔黃, 脈浮數.
脈證 분석	風熱의 사기가 신장을 侵襲하여 생긴 병이다.
치법	疏風淸熱
처방	小柴胡湯, 人蔘敗毒散
*응용	감염성 질병으로 인한 전신 증상 중 하나

(13) 風熱瘰癧

증상	귀밑의 목 부위에 腫核이 생기는 것인데, 환부의 색이 붉고 광택이 나면서 寒熱과 통증이 생긴다. 심하면 곪아 터진다. 脈浮數.
脈證 분석	肝膽에 火가 있는 상태에서 風熱을 받은 것이다.
치법	疏風淸熱散結
처방	活絡疏肝散
*응용	임파선염

(14) 風熱瘡痒

증상	손발과 가슴, 옆구리에 丘疹이 생기면서 아주 가렵다. 오래되면 종기로 변하고 심하면 선홍색 피가 삼출되어 나온다. 脈浮數.
脈證 분석	風熱이 鬱肺하여 肌膚로 나타난 것이다.
치법	疏風淸熱
처방	消風散

1.2 浮緊脈

(1) 寒痰哮證

증상	호흡이 急促하고 목에서 톱을 써는 것 같은 소리가 나며, 기침을 하면서 맑은 가래가 나오고, 가래의 색이 희면서 거품 모양을 보이며, 가슴이 질식할 것같이 답답하고 얼굴색이 어둡다. 목은 마르지 않고 뜨거운 물이 당기며, 설태는 白滑, 맥은 浮緊하나.
脈證 분석	痰濁이 폐에 잠복해 있어서 氣道를 阻遏하여 痰氣가 相搏함으로써 哮鳴이 생긴다. 가슴이 질식할 것같이 답답한 것은 寒痰이 內伏해 있기 때문이다. 얼굴색이 어두운 것은 胸陽이 不運하기 때문이다. 더운 물이 당기는 것은 寒痰이 속에 있기 때문이다. 苔白은 寒象이고, 맑고 끈적거리는 痰이 있다는 표징이며, 맥이 浮緊한 것은 寒痰이 있다는 확실한 징조다.
치법	溫肺散寒, 豁痰利竅
처방	방약: 射干麻黃湯+三子養親湯, 蘇子降氣湯, 冷哮丸, 寒哮丸 침구: 肺兪, 定喘, 膻中, 列缺, 風門
*응용	만성 기관지염의 급성 발작기, 폐기종

(2) 風寒喘證

증상	돌발적인 천식과 함께 가슴이 답답하면서 기침이 난다. 가래의 색은 稀薄하면서 거품이 있다. 苔薄白, 脈浮緊.
脈證 분석	風寒의 사기가 表를 束하고, 皮竅를 閉塞시키면 사기가 흩어지지 못하고 폐로 內合하여 邪實氣壅의 상태를 만들어 肺氣가 不宣해져서 천식이 생기는 것이다. 脈浮는 風鼓, 緊은 寒束을 의미하며, 舌苔薄白한 것은 風寒證이다.
치법	散寒宣肺平喘
처방	방약: 麻黃湯 이미 땀이 나도 천식이 가라앉지 않으면 桂枝加厚朴杏子湯을 쓴다. 속에 鬱熱이 있고 表邪가 아직 남아 있다면 麻黃杏仁甘草湯, 혹은 大青龍湯으로 치료한다. 침구: 風門, 風池, 合谷, 列缺, 肺兪, 定喘
*응용	기관지천식, 천식성 기관지염, 肺原型心臟病

(3) 表寒裏熱

증상	惡寒發熱의 表證과 변비, 혹은 協熱痢가 동시에 존재한다. 脈浮緊.
脈證 분석	表寒이 아직 없어지지 않고 열이 이미 속으로 들어간 것이다. 혹은 체질 자체에 鬱熱이 있는 데다, 더불어 寒邪를 같이 받은 것이다.
치법	解表淸裏
처방	변비가 있으면 防風通聖散, 協熱痢가 있으면 葛根芩連湯을 쓴다.
*응용	일반 감기, 감기의 극성기, 일부 위장형 감기, 위염, 장염

(4) 風寒痙病

증상	두통, 項背強急, 惡寒發熱, 肢體酸痛, 苔白膩, 脈浮緊
脈證 분석	風寒濕邪가 경락을 막아서 項背強急이 나타난다. 惡寒發熱, 肢體酸痛은 表證이 있다는 것이다. 苔白膩는 風寒濕이 분명하다는 것이며, 脈浮는 風을 주관하고 緊은 寒을 주관한다.
치법	祛風散寒除濕
처방	방약: 羌活勝濕湯, 葛根湯, 땀을 흘리면 瓜蔞桂枝湯을 쓴다. 침구: 風門, 風池, 合谷, 列缺
*응용	감염성 질병, 중독성 뇌질환의 초기 증상

(5) 陽明初實

증상	口苦咽燥, 腹滿而喘, 發熱汗出. 惡寒은 없고 오히려 惡熱이 있다. 身重, 脈浮緊, 黃白膩苔.
脈證 분석	邪熱이 經에 있어서 咽燥口苦하다. 사기가 腹으로 들어가 腹滿而喘하다. 陽明熾熱하여 惡熱汗出한다. 熱傷津液하여 肉이 不和하므로 身重하다. 설태에 黃白이 같이 섞여 나타나는 것은 垢苔이며, 이는 열이 胸胃에 침범하여 생긴 것이다. 脈浮緊은 사기가 表에 있다는 것이다.
치법	透邪泄熱, 除煩解鬱
처방	梔子鼓湯
*응용	중독성 질병, 감염성 질병의 熱盛期

(6) 風寒耳聾

증상	두통, 身痛, 惡寒發熱, 無汗, 鼻塞, 耳鳴, 耳聾, 苔白, 脈浮緊
脈證 분석	風寒이 表를 束하고 經脈이 凝滯하며 竅閉不聰하여 耳聾이 생긴다.
치법	祛風散寒
처방	九味羌活湯
*응용	일반 감기

(7) 風寒眩暈

증상	이마의 통증, 관절 마디의 후끈거리는 통증, 喘逆頭眩, 脈浮緊
脈證 분석	추운 계절에 風寒을 받아 생긴 것이다.
치법	祛風散寒
처방	羌活防風湯, 羌活敗毒湯
*응용	일반 감기, 상기도감염

1.3 浮滑脈

(1) 風痰中風

증상	손발이 저리고 근육과 피부에 감각이 없다. 갑작스런 구안와사, 語言不利, 심하면 반신불수가 나타난다. 손발의 운동에 제한이 생긴다. 舌苔白膩, 脈浮滑.
脈證 분석	正氣가 부족하면 脈絡이 空해지며, 피부와 피하 근육 사이의 틈이 성글어지는데, 이런 때를 틈타 風이 침입하면 氣血이 不暢하고 營衛가 조화롭지 못하게 되며, 風邪가 宿痰을 건드려 風痰을 형성한다. 苔白膩는 痰濕內盛이며, 脈浮는 風을 의미하고, 滑은 痰을 의미한다.
치법	祛風通絡除痰, 養血和營
처방	방약: 大秦艽湯, 半夏白朮天麻湯, 青州白丸子, 愈心湯 침구: 啞門, 大椎, 風池, 合谷, 內關, 神門, 足三里, 陽陵泉, 陰陵泉
*응용	중독성 뇌질환, 뇌혈관 계통의 질병

(2) 風寒子癎

증상	여성이 임신했을 때 두통과 현기증이 생기며, 온몸이 노곤하면서 潮熱이 나고, 하지나 얼굴에 부종이 생기며, 마음이 조급해지고 숨이 가빠진다. 그리고 상복부에 脹滿感이 생기며 소변이 자주 마렵고, 갑작스런 구역질과 구토가 나며, 몸에 열이 나면서 근육과 피부에 좁쌀 같은 돌기가 생기며, 졸도하여 사람을 알아보지 못하기도 하고 손발에 경련이 일어나며, 심하면 角弓反張 증상이 나타난다. 舌淡苔潤, 脈浮滑.
脈證 분석	痰濕 체질에 血虛한 데다 風寒의 邪氣를 받으면 사기가 太陽經脈을 상하게 하여 筋脈이 拘急해진다.
치법	養血鎭痙, 祛風散寒豁痰
처방	癎病方
*응용	임신부종, 임신 고혈압, 출산 전의 子癎, 임신중독

(3) 痰熱結胸

증상	胃脘部가 脹滿하여 누르면 통증이 생긴다. 舌苔黃膩, 脈浮滑.
脈證 분석	痰으로 인해 병이 있는 체질이 風熱을 받는 경우, 傷寒誤下의 경우, 痰熱이 위장 부위에 互結하는 경우에 모두 이 병이 생긴다.
치법	淸熱, 開結, 滌痰
처방	小陷胸湯
*응용	삼출성 늑막염, 기관지폐렴, 일부 위염 및 위하수와 위궤양

(4) 痰熱喘咳

증상	얼굴이 붉어지고 땀이 나며, 가슴이 답답하면서 熱感이 생기고 호흡이 빨라지며, 심하면 목에서 가래소리가 나며 가래는 끈적하며 황색을 띤다. 舌質紅絳, 脈은 浮滑 혹은 浮滑而數하게 나타난다.
脈證 분석	陽氣가 盛한 체질이 기름진 음식을 좋아하면 몸에 痰이 쌓이고 열이 생기는데, 그 熱이 痰을 응결시켜 痰과 熱이 서로 엉기면서 肺氣도 不暢해지고 氣도 맺히면서 喘咳가 생긴다.
치법	淸熱化痰, 止咳定喘
처방	방약: 瀉白散, 桑白皮湯 침구: 肺兪, 定喘, 豊隆
*응용	대엽성 폐렴, 기관지폐렴

(5) 風痰頭痛

증상	두통, 현기증, 눈을 감으면 뜨기 싫은 증상, 胸悶, 惡心, 몸이 피로하고 목소리에 힘이 없어지며, 두 볼에 青黃色이 나타나고, 묽은 痰을 토해내기도 하며, 맥은 浮滑하다.
脈證 분석	風痰의 사기가 위로 올라가서 교란시키면 두통이 발생한다.
치법	祛風化痰
처방	甘菊荊芥湯, 半夏白朮天麻湯, 鹽湯洗法方
*응용	혈관신경성 두통

(6) 風痰眩暈

증상	현기증과 두통이 생기면서 두 눈이 침침하며, 어깨와 등이 당기고 몸이 무거우면서 잠이 많아진다. 가슴이 답답하고 심장이 두근거리며 묽은 가래를 토해내고, 맥은 浮滑하다.
脈證 분석	風痰이 壅閉하면 현기증이 생긴다.
치법	祛風化痰
처방	半夏白朮天麻湯, 天麻丸, 白附子丸
*응용	뇌혈관 계통 질병, 메니에르증후군

1.4 浮遲脈

(1) 風虛隱疹

증상	피부에 콩짜개 같은 모양의 것들이 무리지어 돌출되는데, 바람을 맞으면 쉽게 발생한다. 혹은 피부에 특수한 자극이 주어지면 유발된다. 그리고 특수한 냄새에 의해서도 발생한다. 上吐下瀉, 人事不省의 경우에도 가끔 발병한다. 古稱 '배뢰(痞瘟)'라고 한다. 숨어 있다가 나타나다가 하기 때문에 隱疹이라고 부른다. 드물게는 부스럼이나 딱지가 은진의 전조증상으로 나타나기도 한다. 이 가라(痂癩)는 古稱 '癘風'이라 한다. 脈은 浮遲하다.
脈證 분석	『素問』에서는 '少陽有餘, 病皮痺隱疹'이라고 하였다. 『金匱要略』에서는 '邪氣中經, 則身痒而隱疹'이라고 하였다. 이는 주로 소화불량, 모종의 단백질식품 섭취, 약물, 생물제품, 혹은 병소감염(病巢感染), 정신적인 요인, 장내 기생충, 외부의 한열 자극, 麻風病 전조증상 등과 관계가 있다.
치법	祛風解肌除濕
처방	방약: 桂枝麻黃各半湯, 玉屛風散 침구: 曲池, 血海, 風市, 三陰交, 膈兪, 天井, 足三里 혹은 梅花針으로 환부를 두드린다. 또 燈火로 양측 曲池나 長强穴에 자극을 준다.
*응용	두드러기, 과민성 장염, 丘疹性 두드러기

(2) 風寒表虛

증상	發熱, 汗出, 惡風, 鼻鳴, 乾嘔, 脈浮遲或浮緩
脈證 분석	正氣와 邪氣가 서로 싸우면 열이 난다. 인체의 護衛力이 不固하면 땀이 나고 惡風 증상이 생긴다. 그리고 風이 肺胃를 상하게 하면 鼻鳴과 乾嘔가 생긴다. 脈浮遲 혹은 脈浮緩은 모두 中風脈이다.
치법	解肌和營衛
처방	桂枝湯, 疏邪實表湯
*응용	일반 감기, 일부 유행성 감기의 초기

(3) 風寒鬱閉

증상	얼굴에 熱象이 나타나면서 몸이 가렵고 발열과 오한이 생기는데, 熱은 많고 寒은 적다. 하루에 2~3회 정도 나타난다. 脈浮遲.
脈證 분석	營衛不和의 상태에서 表邪가 鬱閉하면 생긴다.
치법	調和營衛, 開表發汗
처방	桂枝麻黃各半湯

1.5 浮虛脈

(1) 傷暑後期

증상	정신이 노곤하며 팔다리에 힘이 없다. 가슴 부위가 그득하고 숨이 차다. 身熱, 心煩, 식욕부진, 頭身重痛, 혹은 吐瀉, 脈浮虛.
脈證 분석	濕邪가 陽을 상하게 하고 暑邪가 진액을 말리면 이 證이 생긴다.
치법	淸暑益氣
처방	淸暑益氣湯, 薷藿湯
*응용	病源微生物로 인한 위장형 감기, 위·장염 말기 증상

(2) 氣虛陰吹

증상	여성의 陰道에서 排氣할 때 소리가 나는 것인데, 氣가 下泄하고 있다는 느낌을 받는다. 안색이 희뿌염하고 음성이 低微하며 두통과 함께 묵직함을 느낀다. 정신이 맑지 않고 추위를 잘 타며 숨이 차고 피곤하다. 허리가 시큰거리고 손발에 힘이 없다. 맥상은 浮虛하다.
脈證 분석	신체가 허약하여 氣의 상하좌우 운동이 잘 이루어지지 않고, 腸胃의 진액이 모자라서 昇降機能이 원래의 작용을 잃어서 생기는 證이다. 氣虛하면 脈虛하다는 이치는 필연적이다.
치법	補氣生津
처방	補中益氣湯加酒黃連
*응용	여성 생식기 염증의 제반질환

1.6 浮洪脈

(1) 陽明溫病

증상	열이 나면서 갈증이 생기고 물을 찾는다. 땀이 줄줄 흐르면서 惡寒은 없고 오히려 惡熱이 있다. 脈浮洪或促.
脈證 분석	熱이 氣分과 胃府를 건드려서 진액을 灼煉시켜 나타난다. 맥이 浮洪하다는 것은 溫之象이며, 促急은 火極之征이다.
치법	淸凉蕩熱
처방	三黃石膏湯, 竹葉石膏湯, 白虎湯
*응용	감염성 질병의 극성기

(2) 虛火熱證

증상	미열이 나거나 혹은 오후에 潮熱이 생긴다. 손발 한가운데에 열이 나고 입이 마르면서 盜汗이 생긴다. 입술과 혀가 붉으며 脈은 浮洪而虛하다.
脈證 분석	朱丹溪는 "虛火는 勞損으로 인한 것이며, 燥火는 본래 血虛로 인한 것이다"라고 하였다. 房勞가 심하면 정액이 말라서 腎水가 부족해지고 陰虛火動하는데, 이렇게 되면 물이 없어서 龍이 潛藏하지 못하는 형국이 되어 火迅龍飛의 질환을 맞게 되는 것이다.
치법	壯水之主, 以制陽光
처방	知柏地黃丸, 滋陰降火湯
*응용	각종 원인의 빈혈, 결핵병 등 소모성 질환

(3) 心小腸火

증상	가슴에 열감을 느끼면서 답답하고, 입과 혀에 종창이 생기며, 소변의 색이 붉으면서 刺痛이 생긴다. 심하면 便血이 나타난다. 舌尖紅, 脈浮洪.
脈證 분석	心은 君火이며 小腸과 표리관계에 있다. 또 心은 舌로 通竅하며, 君火가 한번 動하면 相火 역시 熾盛해진다. 洪은 心火의 本脈이다.
치법	淸心導赤
처방	導赤散, 加味導赤湯
*응용	구강감염, 요로감염

(4) 溫毒發斑

증상	高熱이 물러가지 않고 머리와 얼굴 혹은 인후에 종통이 생기며 출혈성 斑疹도 나타난다. 脈浮洪.
脈證 분석	溫毒이 氣分에서 없어지지 않고, 營分의 邪熱이 이미 심해지며, 심지어 血分으로 들어가면 일찍이 先賢들이 말한 '氣血兩燔'의 상태가 된다.
치법	氣血兩淸
처방	化斑湯, 消斑靑黛飮
*응용	성홍열, 발진티푸스, 과민성紫癜, 유행성 뇌척수막염

1.7 浮弦脈

(1) 痰飮

증상	몸이 욱신거리며 땀은 나지 않고, 기침과 천식이 생기면서 맑고 묽은 가래를 뱉는다. 소변의 색이 맑고 갈증은 없다. 발열과 오한이 나타나기도 한다. 苔白, 脈浮弦.
脈證 분석	몸에 원래 水飮의 사기가 있는 데다 寒邪를 받으면 寒과 痰이 서로 엉겨서 痰飮으로 변한다. 脈浮는 寒이며, 弦은 飮邪가 있다는 것이다.
치법	解表化飮
처방	小靑龍湯
*응용	급만성 기관지염, 기관지천식, 신장염, 肺源性心臟病, 늑막염, 胸腔積液

(2) 凉燥

증상	두통과 身熱이 있으며, 땀은 나지 않고 惡寒과 함께 코가 막히면서 소리가 난다. 입술과 인후가 건조하고 마른기침이 연이어 나타난다. 가슴이 그득하고 양 옆구리에 통증이 생기고 피부가 건조하면서 아프다. 脈浮弦.
脈證 분석	古稱 '凉燥'는 小寒이기 때문에 두통, 오한, 鼻塞而鳴 증상이 나타난다. 脈弦은 寒과 飮이 겸해 있어 나타난 것이다.
치법	平以苦溫, 佐以甘辛
처방	杏蘇散
*응용	가을의 상기도감염

1.8 浮芤脈

(1) 大失血後

증상	안색이 창백하고 숨이 차면서 피로하다. 손발톱의 색깔이 창백하고 가슴에 열감을 느끼면서 두근거리고 현기증이 생긴다. 脈象浮芤.
脈證 분석	『圖注』에서는 '무릇 사람의 12경락은 개울물이 흐르듯 鷹해야 하는데, 營衛血氣가 經絡에 盈滿해 있지 못하면 芤脈이 나타난다'고 하였다. 코피, 吐血, 便血, 外傷出血, 여성의 붕루출혈, 산후출혈, 失血極虛 등에서 모두 생긴다.
치법	峻補陰血
처방	當歸補血湯合生脈飮倍人蔘
*응용	외출혈, 내상출혈로 인한 빈혈

(2) 傷津竭液

증상	구강이 건조하고 안구가 함몰된다. 피부의 탄력성이 떨어지고 심하면 허탈 상태가 된다. 脈芤 혹은 浮芤.
脈證 분석	진액은 혈액의 원천인데, 진액이 많이 소모되면 피를 많이 잃는 것과 같다. 大汗, 大吐, 大下, 혹은 高熱不退하면 이 증상이 생긴다.
치법	增津補液
처방	增液湯加味 失血과 失水를 같이 겸하고 있을 때는 中藥만으로 그 역량이 미치지 못할 우려가 있으므로 응당 서양의학의 輸血, 輸液 등으로 급히 대처해야 한다.
*응용	삼출성 탈수

1.9 浮微脈

(1) 勞極

① 久視傷血

증상	눈앞이 어지럽고 침침하며 현기증과 이명이 나타난다. 얼굴에 화색이 없고 근육에 경련이 일어나며, 머리카락이 푸석해진다. 맥은 浮微하다.
脈證 분석	책을 오래 보거나, 혹은 눈동자를 돌리지 못하고 한곳만 보는 작업을 하면 血分이 상하여 이 證이 나타난다.
치법	補血益氣
처방	人蔘養營湯
*응용	빈혈성 眩暈, 빈혈성 경련

② 久臥傷氣

증상	숨이 차고 피로하며, 몸을 바로 세우지 못할 정도도 힘이 없으며, 입맛을 잃고, 심하면 몸이 저리기도 하며, 혹은 땀이 세수하듯 흐르며 맥이 浮微하다.
脈證 분석	잠을 많이 자거나, 오래 누워 있는 사람은 氣의 흐름이 순조롭지 못하고 血도 잘 움직이지 못한다. 그래서 陰陽이 그 본분의 기능을 잃으면 이 證이 생긴다.
치법	補氣養血
처방	十全大補湯
*응용	진행성 근영양불량, 중증근무력증

③ 久坐傷肉

증상	근육과 피부가 저리고 심하면 마비가 온다. 시큰거리는 통증과 함께 힘이 없으며 땀을 흘리고 노곤하며, 혹은 뼈가 장작개비처럼 마른다. 脈浮微.
脈證 분석	오래 앉아 있으면 氣血이 조화롭지 못하게 되고, 근육이 氣血의 敷布營養을 얻지 못해 이 병이 생긴다.
치법	補益心脾
처방	補中益氣湯, 歸脾湯
*응용	근영양불량, 주기성 마비, 근강직증후군

④ 久立傷骨

증상	발과 무릎이 약해지고, 허리와 척추에 시큰거리는 통증이 생기며, 현기증, 이명과 함께 이빨의 저작기능이 무력해지고, 심하면 이빨이 흔들거리면서 빠지기도 한다. 또한 골절이 쉽게 생기면서 잘 유합되지 않는다. 脈浮微.
脈證 분석	오래 서 있으면 뼈를 상하고, 이것이 누적되어 신장에도 영향을 미쳐 신장의 生髓機能이 떨어지면 이 證이 생긴다.
치법	補腎添髓壯筋骨
처방	八味腎氣丸, 健步虎潛丸, 薯蕷丸
*응용	골연화증, 골다공증

⑤ 久行傷筋

증상	筋脈이 풀어져서 걸음걸이가 온전치 않고 저린 증상이 나타나기도 한다. 脈浮微.
脈證 분석	장거리 여행을 하면서 휴식을 잘 취하지 못하면 근육이 피로해져서 마른다. 그래서 肝이 손상을 받아서 이 證이 생긴다.
치법	强筋壯骨
처방	養血壯筋健步丸
*응용	인대손상, 근육손상, 힘줄손상, 滑囊損傷

(2) 勞損

① 肺脾虛損

증상	손발이 무력하고 목소리에 힘이 없으며, 조금만 움직여도 숨이 차고 땀이 잘 흐르면서 가슴이 답답하다. 脈浮而微.
脈證 분석	식생활을 잘못하여 脾를 상하거나, 병후에 조리를 잘 하지 못하여 五行上 脾(土)가 肺(金)를 生하지 못하면 이 證이 생긴다.
치법	補中益氣
처방	補中益氣湯
*응용	결핵, 빈혈, 백혈병, 각종 만성 소모성 질환

② 心肝虛損

증상	吐血, 便血, 여성의 崩漏, 頭暈眼花, 脈浮微
脈證 분석	七情 중 喜가 過하여 心을 상하고, 怒가 過하여 肝을 상하거나, 혹은 아주 무거운 물건을 너무 힘주어 들어올리거나 하면 이 證이 생긴다.
치법	補心養肝
처방	四物湯, 當歸補血湯
*응용	결핵, 빈혈, 백혈병, 각종 만성 소모성 질환

③ 脾腎虛損

증상	식욕이 감퇴하고, 묽은 대변이 나오며, 소화되지 않은 음식이 대변에 섞여 나오고, 허리와 무릎에 힘이 없고 전신무력감을 느끼며, 추위를 잘 타고 손발이 차가운 증상이 생기면서 발기부전과 遺精이 나타나고, 소변이 맑고 길게 나온다. 舌淡苔白, 脈浮微.
脈證 분석	음식의 부절제와 과로가 脾를 상하게 하고, 酒色과 과도한 房事가 腎을 상하게 해서 이 證이 생긴다.
치법	溫補脾腎
처방	附子理中丸, 桂附八味丸, 右歸丸
*응용	결핵, 빈혈, 백혈병, 각종 만성 소모성 질환

④ 肺腎虛損

증상	피가 섞인 마른기침이 나며, 입과 인후가 건조하고, 潮熱과 盜汗이 생기며, 양 볼이 붉어지고 허리와 무릎이 시큰거리며 무력하다. 현기증과 耳鳴, 遺精, 조루가 생긴다. 舌紅少津, 脈浮微.
脈證 분석	房事가 과하여 腎을 상하거나, 혹은 병후에 조리를 잘못 하거나, 혹은 폐결핵균에 노출되었을 때 이 證이 생긴다.
치법	滋陰補肺腎
처방	沙蔘麥冬湯合大補元煎, 六味丸, 大補陰丸
*응용	결핵, 빈혈, 백혈병, 각종 만성 소모성 질환

1.10 浮濡脈

(1) 陰虛盜汗

증상	잠잘 때 땀이 나는데, 밤중 내내 그러하다. 脈浮而濡. 『內經』에서는 이를 '寢汗'이라 했다.
脈證 분석	땀은 '心之液'이며, 腎은 인체의 五液을 주관한다. 그래서 무릇 모든 汗證은 '心腎之虛'를 떠나 생각할 수 없다. 陰虛로 인해 血이 손상을 받고 陽이 陰分을 蒸하면 이 證이 생긴다.
치법	淸骨退熱
처방	淸骨散, 當歸六黃湯, 益陰湯
*응용	교감신경 흥분 위주의 신경쇠약, 에너지 대사가 증가한 질환

(2) 婦人崩漏

증상	陰道에 갑작스런 下血이 생기는데, 그 색이 어둡고 끊이지 않으면서 줄줄 흘러내린다. 정신이 맑지 않고 전신이 노곤하다. 脈浮濡.
脈證 분석	血虛로 인해 氣가 그 의지할 바를 잃으면 血도 순조롭게 흐르지 못한다. 氣血이 虛하면 生化之源이 부족해져 血이 농축되지 않아 血行 역시 빨라져서 이 證이 생긴다.
치법	峻補陰血, 濃縮血液
처방	當歸補血湯에 숙지황, 맥문동을 많이 가한다.
*응용	자궁출혈, 기능성 자궁출혈

1.11 浮散脈

虛劇

증상	호흡이 急促하여 바로 누울 수가 없다. 脈浮且散. 병이 위중한 것에 속한다.
脈證 분석	熱病이 다한 후에 氣와 陰이 모두 상하고 腎이 納氣를 하지 못하면 氣陰不斂한다. 그래서 이 證이 생긴다.
치법	補益氣陰, 收斂心氣
처방	生脈散, 大製獨蔘湯
*응용	심부전, 심한 심장기능쇠약

1.12 浮長脈

風癇

증상	얼굴이 붉고 눈이 충혈된다. 목이 뻣뻣해지면서 정면으로만 시선을 두고 손발에 경련을 일으킨다. 입과 눈이 돌아가고 거품을 물면서 인사불성이 된다. 脈浮而長.
脈證 분석	열이 땀을 만들어내고, 땀을 흘리면 風이 되는데, 風邪가 心을 교란하여 心竅가 風痰에 의해 제 기능을 잃으면 이로 인해 發癇하는 것이다. 脈浮而長은 '風之征'이다.
치법	祛風除痰
처방	化風丹, 牛黃丸, 定癇丸
*응용	전간(간질), 뇌출혈, 뇌혈전형성, 뇌혈관경련

1.13 浮結脈

寒滯經脈

증상	손발에 경련이 일어나면서 통증이 생기는데, 그 통증의 부위가 고정돼 있고, 밤에 심해지고 낮에는 안정된다. 흐린 날씨에 심하고 맑은 날씨에는 완만해진다. 따뜻하게 해주면 통증이 경감된다. 脈浮結.
脈證 분석	이는 寒痺다. 다른 말로 痛痺라고 한다. 이는 寒邪가 凝滯하여 痺證이 생긴 것이다. 脈浮는 表를 주관하고 結은 寒滯를 말한다. 浮結은 寒滯에서 잘 나타나지만 寒滯라고 반드시 浮結이 나타나는 것은 아니다. 치료에 있어서 變症에 유의해야지 융통성이 없어서는 안 된다.
치법	祛風除痰
처방	방약: 加減五積散, 烏頭湯, 三痺湯, 羌活勝濕湯, 蠲痹通絡法方 침구: 溫鍼을 사용한 부항
*응용	류머티즘성 관절염, 관절 류머티즘의 비활동기

1.14 浮促脈

陽明溫病

증상	두 눈이 모두 붉고 목소리가 重濁하며 호흡이 거칠다. 대변이 閉結되고 소변은 불그스레하면서 시원하게 잘 나오지 않는다. 舌苔는 오랫동안 누렇고 芒刺가 있다. 이와 겸해서 外邪症狀을 가진다. 脈浮促.
脈證 분석	맥이 浮하다는 것은 邪氣가 表에 가까이 있다는 것이다. 促은 火亢物停의 象이다. 陽明脈은 얼굴에 응하기 때문에 두 눈이 모두 붉어지는 것이다. 金(肺)이 火를 받아서 목소리가 重濁하고 호흡이 거칠다. 陽明의 府가 實하기 때문에 대변이 막히고 맥이 促하게 나타난다. 火府가 不通하여 소변이 澁한 것이다. 舌苔가 오랫동안 황색을 띠는 것은 脾가 胃府의 濁氣를 받아 그것이 없어지지 않아 생긴 것이다. 芒刺는 熱極의 象이다.
치법	辛凉透熱解表
처방	竹葉石膏湯
*응용	감염성 질환의 中期 혹은 극성기

1.15 浮洪數脈

(1) 風熱

증상	發熱이 심하고 惡寒은 가볍다. 갈증이 나고 심하면 입과 입술이 건조해지며, 눈이 충혈되고 인후통이 생기며 코피도 난다. 脈浮洪數.
脈證 분석	春은 溫해야 하는데 過熱할 때가 있다. 仲景은 이를 일러 太過라 하였다. 『禮記』에서 말하는 春은 夏令(여름)이다. 風을 받으면 필경 熱邪를 동반하므로 風熱病이라 하였다. 이는 熱病과 風溫에 차이가 있다는 것을 말한다. 熱病風溫은 伏邪이며, 風熱은 新感이다.
치법	初宜辛凉解表, 後宜清熱保津
처방	방약: 銀翹散, 桑菊飮, 清熱保津法方 침구: 大椎, 曲池, 合谷, 魚際, 外關
*응용	유행성 감기, 모종의 감염성 질병 초기

(2) 暑熱

증상	열과 땀이 나면서 惡熱이 생기고, 가슴이 답답하며 갈증이 나면서 물을 찾는다. 脈浮洪數.
脈證 분석	發熱惡熱은 분명 熱證이다. 열이 진액을 말리므로 목이 마르고 물이 당긴다. 脈浮洪數은 熱證脈이 분명하다.
치법	淸凉滌暑
처방	淸凉滌暑法方
*응용	여름철에 기온이 올라가서 땀을 많이 흘리고 인체의 염분 배설이 증가하면서 체온조절이 불가능할 때

(3) 實熱

증상	高熱, 煩渴, 大便秘結, 舌苔黃, 脈浮洪數
脈證 분석	外邪가 침입할 때 이것이 熱로 변해 속(裏)으로 들어가면 邪氣는 이미 盛해지고 正氣는 여전히 부족하게 된다. 이때 正氣와 邪氣가 서로 다투면서 힘이 엇비슷하게 되면 實熱證을 형성한다.
치법	苦瀉實火
처방	黃連解毒湯
*응용	감염성 질환의 高熱期

1.16 左寸浮脈

頭痛目眩

左寸部가 浮하면서 有力하다면 本部의 外感頭痛을 참조하여 치료한다. 浮하면서 數하다면 風熱感冒를 참조하여 치료한다. 浮하면서 無力하다면 天王補心丹, 安神補心丸으로 치료한다.

1.17 左關浮脈

(1) 脘滿脇脹

左關은 肝膽部에 속하는데, 脘滿脇脹하다면 이는 주로 肝氣犯脾한 것이라 逍遙散,

四逆散으로 치료한다. 左關脈이 浮하면서 有力하고 弦脈을 겸하고 있으면 이는 少陽(膽)이 有餘한 것이라 小柴胡湯을 쓴다. 左關脈이 浮而無力하다면 一貫煎으로 다스린다.

(2) 惡心嘔吐

左關脈이 浮而弦하다면 小柴胡湯으로 다스린다. 쓴물이 올라온다면 柴胡淸膽湯으로 다스린다. 左金丸도 괜찮다. 肝熱이면 龍膽瀉肝湯을 쓴다.

(3) 煩悶厭食

肝氣犯脾이면 六君子湯에 시호, 백작약을 가하여 치료한다.

1.18 左尺浮脈

(1) 膀胱風熱

太陽病으로 熱結膀胱, 小腹硬滿, 如狂하면 桃仁承氣湯으로 다스린다.

(2) 便赤淋痛

濕熱이 방광으로 下注하여 少腹急滿, 淋痛尿血, 심히어 소변이 不通하면 치료에는 八正散이 적합하다.

(3) 下肢腫痛

濕熱이 下焦로 흘러 들어가면 身重疲乏, 小便短赤, 下肢關節腫痛이 나타나고, 심하면 濕脚氣가 생기는데, 이에는 加味二妙散을 쓴다.

1.19 右關浮脈

腹脹脘滿

右關脈이 浮而有力하다면 藿香正氣散을 사용한다. 腹脹脘滿과 함께 食滯를 겸하고 있으면 保和丸으로 다스린다. 만약 浮而無力하다면 香砂六君丸으로 치료한다.

2. 沉脈類

2.1 沉細脈

(1) 腎虛喘證

증상	천식이 오래되고, 호흡을 할 때 내쉬는 숨이 많고 들이마시는 숨이 적으며, 몸이 마르고 피곤하면서 땀을 흘리고 기운이 없다. 몸을 움직이면 증상이 더 심해진다. 손발이 차가우며 안색이 푸르다. 舌淡苔薄, 脈象沉細.
脈證 분석	병이 깊어 腎에까지 파급되면, 腎이 納氣를 하지 못하고 眞氣도 손상되어 根本이 不固하고 陰陽이 서로 接續하지 못하여서 喘證이 발생한다.
치법	補腎納氣
처방	방약: 金匱腎氣丸, 黑錫丹, 人蔘胡桃湯, 生脈散合七味都氣丸, 眞武湯, 蔘附湯 침구: 腎兪, 肺兪, 脾兪, 中脘, 氣海, 太淵, 足三里
*응용	肺源型心臟病, 만성 기관지염, 기관지천식

(2) 陽虛飮證

증상	천식이 나타나는데 몸을 움직이면 더 심해진다. 추위를 타고 온몸에 힘이 없다. 脈沉而細.
脈證 분석	水飮의 사기가 內伏하여 腎陽에까지 손상을 주면 腎氣가 不納하여 이로 인해 이 證이 생긴다.
치법	補腎納氣化余飮
처방	방약: 金匱腎氣丸 침구: 腎兪, 肺兪, 脾兪
*응용	肺心病, 만성 기관지염, 기관지천식

(3) 火衰陽痿

증상	발기부전과 성교불능 증상을 보이며, 안색이 창백하고 현기증과 함께 눈이 침침한 증상이 나타난다. 허리가 시큰거리며 손발이 차갑고, 정신이 처지며 음낭이 차갑고 심하면 새벽설사를 한다. 脈沉細.
脈證 분석	선천적으로 허약하거나, 혹은 욕정이 과하면 腎陽不振, 命門火衰, 精氣淸冷을 유발한다.
치법	溫補下元
처방	방약: 五子衍宗丸, 贊育丹, 大補元煎, 腎氣丸, 右歸丸, 斑龍丸, 還少丹 침구: 氣海, 關元, 三陰交, 腎兪, 命門, 環跳
*응용	부신피질 계통의 흥분성 저하 혹은 그 기능부족, 만성 장염, 결장염, 장결핵, 국한성 장염, 만성 비특이성 결장염

(4) 陽虛眩暈

증상	현기증과 함께 전신에 맥이 빠지고, 건망증에 腰膝酸痛을 동반하며, 遺精, 조루, 이명, 손발의 냉증이 생긴다. 舌淡脈沉細.
脈證 분석	『內經』에서는 精은 氣를 生하고 氣는 神을 生한다고 하였다. 여기서는 精氣와 血이 虛하여 眩暈 등의 증상이 생긴 것이다.
치법	塡精益腎助陽
처방	右歸飮
*응용	신경쇠약, 재생불량성 빈혈, 부교감신경의 우세로 인한 에너지대사 저하

(5) 腎虛遺尿

증상	밤에 소변을 지리거나, 혹은 낮에도 소변실금 증상이 나타나기도 하고, 尿意가 빈번하며 소변을 보고 나도 시원치가 않다. 몸이 여위고 허리와 다리가 시큰거리며 약하고 피로를 잘 느끼고 추위도 잘 타며, 현기증, 눈의 침침함이 나타나기도 하고, 새벽녘에 설사를 잘 한다. 舌淡, 脈沉細.
脈證 분석	선천적으로 약하게 태어나서 腎氣가 虛寒하거나, 혹은 나이가 많아 氣가 쇠하며 下元이 虛冷하면 腎水不藏, 膀胱不約해져서 생기는 것이다. 仲景이 "下焦가 약하면 遺尿失禁한다"고 하는 것이 바로 이 말이다.
치법	溫腎補陽固澁
처방	방약: 濟生菟絲子丸, 巩堤丸, 縮泉丸, 暖腎丸, 五味子法方 침구: 曲骨, 中極, 三陰交, 腎兪, 三焦兪
*응용	대뇌피질층의 고등중추가 척수중추의 배뇨반사를 억제하는 힘이 약해지는 것과 관계가 있다.

(6) 脚氣衝心

증상	다리와 정강이가 부어오르며 힘이 없고, 소변이 잘 나오지 않고, 호흡이 빨라지고 가슴이 두근거리고 답답하며, 정신이 흐리멍덩하고 말을 횡설수설하고, 코를 벌름거리고 입술이 푸르스름하며, 얼굴색이 어둡고 갈증은 없다. 舌胖, 맥은 沉細하다.
脈證 분석	衛氣가 생리적으로 옳게 작용하지 않은 상태에서 밖으로부터 水濕을 받아 邪氣가 경락을 막으면 기혈이 不暢하고 邪毒이 心을 어지럽히면서 옆으로는 肺胃를 침범하면 이런 제반 증상이 생긴다.
치법	溫陽祛寒, 下氣泄毒
처방	吳茱萸湯加味
*응용	발과 발가락의 무좀에 감염되어 생기는 신경 증상

(7) 虛性消渴

증상	소변이 자주 마렵고 양이 많은데, 소변이 마치 지방덩어리같이 끈적거리며, 물을 마시면 마시는 대로 소변이 바로 나오고, 얼굴색이 거무스럼하며, 남성의 경우 발기가 잘 되지 않으며, 귓바퀴가 어두운 색을 띠면서 건조하다. 舌淡苔白, 脈沉細.
脈證 분석	衛氣가 생리적으로 옳게 작용하지 않은 상태에서 밖으로부터 水濕을 받아 邪氣가 경락을 막으면 氣血이 不暢하고 邪毒이 心을 어지럽히면서 옆으로는 肺胃를 침범하면 제반 증상이 생긴다. 宗筋이 弛緩되면 陽事不擧한다. 舌脈象은 모두 陰陽兩虛의 증후이다.
치법	溫陽滋腎
처방	金匱腎氣丸, 三因鹿茸湯
*응용	당뇨병, 尿崩症(오줌소태)

(8) 火衰癃閉

증상	癃은 소변불리, 閉는 소변불통을 말한다. 허리가 시큰거리고 팔다리에 힘이 없으며, 안색이 창백하고 정신이 맑지 못하고, 살갗에 부종이 생기면서 밥알이 섞인 설사를 한다. 舌淡, 脈沉細.
脈證 분석	腎陽이 부족하거나, 놀라거나 두려움으로 腎을 상하거나, 房事가 과도하거나 하면 傳送機能이 무력해져서 癃閉가 생긴다. 舌脈象은 모두 腎火不足之象이다.
치법	溫陽補腎通竅
처방	방약: 濟生腎氣丸, 香鹿丸, 腎氣丸, 滋腎通關丸 침구: 腎兪, 三焦兪, 陰谷, 氣海, 委陽
*응용	만성 신장염, 전립선비대, 尿瀦溜(방광을 완전히 또는 전혀 비우지 못하는 것), 요로결석, 방광결석, 신장결석

(9) 腎虛頭痛

증상	머리에 空痛을 느끼며, 현기증과 이명이 생기고, 허리와 무릎이 무력하며, 유정과 대하증이 나타난다. 舌紅, 脈沉細.
脈證 분석	腎은 骨을 주관하고 髓를 生한다. 腎虛하면 骨이 軟해지고 骨이 軟하면 腰膝無力이 생긴다. 髓空하므로 頭空痛, 眩暈, 耳鳴이 생긴다. 腎이 精을 藏하지 못하므로 남자는 精關이 不固하고, 여자는 帶脈이 不束하여 遺精과 帶下가 생긴다.
치법	養陰補腎
처방	大補元煎
*응용	신경쇠약성 두통, 빈혈성 眩暈, 생식기 계통 질환

(10) 虛寒腹痛

증상	복통이 끊이지 않고 나타났다 멈추었다 한다. 따뜻한 것을 좋아하고 차가운 것을 싫어하며 통증이 있을 때 주물러주는 것을 좋아하며, 배가 고프면 통증이 아주 심해지고, 일을 하면 더욱 심해지며, 잘 피로하고 숨이 차며, 때때로 대변이 묽어지고 소변 색깔이 맑고 나오는 시간이 길다. 舌淡白, 脈沉細.
脈證 분석	脾陽이 원래 虛하거나, 날것이나 차가운 음식을 과식하면 中陽이 손상을 받아 運化機能이 그 작용을 잃고 寒濕이 停滯되어 복통이 생긴다.
치법	益氣散寒
처방	방약: 小建中湯, 大建中湯, 附子理中湯 침구: 脾兪, 胃兪, 中脘, 內關, 足三里
*응용	부교감신경이 우세해져 생기는 위장기능의 부족이나 문란(위장의 평활근 경련), 위산분비의 과다, 胃의 排空時間 연장

(11) 腎虛帶下

증상	帶下의 색깔이 마치 계란 흰자위처럼 맑고 차가우며 오랫동안 그치지 않는다. 심정이 처지면서 가라앉고 안색이 어두침침하다. 하복통이 생기기도 한다. 舌淡苔白, 脈沉細.
脈證 분석	元陽이 虛衰하면 帶脈이 無力해져서 約束하지 못하는데, 이런 상태에서 원하지 않는 合房을 하거나 혹은 음욕을 절제하지 못하면 이 證이 생긴다.
치법	固腎止帶
처방	방약: 內補丸 침구: 氣海, 關元, 足三里, 三陰交, 環跳, 陰陵泉
*응용	곰팡이균 감염으로 인한 질염, 만성 자궁경부염, 자궁내막염, 만성 골반염

(12) 陽虛呃逆

증상	딸꾹질 소리가 低微하며 순조롭게 이어지지 못한다. 안색이 창백하며 손발이 따뜻하지 못하다. 식욕부진과 피로가 나타나며 허리와 무릎이 무력하다. 舌淡脈沉細.
脈證 분석	비위기능이 허약하면 淸氣가 不昇하고 濁氣가 不降한다. 그리고 脾의 運化作用이 그 기능을 잃으면 生化之源이 부족해진다. 이런 상태가 오래되면 腎陽에도 영향을 미쳐 陽氣가 敷布되지 못하며 腎不納氣하여 딸꾹질이 생긴다. 舌脈象은 모두 陽虛之象이다.
치법	補脾腎和胃降逆
처방	방약: 旋覆代赭石湯 침구: 天突, 內關, 膻中, 太衝, 足三里
*응용	횡경막경련, 신경성 딸꾹질, 그리고 모종의 危重病에서 그치지 않는 딸꾹질이 나타나기도 한다.

(13) 陽虛陰水

증상	얼굴과 눈꺼풀이 붓는데 특히 허리 밑으로 더 심하다. 부종 부위를 손가락으로 누르면 움푹 들어간다. 陰部가 冷濕하다. 시큰거리며 묵직한 요통이 생긴다. 소변의 양이 적고 손발이 차갑다. 잘 피곤하고 추위를 탄다. 안색이 맑지 못하다. 舌胖苔白, 脈沉細尺弱.
脈證 분석	腎陽이 虛衰하면 陽氣가 체내의 나쁜 水氣를 없애지 못한다. 脾陽이 허약하면 土가 水를 제어하지 못하는데, 이것이 命門의 火衰, 水氣의 內停, 방광의 氣化作用失宣을 일으켜 결국은 水氣가 妄行하므로 陰水가 생긴다.
치법	溫暖腎陽, 化氣行水
처방	방약: 眞武湯, 濟生腎氣丸 침구: 氣海와 關元에 뜸, 脾兪와 腎兪에 침
*응용	급만성 신장염, 肝病性 수종, 心源性 수종, 영양불량성 수종

(14) 陽虛腰痛

증상	허리와 무릎에 힘이 없으며, 아랫배가 당기면서 소변이 자주 마렵고, 발기부전과 함께 추위를 잘 타는 증상이 생긴다. 脈象은 沉細.
脈證 분석	유정과 조루, 房事의 과도, 혹은 濕地에서 오랫동안 기거하거나 하면 腎陽에까지 손상을 미쳐 이런 요통이 나타난다.
치법	溫陽補腎
처방	방약: 右歸飮, 靑娥丸 침구: 命門, 腎兪, 委中, 環跳
*응용	만성 신장염, 허리근육의 勞損

(15) 陽虛肢痿

증상	사지가 무력한데 특히 下肢가 심하다. 걷거나 엎드리기 곤란하다. 몸이 마르고 식욕이 없다. 苔白舌淡, 脈沉細.
脈證 분석	脾가 昇淸機能을 잃으면 팔다리에 힘이 빠진다. 그리고 腎의 生髓機能이 모자라면 筋骨이 힘을 잃어 肢痿가 생긴다.
치법	培腎補脾, 强筋壯骨
처방	방약: 黃芪桂枝五物湯 침구: 髀關, 梁丘
*응용	진행성 근영양불량, 중증근무력증

(16) 陽虛自汗

증상	추위를 타고 전신이 나른하며 땀을 잘 흘리면서 冷感을 느낀다. 감기에 잘 걸리며 조금만 몸을 써도 땀이 잘 흐른다. 脈沉細.
脈證 분석	陽虛로 인해 인체의 表部가 성글어지면 피부와 피하근육 사이의 틈도 치밀하지 못하게 되어 땀이 잘 흐른다.
치법	溫陽固表
처방	玉屛風散, 芪附湯
*응용	피하조직 불건강, 땀샘의 분비기능이상

(17) 陽虛頭痛

증상	은근한 두통이 생기며 추위를 잘 타고 손발이 차갑다. 온몸이 나른하고 힘이 없다. 빛을 쳐다보는 것이 불편하며 식욕이 부진하다. 舌淡脈沉細.
脈證 분석	陽氣가 부족하고 淸氣가 不昇하여 두통이 생긴다.
치법	益氣扶陽
처방	附子理中湯, 補中益氣湯, 芎朮湯, 鹽湯洗法方
*응용	신경쇠약성 두통, 혈관신경성 두통

2.2 沉弦脈

(1) 飮留胃腸

증상	위장 부위가 堅滿하고 설사를 잘 하며, 설사를 하고 나면 일단 편하다. 그러나 설사를 하고 나면 위장 부위에 계속 堅滿感이 생기면서 식욕이 부진하다. 脈沉弦.
脈證 분석	水飮의 사기가 胃腸에 숨어 있고 陽氣가 잘 운행되지 않으면 昇降機能이 잘 이루어지지 않는다. 그리고 사람이 생각을 오랫동안 많이 하면 脾를 상하여 식생활에 이상이 생기고 잘 피곤해지면서 土衰를 형성하는데, 이때 飮邪가 속에 結聚하면 이 證이 생긴다.
치법	留者功之
처방	十棗湯, 甘遂半夏湯, 己椒藶黃丸. 초기에는 苓桂朮甘湯, 澤瀉湯, 枳朮湯, 小靑龍湯, 生薑瀉心湯을 쓴다.
*응용	胃瀦留(위장을 완전히 또는 전혀 비우지 못하는 것), 소화불량

(2) 氣厥實證

증상	갑자기 앞이 깜깜해지면서 쓰러져 사람을 알아보지 못한다. 손발이 아주 차가우며 호흡이 거칠다. 입을 꽉 다물고 손을 움켜쥔다. 정서의 파동이 있을 때 잘 발생한다. 脈沉弦.
脈證 분석	분노의 정서가 아주 깊으면 肝氣가 不疏하고 氣血이 逆亂하면서 心胸으로 上衝하여 神識을 蒙閉시키고 陽氣도 맺히면서 四肢로 퍼져나가지 못하게 되어 이 證이 생긴다.
치법	疏肝理氣, 開鬱寬中
처방	방약: 五磨飮子, 四七湯, 木香調氣飮 침구: 百會, 人中, 合谷, 十宣
*응용	뇌혈관 계통 질병

(3) 血厥實證

증상	갑자기 쓰러져 급사한다. 그 모양이 마치 시체 같다. 눈이 감겨져 있고 말도 하지 못하며 입이 꽉 다물어져 열리지 않고, 얼굴색이 붉으면서 입술은 푸르스름하다. 혀가 붉으면서 어혈반점이 보인다. 맥은 沉弦하다.
脈證 분석	분노의 정서가 아주 깊으면 肝氣가 上逆하고 血이 氣를 따라 오르면서 神識을 蒙閉시키고 氣逆血菀해 淸竅가 閉塞되어 이런 厥證이 생긴다.
치법	活血順氣
처방	방약: 通瘀煎 침구: 人中, 合谷, 太衝
*응용	뇌혈관 계통 질병

(4) 氣滯胃痛

증상	胃脘部에 滿痛이 생기고 트림과 신물을 올리며 구토도 하는데, 이 통증이 胸脇에까지 미치며, 음식을 먹지 못하고, 위장 부위를 누르면 비교적 편안해 한다. 방귀를 뀌고 나면 통증이 줄어든다. 舌苔薄白, 脈沉弦.
脈證 분석	七情이 鬱滯되거나, 분노의 정서가 인체 상부로 오르거나, 생각이 너무 과하여 氣가 맺히거나, 肝脾不和, 氣機阻滯하면 이런 胃痛을 일으킨다.
치법	疏肝解鬱
처방	방약: 柴胡疏肝湯, 沉香降氣散, 越鞠丸, 四七湯, 良附丸, 金鈴子散, 排氣飮 침구: 中脘, 內關, 合谷, 足三里
*응용	만성 위염, 위장기능장애, 위장기능문란, 위십이지장궤양, 무황달형 간염, 담낭염, 만성 췌장염

(5) 食傷泄瀉

증상	복통이 생기면서 배에서 꾸르럭 소리가 난다. 트림이 나고 음식 생각이 없으며, 설사를 하면 부패한 계란 냄새가 나고, 설사를 하고 나면 통증이 줄어든다. 배가 더부룩하면서 답답하다. 舌苔는 垢濁, 脈은 沉弦하다.
脈證 분석	음식을 많이 먹으면 위와 장이 손상을 받는다, 기름진 음식은 傳化機能에 장애를 주고, 宿食이 停滯하면 이 병을 만든다.
치법	通因通用, 消食導滯
처방	방약: 保和丸, 枳實導滯丸 침구: 中脘, 內關, 足三里, 天樞, 陰陵泉
*응용	급성 단순성 위염, 급성 감염성 위염

(6) 氣淋

증상	소변이 찔끔거리면서 시원하게 나오지 않고 아랫배가 당긴다. 소변을 보고 나도 시원치가 않다. 얼굴색이 누르스름하다. 전신에 힘이 없고 피곤하다. 대변이 묽을 때가 있다. 脈沉弦.
脈證 분석	七情이 鬱結되고, 肝이 그 條達機能을 잃어 氣의 상하좌우 운동이 壅滯되어 잘 통하지 않아서 이 병이 생긴다. 肝이 條達機能을 잃으므로 맥이 沉弦하다.
치법	宣通氣化
처방	虛證에는 八珍湯, 補中益氣湯, 實證에는 沉香散, 石葦散, 瞿麥湯을 쓴다.
*응용	비뇨기감염, 비뇨기결석, 유미뇨(乳糜尿:지방분이나 또는 유미가 섞인 젖 빛깔의 오줌. 당뇨병이나 신장염 등에서도 볼 수 있다), 전립선염, 전립선비대 및 종양

(7) 寒疝

증상	요통과 복통이 생기면서 몸을 구부리거나 펴는 동작을 못한다. 이 통증이 고환에까지 미치고, 음낭이 아주 차가우면서 딱딱하게 굳는다. 발기부전도 생긴다. 脈沉弦.
脈證 분석	寒濕의 邪氣가 陰分에 모이고 邪氣와 正氣가 相搏하면 厥陰으로 전해져서 이 證이 나타난다.
치법	溫逐寒疝
처방	導氣湯, 烏頭桂枝湯, 當歸生薑羊肉湯, 暖肝煎, 當歸四物湯
*응용	고환염, 부고환결핵

(8) 腎虛月經先後無定期

증상	생리가 끊겼다 이어졌다 한다. 혹은 예정일보다 빠르다 늦었다 하면서 그 양도 많았다 적어졌다 한다. 생리의 색깔은 맑고 稀薄하다. 안색이 어두우며 아랫배에 空墜痛이 있다. 요통, 腰酸, 頭暈, 이명, 묽은 대변, 빈뇨가 생긴다. 舌淡苔薄. 脈沉弦.
脈證 분석	房事가 과도하면 필히 腎氣를 소모한다. 생리는 腎에서 오는데 腎虛하면 氣기 不宣한다. 肝은 腎의 子이며 서로는 子母의 관계에 있고 水不涵木하여 이 證이 생긴다.
치법	舒肝開腎
처방	방약: 定經湯 침구: 腎兪, 脾兪, 氣海, 足三里, 血海, 三陰交
*응용	내분비기능실조, 염증성 병변으로 인한 생리불순

(9) 氣滯痛經

증상	생리가 예정일보다 빠르거나 혹은 정기적으로 오기도 한다. 腰腹部에 脹痛이 생기며 심하면 胸脇으로 미치기도 한다. 때때로 한숨을 잘 쉬며, 생리의 양은 적으며 덩어리가 같이 비치기도 한다. 혹은 생리가 불규칙하다. 苔微黃, 脈沉弦.
脈證 분석	분노의 정서는 氣亂을 일으킨다. 思慮가 많으면 氣結을 초래한다. 간은 생리적으로 條達을 좋아하며 抑鬱을 싫어한다. 脾土는 運化를 좋아하며 壅滯를 꺼린다. 이 證은 肝脾不和, 氣血不暢으로 생긴 것이다.
치법	理氣佐行血
처방	방약: 加味烏沉湯, 宣鬱通經湯 침구: 中極, 關元, 血海, 環跳, 三陰交
*응용	생식기 만성염증, 자궁내막증

(10) 血虛月經先後無定期

증상	생리가 예정일보다 빠르다가 늦었다가 하면서 그 양도 많았다 적었다 한다. 생리의 색이 어둡고 덩어리가 보인다. 아랫배가 당기며 만지면 불편하다. 대변이 흑색이다. 舌暗紅, 혹은 瘀点이 보이고, 脈沉弦 혹은 沉澁.
脈證 분석	타박상을 입거나, 혹은 생리중에 비를 맞으면서 물을 건너거나, 혹은 산후에 惡露가 다 나오지 않거나 하면 血凝氣滯하여 이 證이 생긴다.
치법	活血行瘀
처방	방약: 通瘀煎, 少腹逐瘀湯 침구: 中極, 關元, 血海, 三陰交
*응용	생식기 종양, 일부 염증성 질환

(11) 氣鬱妊娠轉胞

증상	임신 7, 8개월째에 갑자기 소변이 나오지 않는다. 아랫배에 脹痛이 생긴다. 가슴이 답답하고 잠을 못 이룬다. 脈沉弦.
脈證 분석	우울하면서 생각을 많이 하고 분노에 차 있거나, 혹은 포식을 하거나, 소변을 오래 참거나 하여 氣가 방광에 맺히면 이 證이 생긴다.
치법	調氣行氣
처방	分氣飮
*응용	자궁이 방광을 압박하여 생기는 증상, 尿潴溜(방광을 완전히 또는 전혀 비우지 못하는 것), 유산의 조짐

(12) 血瘀惡露不絶

증상	産後에 이슬(惡露)이 그치지 않고 흘러내리며 紫色을 띠면서 덩어리를 같이 보이고, 복통으로 만지지를 못하며, 심할 경우엔 더듬어보면 덩어리가 만져진다. 가슴과 배에 脹痛이 생기고 식욕이 없다. 혹은 潮熱이 생기면서 헛소리를 하고, 대변이 딱딱하면서 검은색을 띠고, 소변이 잘 나오지 않으며 안색이 蒼暗하다. 舌黑或紫, 脈沉弦.
脈證 분석	산후에 한기를 받으면 寒邪가 凝結하여 氣滯를 만든다. 惡血이 內停하고 新血이 잘 만들어지지 않거나 혹은 瘀血이 물러가지 않으면 이 證이 생긴다.
치법	活血行瘀
처방	佛手散加益母草
*응용	자궁의 수축력 부족, 産道損傷, 태반의 박리부전, 태반잔류, 凝血機制障碍

(13) 氣滯子腫

증상	임신 5, 6개월째에 손발에 힘이 없고 나른하다. 식욕이 없고 두발이 모두 붓는다. 심하면 손가락 사이에 물이 나오면서 점차 얼굴과 전신에 부종이 생긴다. 가슴과 옆구리가 답답하면서 그득하다. 脈沉弦.
脈證 분석	胎氣가 鬱滯하면 氣의 昇降機能에 장애가 생기고 氣도 滯하여 水停한다. 이로 인해 子腫이 생긴다.
치법	理氣行滯
처방	天仙藤散
*응용	임신부종

(14) 氣滯癥瘕

증상	몸속의 덩어리가 모여서 단단하다. 손으로 밀어보면 분산되는 것 같다가, 분산되었다가 다시 모인다. 때때로 통증이 생기는데 그 위치가 고정돼 있지 않다. 심정이 밝지 않고 안색이 푸르스름하다. 舌苔薄白, 脈沉弦.
脈證 분석	七情이 鬱結하고 氣機가 不暢하면 血壅氣塞을 형성한다. 또한 막 출산한 후나 생리가 나올 때 이 덩어리가 생긴다는 것을 잘 알기가 어려운데, 이때 風冷의 기운이 外侵하여 正氣와 邪氣가 相搏하면 이것이 結하여 腹中에 積聚가 생기는 것이다.
치법	行氣活血導滯
처방	香棱丸, 大七氣湯
*응용	자궁외임신, 난소낭종, 輸卵管水腫, 자궁근종

(15) 懸飮飮證

증상	양 옆구리에 통증이 생기고 위장 부위가 그득하며, 기침을 하면서 痰涎을 뱉어낸다. 숨을 깔딱이면서 헐떡인다. 苔白脈沉弦.
脈證 분석	水邪가 옆구리로 흘러 들어가면 絡道가 장애를 받아 昇降機能이 잘 이루어지지 않고, 그 水飮의 사기가 肺로 바로 들어가므로 이 證이 생긴다. 弦은 飮之本脈이다.
치법	攻逐水飮
처방	十棗湯, 控涎丹
*응용	기관지염, 늑막염, 폐기종

(16) 厥陰頭痛

증상	두통, 마른 구역질, 거품이 섞인 침, 脈沉弦
脈證 분석	風寒의 사기가 厥陰經으로 傳入하거나, 다른 經脈에 병이 생긴 것으로 誤治하여 그 결과 厥陰으로 陷入하거나, 厥陰과 腎脈이 이마에서 만나면 두통이 발생한다. 그리고 肝과 胃가 寒氣를 받으면 마른 구토나 거품이 섞인 침을 뱉어내면서 맥이 沉弦해진다.
치법	溫肝暖胃, 降逆止嘔
처방	吳茱萸湯, 鹽湯洗法方
*응용	신경성 두통, 자율신경실조성 두통, 일부 감염성 질환의 말기 증상

(17) 厥陰熱痢

증상	消渴과 함께 뒤가 묵직하면서 고름과 피가 섞인 설사를 한다. 脈沉弦.
脈證 분석	消渴은 厥陰에 熱이 있는 것이며 설사 역시 厥陰之象이다. 肝은 그 성질이 急速하고, 邪熱이 심해지면 氣滯壅塞을 초래하며, 汚濁之物이 급히 나오려 해도 그렇게 되지 못하여 설사를 하고 나도 뒤가 묵직해지는 것이다. 脈沉은 병이 裏에 있다는 것이며, 弦은 병이 肝에 있다는 것을 나타낸다.
치법	利濕清熱
처방	白頭翁湯
*응용	세균성 이질, 아메바 이질, 과민성 장염, 궤양성 결장염

2.3 沉緊脈

(1) 邪實正虛飲證

증상	천식 증상이 아주 심하고, 위장 부위에 무엇이 맺힌 것처럼 불편하며, 안색이 검게 변하면서 갈증이 생긴다. 舌苔는 黃, 脈은 沉緊하다.
脈證 분석	邪氣가 實하고 正氣가 虛하면 陽이 陰을 방해하여 飮邪가 熱로 변하면서 이 證이 나타난다.
치법	行氣散結, 補虛清熱
처방	木防己湯, 木防己去石膏加茯苓芒硝湯
*응용	기관지천식, 삼출성 늑막염, 胃瀦留

(2) 寒邪內停腹痛

증상	갑작스런 복통이 나타나는데 차가운 기운을 받으면 더욱 심해지고 따뜻하게 하면 경감된다. 소변 색깔이 맑고 대변이 묽다. 갈증은 없으며 舌苔는 薄白, 脈이 沉緊하다.
脈證 분석	寒은 陰邪이며 그 성질이 收引한다. 寒邪가 陽을 상하게 하고, 陽이 不通하면 氣血이 막히므로 이 證이 생긴다. 脈沉緊은 裏寒이 있다는 것을 나타낸다.
치법	溫裏散寒
처방	방약: 良附丸, 正氣天香散. 하복통에는 暖肝煎을 쓴다. 침구: 合谷, 足三里, 脾兪, 胃兪 ☞ 복통이 도려내듯 아프게 나타나고 손발이 아주 차가우며 온몸이 욱신거리는 表證을 보이는 것은 內外에 모두 寒證이 있는 것이어서 附子粳米湯으로 다스린다. ☞ 복통이 도려내듯 아프게 나타나고 가슴과 배에 무엇이 치밀어 오르면서 그득한 느낌이 들면서 구토가 나는 것은 寒邪가 上逆한 것인데, 이에도 附子粳米湯을 쓴다.
*응용	급성 위염, 胃瀦留, 췌장염

(3) 血虛月經後期

① 實寒

증상	생리가 예정일보다 점점 늦어지며 양이 많고, 小腹部에 쥐어짜는 듯한 통증이 생기며 만지지를 못하게 한다. 따뜻하게 해주면 통증이 경감된다. 表證으로 畏寒身痛이 나타난다. 舌苔白滑, 脈沉緊.
脈證 분석	寒邪가 침범하고 正氣가 아직 왕성하면 邪氣와 正氣가 相搏하여 實寒을 형성한다.
치법	逐寒散邪
처방	過期飮, 吳茱萸湯

② 虛寒

증상	생리가 예정일보다 늦으며 양이 적고, 배에 冷痛이 생기며 따뜻한 것을 좋아하고 만져주면 편하다. 숨이 차고 현기증이 나며, 허리가 시큰거리면서 힘이 없고 脈은 沉遲而緊하다.
脈證 분석	체질적으로 陽氣가 부족하면 寒邪가 內生한다. 혹은 寒邪가 침범해도 正氣가 대항하지 못하여 生化失調한 결과 虛寒이 생긴다.
치법	溫經散寒
처방	溫經攝血湯, 聖愈湯, 雙和飮, 溫經湯
*응용	만성 골반염, 자궁내막증

(4) 實寒痛經

증상	생리 전이나 생리중에 아랫배에 통증이 나타나면서 만지지를 못하게 한다. 따뜻하게 해주면 덜하다. 혹은 생리 속에 덩어리가 보이며 맥은 沉緊하다.
脈證 분석	寒邪가 자궁에 침범하거나, 혹은 날것이나 차가운 음식을 과식하여 寒邪가 衝·任脈에 停滯되면 血과 서로 맺히면서(結) 이 證이 나타난다.
치법	溫裏散寒
처방	방약: 吳茱萸湯 침구: 中極, 關元, 血海, 三陰交
*응용	생식기염증, 생식기종양, 처녀막폐쇄, 자궁발육불량, 자궁내막증

(5) 寒凝經閉

증상	생리가 몇 개월이나 오지 않고 小腹部에 통증이 생기며, 안색이 푸르스름하고 손발이 차갑다. 가슴이 답답하고 惡心이 생기며 대변이 不實하다. 舌苔白, 맥은 沉緊하다.
脈證 분석	생리 전이나 혹은 산후에 한기가 인체의 하부에 침입하면 자궁에 이 邪氣가 맺혀서 경락을 막히게 하여 생긴다.
치법	溫經散寒行滯
처방	방약: 溫經湯, 琥珀散 침구: 脾兪, 腎兪, 肝兪, 三陰交에 침이나 뜸을 시술한다.
*응용	생식기염증, 생식기 선천기형, 난소종양

(6) 少陽脇下脹滿

증상	寒熱이 왕래하며, 가슴과 옆구리에 무엇이 맺혀 있는 것같이 그득하고, 심장에 熱感을 느끼면서 토하려 하고, 음식 생각이 전혀 없고 입이 쓰면서 목이 건조하다. 눈앞이 침침하고 舌苔는 白, 脈은 沉緊 혹은 沉弦하다.
脈證 분석	風寒의 사기가 少陽(膽)을 침범한 경우, 少陽은 半表半裏이며 그 脈이 行하는 곳은 兩脇인데, 이때 邪氣와 正氣가 相搏하면 이 證이 생긴다.
치법	和解少陽
처방	방약: 小柴胡湯 침구: 支溝, 期門, 太衝, 陰陵泉, 丘墟透照海
*응용	감염성 질병의 중간 단계, 늑막염, 췌장염

(7) 痰水互結大結胸

증상	가슴, 위장 부위, 배꼽 부위, 그리고 복부에 딱딱하면서 그득한 통증이 생긴다. 아파서 손으로 만지지를 못하게 하고, 혀가 마르면서 갈증이 생기며, 오후 3~5시 무렵이면 때 맞춰 미열이 나고 맥이 沉緊하다.
脈證 분석	太陽病 表證이 아직 물러가지 않은 상태에서 誤治로 攻下하면 熱邪가 內陷하고 痰水가 互結하여 이 證이 나타난다.
치법	瀉熱開結逐水
처방	大陷胸湯或丸
*응용	늑막염, 위장기능장애, 위염, 장염

2.4 沉遲脈

(1) 腎陽虛虛勞

증상	오한이 나면서 손발이 차갑다. 소화되지 않은 음식물이 섞인 설사를 하거나 새벽설사가 있다. 빈뇨 혹은 소변실금이 생긴다. 舌淡苔白, 或胖有齒痕, 脈沉遲.
脈證 분석	腎陽命門의 火가 衰하면 蒸化機能이 잘 이루어지지 않고 火不生土하여 새벽설사가 나타난다. 腎陽의 溫照機能이 무력해지면 손발이 차가운 증상이 생긴다. 腎은 胃의 關인데 關口不固하므로 소화되지 않은 음식물이 섞인 설사를 한다. 脈沉遲는 陽虛에 寒邪가 같이 있다는 말이다. 舌胖有齒痕은 陽虛水腫의 象이다.
치법	溫補命門, 益腎助陽
처방	右歸飮, 龜陸二仙膏, 桂枝龍骨牡礪湯, 金鎖固精丸, 四神丸
*응용	신장결석, 장결핵, 만성 신장염, 부신피질의 기능감퇴

(2) 虛人冷秘

증상	얼굴에 화색이 없고, 소변 색깔이 맑으며, 뱃속에서 무슨 기운이 치는 것 같으며, 통증이 있거나, 따뜻한 것을 좋아하고 주무르면 편하다. 손발이 따뜻하지 않다. 변비가 생긴다. 舌質淡, 脈沉遲.
脈證 분석	虛하면 臟이 冷하고 血脈이 마른다. 노인의 경우 腸寒하면 氣道가 滯澁하여 陰寒이 內生하고 陽氣가 不運한 결과 氣의 운동이 조화롭지 못하여 傳送機能이 무력해진다. 그렇게 되면 津液이 사방으로 퍼지지 못하고 寒秘도 이로 인해 생긴다.
치법	溫通開秘
처방	半硫丸加大雲, 當歸身. 蜜煎導法, 附子理中丸
*응용	排便動力缺乏, 횡경막쇠약, 腸平滑筋쇠약

(3) 陰黃

증상	얼굴, 눈, 전신에 온통 그을린 것 같은 노란색을 띤다. 대변에 물기가 많다. 가슴이 답답하고 배가 고프지 않다. 갈증은 없다. 몸이 차갑고 가만히 있길 좋아한다. 舌苔潤滑, 脈沉遲. ☞ 이 병에 만약 苔黃脈遲하다면 이에는 반드시 淸熱利濕해야 한다. 誤治하지 않도록 舌脈象을 잘 살펴 치료에 아주 신중해야 한다.
脈證 분석	寒濕이 中焦에 들어와 脾陽不振, 健運失職하면 이 寒濕의 사기가 陰分에 남아서 脾陽이 生熱하지 못하고 濕이 寒化한다. 그래서 寒濕이 面目肌膚에 滯하여 이 證이 나타난다.
치법	健脾和胃, 溫化寒濕
처방	茵陳朮附湯, 茵陳理中湯, 茵陳四逆湯
*응용	간세포성 황달, 폐쇄성 황달(바이러스성 간염, 담낭염, 담석증)

(4) 産後腎虛小便頻

증상	소변을 자주 보거나 소변실금 증상이 생긴다. 허리가 시큰거리고 다리에 힘이 없다. 안색이 어둡고 손발이 차갑다. 舌淡紅, 苔薄白而潤, 脈沉遲.
脈證 분석	腎虛不固하면 制約을 잘못하여 이 證이 생긴다.
치법	補腎固脬
처방	腎氣丸加味 ☞ 産前에는 반드시 소변 상태를 잘 파악하고, 필요하면 도뇨관을 시술하여 방광이 파열되는 것을 예방해야 한다. 이 병은 약물을 사용하지 않아도 효과를 볼 수 있으나, 급할 때는 수술로 치료해야 하는 경우도 있다.
*응용	방광파열, 골반 및 생식기염증, 신부전, 비뇨기감염

(5) 産後腎虛小便閉

증상	소변이 잘 나오지 않고 아랫배가 불룩하면서 통증이 생긴다. 허리가 시큰거리면서 뻑뻑하고 불편하여 안절부절 못한다. 안색이 어둡고 잘 피로하며 대변이 묽다. 苔薄白, 脈沉遲.
脈證 분석	腎氣가 虛하여 化氣行水를 잘 하지 못하여 이 證이 생긴다.
치법	溫腎化氣行水
처방	五苓散, 腎氣丸
*응용	비뇨기감염으로 인한 일련의 질환

(6) 寒邪壅盛胸痛

증상	胸痛이 등에까지 미친다. 기침을 심하게 하며 타액을 토해내고 숨이 차며 寒氣를 받으면 더욱 심해진다. 苔白膩, 脈沉遲.
脈證 분석	인체 일체의 陽氣는 胸中으로 받아들여서 背部로 轉行하는데, 陽氣가 不運한 상태에서 寒邪를 받으면 陰寒이 極에 달해 陽位를 넘보게 된다. 그렇게 되면 氣의 상하좌우 운동이 장애를 받아 濁陰이 逆上하고 胸陽이 不布하며, 肺氣도 昇降에 지장을 받아 바로 이 證을 형성한다.
치법	辛溫通陽
처방	瓜蔞薤白白酒湯, 烏頭赤石脂丸, 薏苡附子散
*응용	폐렴, 기관지염, 肺心病, 늑막염, 늑간신경통

(7) 婦人虛寒不孕

증상	아랫배가 寒冷하며 생리가 예정일보나 늦다. 때때로 복통이 생긴다. 허리가 시큰거리고 다리에 힘이 없다. 생리의 양이 적고 소변이 자주 마려우며 성욕이 저하된다. 脈象沉遲.
脈證 분석	허약한 체질이 생리중에 起居에 신중하지 못하여 風寒의 사기가 자궁에 틈타고 들어오거나, 부절제한 성생활을 하거나, 습기가 많은 곳에 앉거나 누울 때, 이 모두 腎氣를 손상시켜 衝任이 부족하여 이 證이 생긴다.
치법	補虛散寒, 溫養腎氣
처방	艾附暖宮丸, 毓麟珠
*응용	여성의 陰道 및 자궁기형, 내분비기능실조, 질염, 골반염, 그리고 배우자의 고환 발육불량, 부고환염, 精囊炎, 요도염, 전립선염, 매복고환, 요도기형, 조루, 발기부전 등으로 인한 불임

(8) 中寒痺濕

증상	손발에 경련이 나면서 통증이 생긴다. 심하면 손발이 마비되어 쓰지를 못한다. 살 속에 벌레가 기어다니는 것 같은 느낌이 있다. 이런 증상들이 낮에는 안정되고 밤에 잘 나타난다. 寒氣를 받으면 더 심해진다. 따뜻하게 하면 통증이 경감된다. 脈沉遲.
脈證 분석	寒濕의 사기가 經脈分肉 사이에 流入하고 陰寒이 凝滯하여 한 곳에 고착돼 움직이지 않으면 이 證이 생긴다.
치법	散寒除濕
처방	加味五積散, 烏頭湯, 三痺湯, 除濕蠲痺湯, 防己羌活湯, 神效黃芪湯
*응용	관절 류머티즘, 좌골신경통, 신경마비, 근섬유조직염

(9) 寒實結胸

증상	身熱도 없고 갈증도 없으며, 胃脘部에 脹硬痛이 생긴다. 脈沉遲或沉緊.
脈證 분석	寒邪가 胸中에 맺히면 이 證이 생긴다.
치법	散寒開結
처방	三物白散, 虛證에는 枳實理中丸
*응용	늑막염, 급성 위염, 췌장염, 담낭염, 위점막탈수

2.5 沉滑脈

(1) 邪入臟腑陰閉

증상	갑자기 졸도하여 인사불성이 된다. 두손을 꽉 움켜쥐고 입도 꽉 다문 모습이 다급하지는 않고 靜하다. 안색이 창백하고 입술이 푸르다. 가래가 맺혀 있고 손발이 차다. 舌苔滑膩, 脈沉滑.
脈證 분석	肝陽이 暴脹하고 陽亢風動, 痰涎壅盛, 氣血上逆, 閉塞淸竅하여 이 證이 생긴다. 舌脈象은 모두 寒濕之象이다.
치법	辛溫開竅, 熄風豁痰
처방	방약: 蘇合香丸, 導痰湯, 三生飮 침구: 人中, 太衝, 豊隆
*응용	뇌혈관병, 간질의 지속 상태, 산소결핍성 뇌질환

(2) 痰厥厥證

증상	갑자기 어지러우면서 쓰러지고 목에서 가래소리가 나며, 손발이 아주 차가워지고 입에 거품을 물며 간질 같은 모양을 보이기도 한다. 舌苔膩, 脈沉滑.
脈證 분석	痰이 氣를 따라 올라가면 淸竅가 閉塞되어 이 證이 나타난다.
치법	順氣豁痰
처방	방약: 導痰湯, 溫膽湯 침구: 大椎, 百會, 內關
*응용	뇌혈관질병, 정신신경질환

(3) 妊娠腎虛轉胞

증상	임신하여 소변이 잘 나오지 않거나 不通하고, 아랫배가 脹滿하며 안색이 어둡고, 잘 눕지를 못하며, 허리와 다리가 시큰거리고 약하며 손발에 부종이 생기고, 대변이 묽으며 舌苔는 白, 脈은 沉滑하다.
脈證 분석	腎陽이 부족하여 化氣行水하지 못하면 이 證이 생긴다.
치법	溫腎化氣行水
처방	腎氣丸
*응용	유산의 조짐, 임신부종, 방광압박, 尿瀦溜

2.6 沉弱脈

(1) 腎氣不固滑精

증상	꿈을 꾸지 않는데도 정액이 흘러나오거나, 음란물만 보아도 정액이 저절로 흘러나오는 滑精이 생긴다. 안색이 창백하고 정신이 흐릿하며 허리가 시큰거리고 背痛이 있다. 현기증과 이명, 心悸 증상이 생긴다. 脈沉弱.
脈證 분석	병이 오래되어 낫지 않거나, 夢遺를 失治하거나 하면 腎氣虛衰, 封藏失職, 下元虛憊, 精關不固하여 이 證이 생긴다.
치법	溫補腎陽, 固攝精關
처방	방약: 濟生泌精丸, 斑龍丸, 金鎖固精丸, 菟絲固精補精丸 침구: 關元, 中極, 心兪, 腎兪
*응용	신경쇠약

(2) 氣厥虛證

증상	앞이 깜깜해지면서 졸도한다. 놀라거나 두려움 혹은 과로로 유발된다. 안색이 창백하고 땀을 흘리면서 손발이 차가워지며 숨이 차고 미약하다. 脈沉弱.
脈證 분석	원래 元氣가 虛하고, 정서적인 문제 때문이거나 과로를 하면 氣機가 逆亂하고 淸陽이 不展하여 이 證이 생긴다.
치법	補氣回陽
처방	六君子湯合腎氣丸
*응용	뇌혈관 계통 질병, 자율신경실조

(3) 腎陽不振

증상	몸이 차가우면서 추위를 많이 타고 허리가 시큰거리면서 滑精 증상이 같이 있고, 발기부전과 夜尿가 나타나며, 전신이 노곤하면서 새벽설사를 한다. 脈沉弱.
脈證 분석	腎陽이 부족한 체질, 房事의 부절제 등으로 腎氣를 상하면 이 證이 생긴다.
치법	溫腎回陽
처방	八味腎氣丸
*응용	부신피질 기능감퇴로 인한 질병

(4) 脾腎虛極痿證

증상	병이 오래되어 낫지를 않고, 신체가 허약하며 얼굴색이 창백하고, 손발이 연약하고 몸에 살집이 없으며, 발을 땅에 잘 디디지 못하고 손발이 차갑다. 苔少, 脈沉弱.
脈證 분석	脾는 肌肉四肢를 주관한다. 腎은 骨과 髓를 生한다. 脾와 腎이 다 虛하므로 이 證이 생긴다.
치법	塡精助陽, 益氣健脾
처방	虎潛丸, 六君子湯合腎氣丸
*응용	진행성 근영양불량, 중증근무력증

2.7 沉澁脈

(1) 瘀血月經先期

증상	생리가 예정일보다 7, 8일 정도 앞당겨 온다. 혹은 한 달에 두 번 오기도 한다. 월경이 시원하게 나오지 않고 양이 적다. 색깔이 紫暗하면서 덩어리가 비친다. 혀에 紫色斑點이 보이고 생리통이 심하다. 대변이 흑색이다. 脈沉澁.
脈證 분석	타박상, 혹은 떨어져 다쳤을 때, 七情의 鬱結, 출산이나 생리 후에 나머지 血이 다 나오지 않았을 때, 혹은 寒濕이 血分을 침범하여 자궁에 阻塞하여 經脈이 잘 통하지 않을 때 이 병이 생긴다.
치법	活血祛瘀
처방	방약: 桃紅四物湯 침구: 氣海, 血海, 三陰交, 太衝
*응용	생리불순, 생식기염증, 황체기능부전

(2) 瘀血脇痛

증상	옆구리 통증이 마치 찌르는 듯하다. 통증 부위가 고정되어 있다. 밤에 심하고 낮에 덜하다. 덩어리가 만져지기도 한다. 舌色紫暗, 脈沉澁.
脈證 분석	타박상, 瘀血停滯, 혹은 七情氣鬱, 氣鬱하면 血瘀한다. 이것이 오래 축적되면 흩어지지 않고 이 證을 형성한다. 脈沉澁은 瘀血內積의 象이 분명하다.
치법	祛瘀通絡, 調氣養血
처방	방약: 旋覆花湯, 復元活血湯, 膈下逐瘀湯, 血府逐瘀湯 침구: 支溝, 陽陵泉, 期門, 太衝, 三陰交, 行間
*응용	肝脾腫大, 간암, 담석증, 담낭염, 늑간신경통

(3) 瘀血月經後期

증상	생리가 예정일보다 7, 8일 정도 늦게 온다. 혹은 석 달에 한 번 오기도 하는 등 불규칙하다. 월경이 시원하게 나오지 않는다. 紫色을 띠면서 덩어리가 비친다. 하복부에 통증이 생기면서 만지지 못할 정도가 된다. 피부가 거칠어진다. 안색이 푸르스름하면서 어둡다. 舌色紫暗, 脈沉澁.
脈證 분석	어혈이 속에 정체되어 經脈을 阻塞하면 이 證이 생긴다.
치법	活血行瘀佐理氣
처방	방약: 過期飮 침구: 氣海, 血海, 三陰交, 天樞, 歸來
*응용	생식기염증 및 종양

(4) 瘀血經閉

증상	생리가 수개월이나 오지 않는다. 성인이 되어서도 생리가 없다. 小腹部가 딱딱하면서 빽빽하다. 통증이 가슴과 유두에까지 미치면서 아파서 만지지를 못하게 한다. 입이 마르지만 물이 당기지는 않는다. 혀가 紫色을 띠면서 瘀点이 보인다. 심한 경우는 피부가 거칠어지고 온몸이 나른해지면서 潮熱이 생긴다. 脈沉澁.
脈證 분석	생리중이거나 산후에 빠져 나와야 될 나쁜 피가 다 나오지 않을 때, 혹은 氣滯로 인해 血瘀를 형성하거나, 痰濕이 자궁에 凝滯되거나 하면 이 證이 생긴다.
치법	破血行瘀
처방	방약: 大黃䗪蟲丸 침구: 中極, 關元, 血海, 三陰交
*응용	난소낭종, 輸卵管積水, 자궁근종, 자궁기형, 처녀막폐쇄, 음도폐쇄

(5) 瘀血月經量少

증상	생리의 양이 적고 紫色을 띠면서 덩어리가 비친다. 少腹部에 脹痛이 생기고 통증으로 만지지를 못하게 한다. 대변이 흑색을 띤다. 舌色이 紫暗하고 瘀点이 보인다. 脈沉澁.
脈證 분석	어혈이 停滯하면 經血이 下行하는 데 장애를 주면서 이 證이 생긴다.
치법	活血行瘀
처방	방약: 通瘀煎, 桃紅四物湯 침구: 氣海, 血海, 三陰交, 天樞, 歸來
*응용	난소낭종, 자궁근종, 자궁내막증

(6) 瘀血痛經

증상	생리 전이나 혹은 초기에 小腹部에 통증이 생기고, 만져보면 멍울이 촉지되고, 생리의 양이 적고 흑색을 띠면서 덩어리가 비치는데, 덩어리가 다 나오고 나면 통증이 줄어든다. 혀에 瘀点이 보이고 脈은 沉澁하다.
脈證 분석	血行이 不暢하면 '不通則痛'이 된다.
치법	活血行瘀佐理氣
처방	방약: 桃紅四物湯, 失笑散 침구: 中極, 關元, 血海, 環跳, 三陰交
*응용	처녀막폐쇄, 음도폐쇄, 자궁내막증

(7) 瘀血癥瘕

증상	하복부에 멍울이 생기는데, 그 질이 딱딱하고 위치가 고정돼 있다. 통증으로 만지지를 못하게 한다. 때때로 潮熱이 난다. 얼굴색이 紫暗하다. 생리가 늦어진다. 피부가 건조하다. 입이 마르나 물을 찾지는 않는다. 심한 경우는 얼굴이 거무스럼하고 피부가 거칠어지며 舌色은 紫暗하고 생리가 중단되기도 한다. 脈沉澁.
脈證 분석	생리중이거나 산후에는 血室이 막 열리는데, 이때 風寒이 이 약한 틈을 타서 자궁을 침범하면 氣血이 凝滯된다. 혹은 怒氣가 과하여 간을 상하게 하면 氣逆血留한다. 혹은 房事의 부절제로 인하여 精血이 阻滯되면 제반 증상이 생겨난다.
치법	破血消堅
처방	桂枝茯苓丸, 증상이 심한 경우에는 大黃䗪蟲丸
*응용	자궁근종, 자궁경부 유착, 子宮腔의 積血

(8) 瘀血惡露不下

증상	산후에 이슬(惡露)이 아주 적거나, 혹은 찔끔리거나 거의 없으며, 少腹部에 통증이 생기고, 만지면 아프고 멍울이 촉지된다. 혀는 紫色을 띠거나 瘀点이 보이고 脈은 沉澁하다.
脈證 분석	산후에 風이나 凉邪를 받거나, 날것이나 차가운 음식에 상하면 惡血이 寒으로 변해 凝結하여 瘀結不下한다. 이런 경우 일련의 血瘀實證이 생긴다.
치법	活血行瘀
처방	生化湯

(9) 瘀血崩漏

증상	陰道에서 피가 심하게 쏟아지면서 紫黑色을 띠고 덩어리가 보이며, 小腹部의 통증으로 못 만지게 하며, 핏덩어리가 빠져나오면 통증이 줄어든다. 혀가 紫色을 띠거나 瘀点이 보인다. 脈沉澁.
脈證 분석	생리중이거나 산후에 나와야 할 나쁜 피가 빠져나오지 못하고 滯留하면 經脈을 阻塞하여 新血이 歸經하지 못하는 연고로 이 證이 생긴다.
치법	瘀者消之
처방	佛手散, 失笑散
*응용	기능성 자궁출혈

(10) 瘀血腰痛

증상	요통의 통증 부위가 고정돼 있고, 그 통증은 마치 뾰족한 것으로 찌르는 듯하고, 밤에 심하고 낮에는 덜하다. 대소변이 흑색을 띠기도 한다. 脈沉澁.
脈證 분석	타박상, 혹은 요통이 오래되면 기혈이 不活하여 어혈이 凝積하는 이유로 이 證이 생긴다.
치법	活血祛瘀
처방	補陰丸, 桃仁承氣湯, 天芎肉桂湯, 혹은 침구요법이나 부항을 병행하여 치료한다.
*응용	腰筋損傷, 오래된 염좌, 골다공증

(11) 瘀血咳嗽

증상	비린내를 동반한 기침이 나고, 紫黑色의 토혈이 생기며, 몸을 한쪽 옆으로만 기울여 누울 수 있고 다른 쪽으로 기울여 누우면 기침이 급하게 나타난다. 脈沉澁.
脈證 분석	瘀血이 肺絡을 막아 나타난 것이다.
치법	活血和絡
처방	血府逐瘀湯에 행인, 오미자를 가한다. 千金葦根湯에 活瘀藥을 가한다. 寒熱이 학질처럼 오는 경우에는 小柴胡湯을 가미한다.
*응용	대엽성 폐렴, 폐농종, 폐흡혈충병

(12) 寒凝胎衣不下

증상	태반이 나오지 않으며, 少腹部에 疼痛이 있고 안색이 青暗하다. 통증이 있을 때는 구토감을 느낀다. 혹은 惡露가 나오지 않는다. 脈은 沉澁하거나 沉弦하다.
脈證 분석	출산시 힘을 많이 써 탈진 상태에서 風寒이 침입하면 기혈이 寒氣에 의해 응체되어 그 운행이 不暢해져서 이 병을 유발한다.
치법	祛寒行滯
처방	방약: 黑神散 침구: 合谷, 太衝, 三陰交
*응용	태반체류, 자궁의 수축력 저하

(13) 瘀血産後腹痛

증상	산후 아랫배에 아주 심한 통증이 생기고, 문지르면 멍울이 만져지고, 누르면 劇痛이 생긴다. 惡露가 적거나 혹은 나오지 않는다. 얼굴이 紫色을 띠며 胸腹部가 脹滿하다. 대변이 흑색을 보이고 소변이 저절로 흐른다. 舌質은 약간 紫하고 脈은 沉澁하다.
脈證 분석	惡露가 停滯하고 瘀血이 內結하여 이 證이 생긴다.
치법	活血消瘀
처방	生化湯, 失笑散
*응용	자궁의 수축력 불량

2.8 沉弦細脈

(1) 腎陰虛虛勞

증상	허리가 시큰거리고 遺精이 생기며, 인후통이 생기면서 두 볼이 붉고, 이명과 이농이 나타나며 조열과 도한도 생긴다. 두 발에 힘이 없으며 현기증이 난다. 舌光紅少津, 脈沉弦細.
脈證 분석	眞陰이 부족하고 水가 火를 제어하지 못하면 相火가 妄動한다. 脈沉은 肝腎, 弦은 水不涵木之象이며, 細는 傷陰之征이다.
치법	補腎益精, 滋陰潛陽
처방	大補元煎, 河車大造丸
*응용	만성 소모성 질환

(2) 脾腎陽虛臌脹

증상	肚腹이 脹滿하며 아침에 덜하고 저녁에 심하다. 안색이 蒼黃하거나 혹은 창백하며, 위장 부위가 답답하고 식욕이 없다. 몸이 노곤하고 추위를 잘 타며 하지에 부종이 생긴다. 舌質淡紫, 脈沉弦細.
脈證 분석	脾腎의 陽氣가 不運하고 水寒의 邪氣가 不行하면 脾陽도 음식을 運化시키는 기능을 잃고, 陽氣도 內外로 敷布하지 못하며 방광의 氣化도 잘 이루어지지 않아 臌脹이 생긴다.
치법	溫補脾腎
처방	附子理中湯合五苓散, 濟生腎氣丸
*응용	肝性腹水, 腎性腹水, 低蛋白腹水

(3) 腎陽虛虛勞

증상	손발이 차갑고 추위를 탄다. 소화되지 않은 음식물이 섞인 설사를 한다. 심하면 새벽설사가 생기고 허리와 무릎이 시큰거리면서 통증이 나타난다. 발기부전과 遺精이 생긴다. 多尿 증상이 심하거나 小便不禁 증상이 생긴다. 脈沉弦細.
脈證 분석	신장이 虛冷하고 命門의 火가 衰하여 이런 虛勞를 일으킨다.
치법	溫補脾腎
처방	腎氣丸, 四神丸, 右歸飮
*응용	부신피질기능감퇴, 장결핵

2.9 沉數脈

(1) 濕熱壅盛水腫

증상	전신에 부종이 생기는데, 피부가 비정상적으로 윤택하고 광택이 나며, 胸腹이 脹滿하다. 가슴이 답답하고 소변의 양이 적으면서 색이 불그스름하다. 변비가 생기거나 혹은 그 질이 묽어지기도 한다. 舌苔黃膩, 脈沉數. 滑數濡數도 濕熱을 주관한다.
脈證 분석	水濕의 사기가 열로 변하거나, 濕과 熱의 두 사기가 섞여서 皮膚經脈에 壅塞되어 나타난다. 濕熱이 薰蒸하면 氣의 昇降運動에 이상이 생기고, 이것이 下注하면 방광이 그 생리적인 기능을 잃고 이로 인해 水腫이 생긴다.
치법	淸熱利濕
처방	방약: 疏鑿飮子, 己椒苈黃丸, 葶苈大棗瀉肺湯 침구: 氣海, 關元, 三焦兪, 足三里, 三陰交
*응용	심장성 수종, 신장성 수종, 영양불량성 수종, 호르몬 약물복용 및 妊娠毒血症

(2) 下焦消渴

증상	소변이 자주 마렵고 양이 많다. 소변이 마치 지방질이 섞인 것처럼 아주 빽빽하며 그 맛이 아주 달다. 변기에서 이상한 냄새가 난다. 입이 마르고 혀가 붉어진다. 입에 단맛이 나는 타액이 많아진다. 몸에 종기나 부스럼이 생기기도 한다. 脈沉數.
脈證 분석	성생활이 과도하면 精氣가 虧耗하고 腎陰이 부족해지며, 下焦가 虛憊하여 攝納不固, 約束無權하고 腎氣가 不固한다. 脾가 健運機能을 잃으면 섭취한 영양분이 위로는 입으로 上泛하고 아래는 腎으로 下注하여서 口甘尿甘 증상이 나타난다.
치법	滋陰固腎
처방	六味地黃丸, 生脈散, 黃芪湯, 腎氣丸, 地黃飮子, 六味丸合白朮散, 桑螵蛸散
*응용	당뇨병, 尿崩症

(3) 溫病熱伏下焦

증상	혀가 건조하며 치아가 흑색을 띤다. 손가락이 저절로 꿈틀거린다. 脈沉數.
脈證 분석	溫病이 7, 8일 되면 熱이 깊이 들어가 없어지지 않으며, 진액도 말라 痙厥 증상에 가깝게 된다. 그래서 이 證이 생긴다.
치법	滋陰潛陽增液
처방	三甲復脈湯
*응용	감염성 질병의 말기, 탈수, 감염성 凉厥의 전조증상

(4) 溫病熱伏中焦

증상	얼굴과 눈이 모두 붉어지며 목소리가 重濁하고 호흡이 거칠어지면서 대변이 막히고 소변도 잘 나오지 않는다. 舌苔老黃. 심한 경우엔 혀가 검은색을 띠면서 芒刺가 나타난다. 惡熱은 있으나 惡寒 증상은 없다. 이런 증상들은 오후 3~5시에 심해진다. 脈沉數有力.
脈證 분석	肺가 火邪를 받으면 陽明裏實, 氣不化津하여 이 脈證이 생긴다.
치법	急下存陰
처방	大承氣湯
*응용	감염성 질병의 중기와 극성기

2.10 沉實脈

産後實熱大便閉

증상	산후에 대변이 나오지 않거나 나오더라도 아주 어렵게 나온다. 몸에 열이 나서 아주 답답하고 아랫배에 硬痛이 생기며, 오후 3~5시에 열이 심해진다. 심하면 헛소리를 하고 밤이 되면 증상이 완화된다. 苔黃而糙, 脈沉實有力.
脈證 분석	산후에 病邪가 속(裏)으로 들어가거나, 음식에 의해 손상을 받으면 이것이 맺혀 열로 변한다. 이 열이 속에 맺히면 腸이 건조해져서 이 證이 생긴다. 이는 빈호맥학에서 논하는 '浮沉皆得大而長'이란 實脈의 형상이지만, 이 '實'은 '廣義의 實' 개념이다.
치법	瀉熱養血
처방	黃龍湯
*응용	산욕기의 감염

2.11 沉伏脈

(1) 乾霍亂

증상	갑자기 쥐어짜는 듯한 복통이 생긴다. 토하고 싶지만 토해지지 않고 설사를 하고 싶지만 나오지 않는다. 속에 열이 나서 아주 답답하고 손발이 아주 차가워지면서 안색이 창백하다. 머리에 땀이 나면서 맥은 沉伏하다.
脈證 분석	暑濕穢濁의 사기가 中焦에 침범하면 氣가 흐르는 길이 막혀서 승강에 장애가 생긴다. 그래서 아래위로 交通하지 못하고, 濁邪가 壅閉하며 陽氣가 宣達하지 못하므로 이런 脈象이 나타난다.
치법	辟濁解穢, 利氣宣壅
처방	방약: 玉樞丹, 燒鹽方, 排氣散, 冬葵子湯 침구: 內關, 足三里, 中脘, 膈兪, 脾兪
*응용	급성 위염, 급성 장염, 식중독, 곽란

(2) 陰毒

증상	얼굴과 눈이 푸르스름하고, 몸이 욱신거리는 것이 마치 막대기로 맞은 것 같다. 인후통이 생기며 맥은 沉伏하다.
脈證 분석	疫毒이 血脈에 침범하고 瘀熱이 凝滯하면 百脈이 不利하여 이 證이 생긴다. 疫毒이 陰分에 숨어 있으므로 이런 脈이 나타난다.
치법	淸熱解毒, 活血散瘀
처방	升麻鱉甲湯去雄黃, 蜀椒. 正陽散. 최근에는 맥문동, 생지황, 의이인, 虎杖, 단삼, 千里光, 蘭天竹, 인진, 차전자, 烏梢蛇로 이를 치료한 사람도 있다.
*응용	홍반낭창, 유행성 출혈열, 유행성 뇌염, 패혈증, 성홍열, 발진티푸스

(3) 老痰積聚

증상	목 부위에 멍울이 생기거나 痰核이 나타나면서 이것이 오랫동안 낫지 않는 것을 老痰이라 한다. 脈이 沉伏하다.
脈證 분석	체질적으로 脾가 虛하면 몸속에 痰이 잘 생긴다. 혹은 七情이 鬱結하여 津液을 말리면 痰이 생성되어 이로 인해 온갖 병이 생긴다.
치법	消磨痰核
처방	방약: 四七湯, 消核丸, 靑蒙石丸 침구: 멍울의 尖部에 一壯 혹은 數壯의 뜸을 뜨거나 火針을 사용한다.
*응용	임파결핵, 임파선염, 림프종

(4) 傷食腹痛

증상	냄새 나는 트림을 하며 신물을 올린다. 방귀 냄새가 독하며 가슴이 답답하고 음식이 싫다. 복통으로 만지지를 못하게 한다. 복통이 생기면 설사가 나려 하고 설사를 하고 나면 통증이 경감된다. 대변에서 시큼거리는 냄새가 난다. 脈沉伏.
脈證 분석	음식의 부절제로 脾胃를 상하고, 中焦가 壅塞되면 氣의 운동도 阻滯되고 昇降機能에도 장애를 주어 복통을 유발한다. 或者는 묻는다. "傷食脈은 응당 滑而緊하게 나타나야 하는데 伏脈이 나타나는 것은 무슨 연고인가?" 經脈이 阻滯하고 營衛不通하여 緊滑脈이 나타나는 경우가 있는데, 이는 병이 重한 경우이다. 仲景은 또 다음과 같이 말했다. "諸積大法, 脈來細而附骨者, 乃積也."
치법	初宜攻下, 後宜消導健胃
처방	방약: 小承氣湯, 香砂平胃散, 香砂六君子湯 침구: 中脘, 內關, 足三里에 침. 脾兪, 胃兪에 뜸.
*응용	급성 위염, 식중독, 소화불량

(5) 水飮停着

증상	등 부위가 시린 것이 마치 차가운 손바닥을 얹어놓은 것 같다. 옆구리에도 통증이 생긴다. 기침이 그치지 않고 숨이 차면서 갈증이 난다. 관절에도 통증이 생기면서 脈은 沉伏하다.
脈證 분석	飮證은 아주 많은데, 仲景은 이를 痰飮, 懸飮, 溢飮, 支飮의 4종으로 나누었다. 『濟生方』에서는 여기에 留飮, 伏飮의 2종을 보태었다. 맥이 沉伏한 것은 주로 留飮과 伏飮에서 많이 나타나는데, 이는 모두 水邪가 胸脇이나 心下(胃部)에 停滯하여 머물면서 물러가지 않고, 숨어서 흐르지 않으며, 三焦가 壅塞하여 氣脈이 凝滯하므로 생긴 것이다.
치법	攻決逐水
처방	방약: 控涎丹, 神佑丸 침구: 肺兪, 天突, 膻中, 豊隆, 定喘
*응용	肺源性心臟病, 만성 기관지염, 삼출성 늑막염

2.12 沉緩脈

(1) 虛寒痛經

증상	생리가 진행중이거나 혹은 생리가 끝난 후에 少腹部에 은근한 통증이 나타난다. 따뜻하게 해주거나 주물러주면 통증이 경감된다. 생리의 색은 淡紅하면서 양이 적다. 안색이 창백하거나 혹은 누르스름하다. 입술이 창백하며 몸이 여위고 손발이 따뜻하지 않다. 현기증이 생기고 눈이 침침하다. 가슴이 두근거리고 잠을 잘 이루지 못한다. 대변이 묽다. 舌淡紅, 脈沉緩無力.
脈證 분석	체질이 허약하고 陽氣가 부진하면 血을 잘 움직이지 못한다. 큰 병이나 오래된 병에서 氣血이 부족하면 經水의 운행도 무력해진다. 붕루병으로 血海가 空虛하면 胞絡을 滋養하지 못해 氣血이 虛寒해져 이 병이 생긴다.
치법	補氣益血
처방	방약: 十全大補湯 침구: 關元, 血海, 中極, 三陰交
*응용	신경정신성 생리통, 자궁발육불량, 자궁경부 협착, 자궁위치 이상 및 종양, 자궁외임신

(2) 陰水水腫

증상	전신에 부종이 생기면서 가슴과 복부가 脹滿하고 불편하다. 몸통과 손발이 차다. 갈증은 없다. 소변의 색이 맑고 대변이 묽다. 脈沉緩.
脈證 분석	脾腎陽虛하면 氣化를 잘 하지 못하고 방광의 기화능력도 힘을 잃는다. 그 결과 水濕이 泛溢하여 水腫이 생긴다.
치법	溫補脾腎
처방	實脾飮合眞武湯, 濟生腎氣丸
*응용	腎臟性水腫, 肺性水腫, 肝性水腫, 心性水腫, 영양불량성 水腫

(3) 太陰頭痛

증상	몸이 묵직하고 가래가 많으며, 복통이 생기면서 설사를 잘 하고, 두통, 腹滿, 식욕부진 증상이 생긴다. 脈象沉緩.
脈證 분석	風邪가 太陰經을 침입하거나, 혹은 三陽經을 失治하여 邪氣가 太陰經으로 陷入하거나, 痰濕이 脾를 상하게 하여 淸陽이 不昇하면 이런 두통이 생긴다.
치법	祛風止痛, 燥痰溫經
처방	桂枝加烏藥湯, 蒼朮除濕湯, 鹽湯洗法方
*응용	신경성 두통, 혈관성 두통, 감염성 질병의 말기

(4) 水濕水腫

증상	허리에 부종이 생기면서 손가락으로 누르면 움푹 들어간다. 소변의 양이 적으면서 찔끔거리고 몸이 노곤하면서 무겁다. 舌苔膩, 脈沉緩.
脈證 분석	비를 맞으며 물을 건너면 邪氣가 피부에 침입한다. 혹은 날것이나 찬 음식으로 속이 상하면 水濕이 內聚하고 命門의 火가 衰하여 '火不生土'한다. 그렇게 되면 三焦의 決瀆機能이나 방광의 氣化機能이 옳게 수행되지 않아 이 병이 생긴다.
치법	通陽利水
처방	방약: 五苓散合五皮飮 침구: 腎兪, 脾兪, 曲池, 三陰交, 足三里에 침을 놓거나 뜸을 뜬다. 만성병에 속하면 뜸을 많이 뜨고 침은 적게 놓는다.
*응용	급성 신장염, 만성 신장염, 영양불량성 수종

2.13 沉細數脈

(1) 少陰虛熱

증상	가슴이 답답하여 잠을 잘 이루지 못한다. 입이 마르고 인후가 건조하다. 혹은 통증이 생기거나 종기가 나기도 한다. 배가 그득하면서 설사가 난다. 舌尖紅赤, 복통, 소변불창, 고름이나 피가 섞인 대변이 나온다. 脈沉細數.
脈證 분석	陰虛 체질에 陽이 盛하거나, 혹은 太陽病을 잘못 치료하여 邪氣가 少陰으로 傳入하면 少陰熱化證으로 변한다.
치법	滋陰淸熱
처방	黃連阿膠鷄子黃湯, 咽痛宜猪膚湯, 甘草湯, 桔梗湯 종기가 생기면 苦酒湯. 腹痛, 便膿血, 尿難하면 桃花湯
*응용	간염성 질병의 말기, 消耗熱

(2) 女人胃燥陰吹

증상	陰門에 공기가 차면서 소리를 낸다. 안색이 淡黃하다. 피부에 주름이 생기면서 건조하다. 열감이 생기면서 위장 부위가 답답하다. 입과 인후가 건조하다. 변비가 생기고 소변의 색깔이 불그스름하다. 苔薄而黃, 脈沉細數.
脈證 분석	열이 陽明에 맺히고 津液이 소모되면 위 속이 마르면서 胃氣가 下泄하여 이 證이 생긴다.
치법	滋燥潤腸
처방	猪膏發煎
*응용	생식기염증, 질염

2.14 沉微脈

(1) 血結胸

증상	吐血과 코피가 나며, 胸腹部가 脹滿하면서 硬痛이 생기고, 몸에 열이 나면서 입에 침이 고이며 삼키기 싫다. 건망증이 나타나며 狂症과 유사한 증후가 보이기도 하고, 대변이 흑색을 띠며 소변은 잘 나온다. 脈沉微.
脈證 분석	熱이 上焦에 蓄積되어 血과 相搏하면 이 證이 생긴다.
치법	淸熱消瘀
처방	犀角地黃湯, 抵當湯
*응용	위궤양, 陰道出血, 食道靜脈曲張出血, 백혈병

(2) 太陽蓄血

증상	太陽證을 모두 갖추고 있으면서, 外證으로 發狂하고, 少腹이 急結하면서 소변이 저절로 흐른다. 脈沉微.
脈證 분석	熱이 방광에 맺히고 熱과 血이 相搏하여 인체의 하부로 蓄積되면 少腹이 急結한다. 이때의 狂症은 眞狂이 아니고 단지 안정이 되지 않은 증상일 뿐이다.
치법	下熱散血
처방	방약: 桃核承氣湯 침구: 太陽, 陶道, 內關, 豊隆, 大椎, 足三里, 三陰交
*응용	감염성 질병 및 중독성 정신병으로 인한 섬망 상태

(3) 虛寒下痢

증상	몸이 수척하고 얼굴과 눈에 힘이 없으며, 식욕이 떨어지고 밥을 먹으면 바로 설사를 한다. 脈沉微.
脈證 분석	생각을 많이 하여 脾를 상하거나, 날것이나 차가운 음식으로 속이 상하면 中氣가 下陷하고 淸氣가 不昇하여 脾가 음식을 잘 소화시키지 못하는 연고로 설사가 생긴다.
치법	溫補脾腎
처방	방약: 蔘苓白朮散, 補中益氣湯, 香砂六君湯 침구: 中脘, 脾兪, 足三里
*응용	만성 장염, 이질, 만성 위염, 만성 췌장염

(4) 少陰虛寒

증상	열은 없으며 惡寒을 느낀다. 소화되지 않은 음식물이 섞인 설사를 한다. 소변의 색깔이 맑다. 손발이 아주 차갑다. 脈沉微.
脈證 분석	脾腎陽虛 체질, 혹은 太陽病을 誤治하여 邪氣가 少陰으로 傳入하면 少陰寒化證으로 변한다.
치법	溫陽除寒
처방	四逆湯, 附子理中丸
*응용	소화기능과 신장기능의 감퇴, 소화불량

2.15 沉短脈

(1) 胸腹痞滿

증상	얼굴이 누르스름하고 정신이 처져 있으며, 온몸이 나른하고 목소리에 힘도 없고, 숨이 차면서 조금만 움직여도 바로 기침이 나며, 음식맛이 없고 胸腹이 痞滿하다. 脈沉短.
脈證 분석	七情이 鬱結하거나, 음식의 부절제나 과로 등으로 인해 中土가 허약해지면 陽氣가 下陷하고 淸陽이 不昇하며 濁陰이 不降하는데, 이때 濁氣가 인체의 상부에 존재하면서 痞滿을 형성한다. 內經에서는 맥이 短하면 氣病이라 하였다.
치법	補中益氣
처방	방약: 補中益氣湯, 半夏瀉心湯 침구: 內關, 中脘, 足三里
*응용	원발성 만성 위염, 표재성 위염, 비후성 위염, 위축성 위염

(2) 宿食不消

증상	胸腹部가 痞脹하고 몸이 수척해지며 음식을 잘 소화시키지 못한다. 대변이 묽다. 脈沉短.
脈證 분석	체질적으로 脾陽이 虛한 사람이 식생활이 불규칙하고 과로로 脾를 상하면 脾가 더욱 虛해져 소화기능이 떨어지고 위가 약해져 식욕이 없어지는데, 이로 인해 宿食停滯之象을 만들어낸다.
치법	健脾和胃
처방	방약: 健脾丸, 大和中飮 침구: 中脘, 足三里, 內關, 脾兪, 胃兪 ☞ 산간벽지에 살거나 가난한 사람이 이런 병에 생기면, 어떤 음식물에 어떻게 상했는지를 잘 살펴 그 해당 음식을 찾아내 까맣게 태우거나 혹은 까맣게 볶아서 바싹하게 만들어 물로 우려내 먹으면 神效하다.
*응용	소화불량, 위와 장의 기능장애

2.16 左關沉脈

(1) 心煩

증상	가슴에 열이 나면서 답답하고 숨이 차며 잠을 잘 이루지 못한다. 左關脈이 沉하다.
脈證 분석	이는 주로 寒邪가 心을 침범해 心陽을 상한 것인데, 心은 肝의 子이므로 左關脈이 沉한 것이다.
치법	補心陽, 活血氣
처방	离照湯
*응용	심혈관 계통 질병

(2) 喜怒

증상	善怒라고도 한다. 쉽게 화를 잘 내는 것이다. 左關脈이 沉하다.
脈證 분석	이 證은 虛實의 구분이 있다. 實證은 반드시 脇痛腹滿 증상을 겸한다. 血少肝燥한 경우에는 조금만 자극을 받아도 바로 화를 낸다. 腎虛不足, 肝火旺한 경우에는 주로 가슴이 답답하면서 화를 잘 내고, 밤이 되면 목과 입이 마르면서 잠을 잘 이루지 못하는 증상이 나타난다.
치법	肝實氣滯는 疏泄, 血少肝燥는 養血柔肝, 水虧火旺은 滋補腎陰한다.
처방	疏泄에는 柴胡疏肝散, 四磨湯 養血柔肝에는 解怒平肝湯, 加味歸芍湯 滋補腎陰에는 潤肝湯, 萸芍熟地湯

2.17 右寸沉脈

不足以息

증상	호흡이 곤란하고 급한 천식으로 숨이 차며, 입을 벌리면서 어깨를 들썩인다. 右寸脈이 沉하다.
脈證 분석	仲景은 이를 '息高'라고도 하였다. 이는 호흡이 아주 옅다(淺表)는 뜻이다. 아래로는 腎氣가 絶하고 위로는 肺氣가 脫하는 위험한 증후이다.
치법	補氣固脫
처방	蔘附湯

3. 遲脈類

3.1 遲緩脈

(1) 胃寒呃逆

증상	딸꾹질이 나는데, 그 소리가 沉緩하며 무력하다. 위장 부위가 불편하고, 따뜻하게 해주면 딸꾹질이 경감되고 차가우면 심해진다. 苔白潤, 脈遲緩.
脈證 분석	寒邪가 가로막아 胃의 和降과 昇降機能이 잘 이루어지지 않으면 氣가 上逆하여 딸꾹질이 생긴다.
치법	溫中祛寒
처방	방약: 丁香散 침구: 天突, 內關, 膈兪, 足三里
*응용	횡경막경련, 위암, 식도암

(2) 濕滯蹣跚

증상	숨이 차고 힘이 없으며 허리와 다리가 묵직하면서 통증이 생긴다. 흐린 날씨에 더 심하다. 걸음이 비틀거린다. 舌苔白而膩, 脈遲緩.
脈證 분석	氣가 虛하여 濕을 이길 수 없어 생긴 것이다.
치법	補氣祛濕
처방	羌活勝濕湯
*응용	관절 류머티즘, 류머티즘성 관절염

(3) 陽虛泄瀉

증상	黎明 전에 배꼽 아래에 통증이 생기고 배가 꾸르럭거리면서 바로 설사를 한다. 설사를 하고 나면 편하다. 배가 차가운 기운을 싫어하며 더부룩하다. 下肢에 冷感이 있다. 舌淡苔白, 脈遲緩, 혹은 沉細.
脈證 분석	신장이 虛寒하고 命門의 火가 衰하면 '火不生土'하여 腎의 封藏機能이 잘 수행되지 않아서 五更泄瀉가 나타난다.
치법	溫補命門, 兼溫脾陽
처방	四神丸
*응용	만성 장염, 장결핵

3.2 弦遲脈

(1) 肝寒犯胃

증상	위장 부위와 배에 통증이 생기면서 손발이 차갑고 추위를 탄다. 갈증은 없으며 마른 구역질을 하고 거품를 뱉어낸다. 苔白, 脈弦遲.
脈證 분석	체질적으로 脾陽이 虛하고 肝寒이 過하면 木이 土를 乘하게 된다. 弦은 木脈이며 遲는 土脈이다.
치법	溫胃暖肝
처방	吳茱萸湯
*응용	위염, 위십이지장궤양, 담낭염, 췌장염, 만성 간염

(2) 寒濕血凝

증상	손발에 冷痛이 생긴다. 정맥 혈관이 갑자기 隆起한다. 날씨가 흐리면 가중된다. 따뜻하게 해주면 통증이 경감된다. 苔白而潤, 脈弦遲.
脈證 분석	습기가 많은 곳에 오랫동안 누워 있거나, 땀을 흘리고 난 뒤 風寒濕邪의 侵襲을 받으면 血脈이 凝滯되고 營衛氣血이 순조롭게 흐르지 못하여 이 證이 생긴다.
치법	祛寒除濕
처방	大活絡丸, 三痺湯 ☞ 약을 복용할 때는 금연해야 한다.
*응용	관절염, 폐색성 혈전 맥관염, 정맥류

(3) 痰濕陰吹

증상	여성의 음부에서 공기가 나오는데, 그 소리가 바스락거리는 것 같다. 얼굴이 창백하며 몸이 붓는다. 기침을 하고 가래가 많다. 혹은 가래를 토해내기도 한다. 가슴이 답답하고 식욕이 없다. 머리가 묵직하고 현기증이 난다. 苔白而膩, 脈弦遲.
脈證 분석	痰濕이 中焦에 거하고 津液이 下行하지 못하면 이 證이 생긴다. 脈弦은 飮을 주관한다. 遲는 濕을 주관한다.
치법	利濕豁痰
처방	橘半桂苓枳薑湯
*응용	생식기염증

(4) 瘧疾牝瘧

증상	한기만 느끼고 열은 없다. 혹은 寒이 많고 熱이 적다. 가슴과 옆구리에 무엇이 차 있는 것같이 더부룩하다. 피곤하고 손발에 힘이 없다. 舌苔薄膩, 脈弦遲.
脈證 분석	邪氣가 陰分으로 들어간 상태에서 風寒의 邪氣를 다시 받아 陽氣가 살 움직이지 못하고 濕이 中焦에 맺혀 있을 때, 혹은 少陽不和, 寒濕內阻하면 이 證이 생긴다.
치법	辛溫達邪
처방	방약: 柴胡桂薑湯, 蜀七散, 截瘧七寶飮, 常山飮, 露薑飮 침구: 大椎에 부항으로 放血한다. 大椎, 陶道, 間使, 后溪
*응용	학질

3.3 細遲脈

產後血虛腹痛

증상	少腹部에 은근한 통증이 생긴다. 따뜻하게 해주면 통증이 경감된다. 현기증과 이명이 있다. 惡露의 색이 淡紅하며 덩어리는 비치지 않는다. 얼굴과 손톱에 혈색이 없다. 舌質淡紅, 脈細遲.
脈證 분석	산후에 피를 많이 흘려 血虛氣弱하면 그 운행이 遲滯하므로 이 脈證이 생긴다.
치법	補氣養血
처방	當歸牛薑羊肉湯
*응용	자궁수축력 저하

3.4 弦細遲脈

膽虛寒

증상	잘 놀라면서 가슴이 떨리고 심장이 오싹하다. 손발이 붓고 식욕이 없다. 滑精과 큰 한숨을 쉬는 증상이 나타난다. 舌苔滑, 脈弦細遲.
脈證 분석	肝과 膽이 모두 虛하면 반드시 脾胃를 침범하여 脾寒生濕한다. 그래서 손발이 붓고 식욕이 없어진다. 腎은 肝의 母인데, 腎의 封藏機能이 잘 이루어지지 않으면 滑精이 생긴다. 心은 肝의 子인데, 그 母病이 子에까지 미쳐서 잘 놀라면서 담이 떨리고 심장이 오싹해진다.
치법	溫膽補虛
처방	방약: 溫膽湯, 二陳湯, 小柴胡湯加藿香 침구: 足三里, 內關. 히스테리 발작시에는 大椎, 間使
*응용	대뇌피질기능의 실조와 문란, 자율신경실조

3.5 遲澁脈

血少營寒

증상	얼굴이 창백하고 손톱에 핏기가 없다. 전신이 나른하고 힘이 없다. 현기증이 생기면서 숨이 차다. 몸을 움직이면 가슴이 두근거린다. 몸이 수척해진다. 脈遲澁.
脈證 분석	과로로 脾를 상하여 음식생각이 나지 않거나, 혹은 피를 많이 흘려 脾가 生血을 하지 못하면 腎도 髓를 생성하지 못하여 血少病이 생긴다. 營寒하므로 맥이 遲하고 血少하므로 맥이 澁하다.
치법	大補氣血
처방	歸脾湯, 腎氣丸, 人蔘養營湯, 河車大造丸, 人蔘鹿茸丸
*응용	철결핍성 빈혈, 거대세포성 빈혈, 용혈성 빈혈, 재생불량성 빈혈

3.6 遲滑脈

傷寒下痢

증상	설사, 혹은 腹脹, 혹은 口乾, 苔黃或燥, 脈遲而滑
脈證 분석	實熱이 下迫하고 熱이 속에 結하므로 津液이 不固하여 이 證이 생긴다. 脈遲는 裏實阻滯, 滑은 裏熱을 주관한다.
치법	通因通用
처방	大承氣湯
*응용	장염, 중독형 이질

4. 數脈類

4.1 濡數脈

(1) 風熱兼濕咳嗽

증상	가래가 많은 기침을 하면서 가슴이 답답하고 땀을 흘린다. 苔白膩, 中黃, 脈濡數.
脈證 분석	風熱의 邪氣가 침입하거나, 땀을 흘리면서 風을 맞거나, 風熱과 寒濕이 上焦를 蘊蒸하거나, 혹은 濕邪가 있는 몸에 風熱을 받게 되면 肺의 肅降機能이 옳게 이루어지지 않아 이 證이 생긴다. 脈濡는 濕象이며, 數은 熱象이다.
치법	宣氣化濕
처방	桑菊飮加杏仁, 薏苡仁, 滑石, 茯苓之類
*응용	상기도감염, 기관지염

(2) 痰濕犯肺咳嗽

증상	가래가 많은 기침을 하는데 가래의 색이 희고 질이 끈적거린다. 가슴과 위장 부위가 답답하다. 苔膩, 脈濡數.
脈證 분석	脾는 生痰之源이며 肺는 貯痰之氣이다. 肺는 痰을 저장하지만 肺氣가 宣展機能을 잃으면 이 證이 생긴다.
치법	健脾利濕化痰
처방	방약: 二陳湯加杏仁, 薏苡仁 침구: 肺兪, 中脘, 豊隆, 人淵
*응용	만성 기관지염

(3) 風熱夾暑咳嗽

증상	가슴이 답답하면서 기침이 난다. 얼굴이 붉고 가슴에 열감이 나면서 갈증이 생긴다. 舌紅苔白, 脈濡數.
脈證 분석	風熱, 暑熱, 濕邪가 합해져 上焦를 침범하면 사기가 땀을 통해 나가지 않고 肺氣도 不宣하여 이 證이 생긴다.
치법	疏風清熱, 解暑利濕
처방	香茹飮合六一散
*응용	夏季의 상기도감염, 기관지염의 급성 발작

(4) 痰濁化熱咳嗽

증상	끈적거리는 가래를 동반한 기침을 한다. 舌淡苔黃膩, 脈濡數.
脈證 분석	六淫이 폐를 침범하고 邪熱이 熾盛하면 진액이 마르면서 담을 형성한다. 이때 폐의 宣發機能이 잘 수행되지 않으면 이 證이 생긴다.
치법	清肺化痰
처방	清金化痰湯, 麥門冬湯
*응용	급성 기관지염

(5) 濕熱內蘊泄瀉

증상	배가 꾸르륵거리며 설사를 한다. 소변이 잘 나오지 않는다. 몸이 무겁고 나른하다. 脘腹이 脹滿하다. 혹은 배가 고파도 음식 생각이 없다. 혹은 밥을 먹어도 바로 돌아앉으면 배가 고프다. 때때로 잠이 쏟아지려 한다. 苔膩, 脈濡數.
脈證 분석	濕熱로 생기는 병은 사계절 모두 있지만 여름과 가을에 많다. 장마철의 오랜 흐린 날씨, 습한 곳에 앉거나 누운 경우, 霧露에 노출되어 濕邪를 받았을 때, 날것이나 과일을 많이 먹어 濕熱이 內生했을 때, 무더위로 체액이 소모되어 급히 찬 음료로 갈증을 해소했을 때, 땀을 흘리거나 비를 맞으며 강을 건널 때 中焦에 濕邪가 들어와서 '土不制水' 했을 때, 이 모두 이런 證을 생기게 한다.
치법	清熱利濕
처방	방약: 葛根芩連湯, 香連丸, 六一散, 大分清飮 침구: 中脘, 脾兪, 足三里, 曲池, 來庭
*응용	급성 장염, 만성 장염, 과민성 대장

(6) 頑痰膠固咳嗽

증상	기침을 하며 가래를 뱉어내도 시원치가 않다. 오랫동안 잘 낫지 않으며, 가볍게 치료하면 효과를 보기 어렵다. 苔膩, 脈濡數.
脈證 분석	氣血이 조화롭지 못하고 津液이 不布하면 凝濁狀態가 오랫동안 지속되어 痰을 형성한다. 이 상태가 오래 누적되면 고질화되어 頑痰을 형성한다.
치법	祛化頑痰
처방	節齋化痰丸
*응용	만성 기관지염

(7) 濕熱蘊蒸便血

증상	선홍색 피를 下血한다. 대변이 잘 통하지 않는다. 혹은 피가 먼저 나온 후에 대변이 나온다. 입맛이 쓰다. 舌苔黃膩, 脈濡數.
脈證 분석	술을 많이 마시거나 매운 음식을 과식하면 濕熱이 蘊蒸하여 아래 대장으로 이동하면 그 열이 陰絡을 상하게 한다. 혹은 風熱濕毒이 腸胃血分에 맺히면 迫血妄行하여 便血을 생기게 한다.
치법	淸熱利濕
처방	방약: 赤小豆當歸散, 地榆散, 槐花散, 唐氏槐角丸, 腸連丸 침구: 足三里, 天樞, 大腸兪, 止瀉穴
*응용	腸道感染, 혈액병, 腸道腫瘍, 치질, 肛門裂傷

(8) 濕熱蘊蒸遺精

증상	遺精이 빈번하게 생긴다. 입이 쓰고 갈증이 있으나 물은 당기지 않는다. 소변이 화끈거리고 색이 붉다. 舌苔黃膩, 脈濡數.
脈證 분석	濕熱이 下注하여 精室이 교란받으면 이 證이 생긴다. 濕熱이 上蒸하면 입이 쓰면서 목이 마르지만 물은 당기지 않는다. 濕熱이 대장으로 下注하고 열이 방광으로 이동하면 소변이 화끈거리며 색이 붉어진다. 舌苔와 脈은 모두 濕熱之象이다.
치법	化濕淸熱
처방	방약: 猪肚子丸加茯苓, 猪苓, 澤瀉, 前仁 침구: 關元, 中極
*응용	신경쇠약, 자율신경실조증

(9) 濕熱侵淫痿證

증상	손발이 약해지며 힘이 없다. 전신의 관절이 느슨해지면서 잘 쓰지를 못한다. 안색이 누르스름하고 몸이 무겁다. 가슴과 위장 부위가 뻐근하며 답답하다. 손과 발이 잘 붓기도 한다. 소변색이 붉고 熱痛이 있다. 苔黃膩, 脈濡數.
脈證 분석	外感濕邪가 오래되면 열로 변한다. 혹은 기름진 음식을 좋아해 濕熱이 內生하여 筋脈이나 四肢百骸를 浸淫하면 氣血이 凝滯하여 痿證이 생긴다.
치법	淸熱滲濕
처방	방약: 二妙散, 健步丸, 東垣淸燥湯 침구: 脾兪, 陰陵泉
*응용	진행성 근영양불량, 중증근무력증

(10) 噤口痢

증상	입이 다물어져 음식을 먹을 수 없다. 설사를 하루에 수십 번이나 한다. 설사를 하고 나도 돌아서면 또 하고 싶다. 설사에 피와 고름이 섞여 나온다. 전신에 힘이 없다. 심하면 온몸의 근육이 줄어든다. 苔黃膩, 脈濡數.
脈證 분석	暑濕熱毒이 腸에 蘊結하고, 위로는 胃를 공격하면 胃의 和降作用이 잘 이루어지지 않고 輸化機能이 무력해지면서 설사가 그치지 않으며, 바로 噤口 증상이 생긴다.
치법	和胃降濁, 滋陰淸熱
처방	방약: 開噤散, 蔘連開噤湯, 石蓮散, 王瓜藤散 침구: 合谷, 天樞, 足三里, 中脘, 內關, 內庭
*응용	중독성 이질, 세균성 이질, 아메바 이질, 일부 급만성 위염

(11) 濕熱下注尿濁

증상	소변이 탁하고 陰莖에 熱痛이 있다. 가슴의 熱感으로 잠을 못 이룬다. 갈증이 있으나 물 생각이 없다. 舌苔黃, 脈濡數.
脈證 분석	脾胃의 濕熱이 대장으로 下注하고 열이 방광으로 이동하면 氣化作用이 잘 이루어지지 않아 소변으로 갈 수분이 대변에 섞여서 나온다.
치법	理脾化濕
처방	방약: 萆薢分淸飮 침구: 太溪, 中極, 腎兪, 氣海, 照海
*응용	비뇨기감염, 전립선염

(12) 濕熱腰痛

증상	허리와 엉치 부위가 느슨하면서 통증이 있다. 통증 부위에 熱感이 있다. 가슴이 불편하고 배가 더부룩하다. 손발이 시큰거리면서 힘이 없고 묵직하다. 오후에 열이 심해진다. 피부가 黃色을 띤다. 대변이 묽어지기도 한다. 소변의 양이 적고 색이 붉다. 머리가 흐리멍덩하다. 수시로 잠이 온다. 苔黃膩, 脈濡數.
脈證 분석	濕熱의 사기가 經絡脈道를 막으면 腰部의 氣血도 장애를 받아 그 순행이 不暢해지면서 요통이 생긴다.
치법	淸熱利濕, 通利脈絡
처방	방약: 二妙散, 六味淸涼湯, 當歸拈痛湯 침구: 委中, 阿是穴, 梅花鍼을 사용한 부항
*응용	요추와 엉치 관절의 류머티즘성 관절염, 증식성 척추염, 신장염, 신장결석, 전립선염, 부녀의 생식기염증, 종양

(13) 濕熱帶下

증상	白帶下의 양이 증가하고 끈적거리며 냄새가 난다. 현기증이 나고 머리가 무겁다. 대하에 피가 섞여 나오기도 한다. 목은 마르지만 물 생각은 없다. 대변이 묽고 시원하지가 않다. 소변 색깔이 불그스름하고 시원하게 나오지 않는다. 혹은 빈뇨 증상을 보이면서 통증이 있다. 苔黃膩, 脈濡數.
脈證 분석	脾胃의 濕熱이 下注하면서 자궁에 들어가 陰絡을 상하게 하면 敗血을 형성해 帶下에 섞여 나타난다. 이것이 濕熱帶下이다.
지법	淸熱除濕
처방	止帶方, 淸白散
*응용	질염, 생식기염증, 종양

(14) 濕熱黃帶

증상	대하의 색이 淡黃하다. 혹은 황록색을 띠면서 콧물처럼 끈적하다. 얼굴에 화색이 없으면서 약간의 부종이 생긴다. 소변의 색이 불그스레하고 대변이 묽다. 苔膩, 脈濡數.
脈證 분석	濕熱이 下注하거나, 혹은 白帶下症을 잘못 치료해서 黃帶下로 변하거나, 혹은 濕熱이 任脈을 상하게 하면 이 證이 나타난다.
치법	補任脈, 淸腎水, 扶脾土
처방	방약: 易黃湯 침구: 氣海, 帶脈, 陰陵泉, 三陰交, 肝兪, 脾兪, 腎兪, 中極, 歸來
*응용	트리코모나스질염, 유년성 질염, 노년성 질염

(15) 熱霍亂

증상	토하고 설사하는 증상이 갑자기 생긴다. 두통과 발열이 있다. 가슴에 熱感을 느끼면서 답답하고 위장 부위가 불편하다. 입이 마르며 소변이 黃赤色을 띤다. 吐瀉物에서 역한 냄새가 난다. 쥐어짜는 듯한 복통이 생긴다. 苔黃膩, 脈濡數.
脈證 분석	暑濕의 穢濁한 기운이 갑자기 덮치면 內熱이 熾盛하면서 中焦를 막히게 한다. 그 결과 脾胃를 손상하고 위로는 胃를 공격하고 아래로는 大腸으로 下注하여 곽란을 만들어 吐瀉가 교대로 나타난다.
치법	淸熱化濕, 辟穢化濁
처방	燃照湯, 連朴飮
*응용	급성 위염

(16) 濕熱頭痛

증상	묵직한 두통이 생긴다. 뼈마디가 시큰거리며 통증이 있다. 가슴이 답답하고 몸이 무겁다. 얼굴, 눈, 손발에 부종이 생긴다. 苔黃膩, 脈濡數.
脈證 분석	濕熱이 薰蒸하여 淸竅를 上夢하면 이 두통이 생긴다.
치법	淸熱化濕
처방	방약: 淸空膏, 三仁湯, 甘露消毒飮, 茵蔯五苓散, 鹽湯洗法方 침구: 百會, 印堂, 上星, 風府, 風池
*응용	감염성 질병, 중독성 질병의 두통 증상(장티푸스)

4.2 弦數脈

(1) 肝火犯胃吐血

증상	吐血을 하며 입이 쓰고 옆구리에 통증이 생긴다. 가슴이 답답하며 화를 잘 낸다. 잠을 잘 자지 못하고 꿈이 많다. 조급증이 나면서 불안하다. 舌質紅絳, 脈弦數.
脈證 분석	怒가 過하여 肝을 상하고 肝火가 胃를 침범하면 胃絡이 손상을 받아 吐血한다. 肝膽의 火氣가 心神을 搖動시키면 마음이 不寧해진다. 舌質紅絳은 胃陰이 이미 虧虛해진 표징이며, 脈象이 弦數한 것은 肝膽의 火盛을 의미한다.
치법	瀉肝淸胃
처방	花乳石散, 丹梔逍遙散, 犀角地黃湯, 柏葉湯, 玉女煎
*응용	위십이장궤양, 간농양, 간암

(2) 肝火犯肺咳嗽

증상	얼굴이 붉고 인후가 건조하다. 氣가 上逆하여 기침이 난다. 기침을 하면 옆구리까지 통증이 미친다. 얼굴과 눈의 색깔이 푸르스름하다. 舌薄黃少津, 脈弦數. 소아의 콧대와 미간에 정맥이 푸르게 나타나는 것은 肝이 肺位를 乘하여 그런 것이기 때문에 醫者는 이를 홀시하지 말아야 한다.
脈證 분석	肝火가 肺를 乘하여 폐의 肅降機能이 失調되면 바로 이 證이 생긴다. 脈弦은 간에 속하고, 數은 火盛하기에 나타난 것이다.
치법	淸肝瀉肺
처방	瀉白散合黛蛤散, 四逆散加味, 小柴胡湯合瀉白散
*응용	폐렴, 지관지염, 늑막염

(3) 肝膽火盛耳鳴

증상	갑자기 耳鳴이 생기며 얼굴이 붉어지고 두통이 나타난다. 입이 쓰고 인후가 건조하다. 가슴이 답답하고 화를 잘 낸다. 화를 내면 증상이 더 심해진다. 불면증이 생기고 변비가 있다. 舌質紅, 苔黃, 脈弦數.
脈證 분석	노하면 氣가 인체의 상부로 오른다. 肝膽의 火氣가 上逆하면 경락의 흐름을 따라 귀로 들어가 잘 들리지 않게 된다.
치법	淸肝瀉火
처방	龍膽瀉肝湯加黃連, 燈草
*응용	고혈압, 돌발성 耳聾

(4) 肝陽上亢眩暈

증상	구름이나 안개 위를 오른 것 같은 기분이 들거나, 배나 차를 탄 것같이 어질한 기분이 들며, 가슴에 煩熱感이 생기고 얼굴색이 술에 취한 것 같으며, 두통과 발열이 생기고, 눈이 뻑뻑하고 이명이 생기며, 심하면 졸도한다. 이는 번민이 많거나, 과로하거나, 혹은 怒한 정서에 처했을 때 심해진다. 舌質紅, 苔黃, 脈弦數.
脈證 분석	갑자기 노하면 간을 상하여 '木動生風'한다. 혹은 肝氣가 鬱結하여 '木盛生火', '水不涵木', '肝陽上亢'하면 眩暈이 생긴다.
치법	平肝潛陽, 滋養肝腎
처방	天麻鈎藤飮, 大定風珠, 杞菊地黃丸, 鎭肝熄風湯
*응용	고혈압성 眩暈, 耳原性眩暈

(5) 肝火吐酸

증상	가슴이 답답하고 입이 쓰다. 수시로 신물을 올린다. 인후가 건조하고 옆구리가 아프다. 가슴과 위장 부위가 체한 것같이 답답하며 통증 같기도 하고 아닌 것 같기도 하다. 배가 고픈 것 같기도 하고 고프지 않은 것 같기도 하다. 마음이 안절부절 불안하다. 舌質紅, 苔黃, 脈弦數.
脈證 분석	노기가 과도하여 간을 상하면 肝氣가 橫逆하여 脾를 침범한다. 脾精이 不布하면 酸液을 만들어낸다. 그래서 이를 肝木之味라 한다.
치법	淸瀉肝胃
처방	左金丸加海螵蛸, 瓦楞子. 生薑瀉心湯
*응용	만성 위염, 십이지장궤양

(6) 火鬱胃痛

증상	胃痛이 생기면서 煩燥不安하고, 음식 찌끼가 섞인 신물을 올리며, 입이 쓰면서 건조하다. 스트레스를 받으면 더 심해지고, 변비가 생기면서 소변 색깔이 붉어지기도 한다. 舌紅苔黃, 脈弦數.
脈證 분석	肝鬱氣滯가 오래되면 火로 변한다. 火性은 急迫하여 胃府로 침범하면 胃府의 熱이 심해져 氣壅不宣하는데, 이것이 蘊積하여 熱로 변하면서 이 證이 생긴다.
치법	초기에는 疏肝瀉熱, 중기에는 疏肝養血, 말기에는 滋水涵木한다.
처방	초기에는 化肝煎, 중기에는 逍遙散, 말기에는 滋水淸肝飮
*응용	만성 위염, 위십이지장궤양, 역류성 식도염, 만성 췌장염

(7) 肝鬱月經先期

증상	여성의 생리가 예정일이 되기도 전에 온다. 색깔은 정상이고 양이 많다. 가슴과 옆구리 및 小腹部에 脹痛이 생기면서 가슴이 답답하다. 때때로 潮熱이 나타난다. 脈弦數.
脈證 분석	暴怒로 간을 상하면 간이 藏血하지 못하고, 또 性情이 조급해지면서 마음이 좁아지며 심하면 우울해지고, 이것이 오래되면 열로 변하여 迫血妄行한다.
치법	平肝解鬱
처방	방약: 淸經湯, 丹梔逍遙散 침구: 氣海, 血海, 太衝, 三陰交
*응용	생리주기문란, 황체기능부전

(8) 肝熱乳泣

증상	임신기에 젖이 저절로 흐른다. 그래서 乳泣이라 칭한다. 얼굴색이 누르스름하고 때때로 潮熱이 나며 어지럽고 옆구리가 뻑뻑하고 불편하다. 조급증이 나면서 화를 잘 내고 식욕이 감퇴하며, 대변이 잘 나오지 않고 소변의 양이 적고 색이 누르스름하다. 舌紅苔黃, 脈弦數.
脈證 분석	크게 노하여 간을 상하면 肝火가 上逆하여 血이 火를 따라 위로 오른다. 그 결과 乳脹而溢하는 것이다.
치법	平肝解鬱淸熱
처방	丹梔逍遙散

(9) 肝火犯肺咳血

증상	피가 섞인 기침을 한다. 가슴과 옆구리에 당기는 듯한 통증이 있다. 피의 색깔이 선홍색이다. 조급증을 느끼면서 화를 잘 낸다. 대변이 건조하다. 소변의 양이 적고 색이 붉그스름하다. 舌質紅, 苔薄黃, 脈弦數.
脈證 분석	怒가 과하여 간을 상하면 肝火가 熾盛하여 '木火刑金'한다. 이것이 陽絡을 灼傷하여 迫血妄行하면 咳血한다.
치법	淸肝潤肺, 寧絡止血
처방	瀉白散合黛蛤散加藕節, 茅根, 竹葉, 茜根, 仙鶴草. 血色이 鮮紅하면 犀角地黃湯
*응용	대엽성 폐렴, 결핵성 늑막염

(10) 肝熱子癎

증상	임신 몇 개월 후 수시로 현기증과 눈이 침침한 증상이 나타난다. 조급증이 나면서 화를 잘 낸다. 얼굴이 붉고 열이 난다. 심하면 갑자기 졸도하면서 정신이 맑지 않다. 손발에 경련이 나면서 입술 색깔이 아주 붉어진다. 苔黃, 脈弦數.
脈證 분석	체질적으로 우울하고 怒氣가 많으면 肝經에 열이 쌓이고, 열이 심해지면 風을 만들어 내어 子癎을 형성한다.
치법	淸肝瀉火
처방	방약: 丹梔逍遙散, 越鞠丸. 변비가 있으면 更衣丸 침구: 人中, 內關, 后溪, 足三里
*응용	임신중독, 임신고혈압, 産前子癎

(11) 肝火鼻衄

증상	두통과 현기증이 생기면서 코피가 나고 얼굴과 입술색이 푸르다. 입이 마르고 화를 잘 낸다. 눈이 붉고 눈꼽이 많다. 옆구리와 늑골 부위에 脹痛이 있다. 舌紅, 脈弦數.
脈證 분석	노하면 肝火가 발동한다. 肝陽이 上亢하고 肺火가 上衝하면 迫血妄行하여 肺絡이 손상을 받아 코피가 난다.
치법	淸肝瀉火
처방	龍膽瀉肝湯
*응용	고혈압, 급성백혈병, 만성백혈병, 혈소판감소성 紫癜

(12) 血熱痛經

증상	생리 전에 건드리지 못할 정도의 복통이 생긴다. 그 통증이 少腹部까지 미친다. 혹은 생리주기가 예정일보다 당겨지기도 하면서 양이 많고 색이 붉거나 혹은 紫色을 띤다. 생리의 질이 끈적하고 냄새가 난다. 핏덩이가 섞이기도 한다. 입술이 붉고 목이 마르면서 가슴이 답답하고 불면증이 있다. 대변이 딱딱하다. 舌紅少苔, 脈弦數.
脈證 분석	속에 鬱熱이 많거나, 혹은 外感의 侵襲을 받아 熱이 衝任에 숨어 있으면 血이 熱結하여 壅滯해 잘 흐르지 않게 되어 생긴다.
치법	淸熱凉血開結
처방	방약: 生血淸熱方 침구: 關元, 關元兪, 三陰交
*응용	골반염, 자궁근종, 자궁내막증

(13) 熱瘴瘧疾

증상	熱이 심하고 寒이 가볍거나, 혹은 熱만 나고 寒은 없다. 얼굴과 눈이 모두 붉으며 갈증으로 물을 많이 찾는다. 두통이 생기며 가슴이 답답하여 토하려 한다. 팔다리의 관절이 화끈거리며 통증이 생긴다. 변비가 있으며 소변색이 붉고, 정신을 잃고 헛소리를 한다. 舌質은 紅絳 혹은 垢黑하고 脈은 弦數하다.
脈證 분석	瘴毒(축축하고 더운 땅에서 생기는 독한 기운)으로 손상을 받고, 열이 속으로 盛하면 진액이 耗竭되어 이 證이 생긴다. 熱毒이 心을 공격하므로 정신을 잃고 헛소리를 한다. 열이 營血로 들어가므로 이런 舌脈象이 나타난다.
치법	辟穢解毒, 淸熱保津
처방	방약: 淸瘴湯, 玉樞丹, 紫雪丹 침구: 大椎, 曲池, 合谷, 間使. 학질의 발작 전에는 일시적으로 침을 시술한다.
*응용	악성 학질

(14) 濕熱蘊結臌脹

증상	배가 불룩해지면서 堅滿하고 팽팽하다. 煩熱感이 생기며 입이 쓰다. 소변 색이 붉으며 시원하게 나오지 않는다. 변비, 혹은 지저분하고 노란색의 묽은 변을 본다. 舌苔는 黃膩 혹은 灰黑하며, 혹은 얼굴과 눈, 피부가 노랗게 되기도 한다. 脈弦數.
脈證 분석	內傷七情, 飮食不節하여 脾陰이 손상을 받고, 濕邪가 열로 변하고, 濁水가 停聚하면 臌脹이 생긴다.
치법	淸熱利濕, 攻下逐水
처방	방약: 中滿分消丸, 舟車丸 침구: 肝兪, 脾兪, 膈兪, 膽兪, 三焦兪, 氣海兪, 血海, 陰陵泉, 三陰交
*응용	간경화복수, 간암, 결핵성 복막염

(15) 肝腎氣逆奔豚

증상	氣가 少腹部에서 상부의 咽喉로 上逆하면, 마치 돼지가 급히 쫓아다니는 것 같은 증상이 생기면서 죽을 것 같은 느낌이 들고 놀라서 가슴이 뛰며 편하지 않다. 사람소리가 아주 거슬리며, 혹은 복통과 천식이 생기기도 하고, 몸에 열이 났다가 한기가 생겼다가 한다. 氣가 돌아오면 증상이 그치고 반복해 발작한다. 苔黃, 脈弦數.
脈證 분석	肝腎之氣가 上逆하고 肺氣도 不降하여 水津이 不布하면서 心神을 搖動시키면 營衛가 不和하여 이 證이 생긴다.
치법	淸肝降逆
처방	방약: 奔豚湯, 旋覆代赭湯 침구: 肺兪, 心兪, 三焦兪, 中脘, 關元, 三陰交
*응용	위장신경증

(16) 熱重于濕黃疸

증상	몸과 눈이 모두 노랗다. 선명한 노란색을 띠며 열과 갈증이 난다. 소변의 양이 적고 짙은 황색을 보인다. 변비, 혹은 복통이 생기면서 위장 부위가 脹滿하며 가슴 부위가 괴롭고 불편하다. 구역질과 구토가 난다. 脈弦數.
脈證 분석	濕과 熱이 交蒸하여 肝脾에 모이면 肝이 條達機能을 잃고 脾의 健運機能도 옳게 이루어지지 않는다. 胃도 腐化機能을 잃고 膽도 中精을 不藏하여 인체 밖으로 流溢하여 피부로 넘쳐나므로 황달이 생긴다.
치법	淸熱利濕, 佐以瀉下
처방	방약: 茵蔯蒿湯加味 침구: 至陽, 陽陵泉, 足三里, 太衝, 三陰交
*응용	전염성 간염, 렙토스피라병, 충혈성 심부전, 담석증, 췌장두부암, 담도염, 담도회충증

(17) 乾脚氣病

증상	다리에 부종은 없고 오히려 수척하며 마비와 酸痛이 있다. 음식을 적게 먹고 때때로 마른 구역질이 난다. 대변이 딱딱하고 소변이 화끈거리며 색이 붉다. 舌質紅, 脈弦數.
脈證 분석	內熱이 있는 사람이 陰虛로 津液이 적어진 상태에서 風濕邪毒을 받으면 濕이 燥하게 된다. 津血도 같이 상해서 筋이 영양을 잃는다. 혹은 邪氣가 肌表를 侵襲하면 經脈이 壅塞하여 순행이 不暢하고 營衛不和하여 이 證이 생긴다.
치법	調和營衛, 利濕淸熱
처방	犀角散, 四物湯加牛膝, 木瓜, 知母, 黃柏, 薏苡仁
*응용	발무좀, 발가락감염

4.3 滑數脈

(1) 胃熱吐血

증상	위장 부위와 복부가 뻑뻑하면서 답답하고 심하면 통증이 생긴다. 선홍색 피를 토하는데 그 색이 紫暗色을 띠기도 한다. 혹은 음식물 찌끼가 섞여 나오기도 한다. 변비가 생기고 舌苔는 黃膩, 脈이 滑數하다.
脈證 분석	매운 음식을 과식하거나 음주가 과도하면 陽明熱이 심해져 熱이 胃絡에 맺혀서 迫血妄行한다. 胃도 和降機能을 잃고 血昇氣昇하므로 吐血을 일으킨다.
치법	淸胃瀉火, 佐以止血
처방	金匱瀉心湯合十灰散, 犀角地黃湯, 玉女煎
*응용	만성 위염, 위궤양, 위암, 담결석, 食道靜脈曲張破裂, 식도암, 요독증, 패혈증

(2) 痰熱怔忡驚悸

증상	가슴이 두근거리고 잘 놀란다. 식욕이 없다. 꿈을 꾸면 놀라면서 잘 깬다. 기침을 하면서 가래를 뱉어내는데 그 질이 끈적하고 색이 노랗다. 苔黃膩, 脈滑數.
脈證 분석	熱邪가 侵襲하거나, 寒邪가 열로 변하거나, 陰虛로 內熱이 생기면서 痰을 말리거나 하면 痰熱이 上擾하여 胃失和降, 心神不安케 되어 이 證이 생긴다.
치법	和胃降濁, 淸熱化痰
처방	방약: 溫膽湯合磁珠丸 침구: 豊隆, 陽陵泉, 心兪, 內關, 陰陵泉
*응용	류머티즘성 심장병, 肺源性 심장병

(3) 熱痰哮證

증상	호흡이 急促하고 목에서 哮鳴音이 들린다. 돌발적으로 기침이 나며 가래의 색깔이 지저분하며 끈적하다. 가래가 잘 뱉어지지 않고 얼굴색이 붉으며 땀이 난다. 목이 말라 물을 자주 마신다. 舌質淡, 苔黃膩, 脈滑數.
脈證 분석	痰氣가 交結하여 氣道를 阻塞하면 肺氣의 昇降이 불리해져 哮鳴音이 들린다. 『證治滙補』에서는 '속에 壅塞之氣가 있고 밖으로부터 계절에 맞지 않는 邪氣를 받으면 膈에 膠固한 痰이 생긴다'고 하였다. 脈滑은 痰이 있는 것이며, 數은 熱象이다.
치법	宣肺淸熱, 化痰降逆
처방	방약: 越婢加半夏湯, 加味瀉白散, 桑白皮湯 침구: 肺兪, 定喘, 膻中, 列缺
*응용	급만성 기관지염, 기관지천식

(4) 熱結肺癰

증상	두통과 흉통, 발열이 생긴다. 惡寒은 없고 입이 건조하며 갈증이 생긴다. 기침을 하면서 끈적거리는 가래를 뱉어내며 호흡이 순조롭지 않다. 심하면 바로 누울 수가 없다. 舌苔薄黃, 脈滑數.
脈證 분석	邪氣가 肺位에 침입하면 肺氣가 壅塞하고 熱結血瘀한다. 肺氣가 不暢하여 淸肅機能이 잘 이루어지지 못하여 사기가 肺絡에 맺혀서 이것이 오래되면 癰을 형성한다.
치법	淸肺散邪, 泄熱活瘀
처방	방약: 銀翹散加丹皮, 赤芍藥 等. 千金葦莖湯 만약 寒邪를 겸하고 있으면 射干麻黃湯을 쓴다. 침구: 肺兪, 定喘, 膻中, 列缺
*응용	폐농종

(5) 痰熱不寐

증상	밤이 되어 잠을 못 이룬다. 가슴이 답답하고 가래가 많다. 입이 쓰고 눈이 침침하다. 舌苔黃膩, 脈滑數.
脈證 분석	음식의 부절제로 脾胃가 손상을 받으면 이것이 積滯하여 痰이 되고 痰이 오래되면 熱로 변한다. 熱과 痰이 같이 胃에 모이면 胃가 不和하여 잠을 잘 이루지 못하는 것이다.
치법	理氣開鬱, 化痰開竅
처방	방약: 順氣導痰湯, 控涎丹, 溫膽湯 침구: 人中, 合谷, 太衝, 三陰交
*응용	불면증, 신경쇠약

(6) 痰熱失音

증상	목소리가 重濁하며 맑지 못하다. 인후가 건조하거나 통증이 있다. 끈적거리며 누런 가래를 뱉어낸다. 가래에 덩어리가 비치기도 한다. 苔黃膩, 脈滑數.
脈證 분석	風熱을 받으면 열이 진액을 말리고, 진액이 마르면 담이 생긴다. 痰熱이 壅肺하고 肺가 宣暢機能과 淸肅機能을 잃으면 失音이 생긴다.
치법	淸肺利竅, 泄熱化痰
처방	淸咽寧肺湯, 蟬衣散
*응용	상기도감염, 경련성 인후염, 성대염증

(7) 痰濕化熱喘證

증상	가슴이 그득하며 천식 증상이 급하게 생긴다. 음식 생각이 없다. 머리가 어지럽고 몸이 무겁다. 전신이 나른하고 힘이 없다. 舌苔黃膩, 脈滑數.
脈證 분석	濕痰이 열로 변하고, 熱痰이 壅肺하면 肺氣가 上逆하면서 위로 쳐오르므로 천식이 생긴다.
치법	利濕化痰淸熱
처방	방약: 芩連二陳湯, 溫膽湯 침구: 中脘, 肺俞, 脾俞, 豊隆
*응용	만성 기관지염, 肺源性心臟病

(8) 濕熱痢疾

증상	이질은 古稱 腸澼라 부르며 滯下라 하기도 한다. 복통이 생기면서 裏急後重하다. 피와 고름이 섞인 설사를 한다. 하루에 수 십 번씩 설사를 하면서 항문에 灼熱感이 생기고 소변양이 적으며 붉은색을 띤다. 苔黃膩, 脈滑數.
脈證 분석	暑邪를 外感하고 상한 음식을 먹거나, 혹은 몸은 더운데 차가운 기운이 들어오거나 냉수를 폭음하거나 하면 脾胃를 같이 상하게 되어 그 결과 脾가 健運機能을 잃고 昇淸을 하지 못하고, 胃가 순기능을 잃어 降濁하지 못한다. 濕熱이 腸胃에 積滯하고 氣血이 不暢하면 이질을 형성한다.
치법	淸熱解毒, 活血行氣
처방	방약: 芍藥湯, 香連丸, 葛根芩連湯, 白頭翁湯 침구: 合谷, 天樞, 足三里, 曲池, 內關
*응용	급성 위염, 세균성 이질

(9) 胃火呃逆

증상	딸꾹질이 연이어 나면서 그 소리가 洪亮하다. 口臭가 나고 답답하면서 갈증이 생긴다. 소변양이 적고 색이 붉다. 대변이 잘 나오지 않는다. 苔黃, 脈滑數.
脈證 분석	매운 음식을 과식하거나, 소화되지 않은 오래된 음식이나 痰濁이 위장에 쌓이면 陽明熱壅하고 胃氣가 上逆하므로 이 證이 생긴다.
치법	淸胃降逆平呃
처방	방약: 竹葉石膏湯 침구: 天突, 內關, 足三里
*응용	식도암, 위암, 횡경막경련

(10) 血熱崩漏

증상	갑자기 하혈을 하면서 양이 많아지거나, 혹은 끊이지 않고 찔끔거리며 나온다. 하혈이 오랫동안 그치지 않고 그 색이 深紅하며, 현기증과 눈의 침침함이 생기고, 가슴에 열감을 느끼며 답답하고 입이 마르며, 수면 상태가 좋지 않다. 舌紅, 脈滑數.
脈證 분석	陰虛陽盛 체질이 매운 음식을 먹거나, 밖으로부터는 계절에 맞지 않는 熱邪를 받거나, 속으로는 七情이 극에 달해 있거나, 성생활의 과도 등으로 인해 心火가 亢盛하여 속으로 열이 쌓이면 迫血妄行하여 陰絡에 손상을 주어서 이 證이 생긴다.
치법	淸凉血熱, 佐止血
처방	淸熱固經湯
*응용	기능성 자궁출혈

(11) 濕熱妊娠轉胞

증상	임신 수개월째에 소변의 양이 적고 붉은색을 띠다가, 계속되면 閉塞하여 안절부절 불안하며, 안색이 潮紅하고 가슴이 답답하면서 內熱이 생기고, 머리가 무거우며 흐리멍덩하다. 대변이 묽고, 보고 나도 시원치가 않다. 혹은 대변이 통하지 않는다. 입이 쓰다. 舌質紅, 苔黃膩, 脈滑數.
脈證 분석	습기가 많은 곳에 오래 기거하거나, 外濕의 침입을 받았을 때, 혹은 기름진 음식을 좋아하여 濕濁이 內停하면 이것이 쌓여 열을 만든다. 이 열이 방광으로 下注하고 濕熱이 鬱結하면 水道가 不通하여서 이 證이 생긴다.
치법	淸熱利濕
처방	五苓散
*응용	유산조짐, 방광압박, 요로감염

(12) 熱痺

증상	관절에 열감을 동반한 통증이 생긴다. 차갑게 해주면 편하다. 활동에 제한을 받으며 걸음이 안정적이지 않다. 脈은 滑數하다.
脈證 분석	통증이나 마비가 낫지 않은 상태에서 다른 사기를 또 받으면 이것이 心으로 들어가서 熱邪가 經脈을 壅塞하고 진액을 말린다. 그 결과 氣血이 통하지 않아 熱痺가 생긴다.
치법	淸熱通痺
처방	방약: 白虎桂枝湯, 桂枝芍藥知母湯, 千金犀角散, 升麻湯 침구: 陰陵泉, 環跳, 殷門, 足三里, 懸鍾
*응용	류머티즘열, 관절염, 골관절염, 활낭염

(13) 濕熱下注陰痒

증상	여성의 내음부나 외음부에 가려움증이 심하고, 더 심해지면 통증이 생기는데, 때때로 黃水가 나오기도 한다. 가슴이 답답하여 잠을 잘 못 이루고, 안절부절 불안해하며, 입이 쓰고 舌苔가 끈적거린다. 가슴이 답답하고 편치 않다. 소변이 黃赤色을 띠면서 찔끔거리며 나온다. 白帶下의 양이 많다. 脈滑數.
脈證 분석	脾虛濕盛하여 오래 쌓이면 열로 변한다. 혹은 불결한 房事로 인해 교차감염이 되었을 때, 혹은 화장실에서 대소변을 볼 때 오물이 튀어 二陰이 오염되었을 때, 혹은 맨땅에 앉는 걸 좋아하여 濕熱이 侵襲했을 때, 이런 경우 모두 濕熱이 속에 쌓여 下焦로 流注하여 균이 생기게 하여서 이 證이 생긴다.
치법	淸熱除濕殺蟲
처방	二妙散加味, 龍膽瀉肝湯, 消遙散, 蛇床子洗方, 溻痒湯 ☞外治法: 桃仁을 갈아서 고약처럼 만든 다음 雄黃 가루를 섞고, 닭의 간을 片으로 썰어 이 약을 묻혀서 감염된 음부에 넣는다. 균이 간의 비린내를 맡으면 모두 간에 뚫고 들어와 이를 빨아먹는다. 그런 후 간을 꺼내버리면 병이 낫는다. 만약 배우자가 있다면 응당 부부가 같이 치료해야 한다. 여성만 치료하면 교차감염으로 잘 낫지 않는다.
*응용	곰팡이균 감염의 질염, 트리코모나스 질염, 외음부 암의 초기, 당뇨병, 장내 기생충병, 외음부 피부병, 화학적 자극 및 기계적 자극 등으로 인한 질병

(14) 陽明暑溫

증상	배가 고프지도 않고 음식을 먹지도 않으며 대변도 안 본다. 위장 부위가 답답하고 그득하며 탁한 가래를 올린다. 脈滑數.
脈證 분석	暑溫의 사기가 陽明 胃府를 침범하면 이 證이 생긴다.
치법	淸解暑溫, 降逆和胃
처방	半夏瀉心湯去人蔘, 乾薑, 大棗, 加枳實, 杏仁
*응용	유행성 B형뇌염

(15) 血熱子煩

증상	임신부가 수시로 가슴에 熱感을 느끼면서 답답해하고, 안절부절 불안하면서 마음이 즐겁지가 못하다. 입이 쓰고 목이 말라서 차가운 음료를 마시려 하고, 소변의 양이 적고 색이 붉다. 舌紅苔黃, 脈滑數.
脈證 분석	임신을 한 후에 血이 모여 태아를 養하면, 제일 쉽게 아래는 陰虛, 위로는 陽盛이 된다. 혹은 胎中의 鬱熱이 心으로 上乘하면 이 證이 생긴다.
치법	清熱除煩
처방	知母飮
*응용	임신반응

(16) 肺癰唾膿血

증상	기침을 하면서 膿血을 토해낸다. 그 형상이 마치 쌀죽 같으며 비린내가 난다. 가슴속이 납답하고 통증이 생긴다. 심하면 천식으로 바로 눕지를 못한다. 얼굴이 붉어지고 몸에 열이 난다. 갈증이 나서 물을 찾는다. 舌苔黃膩, 脈滑數.
脈證 분석	邪熱이 蘊結하고 血瘀熱壅하면 환자가 완치할 수 없다고 그냥 꾹 참으면서 병이 스스로 낫기를 기대하다가 이 證을 만든다. 혹은 의사가 誤治하는 경우도 있다. 이는 熱이 瘀로 변하면서, 瘀가 腫으로, 腫이 腐로, 腐가 潰하고, 潰가 膿血을 만들어 생긴 것이다.
치법	排膿解毒
처방	千金葦莖湯, 桔梗湯, 桔梗杏仁煎, 濟生桔梗湯, 犀黃丸, 桔梗白散
*응용	폐농양

(17) 濕熱陰挺

증상	음부에 무엇이 튀어나와 있다. 뱀 같기도 하고 菌體 같기도 하며 닭벼슬 같기도 하다. 외음부에 腫痛이 있으며 黃水가 찔끔거리며 흐른다. 소변이 화끈거리고 색이 불그스름하다. 가슴에 熱感이 있으면서 답답하고 입이 쓰다. 苔黃膩, 脈滑數.
脈證 분석	脾虛濕陷하면 이것이 맺혀 오래되어 熱을 만든다. 濕熱이 下注하므로 이 證이 생긴다.
치법	利濕清熱
처방	龍膽瀉肝湯. 蛇床子와 烏梅를 煎湯하여 熏洗한다. 猪油와 藜蘆가루를 섞어 발라준다.
*응용	음부벽 팽출, 자궁탈수와 糜爛, 자궁폴립(용종)

(18) 濕熱妊娠惡阻

증상	心中이 답답하고 혼란스럽다. 쓰고 시큼한 물을 올리는데 악취가 난다. 입이 쓰고 마르다. 대변이 건조하고 소변색이 노랗다. 脈滑數.
脈證 분석	陽盛 체질이 임신을 하면 태아에게도 열이 맺히면서 氣血이 不暢하여 腐穢를 형성하는데, 穢濁이 濕을 겸하여 胃府로 上衝하면 이 證이 생긴다.
치법	淸熱除煩, 利濕降逆
처방	蘆根湯, 溫膽湯에 利濕하는 藥味를 참작해 가한다.
*응용	임신반응(임신구토)

(19) 濕熱腹痛

증상	복통이 갑자기 생긴다. 배에서 雷鳴이 들린다. 통증으로 만지지를 못하고 토하거나 설사를 한다. 苔黃膩, 脈滑數.
脈證 분석	濕熱이 脾胃에 蘊結하면 이 證이 생긴다.
치법	淸熱瀉火, 行氣化濕
처방	散火湯, 香連丸, 淸胰湯
*응용	급성 위염, 만성맹장염, 췌장염

4.4 細數脈

(1) 肺腎陰虛失音

증상	목이 쉬고 인후가 건조하면서 오랫동안 낫지 않는다. 마른기침이 나고 가래는 적다. 가슴에 열감을 느끼면서 잠을 잘 못 이룬다. 손발과 가슴 한가운데가 화끈거린다. 얼굴에 화색이 없다. 어지럽고 이명이 있다. 몸이 수척해진다. 舌紅少苔, 脈細數.
脈證 분석	성생활의 부절제로 腎을 상하면 腎陰이 虧耗하고 陰液이 上承하지 못하여 心火가 熾盛하고 火旺刑金, 金破不鳴하여 失音을 형성한다. 脈細數은 陰虛之脈이다.
치법	滋陰降火
처방	百合固金湯, 六味地黃丸, 大補陰丸
*응용	경련성 인후염, 성대염증

(2) 肺陰虛虛勞

증상	목이 건조하고 마른기침이 난다. 목소리에 이상이 생기거나 심하면 각혈을 한다. 舌光津少, 脈細數.
脈證 분석	우울한 정서가 과도하거나, 혹은 熱邪를 받았는데도 오래 끌면서 치료시기를 놓치면 肺陰이 虧耗하고 淸肅機能을 잃으면 津液이 上承하지 못하여 金碎不鳴을 만든다. 脈細는 陰虛이며 數은 陰虛로 內熱이 생긴 것이다.
치법	養陰補肺
처방	拯陰理勞湯, 保和湯
*응용	각종 결핵, 빈혈

(3) 火旺陰虛肺勞

증상	안색이 초췌하고 양볼이 붉다. 潮熱과 骨蒸이 생긴다. 갑작스런 기침을 하며 가래는 적다. 수시로 피를 토한다. 밤에 盜汗이 생기며 가슴과 옆구리에 당기는 듯한 통증이 생긴다. 가슴이 답답하여 잠을 못 이룬다. 조급증을 느끼며 화를 잘 낸다. 남자는 유정, 여자는 생리불순이나 생리중단 증상이 나타난다. 舌質紅絳, 脈細數.
脈證 분석	精血이 부족하고 腎陰이 虧損하면 陰虛火動, 火盛灼金하여 진액이 손상을 받으면 이 證이 생긴다.
치법	滋陰降火, 潛陽安神
처방	百合固金湯, 秦艽鱉甲散, 保眞湯, 白鳳膏, 補髓丹
*응용	폐결핵, 소모성 질환

(4) 氣陰虧耗肺癆

증상	마른기침이 나고 가래는 적다. 목소리가 약하고 손발 한가운데와 心中에 열이 난다. 식욕이 감퇴한다. 양볼이 붉다. 밤에 도한이 난다. 심하면 기침을 하면서 피가 섞인 가래를 뱉는다. 가래에 섞인 피는 마치 실처럼 보인다. 舌邊尖紅, 苔薄黃, 脈細數.
脈證 분석	폐는 氣를 주관하고 嬌臟에 속한다. 생리적으로 潤을 좋아하고 燥를 싫어한다. 결핵균이 폐를 침범하여 氣陰을 모두 손상시키면 폐가 淸肅機能을 잃고, 子盜母氣하여 이 證이 생긴다.
치법	滋陰潤肺, 止咳殺蟲
처방	月華丸
*응용	폐결핵

(5) 陰虛火炎齒衄

증상	잇몸이 들뜨고 이빨이 흔들거린다. 약간의 통증이 있다. 안색이 淡紅하다. 舌紅, 脈細數.
脈證 분석	腎은 骨을 주관하는데 이빨은 '骨之餘'이다. 肝腎陰虛, 相火上浮하면 齒衄이 생긴다.
치법	滋陰降火
처방	茜根散合滋水淸肝飮, 滋陰降火湯
*응용	치주염, 백혈병

(6) 陰虛火旺尿血

증상	소변에 피가 섞여 나오면서 현기증과 이명을 동반한다. 허리와 무릎이 시큰거리며 약하다. 안색이 초췌하면서 양볼이 붉다. 입과 목이 건조하면서 潮熱과 盜汗이 생긴다. 脈細數.
脈證 분석	腎陰이 부족하고 水不濟火, 陰虛火亢, 相火妄動, 灼傷陰絡하면 尿血이 나타난다.
치법	補益腎陰
처방	방약: 六味地黃湯, 知柏地黃丸, 大補陰丸 침구: 血海, 中極, 氣海, 三陰交, 陰陵泉
*응용	요로감염, 신장결핵

(7) 陰虛火旺怔忡驚悸

증상	가슴이 두근거리고 불안하다. 현기증과 건망증이 생긴다. 가슴에 열감을 느끼면서 잠을 잘 이루지 못한다. 허리가 시큰거리고 이명이 생긴다. 정액이 저절로 흐르거나 夢遺 증상이 나타난다. 舌質紅絳, 脈細數.
脈證 분석	갑자기 놀라거나 두려운 일을 당했을 때나, 혹은 房事의 과도 등으로 精이 크게 상하면 水不濟火, 心火內動하여 心神을 搖亂시키면 마음이 바로 불안해져 이 證이 나타난다.
치법	滋腎陰, 淸心火, 養血安神
처방	방약: 天王補心丹, 朱砂安神丸, 六味地黃丸 침구: 心兪, 內關, 神門, 脾兪, 胃兪, 膈兪
*응용	류머티즘성 심장병, 신경쇠약

(8) 陰虛火旺不寐

증상	가슴에 熱感을 느끼면서 잠을 잘 못 잔다. 이명과 눈의 침침한 증상이 나타난다. 손발과 가슴 한가운데 열감을 느낀다. 한밤중에 입이 마른다. 혹은 몽유, 건망증, 心悸, 怔忡, 腰酸 등이 생긴다. 舌紅無苔, 脈細數.
脈證 분석	血氣가 왕성한 때에 手淫을 과하게 하거나, 나이가 많은데도 房事가 과하거나 하면 眞陰이 虧損하고 水不濟火, 心腎不交하여 불면증이 생긴다.
치법	壯水之主, 以制陽光
처방	방약: 黃連阿膠湯, 朱砂安神丸, 天王補心丹, 磁珠丸, 交泰丸 침구: 神門, 三陰交, 合谷, 太衝, 行間
*응용	신경쇠약성 불면증

(9) 腎精虧耗健忘

증상	건망증이 심하거나 기억력이 감퇴한다. 허리가 시큰거리고 전신이 피로하다. 유정과 조루 증상이 나타난나. 舌紅脈細數.
脈證 분석	성생활이 과하여 腎精이 虧耗하고 血海가 부족하면 이 證이 생긴다.
치법	補腎塡精
처방	방약: 枕中丸, 六味地黃丸合朱砂安神丸, 歸脾湯 침구: 神門, 腎兪, 太溪, 三陰交, 照海
*응용	신경쇠약

(10) 火盛傷陰發狂

증상	狂病이 오래되어 사람이 부르면 그 증상이 그친다. 말을 많이 하고 잘 놀라며, 때때로 煩躁感을 느끼며 몸이 수척해진다. 舌質紅, 脈細數.
脈證 분석	陽이 盛하면 狂證이 생긴다. 火가 盛하여 陰을 상하고 心血이 內耗하여 心神이 영양을 잃은 상태에서 虛火가 內搖하여 이 證이 생긴다.
치법	滋陰降火, 安神定志
처방	방약: 二陰煎, 千金定志丸 침구: 內關, 大椎, 身柱, 筋縮, 人中, 少商, 隱白, 豊隆
*응용	정신분열증, 반응성 정신병

(11) 脾陰虛虛勞

증상	입과 입술이 건조하거나 갈라진다. 음식 생각이 없다. 변비가 생긴다. 舌紅少津. 심하면 마른기침과 딸꾹질을 한다. 脈細數.
脈證 분석	脾胃가 모두 虛하면 水精이 不布하여 陰液의 원천이 고갈되며 氣化가 잘 되지 않는다.
치법	養陰和胃
처방	葉氏養胃湯
*응용	위축성 위염, 표재성 위염

(12) 肺熱蒸灼痿症

증상	下肢에 힘이 아주 없고 약해지며 심하면 움직이지 못한다. 가슴이 답답하고 입이 마른다. 목과 코가 건조하다. 기침을 하면서 사레가 잘 들린다. 소변이 화끈거리면서 색이 붉다. 舌紅苔黃, 脈細數.
脈證 분석	濕邪가 폐에 침범하면 肺津이 손상을 받고 上源이 부족해지며 몸속 영양분이 잘 운반되지 않으므로 經脈도 영양을 잃어 이 證이 생긴다.
치법	淸熱潤燥, 滋陰養胃
처방	방약: 淸燥救肺湯, 門冬淸肺飮, 益胃湯 침구: 大椎, 肺兪, 尺澤
*응용	다발성 신경염, 진행성 근영양불량

(13) 乾脚氣衝心

증상	호흡이 급박하며 가슴이 두근거리고 열감을 느낀다. 구토를 하며 식욕이 없다. 정신이 흐리멍덩하며 말에 두서가 없다. 舌紅乾焦, 口渴, 脈細數.
脈證 분석	邪毒이 경락의 순행 부위를 따라 폐를 침범하면 肺氣가 不降하고 正虛邪盛한다. 이와 함께 毒氣도 上攻하면서 心神을 搖亂시키거나 혹은 胃經을 침범하여 陰津을 極耗하면 이 證이 생긴다.
치법	淸熱凉血, 解毒宣竅
처방	犀角散, 生乾地黃丸, 加味蒼白散
*응용	비타민B_1결핍증, 발무좀

(14) 胃陰不足呃逆

증상	입과 입술이 건조하다. 조급증을 느끼면서 불안하다. 딸꾹질이 급박하며 연이어서 나지 않는다. 舌紅質絳, 脈細數.
脈證 분석	熱이 胃陰을 소모시켜 陰液이 缺乏되면 胃가 濡潤함을 잃고 脾胃의 昇降機能이 失調하여 딸꾹질이 생긴다.
치법	生津養胃
처방	방약: 養胃湯, 橘皮竹茹湯 침구: 天突, 內關, 足三里
*응용	위암, 식도암, 횡경막경련

(15) 胃陰不足嘔吐

증상	마른 구토가 수시로 나타난다. 배가 고파도 음식 생각이 없다. 입이 마르고 인후통이 생기다. 舌紅少苔, 脈細數.
脈證 분석	胃熱이 오랫동안 머물면 胃陰이 부족하여 胃가 濡潤함을 잃는다. 이와 함께 氣가 和降機能을 잃으면 이 證이 생긴다.
치법	滋養胃陰
처방	방약: 麥門冬湯 침구: 中脘, 內關, 足三里. 金津과 玉液에는 瀉血한다.
*응용	만성 위염, 소화성 궤양

(16) 膀胱積熱癃閉

증상	소변의 양이 적고 화끈거리며 색이 붉거나, 혹은 소변이 통하지 않는다. 아랫배가 당기며 목이 마른데 물은 마시지 않는다. 변비가 생기기도 한다. 舌質紅, 根苔黃, 脈細數.
脈證 분석	外感이 열로 변하거나 열이 방광에 맺히면 방광의 기화작용이 잘 이루어지지 않아 소변불통 증상이 생긴다.
치법	淸利水道, 行瘀散結
처방	방약: 一味牛膝膏, 抵當丸 침구: 中極, 氣海, 三陰交, 委陽, 然谷
*응용	신장결석, 방광결석, 요로결석, 비뇨기 계통 염증, 전립선염, 전립선비대증

(17) 心陰虛虛勞

증상	불면증이 있고 조급증을 느낀다. 盜汗과 함께 혀에 腫瘡이 생긴다. 舌紅少津, 脈細數.
脈證 분석	마음이 많이 상하면 營血虧虛하여 血이 心을 養하지 못하고 心火가 亢盛하여 이 證이 생긴다.
치법	滋陰安神
처방	天王補心丹, 朱砂安神丸
*응용	빈혈성 심장병, 신경쇠약, 관상동맥경화증

(18) 淋證膏淋

증상	쌀뜨물 같은 소변을 보는데 찔끔거리면서 熱痛이 있다. 허리와 무릎에 시큰거리는 통증이 있다. 현기증이 나면서 눈이 침침하다. 몸이 노곤하면서 자꾸 눕고 싶다. 舌紅苔膩, 脈細數.
脈證 분석	비위생적인 성생활, 불결한 내의, 맵고 뜨거운 음식이나 기름진 것을 좋아하거나, 음주의 과다 등은 모두 濕熱을 만든다. 이 濕熱이 下焦에 맺히면 이 證을 나타낸다.
치법	淸熱利濕, 通利膀胱
처방	방약: 萆薢飮, 加味六味丸 침구: 腎兪, 照海, 氣海, 中極
*응용	비뇨기 계통 감염, 비뇨기 계통 결석, 사상충병(필라리아 감염)

(19) 血不養肝脇痛

증상	옆구리와 늑골 부위에 隱痛이 생긴다. 가슴이 답답하면서 입이 마른다. 수시로 煩熱感을 느낀다. 현기증이 나면서 눈이 침침하다. 귀가 잘 들리지 않는다. 숨을 크게 내쉬려 해도 잘 나오지 않는다. 마치 사람이 자신을 잡으러 오는 것 같은 느낌이 들면서 잘 놀란다. 舌紅, 脈細數.
脈證 분석	간은 血을 저장하는데, 肝血虛하여 經絡을 濡養하지 못하면 脇痛이 생긴다.
치법	養血柔肝
처방	방약: 一貫煎, 滑氏補肝散 침구: 肝兪, 腎兪, 膈兪, 期門, 足三里
*응용	늑간신경통, 늑막염, 심장의 자율신경실조증, 담석증

(20) 腎陰虛腰痛

증상	허리와 무릎에 시큰거리는 통증이 있다. 안색이 초췌하다. 양볼이 붉지만 華色이 없다. 유정과 빈뇨가 생긴다. 현기증이 나면서 눈이 침침하다. 과로하면 증상들이 더 심해진다. 수면을 취하거나 누워 있으면 증상이 경감된다, 손발과 가슴 한가운데 熱感을 느낀다. 盜汗과 불면증이 생긴다. 인후가 건조하고 혀가 붉다. 脈細數.
脈證 분석	허리는 腎의 外府이며, 腎은 骨을 주관하고 髓를 生한다. 腎精이 虧虛하여 骨髓가 不充하므로 요통이 생긴다.
치법	壯水之主
처방	방약: 右歸飮, 六味地黃丸, 大補陰丸, 東垣滋腎丸, 知柏地黃丸 침구: 命門, 腎兪, 太溪, 委中, 環跳
*응용	요추결핵, 尾骶骨 관절결핵, 노인성 골다공증, 신장결핵, 만성과로

(21) 陰虛經行吐衄

증상	여성이 생리 중간이나 말기에 吐血을 하거나 코피를 흘린다. 그 색이 붉고 양은 적다. 현기증과 이명이 생긴다. 때때로 潮熱이 생기거나 기침을 하며, 입술이 붉고 혀도 아주 붉다. 苔花薄, 脈細數.
脈證 분석	陰津이 모자란 사람이 陽氣만 왕성하여 熱이 생기면 迫血妄行하여 이 證이 생긴다.
치법	滋陰降火
처방	順經湯
*응용	결핵, 융모막 상피암, 내분비기능실조, 代償性月經

(22) 血虛子癎

증상	임신 수개월째에 현기증이 나면서 눈이 침침하고 안색이 누르스름하며 가슴이 두근거리고 숨이 차다. 혹은 얼굴과 눈, 하지에 부종이 생기고 갑자기 졸도하여 손발에 경련을 일으키면서 인사불성이 되는데, 목에서 가래소리가 난다. 舌淡無苔, 脈細數하다.
脈證 분석	체질이 허약한 사람이 위로는 陽이 어지럽히고 아래로는 陰이 虛하게 된 상태에서 血이 養胎할 때 陰血이 부족하면 虛風이 內動하여 이 證이 생긴다.
치법	養血熄風
처방	鈎藤湯
*응용	임신고혈압, 중등도의 중독, 産前子癎

(23) 血虛惡露不絶

증상	산후에 惡露가 끊이지 않는다. 그 색이 선홍빛을 띠면서 비린내가 난다. 때때로 배에 脹滿感이 생기며 얼굴색이 潮紅하다. 舌乾唇燥, 苔黃, 脈細數.
脈證 분석	체질적으로 陰血이 虛하거나, 출산시 피를 많이 흘리거나 하면 陰虛血熱한다. 정서적으로 손상을 받으면 肝鬱生熱, 迫血下行하므로 이 證이 생긴다.
치법	養陰淸熱
처방	保陰煎
*응용	산도손상, 태반의 박리부전, 태반잔류, 응혈기제 장애, 자궁의 수축력 저하

(24) 産後血虛發熱

증상	산후에 열이 난다. 얼굴이 붉고 입이 마른다. 몸 전체에 미열이 있다. 땀을 잘 흘리며 머리와 눈이 침침하면서 어지럽다. 손발에 마비감이 생긴다. 舌紅苔黃, 소변 색깔이 붉고 변비가 생기며 오후에 身熱이 있다. 脈細數.
脈證 분석	출산시 피를 많이 흘리면 陰血이 갑자기 虛해지면서 陽氣가 浮散한다. 혹은 陰虛火旺하여 血이 熱灼되면 發熱한다.
치법	養陰淸熱
처방	靑蒿鱉甲散
*응용	빈혈, 산욕기감염

(25) 血虛痙病

증상	손발에 경련이 생기면서 현기증이 나고 어지러우며, 온몸이 피곤하고 숨이 차다. 舌紅自汗, 脈細數.
脈證 분석	진액이 소모되거나, 氣血兩虛 체질, 혹은 붕루, 산후의 출혈과다 등으로 인해 血이 근육에 영양을 주지 못하거나, 氣血이 모두 상해 衛外機能이 不固하면 모두 痙病이 생긴다.
치법	滋營活絡, 雙補氣血
처방	八珍湯, 滋營活絡湯, 當歸補血湯
*응용	빈혈성 경련

(26) 産後血虛大便難

증상	안색이 창백한데, 심하면 입술과 손톱색이 모두 창백하게 된다. 식욕은 무난하지만 심한 경우는 음식 생각이 나지 않는다. 변비가 있지만 배가 脹滿하거나 불편하지는 않다. 舌質淡紅, 脈細數.
脈證 분석	陰血이 虛損한 사람이 산후에 陰血을 다시 상하거나, 힘을 많이 써서 津液이 耗傷하면 胃와 腸이 모두 건조해져 이 證이 생긴다.
치법	養血潤燥
처방	四物湯加味, 蜜煎導法

4.5 洪數脈

(1) 胃熱鼻衄

증상	코피가 나면서 입이 마르고 코가 건조하다. 갈증으로 물이 당긴다. 조급증이 나면서 口臭가 생긴다. 舌紅苔黃, 脈洪數.
脈證 분석	陽明에 열이 쌓이면 胃陰이 마른다. 足陽明胃經은 그 經脈이 위로는 코에서 만나는데 燥熱이 傷絡하여 코피가 난다. 脈洪은 陽盛이며 數은 熱象이다.
치법	淸瀉胃火, 凉血止血
처방	방약: 淸胃散, 玉女煎 침구: 合谷, 上星, 迎香, 人椎. 少澤에는 点刺瀉血.
*응용	비중격염증, 鼻腔血管瘤, 급만성백혈병, 고혈압, 혈관경화, 기압의 변화로 생기는 코피, 비타민C와 비타민K 결핍증

(2) 熱飮喘咳

증상	얼굴과 입술이 붉으며 가슴이 답답하고 갈증이 난다. 입과 혀가 건조하다. 마른기침이 나면서 가래는 없다. 혹은 가래를 뱉어내면 질이 끈적거리면서 황색을 띤다. 舌紅苔黃, 脈洪數.
脈證 분석	陰虛 체질에, 肺에 鬱熱이 있거나, 寒邪가 열로 변하여 飮邪와 相搏하면 熱飮을 형성한다.
치법	淸熱蠲飮
처방	방약: 淸熱化痰湯, 定喘湯, 淸熱導痰湯, 麻杏石甘湯, 大靑龍湯 침구: 定喘, 肺兪, 豊隆
*응용	급성 폐렴, 급성 기관지염, 급성 폐기종

(3) 陽明熾熱齒衄

증상	잇몸이 붉게 부어오르면서 통증이 생기며 피가 난다. 피의 색깔이 선홍색이다. 두통과 구취가 생긴다. 대변이 딱딱하다. 舌苔黃, 脈洪數.
脈證 분석	아래 잇몸은 手陽明大腸經에 속하고 윗잇몸은 足陽明胃經에 속한다. 陽明經에 열이 많으면 위로 흐르는 경락을 따라 絡脈이 손상을 받아 피가 나는 것이다.
치법	淸胃瀉火
처방	加味淸胃散合瀉心湯, 外用으로는 氷玉散을 발라준다.
*응용	치은염, 치주병

(4) 腸癰膿已成

증상	극렬한 복통이 생긴다. 배의 피부가 당기면서 아파서 만지지를 못한다. 오른쪽 하복부에 硬塊가 있다. 열이 심하면서 땀이 흐른다. 대변이 딱딱하며 舌苔는 黃膩하다. 脈洪數.
脈證 분석	氣滯血瘀하고 살이 부패하면서 고름이 생기면 膿毒이 쌓이면서 이 證이 생긴다. 腸癰이 이미 물러 터지면 통증이 크게 줄어드는데, 庸劣한 의사는 이를 보고 병이 물러갔다고 생각하지, 數脈이 아직 물러가지 않고 舌苔도 아직 黃色인 것을 전혀 모른다. 이는 병이 아직 나을 기색이 없는 것이며 필경 예후가 좋지 않다는 것을 의사는 신중하게 살펴야 한다.
치법	活血散瘀, 解毒排膿
처방	薏苡仁湯, 仙方活命飮, 薏苡附子敗漿散. 만약 정신을 못차릴 정도로 증상이 심하면 속히 수술로 치료해야 한다.
*응용	맹장염

(5) 消渴上消

증상	입이 마르고 혀가 건조하다. 갈증이 크게 생기면서 물을 찾는다. 마시는 족족 갈증이 생기면서 많이 마셔도 여전히 갈증이 난다. 대변은 정상이며 소변이 자주 마렵다. 혹은 물을 마시는 대로 바로 소변을 본다. 舌邊尖紅, 脈洪數.
脈證 분석	소갈병은 上消, 中消, 下消의 3종으로 나누지만 그 병의 근본은 실제적으로 腎에 있다. 혈기왕성한 젊은 사람이 혼자서 색욕을 감당하거나, 술을 물처럼 마시며 종일 취해 있거나 하면 腎陰不足, 水不濟火하여 火가 盛해져 肺로 가게 되는데, 이때 肺가 治節하는 기능이 무력해지면 水液이 아래로만 몰린다. 그래서 갈증이 심해지면서 上消를 초래하는 것이다.
치법	淸潤肺金, 生津止渴
처방	人蔘白虎湯, 二冬湯, 上消湯, 消渴方加味
*응용	당뇨병, 갑상선기능항진증

(6) 血熱經行吐衄

증상	생리 전이나 혹은 생리중에 코피를 흘리거나 피를 토하는데 그 색이 붉거나 혹은 紫色을 띠며, 얼굴이 붉고 입과 목이 건조하며, 조급증이 나고 화를 잘 내면서 안절부절 못하고, 변비도 생기고 소변이 붉은색을 보인다. 舌紅苔乾, 脈洪數.
脈證분석	맵고 燥熱한 음식을 좋아하거나, 음주가 과도하거나, 辛熱燥血하는 약을 과용하거나 하면 熱이 血分에 숨어서 迫血妄行한다.
치법	淸熱凉血, 引血下行
처방	茜根散
*응용	내분비기능실조, 代償性月經

(7) 腸癰初起

증상	배꼽 주위에 통증이 생기면서 상복부에 劇痛이 있다. 계속해 우측 하복부로 통증이 이동하면서 발열 증상을 동반한다. 脈洪數.
脈證분석	脾胃의 運化機能이 그 작용을 잃은 데다 음식의 부절제가 더해지고, 갑작스런 誘因이 생기면 正邪가 속에서 相爭하고 鬱熱이 蘊蒸하며 氣血이 不暢하고 이것이 結聚하여 癰을 형성한다.
치법	活血行瘀淸熱
처방	방약: 大黃牡丹皮湯, 淸腸飮 침구: 足三里, 曲池, 天樞
*응용	맹장염의 초기 단계

4.6 虛數脈

(1) 虛熱肺痿

증상	기침으로 깨끗하지 못한 타액을 뱉어내는데 그 기침소리가 맑지를 못하다. 호흡이 가쁘며 피부와 모발이 건조하다. 입과 코가 건조하고 몸이 수척해진다. 舌紅而乾, 脈虛數.
脈證분석	땀을 흘리고 토하여 진액이 손상받거나, 피를 많이 흘리거나, 정서적인 內傷으로 火를 만들어내거나 하면 肺金이 灼煉되고 진액도 不布하여 肺痿를 만든다.
치법	滋陰淸熱潤肺
처방	麥門冬湯, 淸燥救肺湯, 紫苑散
*응용	폐결핵, 폐조직 감염, 肺放線菌病, 일부의 폐암

(2) 肺陰火旺尿血

증상	피가 섞인 소변을 보는 증상이 오래되고, 소변색이 淡紅하며 맥이 虛數하다. 만약 통증이 같이 생긴다면 이는 血淋으로 論治해야 한다.
脈證 분석	陰虛火動하여 攝血을 하지 못하면 血尿와 血淋을 형성한다.
치법	滋陰淸熱
처방	방약: 知柏八味丸 침구: 中極, 氣海, 太溪, 三陰交
*응용	비뇨기 계통 감염, 비뇨기 계통 결석, 만성신우신염

(3) 心腎不交不寐

증상	가슴이 답답하면서 두근거린다. 꿈이 많고 잠을 잘 못 이룬다. 舌紅脈虛數.
脈證 분석	腎은 水를 주관하고 心은 火를 주관한다. 心腎이 모두 虛하면 水火가 相濟하지 못하여 이 證이 생긴다.
치법	交通心腎
처방	방약: 交泰丸, 磁珠丸 침구: 腎兪, 太溪, 照海
*응용	신경쇠약성 불면증, 갱년기 우울증, 반응성 정신병, 만성초조증

(4) 氣陰兩傷肺癰潰膿

증상	몸이 마르면서 양볼이 붉은색을 띤다. 潮熱과 盜汗이 생긴다. 가슴이 답답하며 은근한 통증이 있다. 기침을 하면서 비린내가 나는 것을 토한다. 舌紅, 脈虛數.
脈證 분석	氣陰이 크게 상하면 肺癰이 破潰되며 虛熱이 폐를 말리면서 진액도 耗竭되어 이 證이 생긴다.
치법	補養氣陰, 排膿解毒
처방	寧肺桔梗湯, 淸金寧肺丸, 桔梗杏仁煎
*응용	폐농양

4.7 弦細數脈

(1) 相火盛遺精

증상	몽정이 생기며 머리가 어지럽고 눈이 침침하다. 허리가 시큰거리며 이명이 생긴다. 온몸이 피로하고 노곤하며 몸이 여윈다. 舌紅少津, 脈弦細數.
脈證 분석	욕정에 따라 몸을 쓰면 반드시 陰을 상한다. 陰이 상하면 相火가 妄動하여 精室을 搖動시킨다. 그 결과 封藏機能이 잘 이루어지지 않고 精液이 泄出한다.
치법	壯水之主, 以制陽光
처방	방약: 六味地黃丸, 黃連淸心湯, 金鎖固精丸 침구: 關元, 中極, 心兪, 腎兪
*응용	신경쇠약

(2) 肝陰虛虛勞

증상	조급증을 내면서 화를 잘 낸다. 두통과 현기증이 생긴다. 눈이 침침해지고 耳鳴이 생긴다. 입이 건조하면서 붉다. 脈弦細數.
脈證 분석	肝陰이 부족하면 肝陽이 필히 亢盛하고 水不涵木하여 虛勞를 만든다.
치법	滋陰養肝
처방	補肝湯
*응용	빈혈, 고혈압, 신경쇠약

(3) 陰虛火旺鬱證

증상	현기증이 생기면서 눈이 침침해진다. 가슴이 두근거리고 잠을 잘 못 이룬다. 가슴이 답답하고 화를 잘 낸다. 허리가 시큰거리며 遺精이 생긴다. 여성의 경우 생리불순이 생긴다. 舌質紅, 脈弦細數.
脈證 분석	일이 마음대로 되지 않고 원하는 바를 얻지 못하면 도량이 좁아지고 氣의 상하좌우 운동이 잘 이루어지지 않고, 간이 條達機能도 잃으며 昇降機能도 失調되어 이 證이 생긴다.
치법	滋陰淸熱, 養血柔肝
처방	滋水淸肝飮
*응용	히스테리, 자율신경실조, 반응성 정신병

(4) 肝腎陰虛臌脹

증상	臌脹은 單腹脹이라고도 하는데, 배가 아주 堅滿하면서 북처럼 부푼다. 안색이 어둡고 가슴이 답답하며 입이 마른다. 입술이 紫色을 띤다. 혹은 이빨에서 피가 나거나 코피가 난다. 소변의 양이 적다. 舌紅少津, 脈弦細數.
脈證 분석	肝腎陰虛, 津液不布하면 中下焦에 水停하므로 臌脹이 생긴다.
치법	滋養肝腎, 補血養陰
처방	六味地黃丸加味
*응용	간경화복수, 간암, 저단백성 복수, 血吸蟲病

(5) 熱灼經閉

증상	생리가 수개월이나 오지 않는다. 가슴이 답답하며 화를 잘 낸다. 두 볼이 붉어지며 야간에 도한이 생긴다. 입이 쓰고 인후가 건조하다. 潮熱이 생기며 많이 먹어도 쉽게 배가 고프다. 살이 빠진다. 변비가 생기면서 舌質이 번들거리면서 아주 붉다. 苔薄黃而乾, 脈弦細數.
脈證 분석	心과 胃에 열이 쌓이고 中焦에도 열이 맺히면 진액이 熱에 마르고 陰血도 손상을 받으면서 血海가 말라서 생리가 중단된다.
치법	瀉熱存陰, 佐以養血
처방	방약: 玉燭散, 助仙丹 침구: 脾兪, 肝兪, 腎兪, 三陰交
*응용	자궁내막결핵, 전염성 질병의 말기, 빈혈, 내분비기능실조, 자궁위축, 장기수유

(6) 血虛肝鬱不寐

증상	마음이 답답하면서 잠을 못 이루고, 옆구리가 아프면서 耳聾 증상이 보이며, 현기증과 頭脹이 생기고, 눈앞이 깜깜해지며 넘어지려 하고, 손발이 저리면서 심하면 경련이 일어난다. 舌光紅無苔, 脈弦細數.
脈證 분석	원망하면서 화를 내면 간을 상하고, 肝虛가 火로 변하면서 火가 血을 말려서 虛하게 되는데, 心이 血을 충분히 받지 못하면 神이 옳게 간직되지 못하여 불면증이 생긴다. 손발이 저리면서 경련이 일어나는 것은 血이 經脈에 영양을 주지 못한 연고이다.
치법	清補養血
처방	방약: 琥珀多寐丸, 酸棗仁湯 침구: 百會, 風池, 太陽, 合谷, 神門, 足三里, 三陰交
*응용	신경쇠약으로 인한 불면증

4.8 細弱而數脈

(1) 心陽不振怔悸

증상	현기증이 나면서 가슴이 두근거린다. 정신이 맑지 않고 몸에 힘이 없다. 가슴과 배가 답답하면서 추위를 타고 손발이 차갑다. 苔白, 脈細弱而數.
脈證 분석	心陽이 부진하면 손발로 陽氣가 도달하지 못하고 鼓動力이 모자라게 되어 이 證이 생긴다.
치법	振奮心陽, 益氣行水
처방	방약: 苓桂朮甘湯, 桂枝甘草龍骨牡蠣湯, 眞武湯 침구: 心兪, 內關, 神門, 胃兪, 三焦兪
*응용	각종 심장병, 부정맥, 갑상선기능항진, 빈혈, 미열, 급성 출혈, 약물이나 흡연 및 음주

(2) 火亢水虧不寐

증상	깨어 있는 시간이 많고 자는 시간이 적다. 가슴이 두근거리면서 불편하다. 심하면 잘 놀라기도 한다. 脈細弱而數.
脈證 분석	心은 火를 주관하고 腎은 水를 주관한다. 水升火降해야 자고 깨는 시간이 일정함을 유지한다. 이 證에서는 水虧하므로 五志之火가 제약을 받지 못하고 昇降機能이 失常하여 不寐症이 생긴 것이다.
치법	滋腎養心
처방	朱砂安神丸
*응용	대뇌피질층 기능문란, 자율신경실조증

4.9 弦滑數脈

(1) 邪入臟腑陽閉

증상	갑자기 졸도하면서 인사불성이 된다. 입을 꽉 다물고 벌리지를 못하며 두 손도 꽉 움켜쥐고 펴지를 못한다. 얼굴이 붉어지고 숨결이 거칠다. 舌苔黃膩, 脈弦滑數.
脈證 분석	暴怒하여 간을 상하면 肝陽이 暴張하고 陽亢風動하면서 氣血이 上逆하며 痰火가 壅盛되고 淸竅가 閉塞되어 이 證이 생긴다.
치법	辛凉開竅, 淸痰瀉火
처방	방약: 羚羊角湯 침구: 人中, 太衝, 豊隆, 頰車, 合谷, 廉泉, 通里
*응용	뇌혈관 계통 질병

(2) 陰虛火亢中風

증상	머리가 어지러우면서 脹痛이 생긴다. 말을 할 때 발음이 분명치 않다. 발이 시큰거리면서 자유롭게 움직이지 못한다. 시야가 모호하면서 이명 증상이 생긴다. 심하면 구안와사가 생기고 혀가 뻣뻣해지면서 말을 잘 하지 못한다. 혹은 손발이 묵직해지면서 반신불수 증상을 보인다. 舌質紅, 脈弦滑數.
脈證 분석	房事가 과도하여 腎을 상하면 腎陰下虧, 水不涵木하여 風火가 內動하면서 인체 상부의 淸空을 교란시킨다. 혹은 風陽이 痰을 끼고 경락을 돌아다니면 이 證이 생긴다.
치법	滋腎熄風, 平肝潛陽, 化痰通絡
처방	방약: 天麻鉤藤飮, 地黃飮子 침구: 風市와 足三里에 뜸을 뜨면 예방할 수 있다. 침으로는 上肢에 肩髃, 曲池, 外關, 合谷. 下肢에는 環跳, 昆侖, 足三里, 陽陵泉.
*응용	뇌출혈, 뇌혈전 형성, 뇌전색, 지주막하출혈

(3) 急黃

증상	발병이 아주 신속하고 병세가 위태롭다. 몸과 눈이 紅黃色을 띤다. 高熱로 煩渴하며 가슴이 그득하고 腹脹이 생긴다. 배가 부풀어 오르면서 딱딱하다. 정신을 잃고 헛소리를 한다. 코피를 흘리며 便血도 생긴다. 혹은 피부에 斑疹이 생긴다. 舌質紅絳, 苔黃而燥, 脈弦滑數.
脈證 분석	熱邪가 진액을 말려 손상되면 이것이 營血로 內陷하고 사기가 心包로 들어가서 急黃이 생긴다.
치법	淸熱救陰, 凉血解毒
처방	방약: 千金犀角散, 安宮牛黃丸, 至寶丹 침구: 中脘, 足三里, 陽綱, 至陽, 三陰交
*응용	급성 아급성 간괴사, 렙토스피라증, 간혼수, 급성 간위축

4.10 數有力脈

(1) 淋病血淋

증상	소변에 실가닥 같은 紅紫色의 피가 섞여 나오며 통증이 滿急하고, 시원하게 나오지 않으면서 刺痛이 생긴다. 舌苔薄黃, 脈數有力.
脈證 분석	맵거나 구운 음식을 과식하거나 술을 좋아하면 열이 下焦에 맺혀서 방광을 迫急하여 陰絡을 손상시키면 피가 아래로 흐르게 된다.
치법	淸熱凉血通淋
처방	방약: 小薊飮子, 八正散, 導赤散 침구: 中極, 氣海, 陰陵泉, 血海, 三陰交
*응용	비뇨기 계통 결석, 비뇨기감염

(2) 血熱月經先期

증상	생리가 예정일보다 빨리 온다, 색이 붉고 양이 많다. 얼굴이 붉고 입이 마른다. 현기증이 생기고 혀가 붉다. 苔黃, 脈數有力.
脈證 분석	陽盛 체질에 계절에 맞지 않는 暴暖의 기운을 받거나 정서적으로 손상을 받으면 이것이 맺혀서 오래되어 열로 변한다. 血이 熱迫되면 운행에 장애가 생긴다.
치법	淸熱涼血
처방	방약: 淸經湯 침구: 氣海, 太衝, 三陰交
*응용	자궁경부염, 外陰部靜脈曲張, 말거머리에 물려 생긴 출혈, 황체기능부전

4.11 細數無力脈

虛損經閉

증상	생리가 몇 개월이나 오지 않는다. 이와 함께 일련의 陰虛症狀이 생긴다. 脈細數無力.
脈證 분석	우울이나 분노, 사려가 깊으면 氣血이 손상되고 陰虛火亢하여 營血이 점차 마르게 된다. 혹은 房事가 과도하여 相火가 妄動하면 營血이 消盡되어 이 證이 생긴다.
치법	益心氣, 養肝腎, 佐以活血
처방	방약: 柏子仁丸合澤蘭湯 침구: 脾兪, 肝兪, 腎兪, 三陰交, 中脘, 氣海, 血海, 足三里
*응용	빈혈, 결핵, 내분비기능실조, 생식기발육불량, 난소종양

4.12 細滑數脈

血熱子淋

증상	임신 후 소변이 黃色을 띠면서 자주 마렵거나 잘 나오지 않는다. 澁痛이 있다. 머리가 무겁고 현기증이 생긴다. 가슴이 답답하고 숨이 차다. 양볼이 붉으며 잠을 잘 자지 못한다. 대변이 시원하게 나오지 않는다. 舌質紅, 苔薄黃而乾, 脈細滑數.
脈證 분석	腎水가 부족하여 水虧火旺하며, 진액이 澁少하고 血分에 虛熱이 생기면 이 證이 생긴다.
치법	滋陰潤燥, 益血通淋
처방	加味五淋散
*응용	비뇨기 계통 결석, 비뇨기감염

5. 滑脈類

5.1 弦滑脈

(1) 痰鬱

증상	기침과 천식이 급하게 나타난다. 가슴이 답답하면서 불편하다. 목에 무엇이 막혀 있는 것 같아서 뱉으려 해도 뱉어지지 않고 삼키려 해도 삼켜지지가 않는다. 苔白滑, 脈弦滑.
脈證 분석	七情이 內傷하거나, 혹은 음식으로 인해 손상을 받으면 脾의 健運機能이 잘 이루어지지 않아 濕이 쌓여서 痰을 만들어낸다. 痰壅氣滯하여 痰氣가 上逆하면 이 證이 생긴다.
치법	理氣化痰
처방	半夏厚朴湯, 溫膽湯
*응용	만성인후염, 식도경련, 위장의 자율신경실조

(2) 痰火耳鳴

증상	한쪽이나 양쪽 귀에서 매미 우는 소리가 들린다. 가슴이 답답하면서 가래가 많다. 대소변이 不暢하다. 입이 쓰고 舌苔는 黃膩하며 脈은 弦滑하다.
脈證 분석	술과 기름진 음식을 좋아하면 濕熱이 생긴다. 이것이 쌓이면 痰을 형성하는데, 痰火가 上昇하여 淸竅를 壅塞시키면 이 證이 생긴다.
치법	和胃降濁, 淸化痰火
처방	방약: 加味二陳湯, 礞石滾痰丸 침구: 聽宮, 聽會, 聽聰, 翳風, 內關, 神門
*응용	카타르성 중이염, 迷路炎, 고막내함, 고막비후, 소음으로 인한 손상

(3) 痰火耳聾

증상	양쪽 귀가 다 들리지 않는다. 脈弦滑.
脈證 분석	先賢의 말을 빌리면 '鳴者聾之淺也'라 하였다. 그래서 診治方藥은 耳鳴과 같다.
치법	和胃降濁, 淸化痰火
처방	방약: 加味二陳湯, 礞石滾痰丸 침구: 聽宮, 聽會, 聽聰, 翳風, 內關, 神門
*응용	카타르성 중이염, 迷路炎, 고막내함, 고막비후, 소음으로 인한 손상

(4) 肝胃不和惡阻

증상	임신 2, 3개월째에 온몸이 나른하며 자꾸 자고 싶고, 머리가 무거우면서 현기증이 나고, 시큼한 음식이 당기며, 음식냄새를 싫어하고 오심과 구토가 생긴다. 古稱 '子病', '病兒'라 하였다. 脈弦滑.
脈證 분석	暴怒로 간을 상하고 思慮가 과하여 脾를 상하면 肝脾不和하여 이 병이 생긴다.
치법	疏肝和胃
처방	順肝益氣湯, 蘇葉黃連湯
*응용	子癎의 전조증상, 초기 임신중독

(5) 氣滯血瘀積聚

증상	몸속에 생긴 모종의 積塊가 커지면서 누르면 감각이 딱딱하다. 통증이 있으며 그 위치가 고정적이다. 혹은 寒熱이 생기면서 몸이 여윈다. 전신이 나른하고 힘이 없으며 음식 생각이 없다. 대변의 질이 묽다. 여성의 경우 생리가 오지 않는다. 舌靑紫, 脈弦滑.
脈證 분석	七情이 鬱結되고 臟腑의 기능이 조화를 잃으면 氣의 운동기능도 阻滯되어 脈絡이 막히고, 血行이 不暢하여 氣滯血瘀하면서 점차 이 證을 형성한다.
치법	通瘀行滯, 兼調脾胃
처방	방약: 膈下逐瘀湯, 鼈甲煎丸與六君子湯間服 침구: 肝兪, 脾兪, 期門, 血海, 三陰交, 陽陵泉, 足三里
*응용	肝脾腫大, 내장의 종양, 부녀의 생식기종양

(6) 氣鬱子煩

증상	임신부가 수시로 가슴에 煩熱感이 생기며 정서적으로 처져 있고, 배가 脹悶하거나 胸脇에 脹痛이 생기며 식욕이 부진하다. 苔白膩, 脈弦滑.
脈證 분석	정서적으로 鬱結돼 있으면 氣의 운동에 장애를 주어 氣滯不舒하여 이 證이 생긴다.
치법	理氣解鬱除煩
처방	分氣飮
*응용	葡萄狀鬼胎, 융모상피암, 子癎의 전조증상, 자궁외임신

(7) 産後痰濕痙

증상	산후에 손발에 경련이 생기면서 입을 꽉 다물고 정신을 잃으며 호흡이 急促하다. 목에서는 가래소리가 나며 발열 증상이 나타나기도 하고 惡露가 다 나오지 않는다. 苔膩, 脈弦滑.
脈證 분석	痰濕이 阻滯하여 閉塞不通한 결과 經絡이 壅塞하여 이 證이 생긴다.
치법	豁痰開竅, 通經活絡
처방	蠲飮六神湯, 二陳湯加膽南星, 黃連
*응용	子宮旁결체조직염, 골반복막염, 産後中暑

(8) 脾腎陽虛飮證

증상	가슴과 옆구리에 무엇이 꽉 차 있는 것같이 답답하며, 눈이 침침하고 가슴이 두근거린다. 맑은 타액을 토해내며, 등이 차가운 손바닥을 얹어놓은 것같이 시리다. 갈증은 있으나 물은 마시지 않으며 물을 마시면 바로 올려낸다. 신체는 원래 健壯했으나 현재는 여인 상태다. 배꼽 아래에 動悸가 있다. 소변이 시원하게 나오지 않는다. 횡격막 아래에 물이 출렁거리는 소리가 들린다. 苔白膩, 脈弦滑.
脈證 분석	체질적으로 脾腎이 약한 데다, 思慮가 과도하여 음식에 손상을 받거나 과로하였을 때, 비를 맞으며 물을 건넜을 때, 습지에 오래 기거했을 때, 脾腎의 陽이 모두 크게 상했을 때, 이 모두 水不化津하여 痰飮證이 생긴다. 弦脈은 飮象이며, 滑은 痰象이다.
치법	溫陽利水
처방	苓桂朮甘湯, 小半夏加茯苓湯, 金匱腎氣丸, 五苓散
*응용	삼출성 늑막염, 肺源性 心臟病, 胃瀦留, 積液性장경색, 위장기능실조

(9) 痰濕泄瀉

증상	설사를 하다가 그치다가 한다. 현기증과 구역질이 생긴다. 가슴과 배가 滿悶하다. 심하면 단백뇨가 나오기도 한다. 脈弦滑.
脈證 분석	痰이 폐에 모이면, 폐와 대장은 表裏關係에 있기 때문에 痰이 대장으로 흘러 들어가 설사를 일으킨다.
치법	化痰除濕
처방	二陳平胃散, 海靑丸
*응용	지방소화장애, 흡수불량증후군, 만성 장염

(10) 痰厥頭痛

증상	쪼개지는 듯한 두통이 생긴다. 현기증이 나며 몸이 무겁다. 맑은 타액을 토해낸다. 손발이 차다. 脈弦滑.
脈證 분석	痰濁이 上逆한 연고이다.
치법	化痰和中
처방	半夏白朮天麻湯, 導痰湯加川烏, 細辛. 鹽湯洗法方.

5.2 細滑數脈

臟躁病

증상	마음이 조급하면서 불안하다. 悲哀感이 들면서 울고 싶다. 하품을 하면서 속이 답답하다. 脈細滑而數.
脈證 분석	정서적으로 손상을 받거나, 心이 不靜하고 神이 不藏하며, 肝陰이 부족하고 心이 영양을 잃으면 이 證이 생긴다.
치법	滋肝陰, 寧神志
처방	방약: 甘麥大棗湯加當歸, 白芍藥, 茯神, 棗仁, 柏子仁, 龍齒, 牡蠣 침구: 人中, 合谷, 太衝, 神門, 三陰交
*응용	히스테리, 자율신경실조증

5.3 滑實脈

(1) 食厥

증상	돌연히 昏厥하여 숨결이 막히고 胸脘이 脹悶하며 舌苔는 厚膩, 脈은 滑而實하다.
脈證 분석	음식을 많이 먹으면 中脘部가 塡塞한다. 게다가 분노의 정서가 겹치면 氣逆하여 음식을 끼고 上壅하여 淸竅가 閉塞되므로 이 證이 생긴다.
치법	理氣和中, 消積導滯
처방	음식을 먹은 지 얼마되지 않으면 鹽湯探吐. 계속해 神朮丸, 保和丸, 小承氣湯, 平胃散을 가미한다.
*응용	반사성 소혈관 확장, 기립성 저혈압, 중독성 소화불량, 알코올중독, 출혈성 췌장염, 급성 위염 등으로 인한 혼미, 쇼크, 暈厥. 그 외에 저혈당, 일산화탄소중독, 癲癎, 히스테리, 빈혈, 빈맥, 심방세동, 陣發性 심박과속, 주동맥판협착, 선천성 심장병, 심근염, 고혈압 등에서도 이런 종류의 증상을 일으킨다.

(2) 中消

증상	소화가 잘 되면서 배가 빨리 고프다. 많이 먹어도 살이 찌지 않는다. 갈증으로 물을 많이 마신다. 소변이 자주 마렵고 대변이 딱딱하다. 舌苔黃燥, 脈滑實.
脈證 분석	中消는 病位가 胃에 있다. 胃火가 熾盛하고 대장의 진액이 충족치 못해 생긴다.
치법	淸胃瀉火, 養陰保津
처방	방약: 瀉黃散, 調胃承氣湯, 玉女煎, 生地八物湯, 梔子金化湯 침구: 腎兪, 關元, 足三里, 中脘 ☞ 備用穴: 膈兪, 脾兪. ☞ 침으로는 한 달 남짓 치료해야 효과를 거둘 수 있다.
*응용	당뇨병, 갑상선기능항진, 갑상선질환

(3) 食停嘔吐

증상	脘腹이 脹滿하며 시큼하고 냄새나는 음식물을 올린다. 트림이 나면서 식욕이 없다. 대변의 질이 묽거나 혹은 딱딱하다. 舌苔灰膩, 脈滑實.
脈證 분석	음식의 부절제로 인하거나 속에 음식이 체하면 脾胃의 運化作用이 잘 이루어지지 않으면서 濁氣가 上逆하여 이 證이 생긴다.
치법	調和胃氣, 消食導滯
처방	방약: 保和丸. 음식을 먹고 얼마되지 않았으면 探吐法, 변비에는 調胃承氣湯 침구: 中脘, 胃兪, 脾兪, 章門
*응용	급성 위염, 급성 위확장, 유문경색, 일부 식도암 및 위궤양과 위암

5.4 濡滑脈

(1) 痰濕犯肺咳嗽

증상	기침이 나면서 가래가 많다. 가래의 색이 희고 질이 끈적하다. 가슴과 위장 부위가 답답하다. 구역질이 생기면서 구토가 나려 한다. 舌苔白膩, 脈濡滑.
脈證 분석	脾는 生痰之源이며 肺는 貯痰之器이다. 脾에 痰濕이 생겨 위로 肺에 스며들면 肺가 宣展機能을 잃어 이 證이 생긴다.
치법	健脾燥濕化痰
처방	방약: 二陳湯加蒼朮, 厚朴, 杏仁, 薏苡仁 침구: 中脘, 豊隆, 肺兪, 太淵
*응용	만성 기관지염, 기관지확장, 일부의 폐농양

(2) 痰濁化熱咳嗽

증상	기침이 나면서 가래가 끈적거리며 색이 노랗다. 舌苔黃膩, 脈濡滑.
脈證 분석	痰濕이 폐를 침범하여 蘊蒸하면 열로 변하므로 이 證이 생긴다.
치법	淸熱化痰
처방	방약: 淸金化痰湯, 節齋化痰丸 침구: 肺兪, 尺澤, 太衝, 陽陵泉
*응용	기관지폐렴, 기관지확장

(3) 風寒兼濕咳嗽

증상	發熱, 惡寒과 함께 기침을 하고 가래가 많으며, 胃脘部에 답답한 느낌이 들면서 舌苔는 白膩, 脈은 濡滑하다.
脈證 분석	濕이 上焦를 차지하고 風寒의 사기를 받으면 肺氣가 失宣하여 이 證이 생긴다.
치법	疏風散寒, 燥濕祛痰
처방	방약: 杏蘇散加蒼朮, 厚朴 침구: 風門, 風池, 合谷, 中脘, 足三里
*응용	상기도감염, 만성 기관지염의 급성 발작

(4) 痰濁中阻眩暈

증상	현기증이 생기면서 머리가 싸맨 듯이 묵직하다. 가슴이 답답하고 구역질이 난다. 때때로 구토감이 생긴다. 식욕이 떨어지고 잠이 많아진다. 혹은 탁한 가래를 뱉어내기도 한다. 舌苔白膩, 脈象濡滑.
脈證 분석	달고 기름진 음식을 좋아하여 脾濕으로 痰이 생기면서 痰濁이 淸陽을 蒙閉하거나, 痰이 中焦에 맺혀서 氣의 운동이 순조롭지 못하거나, 中陽이 손상을 받아 脾陽이 不振하면 眩暈이 생긴다. 脈濡는 濕之象이며 滑은 痰之象이다.
치법	化濕祛痰
처방	방약: 半夏白朮天麻湯, 溫膽湯 침구: 百會, 頭維, 中脘, 足三里, 商丘
*응용	耳源性眩暈, 迷路炎, 차멀미, 뱃멀미

5.5 細滑脈

癎後精虛夾痰

증상	癎證이 생긴 후 정신이 흐리멍덩하고 얼굴에 화색이 없으며, 현기증과 心悸가 생긴다. 식욕이 없고 가래가 많으며 허리가 시큰거리고 팔다리에 힘이 없다. 舌質은 淡하고 脈은 細滑하다.
脈證 분석	癎證이 계속해 발작하면 正氣가 많이 虛해지고 血이 養心하지 못하며, 心이 腦를 받들지도 못한다. 脾도 음식의 영양분을 운반하지 못하고 오히려 쌓여서 痰濕을 형성한다. 脈細는 精虧之象이며 滑은 痰濁之象이다.
치법	補養精氣, 健脾化痰
처방	방약: 大補元煎. 六君子湯과 합하여 生痰之源을 차단하기도 한다. 체력이 허약하여 오랫동안 회복되지 않으면 河車丸. 침구: 百會, 頭維, 中脘, 足三里, 商丘
*응용	원발성 전간, 뇌막염, 뇌염, 뇌혈관경련, 두개골질병, 저혈당, 뇌외상, 중독

5.6 滑無力脈

(1) 氣虛妊娠轉胞

증상	임신하여 소변이 不通하거나, 혹은 자주 마려우면서 양이 적다. 臍腹部가 脹急하면서 통증이 생기고, 안색이 희뿌염하며 전신에 힘이 없고 피로하다. 머리가 무겁고 현기증이 생긴다. 숨이 차면서 목소리에 힘이 없다. 舌淡苔白, 脈滑無力.
脈證 분석	체질이 허약하고 中氣가 虛衰하면 임신 말기에 태아가 점차 자라면서 氣虛下陷하거나, 인체가 태아를 더 키울 힘이 모자라서 태아가 밑으로 처져 방광을 압박하면 이 證이 생긴다.
치법	補氣升陷
처방	補中益氣湯, 腎氣丸
*응용	유산의 전조, 방광압박, 요로감염

(2) 脾虛子腫

증상	임신하여 전신에 부종이 생기고, 소변의 양이 적으며 전신이 나른하다. 얼굴색이 누르스름하며 손발이 따뜻하지 않다. 입이 담담하여 맛을 잘 느끼지 못하고, 가슴도 답답하며 식욕이 없고 대변이 묽다. 舌苔滑, 脈滑無力.
脈證 분석	脾胃가 허약하거나 날것이나 차가운 음식으로 인해 손상을 받으면 中陽이 不運하여 濕熱之氣가 생겨나는데, 이것이 肌肉으로 맺히고 손발로 流注하거나, 혹은 자궁으로 모이면서 이 證이 나타난다.
치법	健脾行水
처방	白朮散, 千金鯉魚湯
*응용	임신부종, 子癎의 전조증상

5.7 左寸滑脈

(1) 心經痰火

증상	가슴에 熱感을 느끼면서 두근거린다. 입이 쓰면서 불면증이 생긴다. 꿈이 많고 잘 놀란다. 심하면 정신을 잃고 말에 두서가 없어지고 狂躁妄動한다. 左寸脈滑.
脈證 분석	胸中에 鬱熱이 생기거나 溫毒의 사기를 받으면 痰과 火가 뭉쳐서 이 證을 만들어낸다.
치법	淸火除痰
처방	牛黃淸心丸, 万氏牛黃淸心丸
*응용	정신분열증, 중독성 뇌질환, 중독성 정신병, 감염성 정신병

(2) 心煩熱

몸속에 鬱熱이 있는데다 熱邪를 받으면 心神이 煩亂하고 꿈속에서 잠꼬대를 하며, 심하면 놀라서 소리를 지른다. 導赤散으로 다스리며, 牛黃淸心丸으로 치료해도 된다.

(3) 頭眩

痰濁의 사기와 火가 겸해 있으면 이것이 淸陽을 上蒙하여 머리와 눈이 어지럽고 가슴이 답답하면서 두근거리며 구역질이 나고 가래를 토한다. 이는 痰火가 원인이 되어 생긴 것이다. 치료는 化痰降火해야 하는데, 처방으로는 淸上丸, 黃連溫膽湯을 쓴다.

(4) 心悸氣短

놀라지 않았는데도 가슴이 뛰고 두근거리면서 불안한 것을 心悸라 한다. 이 병의 원인은 아주 많지만 주로 痰火로 생긴다. 치료는 淸火導痰하기 위해 黃連溫膽湯을 쓰며, 金箔鎭心丸도 이를 다스린다.

5.8 左關滑脈

(1) 頭痛目眩

증상	두통이 생기면서 어지럽다. 눈을 감고 뜨지 않으려 한다. 음성이 미약하고 전신이 나른하면서 몸이 무겁다. 가슴이 납납하고 구역질이 난다. 양볼의 색이 靑黃하면서 타액을 토하기도 한다. 左關脈滑.
脈證 분석	風痰이 淸竅를 上搖하여 생긴다.
치법	祛風化痰
처방	甘菊荊芥湯, 白附子丸, 瀉靑丸

(2) 脇肋脹痛

증상	옆구리와 갈빗대 부위가 脹滿하다. 身熱이 물러가지 않는다. 간에 癰이 생기면서 부어올라 터지면 기침과 구토를 하며 膿血의 설사를 한다. 그 색은 커피색을 띠며 고약한 냄새가 난다. 脈滑, 左關爲甚.
脈證 분석	肝鬱化火, 氣滯血瘀, 혹은 濕이 모여 痰을 생성하고 이것이 모여 癰을 만들어 생긴 것이다.
치법	초기에는 淸肝瀉火, 말기에는 舒肝滌痰
처방	柴胡淸肝湯, 舒肝滌痰湯
*응용	간농양, 화농성 담낭염, 담도염, 肝包蟲病

(3) 心煩喜怒

左關脈은 肝膽部位이다. 左關脈이 滑하다면 膽虛로 인해 痰熱이 上搖하여 옆으로 胃를 침범해 생긴 것으로 진단한다. 溫膽湯이 적합하다.

(4) 食少脘悶

肝氣가 脾로 橫逆하고 脾가 痰濕을 만들어내면 이 證이 생긴다.

四逆散에 六君子湯을 합하여 이 탕액으로 左金丸을 삼키면서 복용한다.

6. 澁脈類

6.1 細澁脈

(1) 肝血虛虛勞

증상	현기증이 나면서 잘 놀란다. 이명이 심하여서 잘 듣지를 못한다. 여성은 생리의 양이 적으면서 시원스레 나오지 않거나 아예 중단되기도 한다. 심하면 피부가 물고기 비늘처럼 거칠어지기도 한다. 舌質淡, 脈細澁.
脈證 분석	肝에 血이 부족하면 運行이 무력해지고 瘀血이 맺힌다.
치법	補血養肝, 佐活血行瘀
처방	四物湯, 當歸補血湯, 人蔘養營湯, 歸脾湯 活血行瘀에 치중한다면 大黃䗪蟲丸이 적합하다.
*응용	고혈압, 재생불량성 빈혈

(2) 血虛便秘

증상	얼굴, 입술, 손톱이 창백하면서 華色이 없다. 때때로 가슴이 두근거린다. 현기증이 생기고 눈이 침침하다. 힘을 줘도 대변이 잘 나오지 않는다. 舌淡白, 脈細澁.
脈證 분석	陰血이 虧虛하여 心이 血로부터 영양을 못 받으면 위로는 뇌에 영향을 미치고, 아래로는 대장에 윤택함을 주지 못한다.
치법	養血潤燥
처방	尊生潤腸丸, 五仁丸
*응용	배변동력감퇴, 즉 횡격근, 복근, 提肛門筋, 장벽의 평활근 허약으로 인한 변비, 그 외에 신경정신기능문란

(3) 血瘀噎隔

증상	음식이 잘 넘어가지 않으면서 목에 무엇이 걸린 것 같다. 胸膈에 통증이 수시로 생기면서 어혈을 토하기도 하는데, 그 모양이 마치 팥죽 같기도 하다. 대변은 염소똥처럼 나오며 몸이 나날이 수척해지고 舌紅少津, 심하면 青紫色을 띠기도 한다. 脈細澁.
脈證 분석	음식의 부절제, 매운 음식의 과식, 혹은 딱딱한 음식을 먹고 胃氣가 손상을 받았을 때 氣가 血을 다스리지 못해 瘀結하여 생긴다.
치법	養血潤燥滋陰, 破結散瘀
처방	通幽湯, 韮汁牛乳飮
*응용	식도암, 역류성 식도염으로 식도에 상처가 생겨 呑食이 곤란할 때, 식도분문의 이완기능 실조, 식도열공헤르니아

(4) 血瘀肝脾臌脹

증상	肚腹이 堅滿하며 배에 정맥이 푸르게 드러난다. 옆구리와 복부에 攻痛이 있다. 안색이 暗紅하며 머리와 목, 가슴, 등에 蜘蛛痣(거미양 모반)가 생긴다. 입술과 혀가 紫褐色을 띠면서 목이 마르고 물이 당긴다. 대변이 검다. 脈細澁或芤.
脈證 분석	七情이 鬱結하고 暴怒하여 간을 상하면 그 氣가 橫逆하는데, 그렇게 되면 昇해야 할 것이 昇하지 않고 降해야 할 것이 降하지 않으며 변해야 할 것이 변하지 않아서 肝脾가 不調하는데, 이는 瘀血이 肝脾의 經脈에 장애를 주어 不通하여 생긴 것이다.
치법	活血化瘀
처방	調營飮加減, 消瘀蕩穢湯
*응용	肝脾腫大, 간경화와 식도정맥 曲張으로 인한 파열출혈, 간암, 간염, 간농양, 肝包蟲病 ☞ 肝脾腫大를 일으키는 질병에는 학질, 血吸蟲病, 장티푸스, 黑熱病 등이 있다.

(5) 血虛經閉

증상	생리가 중단된 지 몇 개월이나 되고, 안색이 누르스름하며 현기증이 생기고, 눈빛에 정기가 없으며 가슴이 두근거리고 숨이 차며, 음식 생각이 없으면서 간헐적으로 두통이 생긴다. 심하면 몸이 여위고 피부에 윤기가 없어진다. 舌淡紅, 苔薄, 혹은 無苔, 脈細澁.
脈證 분석	장기간의 토혈, 하혈, 혹은 많은 아이의 출산, 낙태, 유산, 外傷 등 失血의 誘因이 있거나, 기생충이나 기타 氣血을 소모하는 질병이 있으면 骨髓가 生血을 못하여 血海가 空虛해지므로 생리가 중단되어 나오지 않는 것이다.
치법	補血益氣
처방	聖愈湯, 十全大補湯, 人蔘養營湯
*응용	빈혈, 결핵병, 혈흡충병 등으로 인한 생리중단

(6) 産後血虛便閉

증상	산후에 변비가 생기고, 심하면 며칠 동안 대변이 나오지 않는다. 안색이 누르스름하고 피부가 건조하다. 腹脹은 없으며 식욕은 정상이다. 舌質紅, 脈細澁.
脈證 분석	산후에 피를 많이 흘리거나 땀을 많이 흘려 陰液이 耗傷되면 血虛精虧하여 腸道를 濡潤하지 못하여 이 證이 생긴다.
치법	養血潤燥
처방	사물탕에 郁李仁, 松仁, 肉蓯蓉을 가한다. 四物湯液으로 麻仁丸을 복용한다. 꿀에 참기름을 타서 內服한다.
*응용	대장의 평활근 쇠약으로 인한 변비, 腸道의 중복흡수기능장애로 인한 체액 손실로 생긴 梗阻

6.2 弦澁脈

(1) 産後血瘀發熱

증상	산후에 지속적인 發熱이 생기며 惡露의 양이 적거나, 심하면 惡露가 나오지 않는다. 혈색이 紫暗하며 핏덩이가 섞인다. 少腹部에 脹痛이 생기면서 아파서 만지지를 못한다. 입이 마르나 물이 당기지는 않는다. 舌紫脈弦澁.
脈證 분석	산후에 風과 冷이 서로 간섭하거나, 출산시 힘을 미리 많이 써서 風冷이 血凝을 일으켰을 때, 몸에 힘이 빠져 氣가 血을 잘 운행시키지 못하여 血瘀氣滯하므로 熱證이 생긴다.
치법	化瘀活血
처방	生化湯加味
*응용	輕度의 자궁내막염

(2) 溫燥

증상	인후가 건조하면서 통증이 있다. 목도 마르고 입술이 건조하다. 콧속이 건조하면서 눈이 꺼끌거린다. 마른기침이 나고 가래는 적다. 피부가 건조하다. 대변이 딱딱하고 소변의 양이 적다. 舌紅少津, 舌苔薄黃, 脈은 弦澁하다.
脈證 분석	陰虛火旺 체질, 혹은 汗法이나 吐法, 下法을 쓴 후 津液이 耗傷한 경우, 秋燥의 사기를 받아 사기가 肺衛를 침범하면 溫燥之病이 생긴다.
치법	辛凉甘潤
처방	沙蔘麥冬湯, 桑杏湯, 淸燥救肺湯
*응용	상기도감염, 특히 가을철의 상기도감염

(3) 血瘀血暈

증상	산후에 惡露가 나오지 않거나, 나와도 양이 적으며, 少腹部에 脹痛이 생기면서 아파서 만지지 못한다. 혹은 위장 부위가 急滿하면서 煩躁하며 구토가 나려 한다. 숨결이 거칠어지고 喘促하며 입을 꽉 다물고 벌리지 못하며, 눈앞이 깜깜해지면서 침침하고 인사불성이 된다. 안색은 紫暗하며 脈은 弦澁하다.
脈證 분석	惡露가 나오지 않고 氣滯血瘀寒凝하면 惡血이 內留하여 瘀血이 衝心하는데, 그 결과 心神이 迷亂한, 古稱 '血暈'이 생긴다.
치법	行血逐瘀
처방	獨行散, 佛手散, 生化湯
*응용	산후의 血管舒縮性 虛脫 및 空氣栓塞, 仰臥位 저혈압증후군

6.3 虛澁脈

血虛頭痛

증상	두통이 생기면서 눈이 침침하다. 심장이 쉽게 두근거리고 입술과 손톱의 색깔이 창백하다. 舌淡, 脈虛澁.
脈證 분석	血分이 부족하면 심장과 뇌에 영양을 주지 못하여 이 證이 생긴다. 여기서의 脈虛는 廣義의 '虛'이며, 澁而無力하다는 뜻일 뿐이니 오인하지 말아야 한다.
치법	補血益氣安神
처방	四物湯, 歸脾湯, 當歸補血湯
*응용	신경쇠약성 두통, 빈혈성 두통, 신경증

6.4 緩澁脈

營血血少

증상	안색이 창백하고 현기증과 이명이 있다. 혀의 색깔도 淡하며 심장이 두근거리고 불안하다. 불면증이 생긴다. 여성은 생리의 양이 적고 색깔이 淡하다. 심하면 생리가 중단되며 맥이 緩澁하다.
脈證 분석	음식의 부절제, 혹은 思慮가 과하여 脾를 상하면 脾의 健運機能이 잘 이루어지지 않아 소화시킨 영양분을 陰血로 변화시키지 못한다. 혹은 각종 失血로 인해 營血이 虛衰해진다. 脈緩澁은 血少하여 血을 전신으로 균일하게 잘 敷布하지 못한 원인으로 생긴다.
치법	補血益氣
처방	방약: 八珍湯, 當歸補血湯, 十全大補湯, 歸脾湯, 朱砂安神丸, 天王補心丹 침구: 大椎, 足三里, 脾兪, 腎兪, 肝兪, 膈兪, 關元兪, 曲池, 氣海, 箕分, 血海 이상의 穴中 매회 1處나 3處를 取穴하여 매일 1회 실시한다.
*응용	빈혈, 신경쇠약, 심장신경증

7. 虛脈類

7.1 虛弱脈

(1) 血寒肺痿

증상	현기증이 나고 숨이 가쁘다. 몸에 힘이 빠지면서 식욕이 없다. 거품 섞인 타액을 토해낸다. 소변이 자주 마렵다. 기침과 갈증은 없다. 舌質淡白, 脈虛弱.
脈證 분석	추위를 타고 손발이 차가우며, 肺氣가 虛冷하여 氣가 진액을 생성하지 못하고, 清陽이 不昇하며 陽氣가 外衛하지 못하여 痿證이 생긴다. 여기서의 虛弱脈은 虛脈을 진단해 나온 것일 뿐이나. '虛'와 '弱'은 원래 겸해서 나타나지 않으므로 '弱'은 脈名이 아니고 先賢들 이론의 한 가지일 뿐이다.
치법	溫肺益氣, 培土生金
처방	甘草乾薑湯, 香砂六君子湯, 加味異攻散, 蔘苓白朮散
*응용	肺萎縮

(2) 勞淋

증상	소변이 찔끔거리며 나오는 증상이 나타났다 그쳤다 한다. 과로하면 바로 발생하면서 시간을 오래 끌고 잘 낫지 않는다. 脈虛弱.
脈證 분석	酒色勞倦, 혹은 다른 淋證이 오래되거나, 寒冷한 음식을 많이 먹어서 脾腎陽虛를 초래해 清陽之氣가 不化하면 勞淋이 생긴다.
치법	補脾益腎
처방	補中益氣湯, 菟絲子丸, 腎氣丸, 鹿茸丸. 東垣清暑益氣湯도 효험이 있다.
*응용	비뇨기 계통 감염, 비뇨기 계통 결석

(3) 血虛月經過多

증상	월경의 양이 과다하거나, 혹은 생리기간이 지나도 계속 나온다. 색은 淡하면서 깨끗하다. 안색이 창백하고 머리가 묵직하며 다리에 힘이 없다. 숨이 차며 목소리에 힘이 없다. 아랫배가 힘없이 밑으로 처지는 듯하다. 舌質淡紅, 苔薄而潤, 脈虛弱.
脈證 분석	체질이 원래 약하거나, 병후에 체력이 허약하면 氣虛로 下陷하면서 衝任이 不固하여 이 證이 생긴다.
치법	固氣攝血
처방	擧元煎, 補中益氣湯, 歸脾湯
*응용	만성 골반염, 자궁내막증식증

(4) 氣虛胎衣不下

증상	산후에 태반이 나오지 않고 안색이 창백하며 전신에 힘이 없다. 입술과 손톱의 색깔도 창백하며 추위를 타면서 따뜻한 곳을 찾는다. 현기증과 心悸가 있다. 腹脹이 생기며 만져주면 통증이 줄어든다. 舌苔薄白, 脈虛弱.
脈證 분석	체질이 원래 약하거나, 正氣가 부족할 때, 혹은 출산시 힘을 많이 써서 기력이 허약하면 이 證이 생긴다.
치법	補氣養血活瘀
처방	加蔘生化湯
*응용	태반체류, 태반잔류

(5) 脾陽虛

증상	추위를 타면서 식욕이 줄어든다. 힘이 없고 목소리가 약하다. 숨이 차고 대변이 묽다. 기름진 음식을 먹으면 증상이 더 심해진다. 배에 소리가 나면서 복통이 생긴다. 대변에 소화되지 않은 음식이 섞여 나온다. 舌淡苔白, 脈虛弱.
脈證 분석	脾胃氣虛, 中陽不振하면 運化機能이 잘 이루어지지 않아서 이 證이 생긴다.
치법	溫補脾氣, 補中助陽
처방	拯陽理勞湯
*응용	소화불량, 만성 위염, 만성 장염, 만성 췌장염, 장결핵

(6) 腎不納氣

증상	숨이 차며 기침이 나는데 몸을 움직이면 특히 심하다. 기침을 할 때 땀을 흘리고, 기침을 하면 이를 따라 소변이 같이 흘러나온다. 심하면 목에서 가래소리가 난다. 얼굴색이 희뿌옇게 떠 있다. 舌質淡, 脈虛弱.
脈證 분석	선천적으로 元陽이 부족하거나, 성생활에 절제가 없거나, 혹은 과로하여 腎을 상하거나, 寒濕이 腎陽을 상하면 이 證이 생긴다.
치법	溫補下元, 補腎納氣
처방	八味腎氣丸, 혹은 人蔘, 胡桃, 補骨脂, 山茱萸, 五味子, 熟地黃 등의 약을 內服한다.
*응용	만성 기관지염, 만성 심폐기능부전, 빈혈

(7) 脾腎兩虛

증상	소변이 자주 마려우며 소변 속에 피가 비친다. 색깔은 淡紅하며 질은 끈적거리지 않는다. 식욕이 없고 얼굴색이 누르스름하다. 정신이 처져 있으며 현기증이 나고 이명이 생긴다. 허리와 척추에 시큰거리는 통증이 있다. 舌質淡, 脈虛弱.
脈證 분석	과로가 脾腎을 상하게 하고, 中氣가 下陷하면 脾가 統血하지 못하고 氣가 攝血하지 못하면서 氣血이 같이 虧耗하여 이 證이 생긴다.
치법	健脾益氣, 補腎固攝
처방	補中益氣湯, 無比山藥丸
*응용	신장종양, 요로종양, 비뇨기 계통 결핵, 신장경색, 사상충병

7.2 虛緩脈

(1) 産後氣虛尿頻

증상	산후에 소변이 자주 마렵거나 찔끔거리면서 시원하게 나오지 않는다. 소변의 색깔은 맑고 투명하다. 가슴이 답답하면서 편치가 않다. 피곤하고 숨이 차다. 음성이 낮으며 힘이 없다. 舌質淡薄, 脈虛緩.
脈證 분석	氣가 虛한 사람이 출산할 때 힘을 많이 써서 氣虛下陷하면 攝納機能도 떨어지고 방광의 括約機能도 약해져서 이 證이 생긴다.
치법	補氣固攝
처방	補中益氣湯. 방광이 파열되었을 때는 약으로 치료가 잘 되지 않으므로 속히 수술로 치료해야 한다.
*응용	생식기염증, 방광파열

(2) 氣虛黃帶

증상	여성의 帶下가 황색을 띠는데, 마치 黃色茶의 진한 汁같다. 이것이 오랫동안 그치지 않으면서 냄새는 그리 심하지 않다. 가슴이 답답하면서 음식 생각이 없다. 대변이 묽으며 시원치가 않다. 정신이 처지며 노곤하고 숨이 차며 음성에 힘이 없다. 苔薄, 脈虛緩.
脈證 분석	帶下症이 오래되면 中氣가 虧損되어 氣虛下陷하므로 나타난다.
치법	益氣扶脾, 佐以利濕
처방	방약: 補中益氣湯. 利濕에는 易黃湯을 쓴다. 침구: 氣海, 帶脈, 中極, 歸來, 脾兪, 腎兪
*응용	과민성 외음부염증, 곰팡이균 감염의 질염, 당뇨병으로 인한 질염, 만성 자궁경부염, 골반염

(3) 氣虛血弱乏乳

증상	산후에 젖이 잘 나오지 않고, 심지어는 한 방울씩 떨어지면서 양이 아주 적다. 유방이 빽빽하거나 통증은 없다. 안색이 창백하고 피부가 건조하다. 현기증과 이명이 있다. 가슴이 두근거리고 숨이 차다. 식욕이 없고 惡露의 양도 적다. 舌淡紅, 苔薄, 脈虛緩.
脈證 분석	체질이 약하고 氣血이 부족하거나, 출산시 힘을 많이 써서 正氣를 많이 상하거나 피를 많이 흘리면 營血이 손상된다. 여성의 기혈이 왕성하면, 임신을 하지 않으면 생리가 정상적으로 오고, 임신을 해도 태아가 잘 자라며, 산후에도 젖이 풍부하다. 그러나 기혈이 허약하면 젖이 모자라는 것이 필연적이다.
치법	補益氣血
처방	방약: 通乳丹 침구: 脾兪, 足三里, 膻中, 乳根, 少澤
*응용	모유결핍

7.3 虛弦脈

心神不寧怔忡驚悸

증상	悸는 몹시 놀라거나 위협을 받으면 심장이 갑자기 쿵닥거리는 것이며, 怔忡은 많이 놀라지 않은데도 심장이 떨리며 動搖不安한 것을 말한다. 脈象虛弦.
脈證 분석	七情이 內傷하고 마음 먹은 대로 일이 잘 되지 않으면 心血이 耗散하고 심정이 편치 않아서 이 證이 생긴다.
치법	補益肝心
처방	방약: 養心湯, 天王補心丹, 炙甘草湯 침구: 心兪, 內關, 神門, 脾兪, 胃兪, 膈兪
*응용	관상동맥경화, 류머티즘성 심장병, 빈혈성 심장병, 영양불량성 심장병

7.4 左寸虛脈

(1) 耳鳴耳聾

증상	현기증과 이명이 생기고, 허리와 무릎이 시큰거리며 연약하고 잘 피로하며, 심한 경우에는 두 귀가 다 들리지 않는다. 左寸脈이 虛하다.
脈證 분석	氣血兩虛로 인한 것이다.
치법	補中益氣, 滋腎養血
처방	補中益氣湯, 杞菊地黃丸

(2) 舌尖紅痛

증상	입이 쓰고 입술에 熱感이 있다. 혀끝 부분이 붉으면서 통증이 있거나 종기가 생긴다. 左寸虛.
脈證 분석	情志가 內傷하고 五志가 過極하여 火로 변하면 이것이 경락을 따라 위로 오르기 때문이다.
치법	瀉火涼血
처방	導赤散

7.5 左關虛脈

(1) 脇痛不適

이런 型의 脇痛은 주로 肝血肝陰不足으로 생기는데, 一貫煎으로 다스린다.

(2) 心煩喜怒

이 병은 주로 心肝血虛로 인한 것이며, 養心湯으로 다스린다.

(3) 飮食不振

이 병은 주로 肝脾不和로 생기는데, 逍遙散이나 越鞠丸으로 다스린다.

(4) 頭眩耳鳴

이 병은 주로 氣血虧虛로 생기는데, 歸脾湯으로 다스린다.

7.6 左尺虛脈

(1) 腰腿酸痛

이 병은 腎虛를 참고로 종합하여 치료한다. 右歸飮이나 靑娥丸으로 치료한다.

(2) 下肢痿痹

肝腎虧虛 痿證을 참조하여 치료한다. 虎潛丸, 鹿角膠로 다스린다.

(3) 下肢痲木

下肢痲木은 獨活寄生湯으로 치료한다.

(4) 遺精早泄

이 병은 濟生秘精丸, 斑龍丸으로 치료한다.

(5) 月事不調

腎虛 月事不調는 固陰煎으로 다스린다.

7.7 右寸虛脈

(1) 咳喘自汗

右寸은 肺에 속하는데, 이는 주로 肺氣虛로 생긴다. 生脈散으로 치료한다.

(2) 短氣懶言

이 병은 주로 肺腎兩虛에 속하는데, 生脈散에 腎氣丸을 합하여 다스린다.

(3) 肺虛咳嗽

蘇子降氣湯으로 치료한다.

(4) 面色蒼白

이는 주로 肺氣虛인데, 補肺湯으로 다스린다.

7.8 右關虛脈

(1) 脾虛食少

六君子湯으로 치료한다.

(2) 脘滿腹脹

香砂六君子湯으로 치료한다.

(3) 消化遲鈍

保和丸으로 치료하면서 나중에는 六君子丸으로 조리한다.

(4) 浮腫便溏

實脾飮에 眞武湯을 합해 치료한다.

(5) 氣虛息短

이 병은 주로 肺腎兩虛에 속하는데, 生脈散에 腎氣丸을 합하여 다스린다.

7.9 右尺虛脈

(1) 食少便溏

四神丸으로 다스린다.

(2) 小便淸長

濟生菟絲子丸에 補中益氣湯을 합해 치료한다.

(3) 少腹脹痛

八味腎氣丸으로 다스린다.

(4) 陽痿遺精

五子衍宗丸, 贊育丹, 大補元煎을 사용한다.

(5) 月事不調

定經湯으로 다스린다.

8. 實脈類

8.1 弦實脈

熱甚痙病

증상	얼굴과 눈이 모두 붉다. 열이 나면서 가슴이 답답하다. 입을 꽉 다물고 이를 간다. 목과 등이 뻣뻣하다. 배가 불룩하면서 변비가 있다. 苔黃, 脈弦實.
脈證 분석	外邪가 침입하여 열이 심해지면서 속으로 들어가면 열이 筋을 아주 말려서 筋脈이 그 영양을 잃게 되어 痙證이 나타난다.
치법	泄熱存陰
처방	맥이 浮弦實하면 葛根湯으로, 沉弦實하면 大承氣湯으로, 體虛者에게는 增液承氣湯을, 陽明經證에는 白虎加人蔘湯을 쓴다.
*응용	뇌염, 뇌막염, 파상풍, 광견병, 뇌형학질, 소아 상기도감염, 폐렴, 급성신우염, 세균성 이질, 패혈증

8.2 六脈俱實脈

陽毒

증상	얼굴이 붉으며 錦紋 같은 斑點이 생긴다. 인후통이 있으며 膿血을 토한다. 좌우 寸關尺脈이 모두 實하다.
脈證 분석	疫毒을 받으면 血分으로 침범하는데, 열이 인후를 마르게 하고 열이 심하여 살을 부패시켜서 이 證이 나타난다.
치법	淸熱解毒, 滋陰散瘀
처방	升麻鱉甲湯
*응용	성홍열, 斑疹장티푸스, 유행성 출혈열

8.3 左寸實脈

(1) 口舌生瘡

이 병은 心火上炎으로 인한 것이라 導赤散으로 치료한다. 凉膈散을 사용해도 된다. 瀉黃散도 된다. 서양의학의 비타민결핍증과 유사하다.

(2) 咽喉腫痛

黃連解毒湯과 凉膈散을 합해 다스린다.

(3) 心熱狂煩

瀉心湯을 쓴다.

(4) 舌紅生瘡

導赤散을 쓴다.

(5) 頭痛目眩

黃連上淸丸이나 瀉靑丸으로 다스린다.

(6) 心悸不寧

心血瘀阻가 점차 변해 이 證이 된다. 失笑散, 血府逐瘀湯으로 다스린다.

(7) 氣壅胸膈

肝心에 모두 병이 있는 것인데, 金鈴子散으로 다스린다.

8.4 左關實脈

(1) 胸脇脹痛

肝鬱化火로 인해 이 證이 생긴다. 柴胡淸肝湯을 사용한다.

(2) 脘滿腹脹

肝脾不和가 원인이다. 加味逍遙散으로 치료한다.

(3) 心煩厭食

肝氣가 橫逆하여 脾를 침범하면 생긴다. 六君子湯에 柴胡, 白芍藥을 가해 쓴다.

(4) 目赤喜怒

肝火燔灼한 것인데, 龍膽瀉肝湯이나 瀉靑丸을 사용한다.

(5) 頭眩腦脹

肝火上逆한 경우에는 龍膽瀉肝湯을, 음주 후 頭脹不淸하면 葛花解酲湯을, 肝陽化風하면 鎭肝熄風湯을 쓴다.

8.5 左尺實脈

(1) 大便秘結

소변의 색깔이 불그스레하면서 배뇨시 통증이 있고 수시로 煩渴이 심하면 導赤承氣湯을 사용한다. 大承氣湯, 小承氣湯, 調胃承氣湯도 가려서 쓴다.

(2) 腹脹腹痛

下焦에 열이 있기 때문이다. 桃仁承氣湯을 쓴다.

(3) 下肢腫痛

『金匱要略』에서는 '水氣가 있으면서 허리 아래쪽에 水腫이 생기면 소변을 잘 통하게 해야 한다'고 말했다. 越婢湯, 越婢加朮湯으로 다스린다. 下肢가 紅腫한 것은 腎火內蘊, 濕熱下注한 것이라 응당 萆薢化毒湯으로 다스린다.

(4) 小便赤澁

下焦濕熱에 속한다. 萆薢分淸飮, 八正散, 導赤散을 선별해 사용한다.

(5) 淋痛

膀胱濕熱로 인해 小便不利 증상이 생긴 것이다. 八正散, 小薊飮子, 二神散, 茜根散을 선별해 사용한다.

8.6 右寸實脈

(1) 胸滿氣短

結胸에 속한다. 小陷胸湯으로 다스린다. 病寒包火者에게는 麻杏石甘湯으로 다스린다.

(2) 咽喉乾痛

肺胃熱盛傷津하여 생긴다. 甘桔湯, 玄麥甘桔湯(甘桔湯+玄蔘, 麥門冬)을 쓴다.

(3) 咳逆喘促

肺氣不宣한 것이라 定喘湯을 사용한다. 寒邪가 있으면 華盖散을 쓴다.

(4) 痰多胸悶

일반적인 痰阻에는 桔梗, 枳殼으로 치료한다. 고질적이고 낫지 않는 경우에는 礞石滾痰丸(몽석곤담환)을 사용한다.

8.7 右關實脈

(1) 脘腹脹痛

주로 食滯로 생긴 것이다. 이전의 先賢들은 이를 '陽結'이라 하였다. 三黃枳朮丸으로 다스린다.

(2) 食少灼心

이는 주로 肝氣犯胃로 생긴 것이다. 二陳湯에 黃連, 梔子를 가해 쓴다. 左金丸도 좋다.

(3) 舌中苔黃

脾胃에 熱이 있어서 생기는 것이다. 瀉黃散으로 다스린다.

(4) 脣破舌裂

脾熱로 생긴 것이다. 外用으로 桃仁을 짓이겨 돼지기름을 같이 섞어서 발라준다. 內服으로는 淸凉飮을 사용한다.

8.8 右尺實脈

(1) 少腹脹痛

氣脹에는 金鈴子散을, 腸癰 초기에는 大黃牡丹皮湯을 쓴다.

(2) 小便短赤

導赤散을 쓴다. 만약 색깔이 짙은 황색이라면 그냥 넘길 일이 아니다. 반드시 황달인지 아닌지를 살펴야 한다. 茵蔯蒿湯으로 다스린다.

(3) 經閉帶多

熱灼經閉에는 玉燭散으로 다스린다. 瘀血이 있으면 通瘀煎, 大黃䗪蟲丸(대황자충환)을 선별해 사용한다. 帶下에는 止帶方을 쓴다.

9. 長脈類

9.1 長弦脈

(1) 肝經實火

증상	두통과 현기증이 생기며 얼굴과 눈이 붉고 조급증이 나면서 화를 잘 낸다. 머리는 묵직하고 다리는 힘이 없다. 입이 쓰고 손발이 저리며 耳鳴이 생기고 눈앞이 침침하다. 근육에는 마치 개미가 기어다니는 듯한 느낌이 있으며, 꿈이 많고 舌邊尖紅하며, 소변이 붉으며 시원하게 나오지 않고 대변이 딱딱하다. 舌苔는 淡黃하고 코피가 나며 이빨에서 피도 난다. 심하면 昏厥하면서 發狂하며 피를 토한다. 脈長弦.
脈證 분석	鬱憤으로 暴怒하면 七情이 過極하여 木盛氣鬱, 肝陽化火한다. 혹은 風淫火熾, 肝經蘊熱하여 肝火가 생긴다.
치법	淸肝瀉火
처방	방약: 龍膽瀉肝湯, 當歸龍會丸, 左金丸, 瀉靑丸 침구: 曲池, 風池, 印堂, 神門, 足三里, 三陰交, 內關, 太衝
*응용	고혈압, 주위신경염, 급성백혈병, 일부의 정신분열증

(2) 肝風內動

증상	갑자기 昏倒하면서 입과 눈이 돌아가고 혀가 뻣뻣해지면서 말을 못한다. 혹은 반신불수와 함께 입을 다물거나 열지 못하는 증상이 나타난다. 심하면 昏厥하여 사망한다. 脈長而弦.
脈證 분석	분노하여 간을 상하면 간이 생리적으로 조화롭지 못하게 되고, 風이 肝으로 인해 생겨난다. 혹은 정서적인 자극을 받아 이것이 열로 변하면 肝火가 熾盛하고 열이 極하여 風을 만들어낸다. 혹은 血虛生風하여 血이 筋에 영양을 주지 못하면 筋脈이 拘急해지고 손발에 경련이 생긴다. 혹은 房勞로 腎을 상하면 心火가 暴盛하여 水不濟火하여서 肝風이 內動한다.
치법	鎭肝淸熱, 滋水熄風
처방	방약: 鎭肝熄風湯, 羚羊鉤藤湯, 阿膠鷄子黃湯, 地黃飮子 침구: 百會, 合谷, 太衝
*응용	뇌혈관 계통 질병

(3) 土鬱脹滿

증상	배가 脹滿하고 식욕이 없으며 딸꾹질이 빈번하게 나타난다. 수시로 한숨을 쉬며 정서적으로 불안정하면 脹滿感이 심해진다. 脈長弦.
脈證 분석	鬱怒로 간을 상하면 간의 條達機能이 잘 이루어지지 않고 肝氣가 橫逆한다. 이것이 脾를 침범하면 脾胃의 氣가 滯하여 轉輸가 잘 되지 않아서 점차적으로 이 證이 생긴다.
치법	疏肝暢脾和胃
처방	방약: 四逆散에 左金丸을 합하여 치료하거나, 逍遙散, 溫膽湯, 柴芍六君子湯을 쓴다. 침구: 大腸兪, 天樞, 中脘, 行間, 陽陵泉
*응용	만성 간염, 만성담낭염, 만성 위염, 위점막탈수증, 가스트리노마(가스트린 분비과다로 인한 다발성 위궤양), 소화성 궤양

9.2 浮長脈

(1) 陽明經證

증상	몸에 열이 나며 땀이 저절로 흐른다. 惡寒 증상은 없고 惡熱 증상이 있다. 갈증으로 물이 당긴다. 脈浮大而長.
脈證 분석	太陽病을 잘 치료하지 못하고 시기를 놓치면 病邪가 깊이 들어가 陽明裏熱에 속하는 證으로 바뀐다. 이것의 치료시기를 놓치면 점진적으로 正氣를 상하게 한다.
치법	淸熱救津
처방	白虎加人蔘湯
*응용	감염성 질병의 中末期

(2) 肝膽火盛

증상	마음이 우울하고 현기증이 생기며 눈이 침침하다. 耳鳴이나 耳聾이 생긴다. 옆구리에 통증이 나타난다. 입이 쓰고 근육이 위축된다. 생식기 부위가 붓고 축축하다. 심하면 狂躁症狀을 보인다. 脈浮長.
脈證 분석	忿怒가 太過하면 氣가 맺혀서 火를 만드는데, 肝이 熱을 膽으로 이전시켜 肝膽火病을 만든다.
치법	瀉肝膽火
처방	방약: 龍膽瀉肝湯, 當歸蘆薈丸 침구: 見明, 万里, 光明, 曲池, 風池, 肝兪, 脾兪, 腎兪, 大椎
*응용	고혈압, 간염, 담도질병, 감염성 정신병

(3) 太陽中風欲愈

증상	배가 더부룩하고 토하는 증상이 나타난 후, 식욕이 없고 설사가 나며 수시로 복통이 생기고 脈陽微陰澁하다가 현재는 長脈으로 변해 있다.
脈證 분석	맥이 浮微沉澁하다가 長脈으로 변하면 나아가려는 조짐이다.
치법	반드시 시행해야 할 治法은 없다(저절로 낫는다).

9.3 左寸長脈

(1) 心火燔灼

증상	가슴에 熱感을 느끼면서 불면증이 있다. 목이 마르고 입이 건조하다. 얼굴과 눈이 붉다. 입과 혀에 미란(糜爛)이 생긴다. 吐血과 尿血 증상이 생긴다. 혀끝이 붉거나 혹은 혓바늘이 돋는다. 左寸脈長或數.
脈證 분석	정서적인 손상을 받으면 五志가 過極하여 火로 변해 이 證이 생긴다.
치법	瀉心火
처방	導赤散

(2) 心悸氣短

증상	가슴에 열감을 느끼면서 두근거린다. 입이 쓰고 잠을 잘 못 이룬다. 꿈이 많고 잘 놀란다. 이런 증상들이 나타났다 없어졌다 하는데 火邪를 받으면 발동한다. 左寸脈이 長하다.
脈證 분석	火邪에 痰을 겸해 있으면 心을 搖亂시켜 나타난다.
치법	淸火導痰
처방	溫膽湯에 黃連을 가한다. 金箔鎭心丸.

(3) 咽乾喉痛

이 證은 주로 肝火로 인해 생긴다. 柴胡淸肝湯으로 다스린다.

9.4 左尺長脈

(1) 少腹脹痛

증상	小腹脹痛이라고도 부른다. 복부가 膨大하면서 정맥이 푸르게 드러나고 몸이나 손발에 붉은 線 모양의 흔적이 보인다. 혹은 吐血이나 코피를 흘리며 대변이 흑색을 띤다. 左尺脈長.
脈證 분석	氣血이 瘀滯하고 水濕이 不運하여 생긴다.
치법	活血行瘀, 健脾利濕
처방	消瘀蕩穢湯, 抵當丸, 實脾飮
*응용	문맥성 간경화, 혈흡충성 간경화

(2) 大便秘澁

『內經』에서는, 腎은 二陰으로 열려 있고 左尺脈에서 腎의 상태를 감지해낸다고 하였다. 六味地黃丸에 逍遙散을 합해 사용한다.

9.5 右尺長脈

(1) 相火上炎

증상	두통과 현기증이 생긴다. 시야가 모호하며 耳鳴과 耳聾이 생긴다. 꿈이 많고 잘 놀란다. 손발과 가슴 한가운데 熱感을 느낀다. 성욕이 항진된다. 유정과 조루 증상이 생긴다. 右尺脈長.
脈證 분석	肝腎陰虛하여 火가 생기는데, 火性은 炎上하기 때문에 衝逆하여 이 證이 생긴다.
치법	滋腎養肝
처방	杞菊地黃丸

(2) 心煩頭眩

증상	가슴에 열감을 느끼며 잠을 잘 못 이룬다. 심장이 두근거린다. 어지러우며 遺精이 생긴다. 右尺脈長.
脈證 분석	心은 火에 속하고 神을 藏한다. 腎은 水에 속하고 精을 藏한다. 水火가 서로 조화를 이루지 못하면 이 證이 생긴다.
치법	交通心腎
처방	交泰丸
*응용	신경증, 만성허약증

10. 短脈類

10.1 浮短脈

血弱

증상	얼굴이 창백하고, 입술, 혀, 손발톱의 색깔도 淡하면서 華色이 없다. 머리와 눈이 침침하며 어지럽다. 氣가 약하고 숨이 차다. 전신이 노곤하고 힘이 없다. 손발에 쥐가 난다. 脈浮而短.
脈證 분석	피를 많이 흘리거나, 生血이 부족하거나, 몸속에 기생충이 있어 영양이 소모되었을 때 모두 이 證이 생긴다.
치법	補益氣血
처방	방약: 四物湯, 當歸補血湯, 十全大補湯, 人蔘養營湯. 기생충이 있으면 먼저 구충부터 한다. 침구: 大椎, 足三里, 膈兪, 曲池, 命門. 재생불량성 빈혈에는 뜸을 뜬다(大椎, 脾兪, 腎兪, 肝兪, 關元兪, 曲池, 氣海, 關元, 足三里, 箕分, 地機, 血海).
*응용	철결핍성 빈혈, 재생불량성 빈혈, 영양불량성 빈혈

10.2 沉短脈

(1) 胸腹脹滿

증상	가슴과 복부가 痞滿하며 음식맛이 없다. 정신이 흐리며 잘 피곤하다. 안색이 누르스름하고 몸을 움직이면 숨이 차다. 脈沉短.
脈證분석	음식의 부절제나 과로, 정서적인 손상을 받으면 脾가 轉輸機能을 잃는다. 淸陽이 不昇하고 濁陰이 不降하면서 濁氣가 上逆하면 이 證이 생긴다.
치법	益氣消痞
처방	방약: 補中益氣湯에 導赤散을 가한다. 大半夏湯, 補氣運脾湯 침구: 足三里, 天樞, 關元
*응용	만성 위염, 궤양병으로 인한 소화기능장애

(2) 宿食不消

증상	가슴과 복부에 痞脹感이 생긴다. 식욕이 없다. 밤에 누우면 작대기가 배를 괴고 있는 것 같은 느낌이 든다. 트림이 나거나 대변이 묽다. 脈沉短.
脈證분석	脾胃가 허약한 사람이 식사 초대를 받아 억지로 음식을 먹으면 이것이 阻滯되어 宿食을 형성한다.
치법	健脾導滯
처방	방약: 健脾丸 ☞ 어떤 음식에 체하면 그 체하게 한 음식을 까맣게 볶아서 달여 먹으면 神效하다. 침구: 中脘, 行間, 大腸兪, 氣海, 天樞, 內關

(3) 肺氣虛損

증상	기침을 하면서 숨이 차다. 몸이 노곤하고 목소리에 힘이 없다. 얼굴이 창백하고 추위를 타면서 바람을 싫어한다. 自汗 증상이 있다. 舌淡苔薄白, 脈沉短.
脈證분석	무리하게 일을 하거나, 병후에 원기가 아직 회복되지 않거나, 오랜 기침으로 氣를 상하면 肺氣도 함께 虛해져서 이 證이 생긴다.
치법	補益肺氣
처방	방약: 補肺湯 침구: 治喘, 天突, 內關, 足三里
*응용	만성 기관지염, 기관지천식

(4) 腎陽不足

증상	안색이 창백하고 허리가 시큰거리며 다리에 힘이 없다. 머리가 묵직하고 耳鳴이 생긴다. 추위를 타고 발기부전, 빈뇨가 생긴다. 舌淡, 脈沉短.
脈證 분석	선천적으로 허약한 사람이 오랜 병을 앓으며 낫지 않거나, 房勞가 과하여 腎을 상해 下元이 虧損하고 命門의 火가 쇠약해지면 이 證이 생긴다.
치법	溫補腎陽
처방	방약: 右歸丸, 腎氣丸 침구: 關元, 三陰交, 中極, 足三里에 침. 百會, 命門, 關元, 中髎에 뜸
*응용	부신피질기능부족, 신경쇠약

(5) 痰滯氣道

증상	목에서 가래소리가 난다. 기침과 천식이 급하게 나타난다. 가슴이 그득하고 목이 막힌다. 脈沉短.
脈證 분석	氣가 痰 때문에 滯하고 痰으로 氣結하면 通氣에 장애가 생겨 이 證이 생긴다.
치법	降氣化痰
처방	방약: 蘇子降氣湯 침구: 肺兪, 豊隆, 治喘, 天突, 內關, 足三里
*응용	천식

(6) 心疼氣結

증상	정서적으로 우울하고 위장 부위에 통증이 생기면서 가슴이 답답하고, 식욕이 부진하고 복부가 脹滿하며, 누르면 유연하고 두드리면 소리가 난다. 脈沉短.
脈證 분석	생각을 많이 하여 氣가 맺히고 정서적으로 불안정하면 脾의 淸陽이 不昇하고 胃의 濁陰이 不降하므로 心痛이 생긴다.
치법	理氣行氣
처방	방약: 良附丸, 四七湯, 越鞠丸, 排氣飮 침구: 足三里, 天樞, 關元, 中脘
*응용	만성 간염, 담낭염, 위염

(7) 亡陽氣虛

증상	숨결이 미미하고 소변을 지리거나, 혹은 눈에 괴상한 헛것이 보이고 끈적한 땀을 많이 흘리면서 脈이 沉短하다.
脈證 분석	陰脫이 極에 달하고 元陽이 接續하지 못하면 이 證이 생긴다.
치법	大補元陽
처방	방약: 蔘附湯加童便 침구: 人中, 內關, 足三里, 十宣
*응용	혈용량부족, 순환장애, 심부전으로 인한 쇼크, 뇌혈관 계통 질환

10.3 短而滑數脈

酒毒傷神

증상	머리가 흐리면서 어지럽고 가슴이 답답하면서 혼란스럽다. 정신이 흐리멍덩하며 조리 없는 말을 많이 하고, 옷을 벗어버리고 차가운 것을 찾으며, 손발을 떨며 온몸이 시큰거리며 무력하다. 증상들이 마치 癲狂 같으며, 오심과 구토가 나며, 입과 혀가 건조하고 脈이 短滑數하다.
脈證 분석	술은 食物의 精液으로 만들어진 것이다. 그 성질은 寒하며 氣는 熱하다. 일찍이 先人들은 "가벼운 술은 血脈을 통하게 하고, 많이 마시면 神을 상하게 한다"고 하였다. 음주가 과하면 脾胃와 心神을 상하고 필경 酒癲이 생긴다.
치법	解酲開胃醒腦
처방	葛花解酲湯
*응용	알코올중독성 뇌질환

10.4 左寸短脈

陽虛頭痛

증상	머리에 텅 빈 것 같은 통증이 있다. 耳鳴과 현기증이 생긴다. 몸을 웅크리며 추위를 탄다. 허리와 무릎에 힘이 없다. 소변이 자주 마렵고 左寸脈이 短하다.
脈證 분석	元陽이 虧虛하고 髓海가 부족하면 이런 두통이 생긴다.
치법	溫補元陽
처방	방약: 右歸丸, 芎朮湯, 附子理中湯 침구: 印堂, 啞門, 合谷, 足三里, 四瀆, 太陽
*응용	신경쇠약성 두통

10.5 兩寸短脈

心肺氣傷

증상	가슴이 두근거리고 잠을 잘 이루지 못하며 불안하고, 숨이 차면서 기운이 위로 치오르고 兩寸脈이 모두 短하다.
脈證 분석	肺는 布津을 주관하고 心은 生血을 주관한다. 津血은 同源이며 心肺가 모두 虛하면 源泉이 마른다. 兩寸은 心肺之部이다.
치법	補心益肺
처방	炙甘草湯, 酸棗仁湯

11. 洪脈類

11.1 洪滑脈

(1) 痰滯中風

증상	갑자기 昏倒하며 사람을 알아보지 못한다. 몸이 저리며 혀가 뻣뻣해진다. 목에서 가래 소리가 난다. 손발을 쓰지 못하며 脈象은 洪滑하다.
脈證 분석	濕邪가 盛하여 痰을 만들어내고, 남이 열을 만들며 열이 風을 또 만든다. 風邪는 이리저리 잘 돌아다니며 변화가 무쌍하기에 卒中의 證을 만든다.
치법	化痰熄風
처방	蒼白二陳湯, 導痰湯
*응용	뇌혈관 계통 질병, 세균성 뇌막염

(2) 暑溫結胸

증상	얼굴이 붉고 身熱이 난다. 현기증을 느끼지만 惡寒은 없다. 惡熱만 있으면서 舌苔가 黃滑하다. 갈증이 나서 차가운 것을 마셔도 갈증이 해소되지 않는다. 물만 마시면 바로 토한다. 가슴을 만지면 통증이 있고 소변의 양이 적으며 대변이 잘 나오지 않는다. 脈洪滑.
脈證 분석	暑溫의 邪氣가 中焦로 전해지면 暑邪와 濕熱이 합해져 中焦에 맺히고, 水가 下行하지 못하고 胃가 和降機能을 잃으며 水邪가 흉부에 맺히는 것이다.
치법	苦辛通降
처방	小陷胸加枳實湯
*응용	여름과 가을의 감기, 췌장염, 늑막염, 위염

11.2 左寸洪脈

(1) 心熱口苦

증상	조급증이 나고 답답하면서 얼굴이 붉다. 입과 혀에 腫脹이 생기면서 입이 쓰고 두통이 있다. 눈이 붉으며 앞이 어찔하다. 심하면 정신을 잃고 헛소리를 한다. 소변이 불그스레하고 찔끔거리면서 통증이 생긴다. 舌紅少苔, 脈左寸洪數.
脈證 분석	즐거운 정서가 과하여 心을 상하거나, 火熱의 邪氣가 心으로 바로 침입하면 心火가 아주 심해져 온갖 變症이 생긴다.
치법	凉心導火
처방	導赤散, 三黃瀉心湯, 牛黃解毒片
*응용	舌炎, 口腔炎, 舌體糜爛, 舌體潰瘍

(2) 目赤

증상	눈이 붉고 눈꼽이 많다. 병세가 급하고 전염성도 강하다. 유행성으로 전염되지 않은 것은 風邪를 갑작스럽게 받아 熱을 만든 것이다. 左寸脈이 洪하다.
脈證 분석	전염성 毒邪를 받아 생긴 것이다. 열이 盛한 경우와 風이 盛한 경우가 있다.
치법	淸熱解毒, 疏風
처방	凉膈散, 凉膈連翹散, 瀉熱黃連湯
*응용	급성결막염, 급성 전염성 결막염

11.3 右寸洪脈

肺熱胸痛

증상	가슴에 통증이 생기면서 기침을 한다. 심한 경우는 심한 천식 증상을 보이며 피부에 후끈거리는 열이 나고 코와 목이 마른다. 끈적거리면서 노란 가래를 토하고 대변이 건조해지기도 한다. 右寸脈洪.
脈證 분석	悲哀感이 과하여 폐를 상하거나, 熱邪가 폐에 침입하거나, 心火가 폐를 건드리면 이 證이 생긴다.
치법	瀉肺淸火
처방	방약: 瀉白散 침구: 天突, 內關, 治喘, 足三里
*응용	상기도감염, 폐렴, 기관지염

11.4 右關洪脈

惡心嘔吐

증상	오심과 구토, 딸꾹질, 舌紅, 맥은 大洪無力한데, 右關脈에서 두드러지게 나타난다.
脈證 분석	胃虛로 熱이 있으면서 인체 上部로 氣逆하면 생긴다.
치법	補虛淸熱, 降逆止嘔
처방	橘皮竹茹湯

11.5 右尺洪脈

龍火燔灼

증상	성욕이 항진하고 遺精이 생기며 조루 증상을 보인다. 右尺脈洪.
脈證 분석	陰虛火旺, 火迫精泄하여 생긴다.
치법	滋陰淸火
처방	知柏地黃丸, 三才封髓丹

11.6 兩寸洪脈

(1) 上焦實火

증상	기침과 심한 천식 증상을 보인다. 煩熱感을 느끼면서 입이 마른다. 소변이 붉다. 혹은 소변이 찔끔거리면서 통증이 생긴다. 혹은 콧속에 폴립(용종)이 생기거나 축농증이 있으면서 머리도 아프다. 혹은 인후통이 생기면서 각혈을 한다. 좌우측 寸脈이 모두 洪하다.
脈證 분석	溫毒의 사기가 입과 코로 들어가면 생긴다.
치법	淸上焦火
처방	瀉白散에 치자, 황금을 가한다. 蒼耳散, 辛夷散, 淸咽太平丸, 導赤散, 伯夫鼻淵驗方.

(2) 火克肺金

증상	입이 쓰고 혀가 붉으며 舌苔가 황색이다. 煩躁感을 느끼면서 기침을 하고 胸痛이 있다. 끈적거리면서 노란 가래를 토하고 심하면 피가 섞여 나온다. 좌우측 寸脈이 모두 洪하다.
脈證 분석	心火가 아주 심하여 그 火氣가 폐를 건드려서 나타난다.
치법	瀉心肺火
처방	導赤散에 瀉白散을 합하여 다스린다.

11.7 兩關洪脈

(1) 中焦實熱

증상	입이 건조하고 입술이 마른다. 口臭와 口瘡이 생긴다. 가슴이 답답하면서 갈증이 난다. 차가운 음료를 좋아하고 더운 것을 싫어한다. 얼굴이 붉으며 두통이 있다. 치통이 생기면서 피가 나고 잇몸이 짓무르며 좌우측 關脈이 모두 洪하다.
脈證 분석	實熱의 사기가 中焦를 침범하여 생긴다.
치법	淸中焦熱
처방	淸胃散, 瀉黃散

(2) 胸脇氣脹

증상	입과 입술이 건조하고 눈이 붉으며 눈꼽이 많다. 옆구리 통증이 생기면서 화를 잘 낸다. 많이 먹어도 쉽게 배가 고프다. 현기증이 나면서 눈이 침침하다. 雙關脈洪.
脈證 분석	脾陰이 부족하고 肝火가 아주 심하여 생긴다.
치법	培土瀉木
처방	一貫煎, 滑氏補肝散

11.8 兩尺洪脈

老人壽高

좌우측 尺脈이 모두 洪하고 몸에 이상이 없는 것은 陰平陽秘한 것이다. 노인에게 이 맥이 나타나면 장수할 象이다.

12. 微脈類

12.1 微細欲絶脈

(1) 氣虛崩漏

증상	여성이 崩漏가 그치지 않고, 몸이 나른하고 숨이 차며 음성이 미약하고, 식욕이 없으면서 추위를 타고 自汗 증상이 있다. 심하면 어지러우면서 졸도를 하고 인사불성이 된다. 脈微細欲絶.
脈證 분석	생각을 많이 하여 脾를 상하면 子病(脾)이 母(心)에까지 미쳐 心脾가 모두 虛해진다. 그리되면 統攝을 主宰하지 못하고 血流가 과다하여 厥脫이 생긴다.
치법	補氣攝血, 固氣挽脫
처방	방약: 獨蔘湯으로 急救하고 固本止崩湯으로 뒤를 조리한다. 침구: 足三里, 三陰交, 關元, 中極, 太溪, 孔最, 血海, 腎兪 ☞ 한 번 시술에 3~4個處의 穴을 잡고, 30회 치료하는 것을 치료과정의 한 사이클로 잡는다. 그리고 반드시 서양의학의 수혈치료도 소홀히 해서는 안 된다.
*응용	기능성 자궁출혈로 인한 순환장애

(2) 産後血虛眩暈

증상	산후에 얼굴이 창백해지면서 현기증이 나고, 가슴이 두근거리고 토하려 한다. 속에 열이 나면서 불안하고 갑자기 눈을 감고 뜨지를 못하며, 손발이 차갑고 식은땀을 흘린다. 舌淡無苔, 六脈微細欲絶.
脈證 분석	산후에 피를 많이 흘리면 心肝의 피가 모두 손상을 받아 神이 제자리를 찾지 못하여 생긴다.
치법	益氣補血
처방	방약: 當歸補血湯, 獨蔘湯. 땀을 아주 많이 흘리고 손발이 차가우면 獨蔘湯을 쓴다. 침구: 昏厥했을 때는 人中, 內關, 合谷, 十宣. 피가 그치고 나면 加蔘生化湯을 쓴다.
*응용	산후출혈쇼크

12.2 微澁脈

血痹

증상	팔근육이 저리고 등 부위에 酸痛이 있으며, 심하면 통증이 생긴다. 脈微澁.
脈證 분석	『素問·五臟生成篇』에서는 '누워있거나 바깥에 있을 때 바람을 쐬면 근육의 血이 凝하는데 이를 痹라 한다'고 하였다. 微는 陽微를 말하며 澁은 血滯를 말한다.
치법	溫陽活血蠲痹
처방	방약: 黃芪桂枝五物湯 침구: 阿是穴에 뜸을 뜬다.
*응용	상완신경총신경통, 상완신경총신경마비, 주위신경염

12.3 微弱脈

(1) 太陽營衛俱病

증상	太陽病으로 발열과 오한이 생기며, 熱이 많고 寒이 적다. 脈微弱.
脈證 분석	寒이 營을 상하게 하고 風이 衛를 상하게 하면 營衛가 둘 다 손상된다. 그 결과 風多寒少하여 脈陽微而陰弱하게 된다.
치법	解肌和營衛
처방	桂枝二越婢一湯
*응용	감기

(2) 汗下後陽虛

증상	마음이 답답하고 목이 건조하며, 눈이 침침하고 구토증이 나며, 손발이 차갑고 핏줄이 불뚝거린다. 오래되면 근육에 힘이 없어지면서 痿證이 생긴다. 脈微弱.
脈證 분석	汗法이나 吐法, 下法으로 치료를 잘못하면 이 證이 생긴다.
치법	辛甘化陽. 陽을 회복시키고 厥을 돌이키려면 苦甘化陰法을 쓴다.
처방	甘草乾薑湯. 苦甘化陰하려면 芍藥甘草湯을 쓴다.
*응용	기능부족, 에너지대사저하, 조직의 혈액부족, 저체온, 생리기능저하

12.4 左寸微脈

心陽不斂悸病

증상	물건을 찧는 것처럼 심장이 등등거리고, 놀랄 일도 아닌데 두려워하면서 불안하다. 현기증과 함께 몸의 근육들이 움찔거린다. 몸이 떨리면서 바닥에 넘어지려 한다. 左寸脈微.
脈證 분석	汗法을 잘못 써서 陽을 상하여 陽氣가 不振하고 心力이 쇠약해지거나, 水飮의 사기가 停留하여 위로 심장을 건드리면 이 證이 생긴다.
치법	溫陽定悸
처방	桂枝甘草龍骨牡蠣湯, 苓桂朮甘湯, 眞武湯, 茯苓甘草湯, 五苓散, 小建中湯, 人蔘養營湯
*응용	류머티즘성 심장병, 빈혈성 심장병 및 眩暈

12.5 左關微脈

(1) 脇滿

증상	옆구리가 그득하면서 통증이 생기고, 만져주면 편안해한다. 근육이 당기면서 숨을 크게 쉬지 못한다. 귀에서 소리가 들리지 않고 잘 두려워하면서 左關脈이 微하다.
脈證 분석	肝은 血을 藏하고 그 경락은 옆구리로 흐른다. 肝血虛하여 그 循經部位를 濡潤하지 못하면 脇滿 증상이 생긴다.
치법	補血養肝
처방	滑氏補肝散, 一貫煎
*응용	늑간신경통

(2) 肢寒

증상	손발이 寒冷하며 소화되지 않은 음식물이 섞인 대변을 본다. 左關脈微.
脈證 분석	陽氣가 衰微하고 陰寒이 內盛하면 손발로 양기가 도달하지 못하여 이 證이 생긴다.
치법	祛寒, 回陽救逆
처방	四逆湯, 大烏頭煎

(3) 寒攣氣乏

증상	손발에 쥐가 나면서 옆구리가 그득하고 손발이 차가우며 저리다. 손발톱이 퍼석하고 숨이 차며 피곤하고 악몽을 꾸면서 잘 놀란다. 左關脈微.
脈證 분석	肝虛로 기운이 모자라고, 肝이 血을 藏하지 못하면 血이 筋에 영양을 주지 못하여 肝膽이 不寧하면서 제반 증상이 생긴다.
처방	八味腎氣丸에 枸杞子, 山茱萸, 當歸, 沙苑蒺藜, 鱉甲을 가한다.

12.6 右寸微脈

(1) 氣虛喘證

증상	호흡이 짧고, 두렵고 불안해하면서 기운이 끊어지려 한다. 음성이 낮고 숨을 헐떡이며 말소리가 미세하다. 혹은 저절로 땀이 잘 흐르기도 한다. 右寸脈微.
脈證 분석	精氣가 內虛하고 肺腎의 出納機能이 잘 이루어지지 않으면 생긴다.
치법	益氣定喘
처방	生脈散, 河間四君子湯
*응용	만성 기관지염

(2) 冷痰凝結

증상	기침을 하면서 희고 맑은 색의 가래를 뱉는다. 舌苔白潤, 右寸脈微.
脈證 분석	痰으로 인한 질환을 가진 사람이 寒冷한 사기를 받아서 생긴다.
치법	溫肺化痰
처방	小青龍湯
*응용	만성 기관지염의 급성 발작기

(3) 胸寒痞痛

증상	천식으로 기침을 하면서 타액을 토해내고, 가슴과 등에 통증이 생기면서 숨이 차고 筋脈이 당긴다. 右寸脈微.
脈證 분석	陽虛로 寒이 심하면 이 證이 생긴다.
치법	散寒除濕宣痺
처방	薏苡附子散, 茯苓杏仁甘草湯, 橘枳生薑湯, 枳實薤白桂枝湯, 人蔘湯, 瓜蔞薤白半夏湯 胸陽이 不振한 경우에는 瓜蔞薤白白酒湯을 쓴다.
*응용	기관지천식, 기관지염

12.7 右關微脈

(1) 胃寒腹脹

증상	胃痛이 생기면서 배가 빵빵한 증상이 오랫동안 지속된다. 차가운 것을 먹으면 더 심하다. 손발이 차갑고 타액을 토해낸다. 右關脈微.
脈證 분석	脾胃가 虛寒하여 運化機能을 잃고, 氣의 운동이 잘 되지 않으면 이 證이 생긴다.
치법	溫胃散寒
처방	방약: 平胃散, 薑附湯, 良附丸 침구: 脾兪, 胃兪, 內關, 足三里. 中脘에는 뜸을 뜬다.
*응용	위염

(2) 食少身倦

이는 주로 氣虛로 인한 것이다. 六君子湯, 補中益氣湯으로 다스린다. 昇陽益胃湯도 좋다. 여름에는 淸暑益氣湯이 적합하다.

12.8 右尺微脈

陽衰寒極

증상	음식 생각이 없고 몸을 웅크리며 추위를 탄다. 소변이 자주 마려우며 발기부전, 유정, 조루 증상이 나타난다. 右尺脈微.
脈證 분석	腎陽不足, 命門火衰로 인해 생긴다.
치법	溫補腎陽
처방	방약: 腎氣丸, 右歸飮 침구: 關元, 曲骨, 橫骨, 中極, 三陰交, 陰陵泉

12.9 沉微脈

(1) 少陰頭痛

증상	발과 등이 차갑다. 기운이 위로 뻗치지만 식욕은 무난하다. 두통이 생기며 맥이 沉微하다.
脈證 분석	風邪가 少陰經에 침범하거나 三陽病이 없어지지 않고 少陰으로 陷入하면 이 證이 생긴다.
치법	助陽解表
처방	麻黃附子細辛湯, 獨活細辛湯
*응용	감염성 질병의 말기

(2) 太陽蓄血

증상	태양병이 6, 7일 되어 表證이 아직 남아 있는 상태에서 오히려 結胸이 생기면서 少腹部가 硬滿하고, 마치 사람이 狂人처럼 보인다. 脈微而沉.
脈證 분석	太陽의 사기가 경락을 따라 속(裏)으로 들어가고, 열이 下焦로 들어가 血과 熱이 相結하면 氣血이 장애를 받아 瘀熱이 少腹部에 맺히면서 이 證이 생긴다. 이는 桃仁承氣湯證보다 병이 더 심한 것이다.
치법	竣逐瘀血
처방	抵當湯
*응용	감염성 정신병, 중독성 정신병

(3) 精血虛竭消渴

증상	소변이 자주 마렵고 양이 많으면서 그 질이 마치 지방질이나 연고처럼 끈적하고 맛이 달다. 혀가 붉고 입이 마르며 몸이 나른하고 숨이 차다. 脈沉微.
脈證 분석	氣와 陰이 모두 상하고, 脾氣가 虛衰하면 영양분을 運化하지 못하여 營氣가 虛弱해져서 이 證이 생긴다.
치법	益氣滋陰
처방	錢氏白朮散
*응용	당뇨병

13. 緊脈類

13.1 弦緊脈

(1) 痛痺

증상	손발의 관절에 통증이 생기는데 그 위치가 고정돼 있다. 오한이 있으며 갈증은 없다. 낮에는 안정되고 밤에 발작한다. 寒이 심하고 熱이 적다. 脈弦緊.
脈證 분석	痛痺는 또 寒痺라고도 한다. 寒은 陰邪이며 그 성질이 凝滯하기 때문에 氣血이 不暢하여 痛痺가 생긴다.
치법	祛風散寒, 益火除濕
처방	방약: 五積散, 烏頭湯, 三痺湯 침구: 肩髃, 曲池, 臂中, 合谷, 環跳, 足三里
*응용	관절 류머티즘

(2) 水寒上逆奔豚

증상	배꼽 아래서부터 動悸가 생기다가 氣逆上衝하여 올라오는 느낌이 마치 돼지가 내달리는 것 같다. 추위를 타며 舌苔가 白膩하고 脈은 弦緊하다.
脈證 분석	땀을 흘린 후 心陽을 상하거나, 혹은 원래 下焦에 水寒之氣가 있는 사람이 陽이 陰을 이기지 못하여 水寒이 上逆하면 奔豚證이 생긴다.
치법	溫陽利水, 理氣降逆
처방	茯苓桂枝甘草大棗湯, 外邪가 있으면 桂枝加桂湯, 肝寒에는 千金奔豚湯, 奔豚丸
*응용	위장신경증

(3) 溢飮

증상	몸이 무겁게 가라앉고, 심하면 통증이 생기면서 오한이 나지만 땀은 없다. 손발에 부종이 생기고 갈증은 없으며, 기침을 하면서 흰 거품이 섞인 가래를 뱉고, 마른 구역질이 나면서 가슴 부위에 무엇이 맺힌 것 같다. 舌苔白, 脈弦緊.
脈證 분석	水飮의 사기가 四肢肌肉으로 流注하고 肺脾之氣가 敷布하는 기능을 잃었을 때, 그리고 風寒의 사기가 인체의 표피 부분을 束縛하면 衛氣가 閉塞하고 寒飮이 內伏하면서 이것이 上逆하여 폐에 장애를 주면 溢飮을 형성한다.
치법	溫散發汗, 宣肺化痰
처방	방약: 小靑龍湯 침구: 定喘, 膻中, 肺俞, 中喘, 豊隆
*응용	만성 기관지염, 천식, 폐기종, 늑막염

(4) 支飮

증상	천식이 치솟아 오르면서 눕지를 못한다. 얼굴에 부종이 생기고 흰색의 거품 섞인 가래를 뱉고 오랫동안 낫지 않는다. 한기를 받으면 바로 발작을 하고 심하면 寒熱이 생긴다. 눈물이 저절로 흐르며 몸이 경련을 일으키면서 떨린다. 苔白膩, 脈弦緊.
脈證 분석	식생활에 절제가 없거나, 추운데도 차가운 것을 마시거나 하면 水飮의 사기가 폐로 바로 들어가서 생기는 경우가 있다. 그리고 水飮의 사기가 心에 居하거나 膈에 滯해도 支飮이 발생한다.
치법	瀉肺逐飮, 發表溫裏
처방	小靑龍湯, 葶苈大棗瀉肺湯, 小半夏加茯苓湯, 澤瀉湯
*응용	만성 기관지염, 폐기종, 肺源型 심장병, 삼출성 늑막염

13.2 緊滑脈

(1) 傷食吐逆

증상	胸腹部가 脹滿하며 수시로 통증이 생긴다. 냄새나는 트림을 하면서 신물을 올린다. 방귀를 뀌고 나면 경감된다. 구토 혹은 설사를 동반한다. 脈緊而滑.
脈證 분석	과식하면 脾의 轉輸機能이 잘 이루어지지 않아 이 병이 생긴다.
치법	消食導滯
처방	방약: 保和丸, 導滯驗方 침구: 天突, 內關, 脾俞, 腎俞, 足三里
*응용	급성 위염, 급성 위확장

(2) 寒濕腹痛

증상	배가 아프면서 꾸르럭 소리가 난다. 음식맛이 없다. 가슴이 그득하며 답답하다. 트림이 올라온다. 혹은 설사가 나며 때때로 헛구역질이 생기고, 따뜻한 것을 좋아하고 차가운 것을 싫어한다. 舌苔白膩, 脈緊而滑.
脈證 분석	陽氣가 부족한 체질, 혹은 오랜 병으로 陽을 상했을 때, 혹은 날것이나 차가운 음식을 과식하였을 때, 이로 인해 脾陽이 손상을 받으면 陽虛로 濕을 이기지 못하여 이 證이 생긴다.
치법	溫陽散寒除濕
처방	방약: 胃苓湯, 四苓散合理中湯 침구: 合谷, 中脘, 梁門, 足三里
*응용	급만성 위염

(3) 下寒陰冷

증상	남녀를 불문하고 外陰部가 寒冷한 것을 陰冷이라 한다. 陰寒이라고도 하며, 여성의 경우는 또 玉門冷이라고도 부른다. 小腹冷痛하여 아이를 갖지 못한다. 脈緊而滑.
脈證 분석	下焦가 寒冷하면 여성은 子臟, 남성은 精室虛損이 생기는데, 風冷이 침범하면 冷邪가 陰部에 들어와 이 證이 생긴다.
치법	溫暖下元
처방	방약: 金匱腎氣丸 『婦人良方大全』에서는 오가피, 건강, 단삼, 사상자, 두충 각 三兩, 鍾乳石粉 四兩, 천문동 一兩, 지골피 二兩의 약들을 술에 3박 4일 담가두었다가 꺼내 한 번에 한 잔씩, 식전 공복에 복용한다고 나와 있다.
*응용	불임증, 남자의 경우 고환의 발육불량이나 염증, 여성의 경우는 주로 기초대사 저하 및 종양

(4) 下寒疝痛

증상	고환에 腫痛이 생기고 추위를 타면서 발이 차갑다. 脈緊滑.
脈證 분석	습지에 앉거나 누웠을 때, 그리고 비를 맞으면서 물을 건너면 寒濕이 凝滯하여 下陰으로 모이면서 疝痛을 형성한다.
치법	散寒濕, 止疝痛
처방	방약: 暖肝煎, 天臺烏藥散 침구: 維胞, 關元, 太衝, 三陰交
*응용	고환염, 부고환결핵, 서혜부 헤르니아

13.3 緊數脈

表寒裏熱

증상	겉으로는 發熱惡寒의 表證이 있고 속으로는 口渴引飮의 裏證이 있다. 脈緊而數.
脈證 분석	太陽病이 없어지지 않고 邪氣가 속(裏)으로 들어가면 表裏同病이 된다. 脈緊은 寒束, 數은 熱迫이다.
치법	解表淸裏
처방	大靑龍湯. 천식이 있으면 麻杏石甘湯을 쓴다.
*응용	일반 감기, 유행성 감기, 기관지폐렴

13.4 左寸緊脈

(1) 頭痛目眩

이 병은 주로 寒邪襲表에 속하는 것인데, 九味羌活湯으로 치료한다. 눈이 침침한 경우는 神朮散을 사용한다.

(2) 胸悶氣脹

蔘附湯, 四逆湯, 薑附湯을 선택해 사용한다. 그리고 沉緊脈에서 나타나는 寒邪壅盛으로 인한 胸痛과 같이 참조해서 치료해야 한다.

13.5 左關緊脈

(1) 脇痛腹脹

風寒의 사기를 받아서 이것이 肝經을 침범하여 脇下에 머무른 것인데, 심하면 통증이 少腹部까지 미친다. 처방은 大柴胡湯으로 한다. 小柴胡湯도 可하다.

(2) 筋攣拘急

風寒이 經脈에 침범하여 經脈이 잘 통하지 않으면 剛痙이 발생한다. 葛根湯으로 다스린다.

13.6 左尺緊脈

腰腿作痛

寒濕의 사기가 腰腎을 침범하여 허리와 다리에 머무르면 발생한다. 獨活寄生湯으로 치료한다. 腎着湯, 五積散, 川芎白朮酒를 선택해 다스리기도 한다.

13.7 右寸緊脈

胸滿氣短

증상	심장 부위와 가슴이 그득하면서 답답하고, 통증이 등과 가슴팍까지 미친다. 몸을 움직이면 천식 증상이 급하게 나타나면서 숨이 차다. 右寸脈緊.
脈證 분석	우울한 정서와 思慮로 인해 氣가 맺히고, 氣가 맺히면 血瘀하여서 肺와 心에 모두 병이 생긴다.
치법	疏通心肺
처방	疏肺散合失笑散

13.8. 右關緊脈

胃脘脹痛

증상	胃脘部에 급작스런 통증이 생긴다. 따뜻하게 해주면 통증이 경감된다. 右關脈緊.
脈證 분석	寒邪를 外感하거나, 날것이나 차가운 음식에 상하거나, 冷氣를 마시거나 하면 寒邪가 胃脘部에 침범하여 昇降機能에 장애를 주어서 이런 證이 생긴다.
치법	溫中散寒
처방	良附丸, 厚朴溫中湯, 附子理中丸, 烏頭赤石脂丸

13.9 右尺緊脈

小便不利

증상	손발이 따뜻하지 않다. 몸을 오들오들 떠는 증상이 먼저 나타난 후, 나중에 소변이 찔끔거리며 잘 나오지 않는 증상을 보인다. 소변이 맑은색을 띤다. 右尺脈緊.
脈證 분석	이는 冷淋이라고도 한다. 주로 과도한 성욕으로 腎을 상하여 腎陽이 虛衰해지면서 下焦도 寒冷하여 氣化가 잘 이루어지지 않고 水道가 不暢하여 생긴다.
치법	溫補祛寒
처방	金匱腎氣丸, 肉蓯蓉丸

14. 緩脈類

14.1 濡緩脈

(1) 濕盛多寐

증상	가슴이 답답하고 식욕이 없다. 몸이 묵직하면서 자꾸 잠이 온다. 苔白膩, 脈濡緩.
脈證 분석	脾腎의 陽氣가 虛하거나, 비만체질이 濕邪를 받으면 同氣相求하여 발생한다.
치법	芳香化濕, 化痰降逆
치방	不胃散加味, 昇陽益胃湯
*응용	輕症이나 慢性의 수분중독

(2) 著痺

증상	관절의 통증이 분명하고 현저하게 나타난다. 근육과 피부가 마비되면서 잘 쓰지를 못하고 손발이 육중하게 무거우며 동작이 불편하다. 통증 부위가 고정돼 있다. 苔膩, 脈濡緩.
脈證 분석	著痹는 濕痹라고도 불린다. 濕邪를 받은 후 이 濕이 經脈으로 流注하여 한곳에 고정되어 물러가지 않으면서 바로 이 병이 생긴다.
치법	祛風散寒除濕
처방	방약: 除濕蠲痺湯, 防己羌活湯, 薏苡仁湯, 麻黃加朮湯, 稀簽風濕丸, 神效黃芪湯, 黃芪桂枝五物湯, 三痺湯, 桃紅飮, 大活絡丹, 小活絡丹, 麝香丸 침구: 肩髃, 曲池, 臂中, 合谷, 環跳, 足三里
*응용	관절 류머티즘, 말초신경염

(3) 濕脚氣

증상	발과 정강이가 묵직하면서 부종이 생기고 저리면서 연약무력하다. 발가락 사이가 짓무르면서 활동하기 불편하며 대변도 잘 나오지 않는다. 苔白膩, 脈濡緩.
脈證 분석	水濕의 침입을 받으면 衛氣經絡이 잘 통하지 않고 氣血도 그 소통에 장애가 생긴다. 그리고 脾胃의 氣機도 濕邪에 의해 장애를 받으며, 방광의 氣化도 잘 되지 않아서 이 병이 생긴다.
치법	逐濕通絡, 調氣舒經
처방	鷄鳴散, 除濕湯, 防己飮
*응용	발무좀, 濕型脚氣, 발가락감염, 비타민B결핍증

(4) 寒濕泄瀉

증상	맑고 희박한 설사를 하며, 새벽녘에 복통이 생기고, 소변이 맑으면서 길게 나온다. 혹은 寒熱頭痛을 겸하면서 손발에 시큰거리는 통증이 생긴다. 苔白膩, 脈濡緩.
脈證 분석	날것이나 차가운 음식을 먹거나, 寒濕의 사기를 外感하여 이것이 中土에 모이면, 昇降機能이 잘 이루어지지 않고 淸濁도 잘 나누어지지 않은 결과 濕이 腸으로 가기 때문에 생긴다.
치법	利濕化濁, 有表解表
처방	胃苓湯, 疏表藿香正氣散
*응용	급만성 장염, 감염성 설사

(5) 濕重于熱黃疸

증상	온몸과 눈이 황색을 띠면서 머리가 무겁고 몸이 노곤하다. 가슴과 위장 부위가 그득하면서 답답하고 식욕이 감소하며 배가 더부룩하고 대변이 묽다. 苔黃厚而膩, 脈濡緩.
脈證 분석	濕邪의 방해를 받으면서 熱이 잠복해 있으면 淸陽이 온몸 널리 펴지지 못한다. 그리고 濕이 脾胃를 건드리면 濁邪가 不化하기 때문에 이 證이 생긴다.
치법	淸熱利濕化濁
처방	방약: 茵蔯五苓散, 麻黃連翹赤小豆湯, 梔子柏皮湯, 大黃硝石湯 침구: 足三里, 太衝, 三陰交
*응용	황달성 간염, 담도폐쇄성 황달

(6) 痰濁胸痛

증상	기침을 하면서 거품 섞인 타액을 토해낸다. 숨길이 가빠서 바로 눕지를 못한다. 胸痛이 등에까지 미친다. 苔膩, 脈濡緩.
脈證 분석	脾濕이 痰을 만들어내고, 痰濁이 폐를 침범하면 肺氣가 不宣하고 胸膈에 阻滯하면서 氣機도 不暢하여 이 證이 생긴다.
치법	通陽泄濁, 化痰降逆
처방	瓜蔞薤白半夏湯, 枳實薤白桂枝湯, 茯苓杏仁甘草湯, 橘枳生薑湯, 旋覆花湯, 人蔘湯
*응용	만성 기관지염, 늑막염

14.2 緩弱脈

(1) 脾虛胃弱泄瀉

증상	묽은 설사가 나타났다 그치다 한다. 설사 속에는 소화되지 않은 음식물이 섞어 나오고 식욕이 없어진다. 식후에 위장 부위가 답답하고 몸이 노곤하면서 손발에 힘이 없다. 안색이 누르스름하다. 苔白, 脈緩弱.
脈證 분석	脾氣가 不昇하면 運化機能이 잘 이루어지지 않아서 이 證이 생긴다.
치법	補脾健胃
처방	蔘苓白朮散, 補中益氣湯, 理中湯
*응용	장의 소화장애, 장의 흡수장애, 내분비기능문란성 설사, 소화기 계통의 염증

(2) 脾虛帶下

증상	대하의 색깔이 희면서 냄새는 없다. 대하의 질이 마치 콧물이나 타액같이 끈적하다. 얼굴이 창백하며 손발이 차갑다. 두 발이 붓는다. 몸이 노곤하며 힘이 없다. 소변의 색이 맑으며 길게 나오고 대변은 묽거나 혹은 변비가 생긴다. 脈緩弱.
脈證 분석	음식의 부절제나 과로 때문에 脾陽이 손상받으면 運化機能도 옳게 이루어지지 않아서 소화된 영양분이 營血로 만들어지지 않고 오히려 濕濁으로 변해 下流하면 이 證이 생긴다.
치법	升陽除濕, 健脾益氣
처방	방약: 完帶湯 침구: 脾兪, 帶脈, 歸來, 中極, 行間, 關元, 三陰交, 氣海, 子宮 各穴을 번갈아가면서 사용한다.
*응용	생식기염증, 신체허약, 성자극과다, 변비

(3) 氣虛惡露不絶

증상	산후에 惡露가 찔끔거리면서 그치지 않고 흐른다. 색깔은 淡하고 양이 많으며 질이 희박하다. 잘 피로하고 숨이 차며 가슴이 두근거린다. 배가 빵빵하고 허리가 시큰거린다. 아랫배가 아래로 처지는 느낌이 든다. 식욕이 떨어진다. 舌淡, 脈緩弱.
脈證 분석	허약한 체질이 원래 中氣가 虛하거나, 산후에 操勞가 빨리 나타나면서 과로로 脾를 상하면 中氣가 下陷하여 攝血과 統血을 하지 못하여 이 證이 생긴다.
치법	補氣攝血
처방	補中益氣湯加味
*응용	자궁수축력저하, 산도손상, 응혈기제장애, 태반박리부전, 태반잔류

(4) 産後氣虛尿閉

증상	산후에 소변이 나오지 않거나 방울방울 흐르면서 양이 아주 적다. 심하면 아랫배가 빵빵해지면서 아주 불편하다. 몸이 노곤하고 숨이 차며 음성이 미약하다. 舌淡苔薄, 脈緩弱.
脈證 분석	肺脾의 氣가 虛하여 淸陽이 下陷하면 방광이 閉塞되면서 이 證이 나타난다.
치법	補氣潤肺佐行水
처방	방약: 補氣通脬飮 침구: 曲骨, 中極, 三陰交, 水道
*응용	尿瀦溜

(5) 氣虛乳泣

증상	산후에 젖이 저절로 흘러나오면서 종일 그치지 않는다. 출산 전에 젖이 저절로 흐르는 경우도 있다. 유방은 빵빵하지 않고 얼굴색이 창백하며 피로하고 숨이 차며 가슴이 두근거린다. 식욕이 없으며 손발이 따뜻하지 않다. 현기증과 함께 대변이 묽고 소변이 자주 마렵다. 苔白, 脈緩弱.
脈證 분석	원래 氣虛 체질이거나 혹은 산후에 元氣가 大傷하면 氣虛로 인해 攝納하지 못하므로 이 證이 생긴다.
치법	補血益氣
처방	방약: 八珍湯, 補中益氣湯 침구: 乳根, 膻中, 足三里, 足臨泣, 少澤
*응용	여성호르몬, 그리고 뇌하수체전엽에서 분비하는 성선자극호르몬과 밀접한 관계가 있다.

14.3 浮緩脈

(1) 風濕在上項强

증상	發熱, 汗出, 惡風, 목과 함께 등이 계속 뻣뻣한 증상이 나타난다. 脈浮緩.
脈證 분석	風邪가 衛氣를 상하게 하고, 太陽病으로 表虛하여 陽明으로 바로 나아가면 진액의 虧耗를 야기하고 이런 脈證이 나타난다.
치법	生津解肌
처방	桂枝加葛根湯
*응용	일반 감기, 유행성 감기

(2) 太陽中風

증상	發熱, 汗出, 惡風, 鼻鳴, 乾嘔, 脈浮緩
脈證 분석	衛氣가 風의 침범을 받고, 營分이 邪氣의 훈증을 받으며, 風邪가 폐를 침입하면 위로 氣가 맺히면서 이 證이 생긴다.
치법	解肌固表, 調和營衛
처방	桂枝湯. 疏邪實表湯도 경험방이다.
*응용	일반 감기, 유행성 감기

(3) 風濕頭痛

증상	미열, 惡風 증상과 함께 전신 관절이 시큰거리는 통증, 두통과 몸이 묵직한 증상이 나타나는데, 이런 증상들은 바람을 맞으면 더 심해지고 비가 오는 날에 가중되며 낮에는 가볍고 밤에 심해진다. 苔白膩, 脈浮緩.
脈證 분석	頭部는 諸陽이 만나는 곳이다. 風濕이 이곳을 침범하면 經脈이 阻滯되고 陽氣가 잘 움직이지 못하여 이 증상이 생긴다.
치법	疏散風濕
처방	羌活勝濕湯, 편두통에는 散偏湯, 淸空膏, 鹽湯洗法方
*응용	근육긴장성 두통, 두개골 통증감각민감조직의 염증과 자극, 이비인후과 질환으로 인한 두통

(4) 勞倦

증상	손발과 가슴 한가운데 열감이 생기며, 遺精과 함께 허리가 시큰거리고 무릎이 무력해지며, 온몸이 수척해지고 맥이 浮緩하다.
脈證 분석	심한 노동으로 脾를 상하거나, 과도한 房事로 腎을 상하거나, 몸이 피곤해서 中焦의 氣가 소모되면 陰이 陽을 藏하지 못하여 陰虛內熱한다. 封藏機能도 잘 이루어지지 않고 腎이 骨을 견고케 하지 못하며, 脾도 근육에 영양을 주지 못하여 제반 증상이 생긴다.
치법	固腎澁精, 調和營衛, 養血斂陰, 補脾益氣
처방	방약: 桂枝加龍骨牡蛎湯, 小建中湯, 黃芪建中湯, 八味腎氣丸, 酸棗仁湯, 薯蕷丸 침구: 關元, 中極, 三陰交, 陰陵泉, 足三里
*응용	진행성 근영양불량, 신경쇠약, 만성 소모성 질환

(5) 風濕在表

증상	전신에 통증이 생기면서 發熱과 發疹도 나타난다. 苔白膩, 脈浮緩.
脈證 분석	땀을 흘리고 바람을 맞거나, 항상 차가운 것을 좋아하거나, 風邪를 받거나 하면 땀이 생리적으로 잘 나오지 않게 되면서 濕이 현저하게 잘 생기게 된다.
치법	輕淸宣化
처방	麻黃杏仁苡仁甘草湯
*응용	류머티즘열

(6) 風濕外感

증상	전신에 통증이 생기면서 아주 심하면 몸을 잘 뒤척이지 못하게 되고, 가벼운 경우에는 굴신동작이 불가능해지며, 열이 나고 오후 3~5시 무렵이면 아주 심해진다. 脈浮緩.
脈證 분석	밖에서 風濕이 들어오므로 전신에 통증이 생긴다. 濕은 陰邪이며, 오후 3~5시는 陽氣가 衰한 시간이다. 그래서 이 시간이면 더 심해지는 것이다. 脈浮緩은 風濕이 분명하다.
치법	解肌散風除濕
처방	방약: 桂枝加白朮湯, 麻黃杏仁苡仁甘草湯, 麻黃加朮湯, 防己黃芪湯 침구: 合谷, 風池, 大椎, 外關, 腎脊, 陰陵泉
*응용	류머디즘, 혹은 류머티즘성 질환, 일반 감기와 유행성 감기, 장티푸스

14.4 右脈緩

(1) 穢濁阻氣分

증상	가슴과 배가 무엇이 막힌 것처럼 답답하다. 이런 느낌이 胃脘部까지 미치면서 배가 더 부룩하다. 대변이 시원치가 않다. 舌苔白滑, 右脈緩.
脈證 분석	肺는 一身의 氣를 주관하는데, 氣分이 濕에 의해 막히므로 右脈이 緩하게 나타난다. 脾가 精을 不散하고 肺氣가 수분을 대주지 못하기 때문에 이 證이 생긴다.
치법	運坤陽, 宣氣機
처방	四加減正氣散
*응용	위장형 감기, 장티푸스

(2) 風動頭眩

증상	차가운 것이 싫고 심한 열이 난다. 머리와 몸에 통증이 생긴다. 목과 등줄기가 뻣뻣하며 갈증과 구토가 나고, 현기증이 생기면서 땀은 나지 않는다. 右脈緩.
脈證 분석	어느 계절에 생긴 감기든, 表寒이 있고 속으로 鬱熱이 있으면 이 證이 생긴다.
치법	解肌, 和解
처방	小柴胡湯, 柴葛解肌湯
*응용	일반 감기, 유행성 감기

14.5 弦緩脈

脾虛肝旺

증상	胃脘部에 脹滿感이 있으며 攻痛이 옆구리까지 미치고 주물러주면 비교적 편하다. 트림이 빈번하게 나오며 舌苔는 薄白, 맥은 弦緩하다.
脈證 분석	怒氣로 간을 상하거나, 정서적으로 기운이 맺혀 있으면 肝氣가 不舒하여 脾로 橫逆하여 침범하는데, 그리되면 脾가 전수기능을 잃게 되면서 이 證이 생긴다. 弦은 肝脈이며 緩은 脾脈이다.
치법	調和肝脾
처방	방약: 逍遙散, 四逆散合左金丸, 六君子湯加柴胡, 白芍藥 침구: 肝兪, 脾兪, 內關, 足三里, 胃兪, 中脘, 上脘, 梁門
*응용	만성 위염, 만성 간염, 담낭염, 담낭결석, 위십이장궤양, 위하수, 위점막탈수

14.6 緩澁脈

(1) 血虛津枯風秘

증상	변비, 현기증, 腹脹, 尿少, 口渴不飮, 피부건조, 脈緩澁
脈證 분석	外感으로 인해 大腸이 燥結한 경우나 中風病으로 腸胃에 열이 쌓인 경우에 생긴다. 脈緩은 血少, 澁은 傷津을 주관한다.
치법	潤腸開秘
처방	방약: 黃芪湯, 五仁丸, 潤腸丸 침구: 支溝, 天樞, 氣海, 足三里, 陽陵泉

(2) 噎膈反胃

증상	몸이 나날이 여위고 胸膈部가 맺히고 답답하며, 惡心과 反胃가 생기고, 토하고 나면 조금 시원하면서 트림도 조금 줄어든다. 식후에 목에 무엇이 맺힌 것 같은 느낌이 들고, 심하면 통증이 생기면서 목에 걸린 것이 넘어가지 않는다. 脈象緩澁.
脈證 분석	鬱證이 오래되면 氣가 맺히고 진액이 마른다. 胃脘部에 진액이 모자라거나 熱病이 오래되면 진액이 虧耗하고 眞陰이 부족해져서 이 證이 생긴다.
치법	解鬱潤燥
처방	啓膈散, 千金五噎丸
*응용	식도열공헤르니아, 식도암, 식도경련, 분문경련, 食道良性狹窄

(3) 氣虛濕滯蹣跚

이 병은 걸을 때 다리를 절뚝거리며, 넓적다리가 오그라져 펴지를 못하고 근육이 손상된 것이다. 관절염으로 인해 변형된 것이며, 이미 고질병에 속하는 不治이다.

(4) 脾腎陽虛濡瀉

증상	脘腹이 脹滿하고 몸이 나른하면서 무겁다. 식욕이 없고 구토를 하면서 신물을 올린다. 대변이 물과 같으며 소변의 양이 적다. 몸이 마르며 새벽녘에 설사를 하기도 한다. 脈緩澁.
脈證 분석	命門의 火가 衰하고 火不蒸土하면 土가 濕을 이기지 못한다. 그 결과 濕이 스며들어서 濡瀉가 생긴다.
치법	溫補脾腎, 佐以滲濕
처방	방약: 金匱腎氣丸, 四神丸, 右歸丸, 胃苓湯, 蔘苓白朮散, 香砂六君子湯이나 香砂六君子丸, 補中益氣湯이나 補中益氣丸, 昇陽益胃湯 침구: 中極, 關元, 內關, 足三里, 上脘, 三陰交
*응용	만성 장염, 국한성 장염, 장결핵

14.7 細緩脈

脾胃虛寒反胃

증상	몸이 수척해지고 설사를 하며 갈증은 없다. 얼굴에 화색이 없고 손발이 따뜻하지 않다. 추위를 타고 따뜻한 것을 좋아한다. 식후에 腹脹感이 있으며 음식을 먹는 족족 토해낸다. 혹은 배에서 물 흔들리는 소리가 난다. 脈細緩.
脈證 분석	음식의 부절제나 비위의 허약 등으로 인해 寒이 속에 內生하면 陽氣가 막히고 淸濁이 서로 섞여 昇降이 잘 되지 않으면서 水穀이 不化하여 바로 反胃가 생긴다.
치법	溫中散寒
처방	방약: 附子理中湯, 香砂六君子湯, 丁萸理中湯, 良附丸 침구: 內關, 天突, 氣海, 關元, 中脘, 足三里
*응용	만성 위염, 위하수, 胃瀦留

14.8 左寸緩脈

胸滿健忘

증상	가슴이 그득하며 현기증이 생기고 숨이 차면서 땀을 잘 흘린다. 심장이 두근거리고 밤에 잠을 못 이룬다. 건망증이 심하다. 左寸脈緩無力.
脈證 분석	피로하거나 신경을 많이 쓰면 神明을 상하여 이 證이 생긴다.
치법	補心安神
처방	天王補心丹, 柏子養心丹

14.9 左關緩脈

(1) 風虛眩暈

증상	심장이 두근거리고 현기증이 생기며, 불면증이 나타나거나 타액을 토하기도 한다. 左關脈이 緩하다.
脈證 분석	脾가 精을 不化하면 血이 모자라고, 血虛하여 風이 動하면 이 證이 생긴다.
치법	淸熱補血熄風
처방	四物湯加人蔘, 陳皮, 黃芩, 梔子, 茯苓, 天麻, 甘草

(2) 左脇脹悶

이 證은 주로 肝血虛로 생긴다. 滑氏補肝散으로 다스린다.

14.10 左尺緩脈

(1) 腰痛足痿

腰痛, 腿痛, 筋骨疼痛이 생긴다. 龔廷賢의 『万病回春』에 나오는 養血湯으로 치료한다.

(2) 小便頻數

증상	다리와 발, 少腹部도 차가우며 소변이 冷痙하며 자주 마렵고 左尺脈이 虛緩하다.
脈證 분석	嬰幼兒의 방광 괄약기능이 약하거나, 고령이나 오랜 병후에 下元이 부족하면 방광의 氣가 虛하여 이 병이 나타난다.
치법	溫補澁脫
처방	固脬湯, 縮泉丸

(3) 滑精遺精

증상	滑精과 遺精, 발기부전, 조루 증상이 생기면서 안색이 창백하고, 허리와 발이 시큰거리고 힘이 없으며 정신이 흐리멍덩하다. 左尺脈緩.
脈證 분석	思慮과 과하여 脾를 상하고, 두려움으로 腎을 상하면 下元이 약해지고 命門의 火도 부족해지면서 精關이 不固하여 이 證이 나타난다.
치법	溫補下元
처방	速效陽痿早泄滑精湯

14.11 右寸緩脈

脾不生肺

증상	추위를 타면서 얼굴이 창백하다. 현기증이 나면서 숨이 차다. 거품 섞인 타액을 토해낸다. 몸이 노곤하고 식욕이 없다. 舌淡, 右寸脈緩.
脈證 분석	날것이나 차가운 음식으로 脾를 상하면 脾의 生化作用이 부진하고 肺의 滋養機能도 失調하여 이 證이 나타난다. 先人들은 이를 '土不生金'이라고도 하였다.
치법	培土生金
처방	蔘苓白朮散, 異攻散, 香砂六君子湯

14.12 右關緩脈

脾虛脘滿

증상	안색이 누르스름하고 전신이 노곤하며 음성에 힘이 없다. 식욕이 없으며 배가 더부룩하면서 만져주면 편안해한다. 右關脈緩.
脈證 분석	脾胃가 원래 약하거나, 과식을 하고 힘을 많이 쓰거나 하면 淸陽이 下陷하고 濁氣가 위로 올라서 이 證이 나타난다.
치법	補中消脹
처방	補中益氣湯, 升陽益胃湯, 半夏瀉心湯

14.13 右尺緩脈

腹冷泄瀉

증상	손발과 무릎이 차갑다. 배꼽 부위의 복부에 통증이 생긴다. 腸에서는 雷鳴이 들린다. 새벽설사를 한다. 이런 증상들이 오래되어 잘 낫지 않는다. 右尺脈緩.
脈證 분석	李中梓는 다음과 같이 말했다. "腎은 大小便을 주관하고, 封藏之本이며, 비록 水에 속하지만 眞陽이 거하는 곳이다. 少火는 生氣하고, 火는 土의 母인데, 이 火가 衰한데 어찌 三焦를 運行하며 五穀을 腐熟시킬 수 있단 말인가?"
치법	溫補脾腎
처방	金匱腎氣丸, 四神丸, 右歸飮

15. 芤脈類

15.1 澁而芤脈

血鬱鬱證

증상	양 옆구리에 통증이 생기면서 통증 부위는 고정돼 있다. 대변이 흑색을 띤다. 피부가 거칠어지고 맥은 澁而芤하다.
脈證 분석	타박상을 입거나 七情이 內傷하면 血瘀氣滯하므로 이 證이 나타난다.
치법	行血消瘀
처방	방약: 血鬱湯 침구: 肝兪, 脾兪, 膂兪, 期門, 血海, 三陰交, 陽陵泉, 足三里
*응용	肝脾腫大, 간경화

15.2 芤遲脈

寒性吐血

증상	吐血과 腹痛이 생기며 설사를 하면서 갈증은 없다. 손발이 차가우면서 추위를 타고 입술색이 淡하면서 식욕은 무난하다. 吐血의 색이 淡晦하고 舌苔는 희며 맥은 芤遲하다.
脈證 분석	음식에 상하거나 과로하면 中焦의 氣가 虛해지고 脾陽이 부족해지며, 昇降機能이 잘 이루어지지 않고 淸濁의 구분도 잘 되지 않으며, 血寒하여 歸經하지 못하면 胃氣가 上逆하여 이 證이 생긴다.
치법	溫中散寒攝血
처방	加味理中湯, 柏葉湯
*응용	상부소화기 계통 출혈

15.3 芤數脈

熱性吐血

증상	얼굴이 붉고 목이 마르며 갈증으로 물을 찾는다. 가슴에 熱感이 생기면서 찬 것을 좋아하고 吐血을 하며, 舌苔는 黃燥하고 맥은 芤數하다.
脈證 분석	매운 음식을 과식하거나, 음주가 과하거나, 七情이 상해 動火하거나, 계절에 맞지 않는 暖邪를 받으면 熱이 胃絡을 상하게 하여 迫血妄行하면 吐血을 한다.
치법	清熱凉血
처방	犀角地黃湯, 瀉心湯, 玉女煎
*응용	소화기 계통 출혈

15.4 芤而虛數脈

陰血兩虛

증상	심장이 두근거리고 불면증과 건망증이 생긴다. 조급증과 현기증이 나며 발열과 盜汗이 나타난다. 여성은 생리가 불순하거나 아예 중단되기도 한다. 脈芤虛數.
脈證 분석	陰虛 체질, 혹은 많은 피를 흘렸을 때, 그리고 汗法이나 吐法, 下法을 잘못 써서 진액을 상했을 때 주로 나타나는데, 陰傷은 血虛가 점진적으로 진행되어 나타난 것이다. 이 병은 일조일석에 생긴 것이 아니다.
치법	滋陰補血
처방	四物湯에 맥문동, 산약, 복령, 龜板을 가한다. 八珍湯, 人蔘養營湯.
*응용	극심한 빈혈

15.5 左寸芤脈

(1) 産後失血怔忡驚悸

증상	얼굴에 화색이 없고 마음이 불안하다. 현기증이 생기며 눈이 침침하고 수시로 땀을 흘린다. 左寸脈芤.
脈證 분석	산후에 피를 많이 흘렸을 때, 혹은 과로로 인해 心脾를 상하여 心과 脾가 모두 虛해지면 心神이 불안해진다. 失血은 産婦에서만 나타나는 것이 아니고 다른 원인의 출혈에서도 나타난다. 어쨌든 血이 心을 養하지 못하면 이 證을 만드는데, 임상에서는 이를 잘 구별하여 證治해야 한다.
치법	補益心脾
처방	養心湯, 天王補心丹, 炙甘草湯
*응용	빈혈성 心悸, 신경쇠약

(2) 胸中積血

증상	胸痛과 함께 숨이 차고 피로하며 음성이 低微하다. 식욕이 없고, 혹은 반신불수가 되기도 하며, 여성의 경우는 생리가 중단되기도 한다. 左寸脈芤.
脈證 분석	七情이 內傷하거나, 타박상이나 추락상을 입었을 때, 혹은 氣虛로 運血을 하지 못하면 血瘀氣粗하여 이 證이 생긴다.
치법	活血化瘀, 佐補氣
처방	방약: 補氣化瘀湯, 犀角地黃湯, 血府逐瘀湯 침구: 늑간신경통에는 丘墟, 照海, 陽陵泉, 懸鍾, 內關, 外關, 阿是穴에 침을 놓는다. 다른 胸痛에는 참고하여 사용한다.
*응용	늑간신경통, 늑막염, 흉부농종, 조직기관의 울혈

15.6 左關芤脈

肝血不藏

증상	시야가 모호하고 쉽게 피로를 느낀다. 行步가 곤란하며 손을 꽉 쥐지 못하고 힘이 없다. 얼굴에 화색이 없고 손발이 저리며 근육이 움찔거리며 左關脈이 芤하다.
脈證 분석	鬱憤이 과하여 生化不足하거나, 출혈이 과다하거나, 오랜 병으로 血이 소모되어 肝이 血을 藏하지 못하는 경우에 나타난다.
치법	補腎益肝理脾
처방	地黃丸, 滑氏補肝散, 歸脾湯을 배합하여 사용한다.

15.7 左尺芤脈

(1) 小便下血

증상	얼굴이 붉은데 두 볼이 특히 붉다. 입과 목이 건조하다. 허리와 무릎이 시큰거리면서 아프다. 손발과 가슴 한가운데 열감이 있다. 潮熱과 盜汗이 생긴다. 소변에 피가 섞여 나온다. 左尺脈芤.
脈證 분석	腎水가 부족하고 陰虛火亢하면 열이 방광으로 전해져 소변에 피가 섞인다.
치법	壯水之主
처방	六味地黃湯, 知柏地黃丸, 大補陰丸
*응용	비뇨기결핵, 만성 신장염

(2) 痔漏出血

증상	항문에 살이 옆으로 뻗어나오는데 그 모양이 일정하지 않다. 며칠 지나면 반드시 대변이 건조해지고, 치료시기를 놓치거나 잘못 치료하면 이것이 터지면서 피가 나온다. 左尺脈芤.
脈證 분석	대장에 열이 모여서 迫血妄行하면 항문 주위의 혈액순환이 잘 되지 않아 痔核을 형성하면서 대변이 굳어져 이 부분을 마찰하여 파열되므로 피가 나온다.
치법	淸熱, 潤便, 活瘀
처방	加味六味丸, 治痔消核湯

(3) 男子精漏

증상	遺精 혹은 滑精이 있고, 耳聾이 생기면서 이빨이 흔들리며, 발기부전과 조루 증상이 나타난다. 현기증이 나면서 左尺脈이 芤하다.
脈證 분석	房事가 과도하거나, 선천적으로 腎陽이 衰微하면 腎의 封藏機能이 잘 유지되지 않고 精關이 不固하면서 이 證이 생긴다.
치법	補益心腎
처방	방약: 六味地黃丸, 左歸飮, 天王補心丹 침구: 關元, 中極, 腎兪, 心兪, 太溪

15.8 右寸芤脈

(1) 咳嗽吐血

咳血, 吐血하면 淸肺湯, 淸火滋陰湯을 사용한다.

(2) 衄血失血

衄血에는 淸衄湯을, 失血에는 當歸補血湯을 사용한다.

15.9 右關芤脈

(1) 胃痛傷血

증상	초기에는 中脘穴에 隱痛이 생기면서 약간의 부종이 나타난다. 학질처럼 寒熱이 생기고 피부가 거칠어지면서 膿血을 토한다. 초기에는 右關脈이 沉數하고, 瘀滯하면 맥이 澁하며, 膿이 형성되면 洪數하고, 말기에는 虛芤하다.
脈證 분석	음식의 毒과 七情의 火, 그리고 熱이 胃에 모이면 癰을 형성한다.
치법	초기에는 淸胃瀉火, 중기에는 活瘀瀉下, 말기에 膿이 형성되면 排膿한다. 虛證에는 大補氣血한다.
처방	초기에는 淸胃射干湯, 중기에는 牡丹皮湯, 排膿에는 赤豆薏苡仁湯, 補虛에는 補中益氣湯을 사용한다.

(2) 腸癰下血

증상	상복부와 배꼽 주위에 통증이 생기는데, 이 통증은 바로 우측 하복부 天樞穴 부위 아래로 국한되면서 지속성 疼痛으로 번한다. 이와 함께 下肢를 굴신하지 못하고 寒熱이 생기면서 구토를 하고 식욕이 없어진다. 대변은 딱딱하고 소변은 색이 붉다. 右關脈芤.
脈證 분석	기름진 음식을 좋아하거나, 차가운 음식을 먹거나, 무거운 물건을 받쳐올리거나, 갑자기 화를 내면서 우울한 마음이 들거나, 추위나 더위를 잘 조절하지 못하게 되면 脾胃를 손상시켜 傳導機能이 잘 유지되지 않으면서 음식물이 속에서 積滯한다. 이로 인해 氣血이 조화롭지 못하게 되면 이것이 속에서 瘀敗하여 바로 이 證이 나타난다.
치법	초기에는 祛瘀瀉下, 중기에는 排膿消腫, 말기에는 托裏排膿한다.
처방	방약: 초기에는 大黃牡丹皮湯, 중기에는 仙方活命飮, 薏苡附子敗漿湯, 말기에는 牡丹皮湯을 사용한다. 氣血이 모두 虛하면 蔘苓內托散을, 陰傷이면 益胃湯을 쓴다. 침구: 曲池, 天樞, 足三里
*응용	맹장염

15.10 右尺芤脈

(1) 大便下血

증상	얼굴에 화색이 없고 현기증이 나면서 눈앞이 침침하고, 대변에 피가 섞여 나오면서 오랫동안 낫지 않는다. 右尺脈芤.
脈證 분석	脾胃의 氣가 虛하여 脾가 血을 다스리지 못하면 이 證이 생긴다.
치법	補氣攝血
처방	歸脾湯, 黃土湯
*응용	백혈병, 紫癜, 재생불량성 빈혈, 괴사성 장염

(2) 小便尿血

증상	추위를 타면서 손발이 차갑다. 허리와 무릎에 시큰거리는 통증이 있다. 발기부전과 조루 증상이 생기고, 소변이 먼저 나온 후에 피가 나온다. 右尺脈芤.
脈證 분석	命門의 火가 衰하고, 腎氣가 水와 血을 거두어들이지 못해서 이 證이 나타난다.
치법	補腎壯陽
처방	金匱腎氣丸, 速效陽痿早泄遺精湯
*응용	백혈병, 紫癜, 재생불량성 빈혈

(3) 女人經病

생리가 예정일보다 일찍 나오는 것은 氣血虛에 속하는 것이라 歸脾湯을 쓴다. 예정일보다 늦게 오는 것은 血虛에 속하는 것이라 小營煎을 사용한다. 先後가 불규칙하면서 脾虛하면 蔘苓白朮散, 腎虛에는 固陰煎, 양이 많으면서 氣血虛한 경우에는 擧元煎을, 양이 적은 것은 血虛에 속하는 것이라 五福飮을 사용한다.

(4) 陰血大虛

증상	심장이 두근거리고 불면증과 건망증이 나타나면서 현기증과 눈이 침침한 증상이 생기고, 꿈이 많으며 耳鳴이 나타난다. 여성의 경우 생리의 양이 적으면서 깔끔하게 다 나오지 않고 심하면 생리가 중단된다. 右尺脈芤.
脈證 분석	傷津失血로 인해 나타난다.
치법	竣補陰血
처방	방약: 歸脾湯, 炙甘草湯, 四物湯, 當歸補血湯, 人蔘養營湯, 補天大造丸 瘀를 겸하고 있으면 大黃䗪蟲丸을 쓴다. 침구: 足三里, 曲池

(5) 灼津鍊液

증상	코와 목이 건조하고 어지러우면서 갈증이 생긴다. 피부가 건조해지며 혀가 붉고 물기가 적다. 땀, 콧물, 눈물, 타액도 모두 적어지며 右尺脈이 芤하다.
脈證 분석	津은 血의 원천이다. 津液이 많이 소모되면 반드시 血虛血燥한다.
치법	大補津液
처방	增液湯, 生脈散

16. 弦脈類

16.1 弦細脈

(1) 氣血虛發痙

증상	얼굴에 화색이 없고 현기증이 생기며, 손발톱의 색깔이 창백하고, 마음이 처지고 숨이 차다. 耳鳴과 心悸가 생기면서 筋脈이 당긴다. 심하면 角弓反張 증상이 나타나고, 脈이 弦細하다.
脈證 분석	氣虛가 血에까지 영향을 미치면 血이 筋脈에 영양을 주지 못하고, 筋脈이 血養을 받지 못하면 虛風이 內動하여 痓病이 생긴다.
치법	補益氣血
처방	人蔘養營湯, 八珍湯, 大營煎
*응용	빈혈성 경련, 신경증, 뇌의 기생충병, 소아의 비타민D결핍증

(2) 心膽氣虛失眠

증상	가슴이 두근거리고 불면증이 생긴다. 수시로 놀라면서 자다가 잘 깬다. 苔白, 脈弦細.
脈證 분석	두려움으로 膽을 상하거나 놀라서 心을 상하면 心虛膽怯하여 잠을 잘 이루지 못한다.
치법	養心鎭怯
처방	방약: 溫膽湯, 安神定志丸, 酸棗仁湯, 高枕無憂散 침구: 足三里, 內關, 三陰交, 神門, 安眠
*응용	신경쇠약, 대뇌피질층 기능문란

(3) 痰鬱發癲

증상	癲證이 생기기 전에 우선 정서적으로 억압돼 있는 상태다. 무표정하면서 혼자 두서없는 말을 중얼거리며, 점진적으로 울다가 웃다가 하는 증상을 보이면서 더러움과 깨끗함을 구별하지 못하고 식욕이 적고 맥이 弦細하다.
脈證 분석	생각을 많이 하고 평소의 일이 뜻한 바대로 이루어지지 않을 때, 그리고 사람이 평소에 교양이 모자라고 생각이 협소하면 肝氣가 鬱結하고 脾氣가 不昇하여 氣가 맺히고 痰이 結하면서 神識이 蒙閉하여 이 癲證이 생긴다.
치법	化痰開竅, 理氣開鬱
처방	방약: 順氣導痰湯, 控涎丹, 三聖散으로 토하게 하는 방법, 二味湧吐散, 蘇合香丸, 四七湯, 金箔鎭心丸 침구: 大椎, 陶道, 合谷, 豊隆, 頭維, 陽陵泉, 足三里, 身柱, 風池, 內關
*응용	신경증, 반응성 정신병

(4) 腎陰虛眩暈

증상	현기증과 함께 손발과 가슴 한가운데 熱感이 생기고, 遺精과 耳鳴이 나타난다. 허리가 시큰거리고 무릎이 약하다. 마음이 처지고 건망증이 생긴다. 舌紅, 脈弦細.
脈證 분석	房事가 과도하고 욕정을 절제하지 못하면 精이 말라서 水不涵木하여 風을 動하게 하면 頭暈이 나타난다.
치법	補腎益陰
처방	방약: 左歸丸, 杞菊地黃丸, 龜陸二仙膠 침구: 風池, 肝兪, 腎兪, 曲池, 印堂, 神門, 太衝
*응용	고혈압, 갑상선기능항진, 교감신경흥분, 부신호르몬분비과다

(5) 脇下癥瘕積壞

증상	옆구리에 멍울이나 덩어리가 생기는데, 통증이 있으면서 만져주면 편하다. 근육이 당기면서 耳聾 증상이 나타난다. 시력이 떨어지며 잘 보이지 않는다. 마치 누가 잡으러 오는 것 같은 느낌이 들면서 잘 놀란다. 脈弦細.
脈證 분석	暴怒로 간을 상하면 積聚를 형성한다. 학질이 낫지 않으면 瘧母를 형성한다.
치법	軟堅散結
처방	방약: 肥氣丸, 혹은 柴胡, 鱉甲, 靑皮, 文朮로 치료한다. 침구: 足三里, 內關, 三陰交, 神門, 安眠
*응용	肝脾腫大, 혈흡충병, 학질, 흑열병(칼라아자르), 백혈병, 디프테리아균속 감염

(6) 正虛瘀結積聚

증상	몸속에 딱딱한 멍울이나 덩어리가 생기면서 통증이 아주 심하다. 얼굴이 누르스름하고 몸의 살집이 줄어든다. 식욕이 갑자기 없어진다. 舌質淡紫, 舌苔灰糙或光剝, 脈弦細.
脈證 분석	風寒을 外感하고 음식을 절제하지 못하면 七情이 內傷하면서 臟腑에까지 손상을 미친다. 氣의 흐름이 막히고 瘀血이 內停하며 正氣가 날로 虛해지면서 이 證이 생긴다.
치법	活血化瘀, 大補氣血
처방	八珍湯에 홍화, 적작약, 단삼 종류를 가한다. 나중에는 資生丸으로 조리한다. 外用으로는 阿魏膏, 水紅花膏를 붙여서 消痞散結해준다.
*응용	肝脾腫大, 혈흡충병, 학질, 흑열병(칼라아자르), 백혈병, 디프테리아균속 감염

(7) 痰氣交阻噎膈

증상	무엇을 삼키면 목에 딱딱한 것이 막혀 있는 느낌이 든다. 胸膈이 痞悶하고 隱痛이 생긴다. 대변이 잘 나오지 않는다. 입과 목이 건조하다. 몸이 점점 여윈다. 舌質紅, 脈弦細.
脈證 분석	음식을 절제하지 않거나 음주벽이 있으면 脾胃를 손상한다. 혹은 억지로 아주 뜨거운 湯을 마시면 식도를 손상한다. 脾는 痰을 만들어내는 원천인데, 痰氣가 交結하여 胸膈에 滯하면 이 證이 생긴다.
치법	開鬱除痰
처방	旋覆代赭石湯, 啓膈散 진액이 인체 상부로 上承하지 못하는 경우는 五汁安中飮을 사용하고, 대변이 통하지 않으면 大黃甘草湯, 千金五噎丸을 쓴다.
*응용	위암, 식도암, 식도경련

(8) 久鬱傷神

증상	머리가 흐리멍덩하고 비애와 우울감을 느끼면서 잘 운다. 수시로 하품을 하고 기지개를 켜면서 울다가 웃다가 정서적으로 자제를 못한다. 하품 증상이 그치지 않는다. 쓸데없는 걱정과 괜한 의심을 한다. 苔白, 脈弦細.
脈證 분석	우울하고 근심어린 생각을 하며, 만사를 앞당겨 생각하고, 남의 충고를 듣지 않으면서 정서가 鬱結하거나, 갑자기 놀라는 일을 당하거나 하면 心과 神을 상하여 陰液이 부족해지고 心火가 上亢하고 氣의 운동도 잘 되지 않아 心失所養한다. 이 상태가 오래되면 神을 상하는 것이다.
치법	養心安神
처방	甘麥大棗湯, 淡竹茹湯, 歸脾湯

(9) 脾虛肝鬱胃痛

증상	脘腹이 脹悶하고 위통이 생기면서 신물을 올린다. 냄새나는 트림을 하면서 舌苔가 희다. 脈弦細.
脈證 분석	정서적으로 손상을 받아 氣가 맺히면 肝氣가 脾를 침범한다. 脾와 胃는 表裏關係에 있기 때문에 昇降機能이 잘 유지되지 않아 위통이 생긴다.
치법	疏肝健脾
처방	방약: 香砂六君子湯에 左金丸을 합해 치료한다. 침구: 足三里, 內關, 中脘, 至陽, 太衝, 膽兪
*응용	만성 간염, 담낭염, 위염, 위십이지장궤양

(10) 肝寒吐酸

증상	胸部와 胃脘部에 脹悶感이 생기면서 수시로 신물을 올린다. 신맛의 음식을 먹으면 더 심하다. 苔白, 脈弦細.
脈證 분석	酸은 肝木之味이다. 이 證은 '木乘土'하여 생긴 것임을 알 수 있다.
치법	健脾和胃, 抑肝制酸
처방	香砂六君子湯에 左金丸을 합하고 海螵蛸, 瓦楞子, 鷄子殼을 가해 치료한다.
*응용	위산과다, 위염, 웨궤양

16.2 左寸弦脈

(1) 頭痛

증상	가슴이 두근거리고 건망증이 생긴다. 잠을 못 이룬다. 두통이 생기고 눈이 뻑뻑하다. 左寸脈弦.
脈證 분석	오랜 병으로 체력이 허약하여 生化不足하거나, 생각을 많이 하여 精血이 暗耗하거나, 피를 많이 흘려 심장이 손상을 받은 상태가 오래되면 血虛가 생기면서 氣와 心病으로 파급되고 肝에까지도 영향을 미치는 추세가 된다.
치법	養血安神
처방	養心湯, 天王補心丹, 炙甘草湯. 心病이 肝에까지 영향을 미치면 滑氏補肝散을 합하고, 血虛가 氣에까지 영향을 미치면 補中益氣湯을 합하여 사용한다.
*응용	빈혈성 두통, 히스테리, 신경쇠약, 편두통, 癲癎

(2) 盜汗

증상	잠을 잘 때 땀을 흘리고, 잠이 깨면 땀이 그친다. 左寸脈弦.
脈證 분석	陰虛나 氣血兩虛의 경우는 辨證施治한다.
치법	滋陰止汗
처방	當歸六黃湯, 當歸地黃丸, 酸棗仁湯 이 처방들에 용골, 모려, 오미자 등 斂汗之品을 가하면 효과가 더 신속하게 나타난다.

16.3 左尺弦脈

(1) 少腹疼痛

증상	少腹部에 통증이 생기면서 위로는 양 옆구리까지 미치고, 아래로는 前陰에까지 파급된다. 화를 내는 경우에 잘 생긴다. 左尺脈弦.
脈證 분석	일이 마음 먹은 대로 잘 되지 않으면 간의 條達機能이 잘 유지되지 않고 氣機가 不暢하여 이 證이 생긴다.
치법	疏肝理氣
처방	四七湯, 柴胡疏肝散

(2) 腰膝冷痛

증상	식욕이 없고 한숨을 잘 쉬며, 모든 일에 화를 잘 내고 허리와 무릎에 통증이 생긴다. 左尺脈弦.
脈證 분석	鬱怒하면 간을 상한다. 肝은 筋을 주관한다. 腎은 肝의 母이다. 허리는 腎이 거하는 집이다. 이 母子의 관계가 밀접하여 이 證이 나타난다.
치법	疏肝理氣
처방	柴胡疏肝散

16.4 右寸弦脈

(1) 胸滿膈脹

증상	胸膈部가 그득하면서 불편하고, 기침을 하면서 가래 소리가 톱을 켜는 것 같으며, 현기증이 생기고 조급증이 나면서 화를 잘 내고, 바람을 싫어하는 증상을 보인다. 右寸脈弦.
脈證 분석	痰飮이 많은 체질이 風邪를 받으면 風痰이 膠結하여 이 證을 만든다.
치법	祛風除痰
처방	半夏白朮天麻湯, 靑州白丸子

(2) 咳嗽氣短

증상	기침을 하면서 숨이 차고, 등이 차가운 손바닥을 댄 것처럼 시리다. 脇痛이 缺盆까지 미치고 손발의 관절에 통증이 생긴다. 右寸脈弦.
脈證 분석	飮水가 胃로 들어가면 脾陽이 不蒸하고, 胃外로 넘쳐나서 胸脇으로 흘러가고 肺野에 머무르면 이 證이 생긴다.
치법	攻決逐水
처방	控涎丹

16.5 右尺弦脈

脚攣急

일체의 攣急病은 蔘歸養榮湯으로 다스린다.

17. 革脈類

17.1 左寸革脈

(1) 胸悶氣短

증상	가슴이 답답하고 숨이 차다. 심장이 두근거리고 땀을 흘린다. 左寸脈革.
脈證 분석	心血이 虛衰하여 不藏하면 氣分이 泄越하여 이 脈證이 생긴다.
치법	養心鎭潛
처방	朱砂安神丸

(2) 心煩心悸

증상	갑자기 놀라거나 두려운 일을 만나면 심장이 벌떡이며 두근거리는데, 단시간에 진정이 되지 않는다. 심하면 심장의 박동을 자신의 귀로 들을 수 있을 정도가 된다. 左寸脈革.
脈證 분석	선천적으로 허약하거나, 후천적으로 生化不足하거나, 평소에 일이 마음대로 되지 않아서 心血을 耗散하거나, 房事가 과하여 腎精이 耗傷하면 水不濟火한다. 그리고 타박상이나 外傷으로 피를 많이 흘리거나, 汗法이나 吐法, 下法을 잘못 사용하여 陰津이 大傷하면 心血이 失養하여 이 병이 생긴다. 이 虛陽外越이 점진적으로 진행되면 맥이 革하게 나타난다.
치법	鎭心補血
처방	炙甘草湯, 天王補心丹

(3) 心痛似絞

증상	심장에 갑자기 통증이 생기는데, 통증이 심하면 손발의 색깔이 푸르게 변하면서 관절에까지 미친다. 左寸脈革.
脈證 분석	크게 즐거워하면 心을 상하여 心氣가 부족하게 되면서 氣도 血을 다스리지 못하여 氣가 막히고 血이 瘀하게 된다.
치법	養心活血
처방	養心湯合失笑散
*응용	심근경색

17.2 左關革脈

(1) 右脇脹痛

증상	우측 옆구리에 脹痛이 생긴다. 혹은 이 통증이 우측 어깨에까지 미친다. 정서적으로 억압돼 있고 수시로 한숨을 쉬며 딸꾹질이 연이어 나타난다. 左關脈革.
脈證 분석	분노의 정서가 鬱結하여 간이 條達機能을 잃으면 이 證이 나타난다.
치법	疏肝解鬱
처방	丹梔逍遙散, 四逆散, 國色中和上六方
*응용	만성 간염, 담낭염, 늑간신경통

(2) 心煩喜怒

증상	얼굴과 눈이 붉으며 가슴에 열감을 느끼면서 화를 잘 낸다. 胸膈이 痞滿하고 左關脈이 革하다.
脈證 분석	노하여 肝火가 動하면 血虛肝鬱하여 이 證이 생긴다.
치법	淸肝瀉火補血
처방	龍膽瀉肝湯, 當歸蘆薈丸, 柴胡淸肝湯

(3) 脘悶納呆

증상	위장 부위가 답답하고 식욕이 없다. 정서적으로 억압돼 있다. 左關脈革.
脈證 분석	정서적인 원인으로 氣가 鬱滯하여 그 기운이 脾로 橫逆하면 이 證이 생긴다.
치법	疏肝理氣
처방	越鞠丸

17.3 左尺革脈

(1) 腰酸痛

증상	허리와 척추 부위에 시큰거리는 통증이 있다. 몸의 반쪽 부위에 잡아당기는 듯한 통증이 생긴다. 혹은 현기증을 동반한다. 左尺脈革.
脈證 분석	手淫이 과도하거나 房事가 빈번하면 腎을 상하는데, 腎은 腰府이기 때문에 이 證이 나타난다.
치법	滋陰活瘀
처방	輕腰除痛湯, 滋陰活血湯

(2) 遺精早泄

증상	몽정과 발기부전이 생기며, 교접도 하지 않았는데 정액이 흘러버린다. 左尺脈芤而革.
脈證 분석	선천적으로 허약한 사람은 元陽이 不固하며 脾肝이 氣弱하여 精力이 不勝한다.
치법	固澁精關
처방	三才封髓丹, 速效陽痿遺精早泄方

(3) 小便頻數

증상	少腹部가 寒冷하며 소변이 자주 마렵고 소변을 볼 때 차가운 경련감이 생긴다. 左尺脈革.
脈證 분석	소아의 경우 방광의 기운이 아직 완전하지 않을 때, 그리고 노인과 병후의 체력허약자가 下元이 虛衰하면 방광이 虛冷해져서 頻尿가 생긴다.
치법	溫補縮尿
처방	固脬湯, 縮泉丸

17.4 右寸革脈

喘促痰湧

증상	胸膈이 답답하면서 그득하고 기침과 천식 증상이 생긴다. 머리와 눈이 어찔하면서 침침하고 몸이 노곤하면서 식욕이 줄어든다. 右寸脈革.
脈證 분석	下虛上盛, 虛陽上越하면 痰涎이 壅積하고 氣가 下降하지 못하여 이 證이 생긴다.
치법	降氣行痰
처방	蘇子降氣湯合人蔘

17.5 右關革脈

(1) 腹脹脘滿

증상	脘腹部가 脹滿하면서 현기증이 생기며 눈앞이 침침하다. 수시로 긴 한숨을 쉰다. 脈右關革.
脈證 분석	노하면 氣가 위로 오르고, 생각이 많으면 氣가 맺힌다. 우울하고 애수에 젖은 감정이 해소되지 않으면 脾胃의 昇降機能이 失調되어 腹滿 증상이 생긴다. 脾의 生化機能이 저하되면 肝血이 不藏하여 革脈이 나타난다.
치법	疏肝解鬱, 佐理脾補血
처방	越鞠丸合滑氏補肝散

(2) 飮食減退

증상	몸이 나른하여 눕고 싶고, 식욕이 감퇴하며 혀가 마르고 입이 쓰면서 소변이 자주 마렵다. 대변도 잘 나오지 않고 머리와 몸이 묵직하면서 통증이 생긴다. 脈右關革.
脈證 분석	脾胃의 기능이 허약한 상태에서 寒濕의 사기를 받으면 이 證이 생긴다.
치법	調補脾胃
처방	昇陽益胃湯

17.6 右尺革脈

(1) 腹脹神疲

증상	腹脹 증상이 위로는 胸脇까지, 아래로는 少腹部에 미친다. 밤에 잠을 잘 자지 못하고, 활동을 하면 증상이 줄어든다. 右尺脈革.
脈證 분석	鬱證이 심하고 三焦가 不調하면 마치 황사가 滿布한 것같이 수분이 布散되어 이 證이 생긴다.
치법	健上焦之納, 强中焦之化, 助下焦之出
처방	上焦를 다스리려면 瓜蔞枳穀湯이나 血府逐瘀湯을, 中焦를 다스리려면 香砂平胃散이나 六鬱湯을, 下焦를 다스리려면 導氣湯이나 橘核丸을 사용한다. 三焦의 水濕을 모두 다스리려면 五苓散을 쓴다. 三焦에 實熱이 있으면 大承氣湯, 實火가 있으면 黃連解毒湯을 사용한다.

(2) 女人崩漏

증상	갑자기 하혈을 하고, 계속되면 찔끔거리며 나오면서 그치지를 않는다. 몸이 노곤하고 힘이 없으며 얼굴이 창백하고 입술이 붉다. 右尺脈革.
脈證 분석	思慮가 과하여 脾를 상하거나, 房事가 과도하여 腎을 상하면 衝任이 모두 손상을 받아 崩漏가 생긴다.
치법	補中固腎
처방	補中益氣湯, 固氣湯

(3) 女人半產

증상	임신부가 요통과 腹脹이 생기며 陰道에 下血이 나타나기도 한다. 현기증과 이명이 있다. 右尺脈革.
脈證 분석	선천적으로 腎氣가 부족하거나, 房事가 과하여 腎을 상하면 태아를 품고 있기에 無力해진다.
치법	固腎安胎
처방	壽胎丸, 固氣塡精湯

(4) 腰背酸痛

증상	몸이 점점 여위면서 식욕이 없고 遺精과 발기부전이 생긴다. 이빨이 흔들거리며 눈앞이 침침하고 허리와 등에 酸痛이 생긴다. 右尺脈革.
脈證 분석	腎은 先天之本이고 脾는 後天之本이다. 房事와 思慮가 과도하면 先天과 後天을 모두 상하여 脾腎兩虛를 초래해 늙기도 전에 쇠약해져서 이 證이 생긴다.
치법	二天同補
처방	還少丹, 速效陽痿遺精早泄方

18. 濡脈類

18.1 濡弱脈

여기서의 '弱'은 脈名이 아니다. 軟弱無力하다는 뜻이다. 즉 廣義의 '弱'을 말한다.

(1) 寒霍亂

증상	위로는 토하고 아래로는 설사가 갑자기 나타난다. 처음에 설사가 희박하게 나타나다가 계속되면 쌀뜨물 같은 모양을 보이며 악취는 심하지 않다. 손발이 아주 차가우며 胸膈이 痞悶하고 舌苔는 薄膩, 맥은 濡弱하다.
脈證 분석	寒濕의 穢濁이 中焦를 壅阻하면 陽氣가 장애를 받아 淸陽이 不昇하고 濁陰이 不降하여 위로는 토하고 아래로는 설사를 하면서 뒤섞여 나타나서 霍亂이라 하는 것이다.
치법	散寒除濕, 芳香化濁
처방	藿香正氣散, 辟瘟丹, 來復丹, 胃苓湯, 附子理中湯, 漿水散
*응용	急性胃腸炎. 만약 갑자기 나타나면 流行이 신속해지는데, 이때는 응당 '서양의학의 霍亂'을 의심해야 한다.

(2) 氣虛腫瘍

증상	腫의 상태가 軟漫하며 膿으로 형성되어 잘 腐潰는 하지 않으며, 궤양 후에는 환부의 색이 灰暗하며 새로운 살이 잘 차오르지 않는다. 손발이 차가우며 땀을 흘리고 맥은 濡弱하다.
脈證 분석	陽氣가 부족한 체질은 氣血이 虛弱하기 때문에 腫이 생겨도 잘 潰하지 않고 潰하여도 잘 아물지 않는다.
치법	助陽補氣
처방	桂附地黃丸, 陽和湯

(3) 脾胃虛弱嘔吐

증상	얼굴이 창백하고 구토 증상이 나타났다 그쳤다 한다. 음식을 먹으면 바로 토해내고 전신이 나른하면서 힘이 없다. 입이 마르지만 물을 찾지는 않으며 손발이 따뜻하지 않다. 대변이 묽은 편이고 舌質은 淡하고 脈이 濡弱하다.
脈證 분석	허약한 체질이 음식을 절제하지 못하여 脾胃가 손상을 받아 脾陽이 不振하면 이 證이 생긴다.
치법	健脾和胃, 溫中降逆
처방	理中湯加味
*응용	만성 위염, 十二指腸壅積症

18.2 濡細脈

寸白蟲

증상	설사를 하면서 항문에 소양감이 생기고, 항문이나 내의에 蟲體가 보이며 저녁 무렵에 가려움증이 심해진다. 몸이 점진적으로 여위며 맥이 濡細하다.
脈證 분석	음식이 불결하거나, 덜 익힌 돼기고기나 쇠고기를 먹거나, 蟲卵이 직접 인체에 들어와서 장내에 기생을 하면, 마음이 편치 않으면서 정신이 耗散하여 脾胃에도 영향을 미치고, 인체의 영양분을 빨아먹어 사람이 여위면서 이 證이 생긴다.
치법	驅蟲, 調補脾胃
처방	檳榔湯, 榧子散, 나중에는 香砂六君子湯으로 조리한다.
*응용	촌충감염

18.3 弦細而濡脈

濕溫

증상	두통과 오한이 생기고 가슴이 답답하면서 배가 고프지 않고, 혀가 희며(或白黃) 갈증은 없고, 오후에 身熱이 나타나며 마치 陰虛症狀 같으면서 맥이 弦細而濡하다.
脈證 분석	濕邪가 內鬱하여 위로 淸陽을 막으면 氣의 운동 상태가 不暢하여 이 證이 나타난다.
치법	芳香化濁, 淡滲利濕
처방	三仁湯, 杏仁滑石湯, 甘露消毒飮. 만약 舌白滑하면 藿香正氣散, 藿朴夏苓湯으로 主治한다.
*응용	장티푸스

18.4 左寸濡脈

(1) 胸滿氣短

증상	가슴이 그득하고 숨이 차며 심장이 두근거리고 땀이 난다. 밤에 잠을 잘 못 자고 건망증이 잘 생기며 左寸脈이 濡하다.
脈證 분석	心血이 虛衰하여 생긴다.
치법	補心安神
처방	天王補心丹

(2) 盜汗失眠

증상	밤에 盜汗이 생겨 숙면을 취하지 못한다. 심하면 밤새 잠을 통 못 이룬다. 左寸脈濡.
脈證 분석	心火亢盛한 데 陰津이 더해지면 蒸騰하여 땀이 흐른다.
치법	滋陰瀉火, 固表止汗
처방	當歸六黃湯

18.5 左關濡脈

(1) 右脇脹滿

증상	몸이 약하고 여위며 손발에 힘이 없고 동작이 느리다. 음식 생각이 없고, 토하거나 설사를 하고, 옆구리가 아프면서 脹滿感이 생긴다. 左關濡軟.
脈證 분석	思慮가 과하여 脾를 상하면 土虛木犯하여 脇滿이 생긴다.
치법	健脾和胃
처방	四君子湯, 六君子湯, 異攻散, 蔘苓白朮散

(2) 心煩喜怒

증상	가슴에 열감을 느끼면서 답답하여 화를 잘 내고, 머리에 空痛과 현기증이 생기고 胸脇에 隱痛도 생긴다. 左關脈濡.
脈證 분석	腎水가 모자라면 水不涵木하고 木不生火하여 이 證이 생긴다.
치법	滋水涵木, 佐補心陰
처방	一貫煎, 滑氏補肝散, 酸棗仁湯

(3) 筋攣疼痛

증상	筋脈에 경련이 일어나거나 심하면 疼痛과 현기증이 생기면서 눈도 침침하고 얼굴에 화색이 없으며 左關脈이 濡하다.
脈證 분석	肝木이 血을 충분히 받지 못하고 水의 滋養이 모자라면 經絡이 영양을 잃고 風이 動하여 생긴다.
치법	養血熄風
처방	人蔘養營湯

18.6 左尺濡脈

腰腿酸痛

증상	허리와 다리에 시큰거리는 통증이 생기고, 동작이 느려지며 식욕이 감퇴한다. 조금만 먹어도 배가 부르거나, 혹은 먹고 나면 바로 또 배가 고파진다. 소변은 양이 적고 황색을 띠며 左尺脈이 濡하다.
脈證 분석	濕熱이 腸胃와 腰腎을 침범하면 이 證이 나타난다.
치법	淸熱利濕
처방	當歸拈痛湯, 六味淸凉飮, 東垣淸燥湯

18.7 右寸濡脈

(1) 咳逆憎寒

증상	기침이 끊이지 않고 약간의 惡風과 惡寒이 있으며 身熱은 없고 右寸脈이 濡하다.
脈證 분석	陽虛로 化飮하지 못하면 氣가 잘 昇降하지 못하고, 痰氣가 上攻하여 痰涎이 壅塞하면 이 證이 생긴다.
치법	補虛降氣
처방	蘇子降氣湯

(2) 陽虛自汗

自汗은 陽氣虛에 속하기 때문에 蔘芪湯, 玉屛風散, 黃芪建中湯을 쓴다. 桂枝加龍

骨牡蛎湯도 고려할 수 있다.

18.8 右關濡脈

(1) 脾胃虛弱

寒濕이 困脾하면 맥은 반드시 濡緩하거나 遲하게 나타난다. 이에는 理中湯, 香砂六君子湯을 사용한다.

濕熱이 內蘊하면 맥은 주로 濡數하게 나타난다. 이에는 三仁湯, 黃芩滑石湯을 사용한다.

(2) 胃脘脹悶

이 脈은 胃脘部의 脹悶感을 유발하는데, 濕困中土와 濕熱內蘊 이 두 원인을 벗어나지 않는다.

診治는 위의 脾胃虛弱을 참고한다.

18.9 右尺濡脈

(1) 下元虛冷

下元虛冷은 腎陽虛, 腎氣不固, 腎不納氣를 포함한다. 腎陽虛하면 桂附地黃丸, 腎氣不固하면 右歸飮, 腎不納氣하면 人蔘胡桃湯, 蔘蛤散을 사용한다.

(2) 腸虛泄瀉

이 병은 주로 命門火衰로 인한 것이다. 四神丸이 적합하다.

19. 弱脈類

19.1 細弱脈

(1) 心血不足怔忡驚悸

증상	어떤 일로 인해 가슴이 두근거리면서 불안하다. 혹은 원인도 없는데 심장이 두근거리며 불안한 증상이 같이 나타난다. 얼굴에 화색이 없다. 현기증이 나면서 눈이 침침하다. 舌質淡紅, 脈細弱.
脈證 분석	心血이 모자라면 血이 心에 영양을 주지 못하고 神이 거할 곳을 잃어 이 證이 생긴다.
치법	補血養心, 健脾益氣
처방	방약: 歸脾湯, 養心湯, 炙甘草湯, 天王補心丹 침구: 肝兪, 脾兪, 足三里, 三陰交, 大椎, 內關
*응용	빈혈성 심장병, 영양불량성 신장병, 일부 류머티즘성 심장병

(2) 腎精下虧耳鳴

증상	耳鳴이 생기는데 심하면 귀가 잘 들리지 않는다. 현기증이 생기면서 눈이 침침하다. 허리가 시큰거리고 遺精이 생긴다. 舌紅, 脈細弱.
脈證 분석	精血이 부족하면 精竅를 上充하지 못하고 이로 인해 淸竅가 失靈하여 耳鳴이 생긴다.
치법	補腎益精, 滋陰潛陽
처방	방약: 耳聾左慈丸, 補骨脂丸, 益氣聰明湯 침구: 聽會, 翳風, 外關, 中渚

(3) 心脾血虧不寐

증상	꿈이 많고 잠을 잘 깬다. 깨고 나면 오랫동안 다시 잠이 오지 않는다. 온갖 생각이 머리를 맴돌면서 상상이나 생각이 끊임없이 떠오른다. 가슴이 두근거리고 건망증이 생긴다. 몸이 나른하고 손발에 힘이 없다. 식욕이 떨어지며 얼굴에 화색이 없다. 舌淡苔白, 脈細弱.
脈證 분석	心과 脾의 血이 모두 부족하면 生化之源도 부족하여 神도 거할 곳이 없어져 이 證이 생긴다.
치법	補養心脾
처방	방약: 歸脾湯 침구: 心兪, 脾兪, 神門, 三陰交
*응용	신경쇠약성 불면증

(4) 中風脫症

증상	갑자기 쓰러지면서 인사불성이 된다. 코를 벌름거리며 숨길이 미약하고, 손이 오그라들면서 오줌을 지리고 눈이 감기며 입이 건조하다. 舌痿, 脈細弱.
脈證 분석	元氣가 衰微하고 陰陽이 离决하면 陰血이 大傷하고 元陽이 그치려 한다. 대단히 위태로운 징후이다.
치법	固脫, 益氣回陽, 壯水制火
처방	방약: 蔘附湯, 地黃飮子 침구: 心兪, 脾兪, 神門, 三陰交
*응용	뇌혈전 형성

(5) 氣血虧虛眩暈

증상	얼굴이 창백하고 머릿결에 윤기가 없으며 심하면 머리카락이 퍼석해지고, 손발톱의 색깔도 창백하며, 가슴이 두근거리고 꿈이 많아진다. 몸이 노곤하고 음성이 미약하며, 식욕이 감퇴하고 현기증으로 넘어지려 한다. 이런 증상은 과로하면 더 심해진다. 舌淡, 脈細弱.
脈證 분석	心과 脾가 둘 다 손상을 받으면 生化不足하여 氣血이 모두 虛해져서 血이 心을 養하지 못하는 연고로 이 證이 생긴다.
치법	補益心脾
처방	歸脾湯, 近效白朮附子湯, 六味回陽飮
*응용	빈혈성 현훈

(6) 氣虛陽微噎膈

증상	추위를 타고 숨길이 가쁘다. 맑은 타액을 토해낸다. 얼굴과 발이 붓는다. 식욕이 없다. 배가 불룩해지면서 얼굴색이 창백하다. 舌淡苔白, 脈細弱.
脈證 분석	氣, 憂, 食, 勞, 思 등의 원인으로 脾胃陽虛하면 氣가 津을 化하지 못하고 噎膈이 생긴다.
치법	補氣益脾
처방	補氣運脾湯, 補中益氣湯
*응용	식도경련, 식도암, 위암, 식도양성협착, 식도열공헤르니아, 분문경련 및 선천성 식도기형

(7) 血虛月經后期

증상	생리가 예정일보다 늦게 온다. 색이 붉으며 양이 적다. 허리와 복부에 脹痛이 생긴다. 만져주면 통증이 경감된다. 혹은 약간의 부종이 생긴다. 현기증과 이명이 생기고 대변이 딱딱하다. 舌淡苔少, 脈細弱.
脈證 분석	生育過多, 혹은 人病이나 오래된 병이 있으면 血虛氣弱하고 運行이 무력해져서 이 證이 생긴다.
치법	補氣養血
처방	小營煎
*응용	만성 골반염, 자궁내막증식증(자궁내막증)

(8) 血虛不孕

증상	배우자가 있는데도 오랫동안 임신이 되지 않는다. 안색이 萎黃하며 피부가 윤택하지 않고 몸이 수척하며 정신이 맑지 않다. 현기증이 나고 눈이 침침하며, 생리의 양이 적고 색이 淡하다. 혹은 생리가 예정일보다 늦게 온다. 舌淡苔白, 脈細弱.
脈證 분석	평소에 체력이 허약하고 陰虧血虛하면 이 병이 생긴다. 옛날에는 이를 斷緖, 絶生, 絶子, 絶傷, 絶孕, 斷續, 不子, 不産, 無子, 全不産으로 불렀다.
치법	養血滋腎
처방	養精種玉湯
*응용	내분비질환, 증증결핵, 영양불량증, 빈혈, 정신적인 요인 남성의 검사도 필요하다.

(9) 血虛惡露不下

증상	산후에 惡露의 색이 淡하면서 양이 적다. 혹은 惡露가 그치며 더 나오지 않는다. 小腹部가 空脹하고 만져주면 통증이 경감된다. 몸이 노곤하고 숨길이 가쁘면서 가슴도 두근거린다. 이명과 현기증이 생긴다. 舌淡紅, 脈細弱.
脈證 분석	血虛체질의 妊婦가 분만할 때 氣血을 소모하고 피를 많이 흘리면 血이 惡露와 함께 내려오지 못한다.
치법	益氣補血佐活血
처방	聖愈湯

(10) 血不養肝脇痛

증상	脇痛이 있는데 만져주면 편안해한다. 옆구리의 근육이 당긴다. 두려움을 잘 탄다. 脈細弱.
脈證 분석	七情이 內傷하면 肝血이 虛衰하여 이 證을 만든다.
치법	補血養肝
처방	滑氏補肝散, 一貫煎
*응용	늑간신경통, 섬유소성 늑막염, 심장신경증, 담도질환

19.2 左寸弱脈

頭眩失眠

증상	현기증이 나면서 눈이 침침하다. 가슴이 답답하고 불면증이 있다. 허리와 무릎이 시큰거리며 무력하다. 左寸脈弱.
脈證 분석	房事가 과도하면 腎水가 부족해져 水不濟火하여 이 證이 생긴다.
치법	滋補腎陰
처방	六味地黃湯, 交泰丸, 磁珠丸

19.3 左關弱脈

(1) 血虛攣急

증상	열은 나지 않고 경련이 생긴다. 이와 함께 일련의 血虛症狀이 나타난다. 左關脈弱.
脈證 분석	肝이 藏血하지 못하면 血이 筋에 영양을 주지 못하고 血虛動風하여 이 證이 생긴다.
치법	養血熄風, 濡潤筋脈
처방	人蔘養營湯, 阿膠鷄子黃湯
*응용	扭轉痙攣, 경련성 斜頸, 소아의 비타민D결핍성 구루병 및 근육경련증

(2) 心煩喜怒

증상	癲狂證이 아직 낫지 않은 상태에서, 몸이 아주 피로하고 가슴이 답답하면서 화를 잘 내고 혀와 눈이 붉으며, 左關脈이 弱하다.
脈證 분석	癲狂이 오래되면 火盛傷陰하여 虛火가 內搖하고 心神失養하여 생긴다.
치법	滋陰養血, 安神定志
처방	二陰煎, 養心湯, 千金定志丸
*응용	정신분열증, 빈용성 정신병에서의 정서장애

(3) 氣鬱不舒

증상	胃脘部에 脹痛이 생기고, 이 통증이 양 옆구리까지 미치며, 트림과 한숨이 나온다. 심하면 사지가 뻣뻣해지면서 넘어지려 하고, 눈으로 사람을 식별하지 못한다. 左關脈弱.
脈證 분석	심사숙고해도 뜻한 대로 아루어지지 않거나, 슬프고 우울한 마음이 없어지지 않으면 간의 條達이 이루어지지 않아 이 證이 생긴다.
치법	木鬱達之
처방	達鬱湯, 越鞠丸
*응용	만성불안장애

19.4 左尺弱脈

(1) 頭眩耳鳴

증상	潮熱과 盜汗, 현기증이 나면서 눈이 침침해지고, 耳鳴과 耳聾, 腰膝酸軟 증상이 생긴다. 左尺脈弱.
脈證 분석	腎水가 부족하여 水不涵木하면 이 證이 생긴다.
치법	滋補肝腎
처방	杞菊地黃丸, 龜鹿二仙膠
*응용	빈혈성 현훈, 일부 소뇌종양

(2) 腰酸遺精

증상	허리가 시큰거리며 背痛이 생긴다. 꿈이 많고 遺精이 있다. 左尺脈弱.
脈證 분석	욕정에 따라 함부로 몸을 쓰면 相火가 妄動하고 腎의 封藏機能이 잘 수행되지 않아서 이 證이 생긴다.
치법	滋陰降火
처방	杞菊地黃丸, 三才封髓丹

(3) 小便頻數

증상	현기증이 생기면서 눈이 침침하다. 허리가 시큰거리고 다리에 통증이 있다. 소변이 자주 마렵다. 左尺脈弱.
脈證 분석	肝과 腎이 모두 虛하면 水道가 不行하여 이 證이 생긴다.
치법	補腎益肝
처방	大菟絲子丸

(4) 下元虛憊

증상	안색이 초췌하면서 허리와 무릎에 酸痛이 생긴다. 혹은 발기부전이나 발기를 해도 힘이 없는 증상이 생기거나 조루가 나타난다. 左尺脈弱.
脈證 분석	房事가 과하면 腎精이 부족해져 이 證이 생긴다.
치법	補腎益精
처방	龜鹿二仙膠, 左歸丸 速效陽痿遺精早泄方

19.5 右寸弱脈

(1) 自汗短氣

증상	과로하지도 않았고, 온도가 높은 곳에 있거나 혹은 두터운 옷이나 이불, 약물 등의 원인이 아닌데도 몸을 움직이거나 움직이지 않건 간에 땀이 줄줄 흐른다. 右寸脈弱.
脈證 분석	衛分이 치밀하지 않고 氣虛不攝하면 이 證이 생긴다.
치법	補氣固表
처방	玉屛風散

(2) 氣虛身冷

증상	몸이 나른하고 기운이 없다. 추위를 타며 땀이 잘 흐른다. 두통과 현기증이 있다. 右寸脈弱.
脈證 분석	피로가 과하거나, 오랜 병으로 영양이 충분하지 못하여 脾와 肺의 氣가 모두 虛하면 이 證이 생긴다.
치법	補氣助陽
처방	補中益氣湯

19.6 右關弱脈

脾虛脘滿

증상	胃脘部가 그득하며 腹脹이 생긴다. 몸이 나른하고 음성에 힘이 없다. 소화가 잘 되지 않는다. 苔白, 右關脈弱.
脈證 분석	생각을 많이 하여 脾를 상하거나, 과로하여 氣를 상하면 脾가 轉輸機能을 잃어서 脘滿 증상이 생긴다.
치법	補氣運脾
처방	香砂六君子湯

19.7 右尺弱脈

(1) 陽虛陰水

증상	손발에 부종이 생기고 가슴이 그득하며 腹脹이 생긴다. 발에 한기가 들고 몸이 차갑다. 소변의 색이 맑고 대변이 묽다. 苔膩脈弱, 右尺脈이 더 弱하다.
脈證 분석	脾土가 허약하면 土不制水하여 방광의 氣化能力이 떨어져서 水濕이 泛濫한다.
치법	溫腎實脾
처방	방약: 實脾飮, 附子理中丸, 香砂六君子湯 침구: 三焦兪, 氣海兪, 大腸兪, 足三里, 腎兪, 關元兪, 天樞, 三陰交

(2) 陽虛遺尿

증상	빈번한 尿意가 생기며 추위를 타면서 손발이 차갑다. 밤에 오줌을 지리면서 심하면 小便失禁한다. 右尺脈弱.
脈證 분석	腎氣가 허약하고 眞陽이 부족하면 下元이 虛冷해지고 火不蒸水하여 방광이 失約한다.
치법	溫補腎陽
처방	방약: 金匱腎氣丸, 鞏堤丸, 暖腎丸 침구: 曲骨, 橫骨(左), 歸來(右), 關元, 三陰交에 침. 百會, 命門, 關元, 中髎에 뜸

(3) 食慾不振

증상	식욕이 부진하고 복부에 冷痛이 생기며, 소화되지 않은 음식물이 설사에 섞여 나온다. 혹은 새벽설사를 한다. 右尺脈弱.
脈證 분석	火不生土, 火虛土衰하거나, 子盜母氣하면 脾腎兩虛를 초래한다.
치법	溫腎健脾
처방	附子理中湯, 四神丸

19.8 細弱而數脈

陰虛血澁

증상	입술과 손발톱이 창백하거나 盜汗이 있으며, 피부가 윤기를 잃고 맥이 細弱而數하다.
脈證 분석	陰虛陽亢 체질, 혹은 열병으로 津液을 손상하거나, 모든 失血 후, 혹은 七情內傷으로 인한 火는 모두 陰虛血少를 일으킨다.
치법	養血補陰
처방	방약: 四物湯, 當歸補血湯, 人蔘養營湯 침구: 大椎, 脾兪, 腎兪, 肝兪, 關元兪, 曲池, 氣海, 關元, 足三里, 箕門, 地機, 血海에 뜸

20. 散脈類

20.1 左寸散脈

怔忡不臥

증상	심장과 가슴 부위가 불편하고 안절부절하는 느낌이 들면서 불안하다. 수면 상태가 좋지 않다. 左寸脈散.
脈證 분석	心虛膽怯하면서 갑자기 놀라는 상황을 맞으면 氣亂하여 이 證이 생긴다.
치법	補氣斂氣
처방	방약: 平補鎭心丹, 歸脾湯, 天王補心丹, 炙甘草湯, 苓桂朮甘湯 침구: 神門, 三陰交, 太衝, 行間

20.2 左關散脈

血臌蟲脹

증상	肚腹이 脹大하고 그 속에 實物이 있으며 소변이 맑고 대변이 묽다. 숨이 차고 촉박하다. 左關脈散.
脈證 분석	中實有物한 것은 蟲이 아니고 血이다.
치법	堅者消之, 殺蟲
처방	枳朮丸, 殺蟲烏梅丸
*응용	肝腫大, 혈흡충병

20.3 左尺散脈

北方水竭

증상	갑자기 昏倒하여 虛火가 上炎하거나, 심하면 小便不禁 증상이 나타난다. 右尺脈散.
脈證 분석	腎水가 大傷하고 虛火가 浮泛하면 龍不潛藏하여 眞中風을 형성하고 類中風之病이 생긴다.
치법	壯水之主
처방	六味地黃丸에 菖蒲, 遠志를 가한다.

20.4 右寸散脈

自汗淋漓

증상	자지 않고 깨어 있을 때 땀이 나는데, 이와 함께 일련의 陽虛氣虛 증상이 나타난다. 右寸脈散.
脈證 분석	衛外不固하므로 汗液이 外泄한다.
치법	甘味溫補
처방	玉屛風散, 桂枝附子湯

20.5 右關散脈

飮症溢飮

증상	오한이 생기면서 갈증은 없다. 관절에 酸痛이 생기면서 땀은 나지 않고 천식이 생긴다. 몸이 묵직하고 손발이 붓는다. 右關脈散.
脈證 분석	날것이나 찬 음식을 먹으면 脾陽이 손상받아 陽이 化飮하지 못하여 溢飮이 생긴다.
치법	解表化飮
처방	小青龍湯
*응용	만성 기관지염, 천식, 폐기종, 肺源性心臟病

20.6 右尺散脈

陽消命絶

증상	먼저 傷陰之病이 생기는데, 발병할 때는 오히려 遺尿 증상이 나타난다. 右尺脈散.
脈證 분석	陽脫은 陰虛之變이다. 이는 마침내 腎絶로 이어진다.
치법	益火之源
처방	地黃飮子加黃芪
*응용	혼궐, 쇼크, 갑작스런 심장의 정지

21. 細脈類

21.1 細促脈

脫陰

증상	놀라서 두려우며, 高熱이 나고 땀이 줄줄 흐른다. 눈이 움푹 들어가거나 사물이 잘 보이지 않는다. 脈細促無力.
脈證분석	陰은 陽이 지키고 陽은 陰을 사용하면서 서로 의존하는데, 陰陽이 갑자기 그 상호작용을 멈추게 되어 나타난 것이다. 이 證은 고열, 설사, 崩漏胎産, 外傷出血로 인해 신액이 大傷하면서 생긴 것이다.
치법	滋陰復脈
처방	生脈散, 地黃飮子. 그리고 양방의 輸液이나 輸血로 급히 치료해야 한다.
*응용	심한 脫水와 失血

21.2 虛細脈

血虛月經過小

증상	생리의 양이 적으면서 색이 淡하다. 피부에 윤기가 없다. 현기증과 이명이 생긴다. 눈이 침침하고 가슴이 두근거린다. 舌淡苔少, 脈虛細.
脈證분석	체질이 약하거나 失血하면 脾가 虛해져 奉心生血하지 못할 때 이 證이 생긴다. 이때의 '虛'는 '廣義의 虛'이다. 脈名이 아니나.
치법	扶脾養血
처방	五福飮, 人蔘滋血湯, 人蔘養營湯

21.3 左寸細脈

怔忡驚悸

증상	얼굴에 화색이 없고, 가슴이 두근거리면서 편치 않고, 잠을 잘 못 이루면서 自汗이 생긴다. 左寸脈細.
脈證 분석	心陰血虛로 생긴다.
치법	補益陰血
처방	養心湯, 炙甘草湯, 天王補心丹

21.4 左尺細脈

陰虛泄痢

증상	설사를 오래 한다. 舌質이 아주 붉으면서 건조하다. 左尺脈細.
脈證 분석	병이 오래되어 陰津이 大傷한 것이다.
치법	扶養氣陰
처방	開噤散에 沙蔘, 麥門冬, 石斛, 玉蔘 등을 가한다.

21.5 右寸細脈

(1) 咳逆氣短

증상	몸이 여위고 양볼이 붉으며, 손발과 가슴 한가운데 열감을 느끼고, 盜汗이 잘 생기며 피가 섞인 가래를 뱉어낸다. 苔少而潤, 右寸脈細.
脈證 분석	汗法이나 吐法, 下法으로 진액을 상하거나, 房事가 과하여 腎精이 소모되어 虛火가 動하여 肺金을 공격하면 肺氣가 上逆하여 기침이 난다.
치법	養陰清肺
처방	百合固金湯, 秦艽鱉甲散

(2) 胸滿

증상	몸이 여위고 천식 증상으로 가슴이 그득하다. 천식의 소리가 怯寒하며 무력하다. 허리가 시큰거리고 다리에 힘이 없다. 舌淡苔少, 右寸脈細緩.
脈證 분석	오랜 기침으로 肺를 상하거나, 음식의 부절제로 脾를 상하거나, 房事가 과하여 腎을 상하면 肺, 脾, 腎 三臟이 모두 손상을 받는다.
치법	補益止喘
처방	蘇子降氣湯, 四磨湯

21.6 右關細脈

(1) 胃虛脹滿

증상	은은한 胃痛이 생기고 脹滿하면서 만져주면 편안해한다. 右關脈細.
脈證 분석	음식의 부절제와 과로로 脾를 상하면 이 證이 생긴다.
치법	健脾和胃
처방	香砂六君子湯, 補中益氣湯

(2) 嘔吐氣怯

증상	구토 증상이 오래되어 숨이 차고 氣가 약해진다. 피로하고 손발이 나른하며 식욕이 없다. 右關脈細.
脈證 분석	구토로 脾胃의 氣를 상하면 土不生金하여 이 證이 생긴다.
치법	培土生金
처방	異攻散, 蔘苓白朮散
*응용	십이지장壅積症으로 인한 빈혈, 영양불량, 담낭염, 췌장염

21.7 右尺細脈

下元冷憊

증상	下元冷憊는 다음의 4種이다. 腎氣不足, 腎不納氣, 腎陽不振, 腎虛水泛. 病狀은 本部의 해당 내용에서 구하면 된다. 脈象은 右尺脈이 細하다.
脈證 분석	腎陽이 虛衰하면 제반 證이 생긴다.
치법	固攝腎氣, 補腎納氣, 溫補元陽, 溫陽化水
처방	腎氣丸, 鹿茸大補湯, 右歸飮, 眞武湯

22. 伏脈類

22.1 左寸伏脈

(1) 頭眩疼痛

증상	현기증과 두통이 생기고 오한이 나면서 손발이 차갑고 耳鳴과 耳聾이 생긴다. 숨이 차고 땀이 나며 어지러워 넘어지려 한다. 左寸脈伏.
脈證 분석	陽氣가 부족하여 淸陽이 頭面部로 上達하지 못하여 생긴 것이다.
치법	溫補陽氣
처방	蔘附湯, 三五七散
*응용	빈혈, 신경쇠약, 신경증

(2) 血鬱胸悶

증상	가슴과 옆구리에 답답한 통증이 생기며, 통증의 자리는 고정돼 있다. 통증이 마치 송곳으로 찌르는 듯하다. 대변이 흑색을 띠기도 하고 피부가 고기비늘같이 거칠고 左寸脈이 伏하다.
脈證 분석	타박상으로 血瘀氣滯하거나, 七情이 鬱結하여 營血이 不運하고 衛氣가 不暢하여 생긴 것이다.
치법	行血消瘀
처방	血鬱湯, 血府逐瘀湯
*응용	관상동맥경화, 심근경색, 기타 내장의 鬱血

(3) 心悸氣短

증상	가슴이 두근거리고 숨이 차다. 안색이 창백하고 舌質이 淡白하며 左寸脈이 伏하다.
脈證 분석	大汗으로 亡陽하면 心陽이 不振하여 이 證이 생긴다.
치법	補益心陽
처방	眞武湯, 人蔘養營湯, 桂枝甘草龍骨牡蠣湯
*응용	각종 심장병

22.2 左關伏脈

(1) 肝氣上衝

증상	대변이 結滯되어 빨리 나오지 않고 소변도 시원하게 나오지 않는다. 입이 쓰고 煩燥感이 생긴다. 左關脈伏.
脈證 분석	肝氣가 上衝하며 氣가 下行하지 못하여 이 證이 생긴다.
치법	解鬱破結
처방	利氣丸, 補中益氣湯, 沉香散
*응용	腸신경증, 신경성 尿閉, 방광괄약근경련

(2) 肝血在腹

증상	피부가 거칠어지고 두 눈앞이 캄캄하다. 손발톱에 화색이 없다. 갈증은 있으나 물을 찾지는 않는다. 통증 부위가 고정돼 있다. 통증이 마치 송곳으로 찌르는 듯하다. 대변이 흑색을 띤다. 여성의 경우는 생리 속에 덩어리가 비친다. 舌有瘀点, 左關脈伏.
脈證 분석	타박상을 입거나, 무거운 물건을 들어올리거나, 혹은 여성의 생리가 아직 다 나오지 않거나, 산후에 惡露가 끊이지 않고 흐르거나 하면 惡血이 內留하고 瘀血이 內阻하여 血行이 不暢한다.
치법	行氣消瘀
처방	復元活血湯, 膈下逐瘀湯, 少腹逐瘀湯, 血府逐瘀湯
*응용	肝脾腫大, 간경화, 과민성 결장염, 내장종양

(3) 胸脇脹痛

증상	胸脇에 脹痛이 생기면서 트림이 빈번하게 나온다. 정서적인 파동이 있을 때 더 심해진다. 左關脈伏.
脈證 분석	暴怒로 간을 상하거나, 七情氣鬱하면 간이 條達機能을 잃어 이 證이 생긴다.
치법	疏肝理氣
처방	柴胡疏肝散
*응용	간담질병, 늑간신경통, 늑막염

22.3 左尺伏脈

下寒癥瘕

증상	癥은 氣病이고 瘕는 血病이다. 癥은 牽固하면서 움직이지 않고, 瘕는 모였다가 흩어졌다가 한다. 左尺脈伏.
脈證 분석	출산이나 생리 시에 조심하지 않고 風冷한 기운이 腹中에 들어오면 이 병이 생긴다.
치법	活血行氣
처방	大七氣湯
*응용	위장신경증, 자궁근종, 난소낭종

22.4 右寸伏脈

氣鬱脹滿

증상	胸脇이 脹滿하면서 천식이 급하게 나타나고, 기침과 구토를 하면서 痰涎이 壅塞한다. 右寸脈伏.
脈證 분석	七情이 鬱結하고 氣結痰凝하면 氣機가 不暢하여 昇降機能이 失調한다.
치법	行氣化痰
처방	氣鬱湯, 七氣湯, 半夏厚朴湯
*응용	늑막염, 폐기종, 만성인후염, 인후경련

22.5 右關伏脈

中寒腹痛

증상	복통이 생기며 추위를 타고 구토와 설사를 한다. 입술과 혀가 淡白하며 右關脈이 伏하다.
脈證 분석	脾胃가 虛寒하면 脾가 濕을 이기지 못하고 運化機能이 잘 이루어지지 않으며 昇降機能도 失司하여 이 證이 생긴다.
치법	溫中健脾
처방	胃苓湯, 六君子湯, 香砂理中湯, 蒼白二陳湯, 香蘇散, 木香丸, 附子理中湯, 蔘附湯, 薑附湯, 和胃飮
*응용	위염, 장염

22.6 右尺伏脈

(1) 寒氣攣急

증상	손발이 아주 차갑고 소화되지 않은 음식물이 섞인 설사를 한다. 추위를 타며 복통이 생기고 심하면 손발이 오그라들면서 昏厥한다. 右尺脈伏.
脈證 분석	이는 陽虛陰盛으로 생긴다.
치법	溫養益氣, 養血和營
처방	四逆湯, 通脈四逆湯, 附子理中丸, 當歸四逆湯, 地黃飮子
*응용	쇼크, 허탈, 昏厥

(2) 少火消亡

증상	얼굴색이 창백하면서 초췌하고, 손발이 차가우며 허리가 시큰거리고 다리에 힘이 없다. 발기부전과 조루가 생긴다. 음낭이 寒冷하고 새벽설사가 생기면서 右尺脈이 伏하다.
脈證 분석	욕정에 따라 몸을 함부로 쓰면 腎陽이 부족해지고 命門의 火가 衰하여 이 證이 생긴다.
치법	溫腎壯陽
처방	腎氣丸, 右歸丸, 斑龍丸, 四神丸
*응용	장결핵, 만성 장염, 신경쇠약, 성기능쇠약, 부신피질계통의 흥분성 저하 혹은 기능부족

22.7 六脈俱伏脈

(1) 虛脫心衰

증상	호흡이 곤란하고 콧구멍을 벌름거리면서 입을 벌리고 어깨를 들썩인다. 가슴이 뛰고 답답하면서 마음이 불안하다. 이마에서 땀이 그치지 않고 안색이 靑色症을 보이면서 六部脈이 모두 伏하다.
脈證 분석	心腎의 陽氣가 脫하여 생긴다.
치법	益氣斂陰
처방	生脈散, 地黃飮子
*응용	중독성 폐렴, 肺源性腦病, 心源性 혈결핍증후군

(2) 卒中昏迷

증상	痰이 인후에 맺혀서 흐르는 소리가 나고, 갑자기 졸도하면서 인사불성이 된다. 六脈俱伏.
脈證 분석	우울하고 번뇌에 찬 정서 상태에서 마음대로 성욕에 탐닉하면 속으로 風痰이 생기면서 淸竅를 閉塞하여 卒中한다.
치법	扶正祛邪
처방	滌痰湯, 解語丹. 三生飮
*응용	뇌출혈, 뇌전색, 뇌혈전형성, 지주막하출혈, 뇌혈관경련, 안면신경마비

(3) 火邪內鬱

증상	狂躁症이 나타나면서 가슴에 熱感이 생기고, 大熱이 나면서 마른 구토를 한다. 헛소리를 하면서 눕지를 못하고, 혹은 吐血하거나 코피가 나기도 하며 몸에 斑疹이 생기고 六部脈이 모두 伏하다.
脈證 분석	三焦에 火가 盛하면 心이 熱에 의해 搖亂을 받고 迫血妄行하여 이 證이 생긴다. 火邪가 內鬱하여 外達하지 못하므로 六脈이 모두 伏한 것이다.
치법	苦瀉實火
처방	黃連解毒湯, 대변이 막히면 大承氣湯을 쓴다.
*응용	감염성 정신병, 紫癜

(4) 血行鬱閉

증상	胸脇에 刺痛이 생기면서 손발에 힘이 없다. 소변이 찜끔거리며 나오면서 대변에 피가 섞인다. 六部脈沉伏, 或芤, 或澁.
脈證 분석	갑자기 노하거나, 갑자기 몸을 삐거나, 식생활에 절제가 없으면 이 證이 생긴다.
치법	和血解鬱
처방	四鬱湯, 四物化鬱湯
*응용	肝脾腫大, 만성 신장염

23. 促脈類

23.1 促而洪實脈

(1) 熱毒入營發斑

증상	高熱로 정신을 잃으면서 안절부절 못하면서 헛소리를 하고, 몸에 斑疹이나 斑塊가 생기면서 出血이 있다. 舌絳, 脈促而洪實.
脈證 분석	熱邪가 心君을 擾亂하거나 經絡肌表에 맺히면 이 證이 생긴다.
치법	咸寒淸熱, 佐以苦甘
처방	犀角地黃湯, 化斑湯, 淸瘟敗毒飮, 玉女煎
*응용	유행성 뇌척수막염, 유행성 B형뇌염, 성홍열, 혈소판감소성 자반

(2) 血熱鬱腐毒疽

증상	신체의 일정한 부위에 악성 腫瘡이 생기고 백약이 무효하다. 이것이 변해서 岩腫이 되며 대부분 죽는다. 脈促而洪實.
脈證 분석	氣血이 생리적으로 잘 움직이지 못하고, 營衛가 不和하여 肉理로 逆行하면 癰腫이 생긴다. 악성 腫瘡의 말기에 毒이 속(裏)으로 들어가면 이 證이 생긴다.
치법	淸氣安神, 托毒透邪
처방	淸營湯, 安宮牛黃丸, 紫雪丹
*응용	毒血症, 임의 말기

(3) 火鬱臟腑發狂

증상	心神이 혼란스러우면서 답답하고, 완강하게 횡포를 부리며, 두 눈에 실핏줄을 보이면서 옷을 벗고 사람에게 폭력을 휘두르고, 담을 넘어 위로 올라가며, 상스러운 말로 욕을 하고, 사람을 알아보지 못하면서 옷을 던져버리고 뛰어다니며, 체력이 정상인보다 세지고, 며칠 동안이나 밥을 먹지 않는다. 舌苔黃, 脈促而洪實.
脈證 분석	七情이 內傷하고 五志에 火가 생기면서 火邪가 心神을 교란시키면 神이 제자리에 있지 못한다. 『內經』에서 소위 말하는 '重陽則狂'이란 것이 바로 이 證이다.
치법	降火化痰
처방	방약: 瀉心湯, 凉膈散, 大承氣湯, 大柴胡湯, 當歸蘆薈丸, 磁石滾痰丸, 溫膽湯, 三聖湯, 控涎丹, 白金丸, 靑州白丸子 침구: 大椎, 陶道 ☞ 매일 1회 시술
*응용	정신분열증

(4) 陽毒

증상	얼굴이 붉고 반점이 얼룩덜룩하게 나타난다. 인후통이 생기면서 膿血을 토한다. 脈促洪實.
脈證 분석	熱이 血分으로 들어가면 火가 인후를 말려서 營氣가 제 역할을 못하므로 이 證이 생긴다.
치법	散瘀解毒
처방	升麻鱉甲湯, 梔子湯
*응용	유행성 출혈열, 성홍열, 베체트증후군

23.2 促而滑數脈

(1) 痰鬱

증상	기침과 천식 증상이 생기며 가슴이 답답하고 불편하다. 혹은 목에 무엇이 걸린 것처럼 불편하여 뱉으려 해도 뱉어지지 않고 삼키려 해도 삼켜지지 않는다. 脈促而滑數.
脈證 분석	六淫七情이 원인이 되어 脾를 상하여 痰을 만들어내고, 이것이 오래되어 火로 변하면서 昇降機能이 잘 이루어지지 않으면 痰壅氣滯하므로 痰鬱이 생긴다.
치법	降氣消痰
처방	痰鬱湯, 半夏厚朴湯
*응용	만성인후염, 기관지염, 인후신경증, 위장신경증, 식도경련, 히스테리

(2) 食鬱

증상	냄새 나는 트림을 하며 신물을 올린다. 탄식을 하는데 입에서 냄새가 난다. 구역질을 하면서 식욕이 없다. 가슴이 그득하고 옆구리에 통증이 있다. 방귀가 자주 나온다. 복통과 설사가 있다. 심하면 헛소리를 하면서 발광을 한다. 脈이 促而滑數하다.
脈證 분석	脾陽이 虛하면 運化가 잘 이루어지지 않는다. 여기다 음식의 부절제로 인해 음식이 腸胃에 체류하면서 맺히면 火를 만들어내어 이 證이 생긴다.
치법	行氣消導
처방	食鬱湯, 調胃承氣湯

23.3 浮而促脈

(1) 肺癰

증상	기침을 하면서 潮熱이 있다. 혹은 惡寒表症이 생기면서 끈적거리며 냄새 나는 膿痰을 토해낸다. 胸痛이 나타나며 맥이 浮促하다.
脈證 분석	邪熱이 肺에 쌓여 熱壅血瘀하고, 이것이 오래되면 癰을 형성한다.
치법	淸肺化痰, 逐瘀排膿
처방	千金葦莖湯, 犀黃丸, 桔梗湯, 桔梗白散, 寧肺桔梗湯, 淸金寧肺丸, 桔梗杏仁煎
*응용	폐농양, 화농성 폐렴, 肺壞疽, 기관지확장감염으로 인한 화농

(2) 協熱痢

증상	실사가 그치지 않으면서 膿血이 비치고 땀을 많이 흘리면서 기침을 한다. 脈浮促.
脈證 분석	太陽經의 表邪가 아직 없어지지 않았는데 誤下를 하거나, 濕熱이 腸胃에 쌓이면 이 병이 생긴다.
치법	解表淸裏
처방	葛根黃連湯에 택사, 후박, 감초, 차전자, 복령을 가한다.
*응용	급성 장염, 세균성 이질

23.4 促而沉脈

(1) 氣鬱

증상	가슴과 옆구리가 그득하면서 통증이 생기고, 기침과 구토, 트림을 하면서 식욕이 없고 痰涎이 結聚한다. 脈促而沉.
脈證 분석	七情으로 氣가 맺히면 氣結痰聚하여 氣의 운행에 장애를 주고, 陰陽의 승강기능에도 영향을 주어 氣의 흐름이 不暢하여 이것이 맺히면 火로 변한다.
치법	淸氣化痰
처방	氣鬱湯, 七氣湯, 淸氣化痰丸
*응용	신경증, 히스테리, 갱년기증후군

(2) 血鬱

증상	옆구리에 통증이 생기는데 그 통증 부위는 고정돼 있다. 피부가 거칠어지면서 송곳으로 찌르는 것 같은 통증이 있다. 대변이 흑색을 띠며 맥이 促하면서 沉하다.
脈證 분석	타박상을 입거나, 七情이 內傷하여 氣機가 不暢하면 血이 맺혀 火로 변하면서 이 證이 생긴다.
치법	消瘀疏鬱
처방	血鬱湯, 血府逐瘀湯, 桃紅四物湯
*응용	肝脾腫大, 간경화

(3) 飮鬱

증상	입이 마르고 목이 건조하다. 황색의 가래가 나오면서 덩어리가 진다. 심하면 피가 섞인다. 舌苔黃膩或燥, 脈促而沉.
脈證 분석	飮病이 있으면서 濕熱의 사기를 받거나, 매운 음식을 과식하거나, 정서적인 원인으로 몸속에 火邪가 생기면 飮과 熱이 相搏하여 熱飮을 형성한다.
치법	淸火化飮
처방	麥門冬湯, 淸氣化痰丸, 凉膈散
*응용	大葉性 폐렴, 삼출성 늑막염

(4) 風濕內侵

증상	관절에 腫痛이 생긴다. 호흡이 급박하고 가슴이 답답하면서 열이 나고 안절부절 못한다. 땀이 나고 가슴이 두근거린다. 脈促而沉.
脈證 분석	風濕의 사기가 관절로 流注하거나, 혹은 臟腑經絡으로 內侵하면 이 證이 생긴다.
치법	祛風除濕, 淸熱寧心
처방	防己黃芪湯, 黃芪桂枝五物湯
*응용	관절 류머티즘, 류머티즘성 관절염

23.5 左寸促脈

(1) 心熱壅迫

증상	조급증이 나면서 얼굴이 붉어지고, 혀에 腫瘡이 생기면서 갈증이 난다. 졸도를 하면서 헛소리를 하고, 소변의 양이 적으면서 붉다. 혹은 澁痛이 생긴다. 左寸脈促.
脈證 분석	心火가 太盛하면 이 열이 小腸으로 옮겨가서 이 證을 만든다.
치법	凉心導火
처방	導赤散, 凉膈散, 黃連解毒湯
*응용	감염성 질병, 요로감염, 비타민B_2결핍증

(2) 血瘀陰虛眞心痛

증상	가슴이 답답하고 숨길이 막힌다. 야간에 胸痛이 심해진다. 현기증과 이명이 생긴다. 입이 마르고 눈이 침침하다. 허리와 무릎이 시큰거리며 힘이 없다. 혹은 盜汗이 생긴다 혀에 瘀点이 보이고 左寸脈이 細數而促하다.
脈證 분석	陰虛血少하면 血의 순행이 잘 되지 않고 瘀血로 內結한다. 이것이 心絡을 閉阻하여 이 證을 만든다.
치법	養陰通瘀
처방	生脈散에 血府逐瘀湯을 합하여 사용한다.
*응용	관상동맥경화, 심장병, 심근염

23.6 左關促脈

血滯脇脹

증상	脇肋 부위에 脹痛이 생기고 통증 부위는 고정돼 있다. 두 눈 앞이 깜깜하고 피부가 거칠어진다. 左關脈促.
脈證 분석	타박상을 입거나, 暴怒하면 死血이 脇肋에 滯하여 血瘀氣滯하므로 이 證이 생긴다.
치법	活血散瘀
처방	活血散瘀湯, 復元活血湯, 膈下逐瘀湯
*응용	肝脾腫大, 담낭염, 췌장염

23.7 左尺促脈

(1) 腎熱石阻

증상	소변이 찔끔거리면서 砂石이 섞여 나온다. 색깔은 피처럼 붉은데 이는 砂淋이다. 소변이 연고처럼 끈적한 것은 膏淋이다. 陰莖에 熱痛이 있으면서 탁하고 더러운 액체가 흘러나오고 그 색이 蘇木水 같으면 이는 赤濁이다. 이들은 모두 腎과 膀胱에 열이 쌓여있는 것과 관계가 있다. 左尺脈促.
脈證 분석	이 네 가지 병은 腎과 膀胱의 積熱과 관계 있다.
치법	淸熱利濕
처방	萆薢飮, 神效琥珀散, 如聖散, 獨聖散, 琥珀滑石散, 石葦散, 導赤散, 五淋散, 小薊飮子, 八正散
*응용	비뇨기 계통 감염, 비뇨기 계통 결석 및 종양, 전립선질환, 乳糜尿

(2) 頭眩而暈

증상	현기증과 함께 유정과 조루 증상을 보인다. 허리가 시큰거리고 다리에 힘이 없다. 左尺脈促無力.
脈證 분석	腎陰이 부족하고 陰虛火旺하면 氣陰이 不續하여 맥이 促하게 나타난다.
치법	壯水之主
처방	六味地黃湯, 左歸飮
*응용	신경쇠약, 전립선염, 신장결핵

(3) 便血

증상	소변에 피가 섞여 나오면서 灼熱感이 있다. 입이 마르고 소변 색깔이 붉으며 대변이 시원치 않다. 舌紅苔黃, 左尺脈促.
脈證 분석	매운 음식을 과식하거나 술을 좋아하면 濕熱의 毒이 腸胃와 血分에 침범하여 이 證이 생긴다.
치법	淸熱涼血
처방	黃連解毒湯
*응용	위장관 염증 및 궤양, 폴립(낭종), 종양

23.8 右寸促脈

咳嗽痰湧

증상	기침을 하면서 가래가 많이 나온다. 얼굴이 붉고 입이 건조하다. 갈증이 나면서 인후통이 생긴다. 舌紅少津, 右寸脈促.
脈證 분석	폐 속에 열이 아주 심하면 폐의 淸肅機能이 잘 수행되지 않아 肺氣가 不利해진다.
치법	淸肺降火
처방	瀉白散, 淸肺飮
*응용	기관지염, 폐기종

23.9 右關促脈

(1) 胃脘脹痛

증상	胃脘部에 脹痛이 생기고 트림을 하면서 신물을 올린다. 구토를 하거나 냄새가 고약한 설사를 한다. 右關脈促.
脈證 분석	음식이 中脘部에 停滯하여 생긴 것이다.
치법	消食導滯
처방	保和丸, 枳實導滯丸
*응용	급성 위염

(2) 嘔惡食積

上脘部에 음식이 정체하면 瓜蒂散으로 涌吐한다. 中脘部에 정체하면 保和丸을 사용한다. 下脘部에 정체하면 枳實導滯丸을 쓴다.

23.10 右尺促脈

(1) 相火旺盛

증상	이빨에 시큰거리는 통증이 생긴다. 耳聾 증상이 생기며 이빨이 흔들거린다. 손발과 가슴 한가운데 열감이 생긴다. 舌紅少津, 右尺脈促.
脈證 분석	先賢들은 "우측 손의 尺部는 命門과 三焦의 脈이 나오는 곳이며, 相火와 관계를 갖는다"고 하였다. 相火는 輔助之火이며 그 발원처가 없다. 肝腎之間에 寄生하면서 그 명령을 들으면서 움직인다. 이 證에서는 肝腎之陰이 부족하여 相火가 妄動하는 것이다.
치법	滋腎安火
처방	六味地黃湯, 左歸飮
*응용	급성 위염

(2) 下焦溫病

증상	熱邪가 깊이 들어갈수록 手足厥冷 증상이 더욱 심해진다. 심장이 크게 두근거리면서 심하면 통증이 생긴다. 右尺脈促.
脈證 분석	溫病으로 陰을 상하면 水不濟火하여 肝腎이 모두 虛해지면서 이 證이 생긴다.
치법	補水潛陽
처방	三甲復脈湯
*응용	감염성 질병 극성기에 나타나는 순환장애

24. 結脈類

24.1 沉結脈

(1) 陰凝氣阻

증상	전신에 脹痛이 생기는데, 야간과 흐린 날씨에 가중된다. 스트레스를 받으면 腹脹이 아주 심해지면서 맥이 沉結하다.
脈證 분석	陽氣가 부족하면 氣가 血을 통솔하지 못해 이 證이 생긴다.
치법	理氣行氣
처방	利氣丸, 烏藥順氣湯, 越鞠丸
*응용	내장기능장애, 병리산물잔재, 관절과 근육의 류머티즘

(2) 老痰結滯

증상	痰이 끈적거리며 덩어리가 져서 인후부에 凝滯된다. 잘 토해지지도 않고 잘 삼켜지지도 않는다. 목과 입이 건조하며 기침을 하면서 천식이 급해진다. 가래의 색깔이 흰 것이 마치 뼈색깔과 같다. 脈沉結兼滑.
脈證 분석	火邪가 肺를 蒸하면 肺氣가 맺혀서 진액이 말라 痰을 형성한다. 痰이 오래되면 끈적해져서 굳게 되는데 이를 老痰이라 한다.
치법	咸寒軟堅, 開鬱化痰
처방	節齋化痰丸, 半夏厚朴湯
*응용	만성 기관지염, 만성인후염

(3) 腫瘍氣結

증상	腫瘍의 겉은 딱딱하고 속은 연하다. 붉지도 않고 열도 없다. 심정이 편안하면 腫勢가 점진적으로 줄어든다. 스트레스를 받으면 가중된다. 脈沉結.
脈證 분석	鬱怒하면 간을 상하고 우울하고 생각이 많으면 脾를 상한다. 그 결과 營氣가 정상적으로 활동하지 않으면 肉理로 逆行하여 이 證을 만든다.
치법	行氣消腫
처방	逍遙散, 舒肝潰堅湯, 十六味流氣飮
*응용	深淺部膿腫, 양성종양

(4) 潰瘍氣不調

증상	궤양의 腫塊가 없어지지 않고 환부가 青紫色을 띠며 고름이 잘 나오지 않는다. 오랫동안 짓무르면서 잘 아물지 않는다. 맥이 沉結하다.
脈證 분석	膿毒이 이미 깊이 들어가면 正氣가 더욱 虛해지고 營衛가 不和하므로 이 證이 생긴다.
치법	調和營衛
처방	活血散瘀湯, 八珍湯, 十全大補湯
*응용	膿瘍

(5) 虛寒疝氣

증상	脇痛이 생기며 배가 아프면서 설사가 나려고 한다. 복통은 특히 小腹部가 심하다. 혹은 구토가 난다. 脈沉結.
脈證 분석	肝木이 사기를 받아 衝脈에까지 파급되면 이 證이 생긴다.
치법	調營衛, 養衝任
처방	當歸生薑羊肉湯, 烏頭桂枝湯, 金茱丸

(6) 虛寒癥瘕

증상	積이 모였다가 흩어지는 것이 癥이며, 흩어졌다가 모이지 않는 것이 瘕이다. 腹中이 攻脹하고 맥이 沉結하다.
脈證 분석	寒邪가 肝을 공격하거나, 七情이 鬱結하여 氣滯血瘀하면 이 證이 생긴다.
치법	柔溫辛補
처방	當歸生薑羊肉湯
*응용	자궁근종, 난소낭종, 骨盤炎包塊, 자궁외임신, 자궁입구협착, 子宮腔積血

(7) 積聚

① 肥氣(肝積)

증상	안색이 푸르고 옆구리에 통증이 있다. 통증이 少腹部까지 미친다. 발이 차갑고 경련이 일어난다. 좌측 옆구리 아래가 마치 잔을 엎어놓은 것같이 불룩하다. 病勢가 길다. 脈沉弦或結.
脈證 분석	暴怒로 간을 상하거나, 학질이 오래되면 瘧母를 형성한다.
치법	舒肝消積
처방	肥氣丸
*응용	肝脾腫大, 간경화, 간암, 복부종양

② 伏梁(心積)

증상	얼굴이 붉고 목이 건조하다. 배꼽 上部의 복부에 덩어리가 생기면서 위로는 心窩部에까지 미치고, 가슴이 답답하고 피부에 열이 나며 식욕이 없어지면서 몸이 여위고, 심하면 토혈을 한다. 脈沉結.
脈證 분석	邪氣가 心君을 상하면 심장 부위에 머물면서 물러가지 않는다.
치법	補心消積
처방	伏梁丸
*응용	위장 부위 종양, 간암, 췌장암

③ 痞氣(脾積)

증상	얼굴이 노랗고 배가 더부룩하다. 구토나 설사를 한다. 몸이 장작개비처럼 마른다. 배가 쟁반을 엎어놓은 것처럼 볼록하다. 脈沉結.
脈證 분석	음식이 停滯하면 脾積이 발생한다.
치법	健脾消積
처방	痞氣丸
*응용	위암, 장암, 간암, 위장기능문란, 불완전성 장경색

④ 息奔(肺積)

증상	안색이 희고 몸에 힘이 없다. 기침을 하면 등에 통증이 생긴다. 살갗이 차가우며 피부에 통증이 생긴다. 어떤 때는 벼룩이 무는 것 같고, 어떤 때는 이가 무는 것 같으며, 어떤 때는 송곳으로 찌르는 것 같다. 우측 옆구리 아래가 마치 잔을 엎어놓은 것같이 불룩하다. 오한과 천식이 생긴다. 脈沉結.
脈證 분석	邪氣가 肺를 상하게 하거나, 邪氣가 肺에 머물면서 물러가지 않으면 肺積을 만든다.
치법	宣肺消積
처방	息奔丸
*응용	肝脾腫大, 간암, 규폐증

⑤ 奔豚(腎積)

증상	얼굴색이 검고 복통이 생기는데 少腹部가 심하다. 아랫배에서 심장 부위로 마치 돼지가 내달리는 것같이 치오르는 느낌이 드는데, 발작을 하면 죽을 것같이 고통스럽다. 脈沉結.
脈證 분석	邪氣가 신장을 손상하면서 머물러 물러가지 않으면 奔豚이 생긴다.
치법	降逆止衝
처방	奔豚湯
*응용	위장신경증, 일부 서혜부헤르니아, 신장암

⑥ 六聚

증상	脘腹에 氣가 聚하면서, 어떤 때는 모이고 어떤 때는 흩어지며, 치고 달아나는 듯한 통증이 생긴다. 苔白, 脈沉弦而結.
脈證 분석	식생활이 부절제하거나 內傷七情하면 肝氣가 鬱結하며 氣滯瘀阻한다. 氣가 散하면 통하므로 통증이 없고, 氣가 聚하면 氣가 통하지 않아 통증이 생긴다. 病邪가 聚散無常하므로 통증 역시 그 나타나는 모양이 일정치 않다.
치법	行氣消聚
처방	木香順氣散, 利氣丸
*응용	위장기능문란, 복부종양, 비후성 장결핵

(8) 血瘀腹痛

증상	피부가 거칠어지면서 두 눈 앞이 깜깜해진다. 손발톱에 화색이 없으며 입이 마르지만 물을 찾지는 않는다. 통증의 자리가 일정하다. 혹은 腫塊가 생기고 통증이 생기면서 아파 만지지를 못한다. 大便色黑, 脈沉結.
脈證 분석	타박상, 혹은 여성의 惡露不絶, 經行不盡하면 瘀血이 內留하여 氣가 잘 통하지 않으므로 통증이 생긴다.
치법	行氣散瘀
처방	復元活血湯, 膈下逐瘀湯
*응용	내장종양, 내장울혈

(9) 血瘀黃疸

증상	안색이 아주 거무스레하면서 少腹部에 빽빽하게 당기는 느낌이 든다. 몸의 어느 부위에 덩어리가 생기면서 아프다. 소변은 잘 나오며 대변의 색이 검다. 몸이 黃色을 띠며 맥이 沉하면서 結하다.
脈證 분석	병이 오래되어 몸에 여러 가지 영향을 미쳐 氣滯血瘀하고 濕濁이 不降하면서 황달이 생긴다.
치법	利濕化濁, 破瘀生新
처방	桃仁承氣湯, 鼈甲煎丸
*응용	肝腫大, 잠두(蠶豆)중독증, 黑尿熱, 간암, 간농양, 담도폐쇄

24.2 左關結脈

少食嘔惡

증상	마른 구역질을 하면서 거품 섞인 타액을 토해낸다. 손발이 아주 차가우며 두통이 생긴다. 左關脈이 弦하거나 結하다.
脈證 분석	七情이 鬱結하거나 外邪가 厥陰經으로 直中하면 이 證이 생긴다.
치법	溫肝和胃, 降逆止嘔
처방	吳茱萸湯
*응용	신경성 두통, 신경성 구토, 유문경련, 담낭염

24.3 左尺結脈

下肢拘攣

증상	허리와 무릎이 묵직하다. 行步에 곤란을 느낀다. 하지에 경련이 생긴다. 심하면 반신불수가 나타난다. 左尺脈結.
脈證 분석	風邪가 經을 침범하면 營分이 상하여 不用하고, 血分이 經에 영양을 주지 못하여 攣急이 생긴다.
치법	養血祛風, 溫經通絡, 益氣活絡, 補腎益精
처방	小續命湯, 大秦艽湯, 大活絡丹, 小活絡丹, 補陽還五湯, 八珍湯, 地黃飮子
*응용	뇌혈관 계통 질병

24.4 右寸結脈

胸滿氣短

증상	마른 구토가 나면서 숨이 차고, 가슴이 두근거리며 천식으로 눕지를 못한다. 거품 섞인 가래를 토해내고, 가슴이 그득하고 통증이 생기면서 옆구리까지 미친다. 苔白膩, 右寸脈弦而結.
脈證 분석	水飮의 邪氣가 停蓄하여 생긴다.
치법	瀉肺行痰
처방	葶苈大棗瀉肺湯
*응용	만성 기관지염, 삼출성 늑막염

25. 代脈類

25.1 遲代脈

(1) 中寒吐痢

증상	토하고 설사를 하면서 복통이 생기고 식욕이 없다. 땀을 흘리며 손발이 차갑다. 舌淡苔白, 脈遲而代.
脈證 분석	脾胃가 허약한 상태에서 寒邪를 바로 받으면 中陽이 아주 虛해지면서 脾가 運化作用을 잃고 승강기능도 옳게 수행되지 않아 淸濁이 서로 섞이면서 吐瀉가 나타난다.
지법	溫補中陽
처방	방약: 附子理中丸에 백작약을 가해 緩急止痛하거나, 厚朴을 가해 調理氣機한다. 침구: 天突, 內關, 足三里, 中脘
*응용	급성 위염, 곽란, 콜레라

(2) 脾陽不振眞心痛

증상	心痛이 생기며 가슴이 두근거리고 숨결이 가쁘다. 안색이 창백하고 몸이 나른하면서 힘이 없다. 추위를 타며 손발이 차갑거나, 自汗이 있으며 잠을 잘 자지 못하고 식욕이 부진하면서 소변이 맑고 길게 나오며 대변은 묽다. 脈遲代兼弦.
脈證 분석	中陽이 不運하고 胸陽이 不振하면 心脈이 막혀서 이 證이 생긴다.
치법	溫助心陽, 宣通脈絡
처방	방약: 瓜蔞薤白桂枝湯, 蘇合香丸, 血府逐瘀湯, 瓜蔞薤白白酒湯 침구: 風池, 大杼, 肩井, 心兪, 肝兪, 尺澤, 內關
*응용	관상동맥경화

(3) 心腎陽虛水濕泛濫

증상	가슴이 두근거리고 숨이 차며 水腫이 생기면서 손발이 차갑다. 몸을 어디에 기대고 앉으며 눕지를 못한다. 현기증이 생기며 가슴이 답답하다. 목은 마르지만 물을 찾지는 않는다. 얼굴에 화색이 없다. 舌淡苔白, 脈遲而代.
脈證 분석	心腎의 陽氣가 虛하고 寒濕이 內停하며 濕邪가 氣機를 막으면 淸陽이 不昇하고 命門의 火氣가 약해진다. 心과 腎은 같은 少陰經에 속하므로 心腎이 같이 虛하게 나타나는 것이다.
치법	强心益腎, 溫陽利水
처방	방약: 眞武湯, 大補陰煎, 腎氣丸 침구: 腎兪, 大腸兪, 外關, 合谷, 三陰交
*응용	心源性 수종, 신장염수종

(4) 心脾兩虛氣滯血瘀

증상	가슴이 두근거리고 건망증이 생기며, 불면증과 함께 꿈이 많다. 숨길이 차고 겁이 많으며 안색이 노랗고 식욕이 없다. 현기증이 생기며 눈이 침침하다. 혹은 가슴에 통증이 생기면서 천식 증상을 보인다. 몸에 약간의 부종이 생기면서 혀에는 瘀点이 보인다. 脈遲而代.
脈證 분석	心陽이 부족하면 血脈이 瘀滯된다. 火不生土하므로 中陽이 不運한다. 이는 心脾陽虛에 瘀가 겹친 것이다.
치법	溫補心脾, 理氣活血
처방	방약: 歸脾湯合失笑散, 苓桂朮甘湯合失笑散. 침구: 風池, 肩井, 大杼, 心兪, 中脘
*응용	심장판막 질환

(5) 氣滯血瘀眞心痛

증상	가슴이 두근거리고 숨이 차며 땀을 흘리는데, 활동을 하면 가중된다. 흉부에 막히는 듯한 답답함이 있고, 얼굴과 입술이 靑暗하며 현기증이 나면서 넘어지려 한다. 몸이 노곤하고 힘이 없다. 舌質이 紫暗하고 脈은 遲代하다.
脈證 분석	스트레스를 받거나, 寒濕이 內結하거나, 갑자기 삐어서 外傷을 입거나 하면 瘀血이 內留하고 心脈이 阻塞한다. 이로 인해 이 證이 발생한다.
치법	活血補氣, 化瘀通絡
처방	방약: 桃紅四物湯, 血府逐瘀湯, 失笑散, 通竅活血湯 침구: 風池, 肩井, 大杼, 心兪, 中脘, 氣海, 關元, 督兪, 足三里
*응용	관상동맥경화, 심근경색

(6) 心陽氣虛瘀血內阻脫證

증상	호흡이 急促하고 안색이 어두우며, 입과 입술이 靑紫色을 띠면서 손발이 아주 차갑고, 심장이 두근거리며 땀이 많다. 대소변을 지리며 사지를 잘 쓰지 못한다. 심하면 기절을 하면서 인사불성이 되고, 코를 벌름거리면서 숨길이 약하며 눈을 감고 입을 벌리게 된다. 맥이 약해서 끊어질 듯하거나 혹은 遲代하다.
脈證 분석	氣는 脾腎에 源泉이 있고 昇降出入을 관장하며, 治節은 肺가 관장하고, 昇發疏泄은 肝이 담당한다. 血을 통솔하고 脈을 다스리는 일은 心이 모두 관장한다. 脾腎이 그 원천을 잃어서 肺의 治節機能도 무력해지며 肝도 條達機能을 유지하지 못하게 된다. 心陽이 虛하여 血을 통솔하고 脈을 관장하는 일을 하지 못하므로 瘀血이 內阻하여 脫證이 생기는 것이다.
치법	補陽益氣, 活血祛瘀
처방	방약: 蔘附湯合生脈散合桃紅四物湯 침구: 風池, 肩井, 大杼, 心兪, 中脘, 氣海, 關元, 督兪, 足三里
*응용	뇌전색, 뇌혈전형성, 지주막하출혈, 뇌혈관경련, 심부전, 쇼크, 고지질혈증

(7) 食滯脾濕悸證

증상	심장이 두근거리는 증상이 그치지 않고, 몸이 나른하고 피곤하며, 트림이 나면서 신물을 올린다. 잠을 잘 자지 못하고 꿈이 많으면서 잘 놀란다. 脈遲而代.
脈證 분석	음식을 절제하지 못하거나, 술과 기름진 음식을 좋아하면 邪氣가 脾胃에 停滯하여 脾가 轉輸하는 힘을 잃는다. 氣機도 不暢하고 濁氣가 上逆하여 心神을 교란시키면 이 證이 생긴다.
치법	芳香化濁, 燥濕行滯
처방	방약: 溫膽湯, 平胃散, 藿香正氣散, 枳實導滯丸 침구: 風池, 肩井, 心兪, 足三里
*응용	소화불량, 영양불량, 자율신경기능문란, 신경성 심계항진

25.2 數代脈

(1) 陰虛心神不寧

증상	가슴이 두근거리며 불안하고 마음이 긴장되는데, 이는 정서적인 파동이 있으면 더 심해진다. 불면증과 꿈이 많으며 가슴이 답답하다. 손발 한가운데 열이 난다. 舌紅少苔, 脈細數而代.
脈證 분석	怒氣로 간을 상하면 일이 번잡해지고 잡생각이 끊임없이 떠오른다. 이로 인해 心主不寧, 神明不安해진다. 腎陰이 부족하면 水不濟火하여 虛火가 妄動하면서 心神을 搖亂시킨다. 매운 음식을 함부로 많이 먹어서 아래로는 陰을 소모시키고 위로는 火氣를 돋군다.
치법	滋陰降火, 養心安神
처방	방약: 酸棗仁湯, 六味地黃丸, 知柏地黃丸 침구: 風池, 大杼, 心兪, 三焦兪, 內關, 關元, 足三里
*응용	신경쇠약, 심장신경증

(2) 血虛氣少心脈不足

증상	심장이 두근거리면서 기침을 심하게 하고 수종이 생긴다. 현기증이 나고 얼굴에 화색이 없으며 잠을 잘 자지 못한다. 脈數而代.
脈證 분석	氣血이 虛少하면 心이 영양을 잃는다. 그리고 脾氣가 허약하면 生化不足하여 運化機能이 무력해지며 水濕이 停聚하면서 이 證이 생긴다.
치법	補氣滋陰, 補血復脈
처방	방약: 復脈湯 침구: 風池, 大杼, 心兪, 三焦兪, 內關, 關元, 足三里
*응용	빈혈성 심장병, 肺源性心臟病, 心臟性 수종, 영양불량성 수종

25.3 左尺代脈

大便秘結

증상	대변이 딱딱하다. 代脈에서 변비 증상이 나타나는 것은 아래의 5가지이다. 老年氣衰, 勞傷過度, 失血過多, 脾胃素虛, 肝氣橫逆
脈證 분석	氣血이 虛損하고, 氣虛不續하면 이 證이 생긴다.
치법	氣血雙補, 滋陰潤燥, 疏肝解鬱
처방	八珍湯, 補中益氣湯, 蘇子降氣湯, 人蔘養營湯, 益血潤燥丸, 麻仁丸, 四逆散, 逍遙散

25.4 右寸代脈

胸痺

증상	가슴에 통증이 생기고, 천식이 생기면서 타액을 뱉어내며 脇痛이 생긴다. 손발이 아주 차갑고 힘이 없으며 음성도 미약하다. 右寸脈代.
脈證 분석	陽氣가 부진하여 몸속의 나쁜 陰邪를 말리지 못하고 滿布하므로 나타난다.
치법	虛寒은 通陽開結, 陽虛는 振奮中陽, 停飮은 和胃化飮, 飮停胸膈에는 宣肺化飮, 胸痺急證에는 宜急緩解한다.
처방	枳實薤白桂枝湯, 人蔘湯, 橘枳薑湯, 茯苓杏仁甘草湯, 薏苡附子湯
*응용	肺源性 心臟病

25.5 右關代脈

(1) 胃脘痞痛

증상	胃脘部에 딱딱한 느낌이 들면서 답답한 통증이 생긴다. 속에 痞痛感이 있으며 밖으로는 당기면서 뻑뻑한 느낌이 든다. 右關脈代.
脈證 분석	'痞'는 不通의 뜻이다. 脾胃陽虛하여 昇降機能이 잘 이루어지지 않으면 淸陽이 不昇하고 濁陰이 不降하면서 이 證이 생긴다.
치법	升淸降濁
처방	半夏瀉心湯, 厚朴溫中湯, 枳實消痞丸, 枳實理中丸
*응용	위장기능문란, 디프테리아 초기, 일부 늑막염

(2) 飢不思食

증상	배는 고픈데 음식을 봐도 먹을 생각이 없다. 조금만 먹어도 포만감을 느끼지만 상을 물리고 나면 또 배가 고프다. 右關脈代.
脈證 분석	上熱下寒하거나, 脾胃에 寒熱이 섞여 있으면 이 證이 나타난다.
치법	寒熱平調
처방	半夏瀉心湯, 乾薑黃芩黃連人蔘湯, 麻黃升麻湯 배가 고픈데 음식 생각이 없고, 먹으면 바로 기생충을 토해내면 烏梅丸을 사용한다.

(3) 腹脹

증상	肚腹이 脹大한 것을 腹脹이라 한다. 右關脈代
脈證 분석	先賢들은 이를 氣, 血, 食, 蟲, 水, 그리고 小兒疳 등의 유형으로 나누었다. 病狀은 각각 다르다.
치법	疏肝解鬱, 活血行瘀, 消食導滯, 驅蟲健脾, 利水消脹, 和脾消運
처방	逍遙散, 利氣丸, 膈下逐瘀湯, 中滿分消湯, 木香檳榔丸, 消蟲神奇丹, 決流湯, 五苓散, 六君子湯, 蘆荟肥兒丸, 治疳經驗方, 健脾丸

25.6 右尺代脈

二便不暢

증상	大便不暢, 小便不暢. 右尺脈代
脈證 분석	이 병은 대소변이 동시에 나오지 않는 것을 말한다. 그리고 대변에 소변이 섞여 나오거나, 소변에 대변이 섞여 나오는 것도 있는데, 임상에서는 後者가 많이 보인다.
치법	利濕分流
처방	五苓散
*응용	直腸膀胱漏, 陰道直腸漏

부록 1

중국 명의 임상경험록

脈診一得(柯雪帆) 상해중의약대학 교수 역임

脈診小議(魏武英) 하남성 중의약연구원 부속의원 중의과 주임의사

論脈(趙紹琴) 북경중의약대학 종신교수 역임

切脈必究脈象之理(雷聲遠) 은천시 중의약대학 주임의사 역임

脈診一得

柯雪帆 상해중의약대학 교수 역임

17살 때부터 의학을 배웠다. 상해중의학원(現 상해중의약대학의 전신) 1회 졸업생.
상해중의약대학 상한론 教學硏究室 주임, 중화중의약학회 仲景學說 전문연구위원회 위원 및 고문, 중의약 규범계획 교재편찬 심의위원, 상해시 중의약학 부이사장 겸 內科分會 주임 등을 역임했다. 部級科學技術進步 2등상을 획득하였고, 국무원 특수보조금을 받고 있다.
주요 저작으로는 『醫林掇英』, 『傷寒論選讀』, 『中醫辨證學』, 『中醫外感病辨治』, 『疑難病證思辨錄』, 『傷寒論臨證發微』 등이 있다.
상한론에 대한 새로운 연구방법을 제창하였고, 상한론의 精華를 이론으로 해석하면서 임상의 실제적인 이해와 운용을 결합하였다. 仲景의 약제 제량에 대해서 독창적인 환산법을 제창한 공헌을 인정받았다. 1927년생, 2009년에 作故.

* * *

28종의 맥상(脈象)은 아주 많은 것인가, 아니면 아주 적은 것인가?

어떤 이는 너무 많아서 번거로우므로 더 줄여야 한다고 생각한다.

나는 여기에 대해서는 일정한 분석이 있어야지 일괄적으로 논할 수는 없다고 생각한다.

중의를 처음 배우는 사람들에게 강의를 할 때는 좀 정간(精簡)하게 중점적인 것으로 강의를 하고, 나머지 부족한 부분은 학생 스스로 임상에서 체득해나가게 해야 한다.

그러나 조국의학의 이 유산을 계승, 정리하는 측면에서 말한다면 28맥뿐 아니라 어떤 괴맥(怪脈)까지도 귀중한 것이어서 가볍게 버릴 수 없는 것이다.

맥상의 변화는 아주 많아서 임상운용의 측면에서 말한다면 28맥상도 아직 부족하다 하겠다. 예를 들면 위통 환자의 현맥(弦脈), 담음(痰飮) 환자의 현맥(弦脈), 고혈압 환자의 양항시(陽亢時)의 현맥(弦脈)은 비록 같은 현맥이란 명칭이지만 손 아래서의 감각은 분명하게 구별된다.

위통 환자의 맥상은 현(弦)하지만 그 역량이 대부분 부족하다(혈압은 대개 낮은 편이다). 양항(陽亢)의 고혈압 환자는 맥이 현(弦)하지만 그 역량이 비교적 강하다.

이를 자세히 나누어보면 또 그 구별이 있다. 이완기 혈압이 비교적 높고 수축기 혈압이 그리 높지 않은 환자는 맥을 가볍게 눌러보면 현상(弦象)이 분명하지 않고, 힘주어 눌러보아야 현상(弦象)이 나타난다. 그리고 힘주어 누를수록 현상(弦象)은 더 분명히 나타난다. 이런 경우는 침맥(沉脈)이라 칭할 수도 있고 뇌맥(牢脈)이라 지칭할 수도 있다.

수축기 혈압이 비교적 높으며 맥압(脈壓)의 차가 비교적 큰 환자는 가볍게만 눌러도 현상(弦象)이 바로 나타나며, 맥이 오는 모양에 분명히 힘이 있고 맥이 가는 모양은 현활(弦滑)하다.

임신부의 활맥(滑脈)과 식적(食積)의 활맥(滑脈)은 분명히 구별되며 손 아래서 분명히 감지된다. 그러나 기존 맥상의 명칭을 사용해서는 분별해서 기록하기가 아주 어려워서 단지 활맥(滑脈)으로 통칭하는 것이다.

어느 기혈부족(氣血不足) 환자의 경우(예를 들면 빈혈이나 심장병 환자), 세활(細滑)하면서 삭상(數象)을 띠는 맥이 나타날 수 있다. 그러나 그 역량은 비교적 약하며 맥이 물러갈 때의 역량은 더욱 부족한 모습을 보인다. 이런 종류의 맥상은 확실히 활상(滑象)의 감각이 있지만 임부(妊婦)와 식적(食積)은 또 구별되는 것이다. 이런 세 종류의 맥은 28맥상을 사용하면 구별하기가 아주 어려워서 단지 활맥(滑脈)으로 혼칭(混稱)할 뿐이다.

그리고 리듬이 불규칙한 맥박이 있는데, 그 변화가 아주 많고 형태도 각각 다르며 병세의 경중(輕重)이 특수하다. 그러나 28맥 중 리듬이 불규칙한 맥은 오직 촉(促), 결(結), 대(代), 삽(澁), 산(散)의 5종이다. 어떤 이는 리듬이 불규칙한 맥을 통칭해 결대맥(結代脈)이라 하면서 소홀히 하여 구체적인 분석이 결여되어 있다. 중의의 변증시치(辨證施治)를 결합하고 또 심전도(心電圖)를 참조하여 부정맥(不整脈)을 구체적으로 분석하면 이는 앞으로 중의 맥학의 발전에 하나의 중요한 계기가 될 수 있을 것이다.

그리고 부녀의 월경기 맥상도 변화가 있을 수 있다.

항상 자주 진료를 오는 환자가 있다면 평상시 그 환자의 맥상에 대해서는 비교적 익숙해진다. 그러나 생리가 왔을 때의 맥상은 비교적 실대(實大)하게 변하면서 힘이 있고 박동속도도 빠르다(아마도 血容量이 비교적 큰 일종의 체현일 것이다).

임상에서 관찰해 느끼는 것인데, 이러한 맥상은 어떤 경우에는 월경이 오기 하루 전에 출현하기도 한다. 그러나 이런 맥상의 변화는 28맥으로는 기록하기 어려운 것이다.

결론적으로, 나는 28맥이 그 종류가 아주 많은 것이 아니라 아주 적은 것이라 생각하는 것이다. 중의 맥학의 발전을 위해서 어찌 28맥만의 제약을 받을 수 있겠는가. 여기에만 구속되면 진맥의 수준이 높아지지 않고 맥학의 발전도 더디게 될 것이다. 광범위하고 정세(精細)하게 각종 맥상을 묘술(描述)하는 것이 중요한 작업이 됨은 의심할 바 없다.

譯者注: 빈호맥학은 27종의 맥상으로 분류해놓았으나, 명대(明代, 1642년)의 의가(醫家) 이중재(李仲梓)가 저술한 『診家正眼』 劵二에는 맥상을 사언가결(四言歌诀) 형식으로 28맥상으로 나누고 있다.

脈診小議

魏武英 하남성 중의약연구원 부속의원 중의과 주임의사

女, 1940년생. 하남성 중의약연구원 부속의원 중의과 주임의사.
국무원 특수보조금을 받고 있다. 1965년 하남중의학원 중의과 전업 6년제 본과를 졸업하고 현재까지 중의 임상의료와 교학연구를 40여 년간 수행하고 있다. 하남성 중의약연구원 부원장으로 14년 재직 중이다. 저서는 10여 권, 학술논문 발표는 27편에 달한다. 省級, 廳級 과학연구성과에서 12항목에 달하는 상을 받았다.

* * *

하층병원, 특히 농촌병원의 중의사는 임상에서 종종 어떠한 난제를 만나게 된다.

즉 문진(問診)과 맥진(脈診)의 곤란함이다. 이것은 의사가 환자에게 물어볼 줄 몰라서가 아니라 환자가 문진(問診)을 하지 못하게 하는 상황을 만들기 때문이다. 또 의사가 진맥을 할 줄 몰라서가 아니라 환자가 진맥에 대한 요구가 높기 때문이다.

그들은 종종 의사에게 말한다.

"맥 좀 짚으면서 무슨 병인지 봐주세요."

마치 진맥이 만능이며 한 번의 진맥으로 온갖 병을 모두 알 수 있는 것처럼 말한다. 만약 병세를 물으려고 하면 의술이 고명하지 못한 의사라는 느낌을 주게 된다.

중의가 병을 진단하는 데 있어서는 망진(望診), 문진(聞診), 문진(問診), 절진(切診), 이 네 가지를 같이 참고해서 진찰할 것이 요구된다. 그러나 왜 사람들은 위와 같은 편견을

가지는 걸까?

그 원인을 생각해보면, 하나는 의학지식이 부족한 탓이다. 중의가 병을 진단하는 데 대한 방법을 이해하지 못하기 때문이다. 이 점은 논할 바가 못 된다.

둘째로는 어떤 의사들의 잘못된 언행으로 인해 비롯된 것이다. 어떤 의사는 환자의 심리에 영합해서 문진(問診)을 중요시하지 않고, 다른 사람들이 자기의 의술이 높지 않다고 생각할까 봐서다. 또 어떤 의사는 자기의 의술이 높다는 것을 과시하기 위해서 심지어는 환자가 병세를 진술하는 것조차 거절하기도 한다.

그들은 자기의 경험과 추측, 문진(聞診)에서 얻어낸 진단자료에 근거해서 맥진을 하면서 마치 진맥(診脈)에서 얻어낸 것처럼 가장함으로써 환자의 신임을 얻고자 하는 것이다. 그러나 이런 사람들도 오진을 하여 아주 곤란한 경우를 당하기도 한다.

어떤 여성 환자는 이러한 일을 한 가지 나에게 이야기했다.

그는 어느 부인과(婦人科) 의사에게 진찰을 받게 되었는데, 진맥을 하고 난 후에 의사는 병세를 묻지도 않고 바로 이야기하였다는 것이다.

"임신했군요."

그러나 그녀가 이미 몇 년 전에 자궁절제수술을 받은 상태였다고 말하자 의사는 입을 다물었다고 한다.

중의는 하나의 과학이며 병을 진단하는 데 있어 일련의 방법을 가지고 있다. 의사는 반드시 실사구시(實事求是)의 태도를 견지해야 하며, 실제적인 사실을 벗어난 허풍은 과학과 배치되는 것임을 알아야 한다. 맥진만으로 증(證)을 진단하는 그런 의사는 개인에게 손해와 위험을 줄 뿐만 아니라 웃음거리가 되며 중의의 대중적인 성예(聲譽)를 훼손하는 것이다.

論脈

趙紹琴 북경중의약대학 종신교수 역임

三代 御醫 집안의 자손으로, 어려서부터 家學을 계승하였다. 나중에는 太醫院 御醫인 韓一齋, 翟文樓, 그리고 북경 4大 名醫의 한 사람인 汪逢春을 사사하여 三家의 진수를 이어받았다. 1956년부터 북경중의약대학에 부임하여 종신교수직을 받았다. 본 대학 온병학 교학연구실 주임, 중국중의약학회 內科分會 고문, 중국의학기금회 이사를 역임했으며, 국무원 보조금도 받았다. 저서로는 『溫病縱橫』, 『文魁脈學』, 『趙紹琴臨證400法』, 『趙紹琴臨床經驗集』, 『趙紹琴內科學』, 『趙紹琴溫病精選』, 『趙紹琴內科精要』, 『趙紹琴驗案精選』, 『中醫養生學』 등이 있다. 1918년생, 2001년 作故.

* * *

一、

부친께서 1930년 맥진(脈診)을 강의할 때, 진맥은 하나의 맥을 진단해내는 것이 아니고 하나의 맥으로부터 병을 확정해내는 것이라고 말했다.

진맥은 필히 맥의 병위(病位), 허실(虛實), 한열(寒熱), 표리(表裏), 기혈(氣血)을 진단해 찾아내고, 다시 병증(病症)이 유여(有餘)한지 부족한지, 어떤 병을 먼저 치료하고 어떤 질환을 나중에 조화시키는지를 분명하게 분별해내는, 이 전부를 맥(脈) 중에서 진단해 찾아내는 것이다.

예를 들면 표(表)에 병이 있으면 풍한(風寒)이든 풍열(風熱)이든 맥의 부위는 반드시 부위(浮位)인 것이다. 온병(溫病)의 위분증(衛分證)도 병이 표(表)에 있는데, 그래서 맥도 부위(浮位)에 있는 것이다. 즉 부긴(浮緊)하면 풍한(風寒), 부완(浮緩)하면 풍허(風虛), 부지(浮遲)하면 중풍(中風), 부삭(浮數)하면 풍열(風熱)에 속하는 것이다.

단순히 한 가지의 맥에 의거해서 무슨 병이라고 판단할 수는 없으며, 필히 다시 팔강맥(八綱脈)으로 진단하여 그 표리(表裏), 한열(寒熱), 허실(虛實)과 기혈(氣血)의 정도를 판단해야 한다.

즉 맥이 부활(浮滑)하면 풍담(風痰), 부현(浮弦)한 것은 풍사협울(風邪挾鬱), 부삭(浮數)한 것은 풍열(風熱) 등으로 판단할 수 있는 것이다. 그러나 하나의 완벽한 질병을 진단하려면, 또 필수적으로 제3의 맥을 진단해내야 한다.

예를 들면 부활삭(浮滑數)하면 풍담열(風痰熱), 부긴현(浮緊弦)하면 풍한(風寒)에 통증이 있다는 것이다.

이렇게 하는 것도 아직 부족하다. 환자의 질병을 분명하게 볼 수 있고 환자의 체질과 질병의 전기(轉機)를 진일보 분명하게 하려면 다시 제4의 맥을 찾아내야 한다. 즉 부활삭(浮滑數)한데 힘주어 더 누르면 현세(弦細)한 맥을 보인다고 하자. 이러할 때 바로 충분하고 분명하게 병의 뿌리가 드러나는 것이다.

弦則肝鬱, 細爲血虛!

이 맥상(脈象)은 환자가 원래는 혈허간울(血虛肝鬱)로 병이 왔지만 현재는 풍화담열(風火痰熱)이기 때문에 이를 치료할 때 풍화담열(風火痰熱)과 함께 혈허간울(血虛肝鬱) 방면도 고려해서 치료에 참고해야 하는 것이다.

다시 말하면 풍화담열(風火痰熱)을 치료할 때 한냉(寒凉)한 약을 너무 많이 쓰지 말고 또 거풍(袪風)도 너무 과하게 하지 말아야 한다. 왜냐하면 환자의 체질이 혈허간울(血虛肝鬱)이기 때문에 산풍(散風)과 청열(淸熱)이 과하면 혈허지체(血虛之體) 자체에 영향을 주기 때문이다.

부친께서는, 한 사람의 환자에게서 5개의 맥상(脈象)을 찾아내야만 비로소 분명한 진단을 내릴 수 있는 것이지, 한 개의 맥상으로 무슨 병으로 진단하고 무슨 약을 써야 하는 것이 아니라고 항상 말씀하셨다.

二、

맥진으로 꼭 5가지의 맥을 모두 찾아내야만 분명한 진단이라고 할 수 있는가?

그렇지 않다. 다섯 개의 맥을 진단해내면 단지 비교적 분명해진다는 것일 뿐, 반드시 혀를 살펴보고, 색(色)을 관찰하며, 형체(形體)를 둘러보고, 병의 정도와 치료과정 등을 물어본 연후에야 비로소 첫 단계의 병기(病機)를 진단해내고, 치료방안을 결정하며, 다시 시험적인 치료를 거쳐야 한층 높은 단계의 확진 여부를 결정할 수 있는 것이다.

우리들이 실제적인 임상에서 이상적인 맥진(脈診)의 수준에 도달하는 것은 비교적 어려운 일이다. 그러나 망진(望診), 문진(問診), 문진(聞診)을 결합하여 분석해나가면서 부단히 경험을 축적한다면 결코 어려운 일이 아닌 것이다.

"맥진은 오로지 의사의 손가락 끝 감각의 영민도(靈敏度)에 의지해야 하는 것인데, 맥진의 기량을 충분히 습득하려면 반드시 경험이 많은 스승의 지도를 받아 항상 맥을 짚는 훈련을 해야만 비로소 확실히 이루어진다."

이것은 선친이 생전에 항상 하시던 말인데, 손가락 아래의 분명함과 정확한 판단은 사실 반드시 꾸준한 노력을 요구하는 것이다.

진맥을 할 때는 반드시 맥박이 50번 이상 뛰는 동안까지 만져보아야만 병맥(病脈)을 진단해낼 수 있다.

장중경(張仲景)은 일찍이 말했다.

"動數發息, 不滿五十, 短期未知決診, 九候曾無倣佛."

이 말은 맥진할 때 맥이 오십 번 이상 뛰는 시간이 필요하다는 것인데, 그래야만 비로소 다양한 맥의 형태를 진단해낼 수 있고, 주맥(主脈)과 부맥(副脈)을 알아낼 수 있으며, 병의 상태를 분명하게 진단한 상태에서라야 치료법칙을 세우고 처방을 낼 수 있다는 것이다. 이것을 우리 임상의사들은 반드시 준수해야 한다.

三、

아래는 선친의 경험에 의한 인식이다.

맥을 측정하는 부위는 부(浮), 중(中), 안(按), 침(沉) 4가지 부위로 나눈다.

그렇게 함으로써 더 용이하게 표(表), 리(裏)를 정하고, 장부(臟腑)의 기능상 문제와 실질적인 병변(病變)을 알아낼 수 있다. 부부(浮部)은 표분(表分)을 나타내고, 중부(中部)는 이(裏)에 가까우며, 안부(按部)은 이(裏)에 속하고, 침부(沉部)는 아주 깊은 극리(極裏)를 말한다. 또한 부맥(浮脈)은 표(表)를 주관하고, 침맥(沉脈)은 이(裏)를 주관하며, 중(中)과 안(按)은 모두 반표반리(半表半裏)를 나타낸다고 말할 수 있다.

온병(溫病)의 위(衛), 기(氣), 영(營), 혈(血) 4가지 단계도 부중안침(浮中按沉)으로 구분해낼 수 있다.

결론적으로 말해서 부(浮)와 중(中)은 기능상의 질병, 안(按)과 침(沉)은 실질적인 질병을 나타낸다. 또한 새로 생긴 병과 오래된 병, 기병(氣病)과 혈병(血病), 외감병(外感病)과 내상병(內傷病) 등도 모두 이 부중안침(浮中按沉)의 4가지 부위로 분명하게 변별(辨別)해 낼 수 있는 것이다. 아래는 네 가지 부위의 맥을 취하는 방법이다.

1. 부부(浮部)의 취맥법(取脈法): 의사가 손가락으로 환자의 요골동맥 피부 위를 가볍게 누른다. 부위(浮位)는 병기(病機)가 표분(表分)에 있음을 나타내는데, 예를 들면 상한(傷寒) 초기 환자의 병은 태양(太陽)에 있고, 온병(溫病)은 병이 기분(氣分)이나 폐, 피모(皮毛)에 있는 것을 들 수 있다.

부맥(浮脈)은 당연히 병이 표위(表位)에 있다는 것을 나타내지만, 전면적인 병의 원인과 발병 메커니즘을 이해하려면 부차적으로 나타나는 맥의 상황도 보아야 한다.

즉 부활(浮滑)이면 풍담(風痰), 부삭(浮數)하면 풍열(風熱) 등등. 이렇게 진일보 허실(虛實), 한열(寒熱), 기혈(氣血), 표리(表裏), 혹은 정담(停痰), 정음(停飮), 울열(鬱熱), 혈어(血瘀) 등을 알아내려면 꼭 부차적으로 나타나는 맥을 짚어내야 하는데, 그렇게 하지 않으면 병위(病位)와 병기(病機)를 상세하게 확진하기 어려워지는 것이다.

2. 중부(中部)의 취맥법(取脈法): 부위(浮位)에서 약간의 힘을 가해 피부 밑을 진맥하는 것이다.

비유하자면 부위(浮位)는 콩알 3개의 무게로 누르는 것이고, 중부(中部)는 콩알 6개의 무게로 누르는 것인데, 중부(中部)는 병이 기분(氣分)에, 혹은 기육(肌肉), 혹은 위(胃)에 있다는 것을 나타낸다.

상한병(傷寒病)은 사기(邪氣)가 표(表)에서 리(裏)로 들어가는 것을 나타내며, 위(胃)를 주관하며 양명(陽明)을 관장하는 것이고, 온병(溫病)은 분명히 기분(氣分)에 속한 것이며, 일반 잡병(雜病)에 있어서는 그것을 폐위지간(肺胃之間)으로 칭한다.

결론적으로 맥이 분명히 '浮'와 '中'의 부위에 있다면 이는 모두 주로 기능적인 질병을 대변하고 '陽'에 속한 것이며 또 '氣'分에 속한 것이다. 만약 다시 힘을 가해 '按'과 '沉' 부위에 들어가면 사기(邪氣)가 이미 영(營)이나 혈(血)에 들어갔다는 것을 나타내는 것이다.

3. 안부(按部)의 취맥법(取脈法): 부(浮)나 중부(中部)에서 다시 힘을 가해(콩알 9개의 무게) 기육(肌肉) 부분을 누르는 것인데, 이는 사기(邪氣)가 속(裏)에 있는 병을 반영한다. 즉 『傷寒論』의 태음증(太陰證), 온병(溫病)의 영분증(營分證), 잡병(雜病)에 있어서는 간병(肝病)과 근막지간(筋膜之間)의 병변 등을 나타낸다. 안부(按部)에 나타나는 모든 맥은

병이 이미 속(裏)으로 들어갔으며, 영분(營分)과 음(陰)에 속한다는 것을 말한다.

4. 침부(沉部)의 취맥법(取脈法): 안부(按部)에서 다시 힘을 가해(콩알 12개의 무게) 근골(筋骨) 부위까지 힘을 주어 진맥하는 것인데, 병이 이미 깊게 속으로 들어간 것을 나타내며, 하초(下焦), 신(腎), 명문(命門)에 관계된 병을 반영한다.

『傷寒論』의 소음병(少陰病), 궐음병(厥陰病)이 이에 속한다. 소음병은 침세맥(沉細脈)이 대표적인 맥상이며, 궐음병은 침현맥(沉弦脈)이 대표적이다. 온병(溫病)에 있어서는 사기(邪氣)가 혈분(血分)에 들어간 것을 나타낸다. 잡병에 있어서는 병이 오래되어 사기가 이미 속으로 깊게 들어간 것인데, 이는 아주 세밀한 변증을 통해 치료해야 하는 대상이다. 만약 환자의 맥상이 안침(按沉)하다면 실질성(實質性) 질병을 의미하며, 질병의 실질성 문제를 설명하는 것이다.

四、

맥에 대한 논의는 이미 세 차례에 걸쳐 이야기했다.

나의 최근 몇 년 동안의 경험, 특히 20년 이래의 나의 주관으로는, 맥진은 그리 간단하고 기계적인 것이 아니라 반드시 부(浮), 중(中), 안(按), 침(沉)의 4部를 분명히 가려야 하며, 앞의 부(浮)와 중(中) 양부(兩部)는 기능 방면의 질환을 반영하고, 뒤의 안(按)과 침(沉) 양부(兩部)는 질병의 실질적인 병변을 반영한다는 것이다. 바로 설태(舌苔)와 설질(舌質)의 관계와 같다. 설태(舌苔)의 변화는 비록 다양하지만 결론적인 귀착점은 기능 방면의 문제를 반영하는 것이며, 설질(舌質)의 변화는 비록 적지만 그 변화는 근본적인 것을 떠날 수 없는데(不離其宗), 이는 바로 본질적인 정황(情況)을 설명하는 것이다.

소위 기능 방면의 병변이란, 병이 표위(表衛), 천층(淺層), 위분(衛分), 기분(氣分) 단계에 있는 것, 즉 기울불서(氣鬱不舒), 목토불화(木土不和), 간울기체(肝鬱氣滯), 정담(停痰), 정음(停飮), 위장소화불리(胃腸消化不利) 등으로 인한 질병을 말한다.

또 기질성 병변이란, 그 병의 본질이 양허(陽虛), 명문화쇠(命門火衰), 혹은 음허양항(陰虛陽亢), 또는 병이 영분(營分), 혈분(血分) 및 오래된 담이 경맥(經脈)을 막고 있는 것(陳痰久鬱阻于經脈)과 함께 징하적취(癥瘕積聚), 종류(腫瘤) 등 일련의 질병을 말하는 것이다.

그 외에 병이 오래되어 사기가 간신(肝腎)으로 들어간 것(久病邪深入肝腎), 하원구허(下元久虛), 만성 소모성 질병, 자보·배원(滋補·培元) 등의 방법으로 치료를 요하는 것, 이런 것 모두를 본질성 질병이라 할 수 있는 것이다.

임상 맥진에서 보이는 바로는, 부중(浮中)과 안침(按沉) 네 부위에서 얻어지는 맥상이 종종 아주 다른 모양을 보인다. 일반적으로 말해 부중(浮中)으로 그 표상(標象)을 보며, 안침(按沉)으로 그 본질(本質)을 보게 된다. 만약 맥진을 통해 부중(浮中)과 안침(按沉)의 다른 점을 변별(辨別)해낸다면, 즉 병의 표리, 한열, 허실과 뒤섞여 복잡한 것을 변별해낼 수 있다면 그 또한 진료에 모순이 없다 할 것이다. 고대의 명의들은 골(骨) 부위까지 침취(沉取)해서 그 본질적인 병의 원인을 관찰해내는 것(沉取至骨以察其眞)을 아주 중시했다.

주단계(朱丹溪)는 『濇脈論』에서 다음과 같이 말했다.

'삽맥(澁脈)은 주로 허한(虛寒)에서 많이 나타나지만 고열(痼熱)로 인한 경우도 있다. 의자(醫者)의 손 아래서 부족기상(不足氣象)이 나타나면 이는 허증(虛證) 혹은 한증(寒證)이다. 이런 경우 (신중하게 진단하지 않고) 맹랑하게 약을 투여하면 가벼운 병도 필경 중(重)하게 되는데, 이 중병(重病)에 들면 죽는 경우가 많다.

왜인가? 무릇 사람이고 살아 있다는 것은 혈(血)과 기(氣)가 있다는 증거인데, 심정이 우울하거나, 기름진 음식을 좋아하거나, 생리적인 땀을 잘 흘리지 않거나, 잘못 보(補)하거나 하면 기등혈비(氣騰血沸)하여 기혈(氣血)이 원래의 면모를 잃고 탁(濁)하게 되면서 노담(老痰)과 숙음(宿飮)을 만들어낸다.

이것들이 맥도(脈道)를 조색(阻塞)케 만들어서 서로 엉겨 붙어 (기혈도) 스스로 잘 통하지 않게 되면 삽상(澁象)이 나타나는 것이다. 이런 경우 골(骨)까지 눌러 맥을 보면 그 오는 모양이 유력(有力)하면서 삭(數)하다. 이때 증(證)을 잘 살피고 형기(形氣)를 보아 열증(熱證)으로 보인다면 이는 응당 고열(痼熱)로 봐도 된다(澁之見固多虛寒, 亦有痼熱爲病者, 醫于指下見有不足之氣象, 便以爲虛, 或以爲寒, 孟浪與藥, 無非熱外, 輕病必重, 重病爲死者多矣, 何者? 人之所籍以爲生者, 血與氣也, 或因優鬱, 或因厚味, 或因無汗, 或因補劑, 氣騰血沸, 淸化爲濁, 老痰宿飮, 膠固雜揉, 脈道阻塞, 不能自行, 亦見澁象, 若査取至骨, 來似有力, 且數, 以意參之于証, 驗之形氣, 但有熱証, 當作痼熱可也).'

삽맥(澁脈)은 혈소(血少) 혹은 망정(亡精)으로 인한 것인데, 주로 허한(虛寒)으로 많이 발생하며, 골(骨) 부위까지 눌러서 맥을 보면 그 맥은 오히려 힘이 있으며 빠르다(按之至骨反有力且數). 이것으로 알 수 있듯이 허한(虛寒)과는 별개로 노담어혈(老痰瘀血)이 맥도(脈道)를 조색(阻塞)하여 생기는 삽맥(澁脈)의 경우를 들 수 있다. 즉 고질적인 담과 어혈이 오랫동안 엉기고 맺혀서 이것이 열로 변해 속으로 깊이 잠복해 들어간 것이다. 이를 고열(痼熱)이라 한다. 즉 깊고 오래된 열이란 뜻이다. 만약 골(骨) 부위까지 깊은 곳에서 맥을 취하지 않는다면 이것을 어찌 고열지증(痼熱之証)이라 변별해낼 수 있겠는가? 여기에 선현(先賢)들의 맥진의 진수(眞髓)가 있는 것이다.

선친은 어릴 적부터 의업(醫業)을 가승(家乘)하여 많은 명의들을 따라 임상을 해가며 스승들의 진수를 이어받고, 지금까지 50년 동안 잠심연토(潛心硏討)하면서 맥진은 반드시 부(浮), 중(中), 안(按), 침(沉) 4部로 나누어야 한다는 것을 깨달았다. 부중(浮中)은 표(標), 안침(按沉)은 본(本)을 나타내며, 만약 2部의 맥이 다를 경우엔 반드시 舌, 色, 症을 참고하여 진가(眞假), 주차(主次), 완급(緩急)을 변별하여 어떤 것을 먼저 치료하고 어떤 것을 나중에 치료하며, 어떤 것을 꼭 겸치(兼治)해야 하고 어떤 것을 단독으로 치료해야 하는지를 정해야 한다는 사실을 알게 된 것이다.

맥상이 분명해지면 치료는 그 맥상을 따라 이루어지며, 치료하기 전에 미리 계획이 세워지면 병을 이길 승산이 생기는 것이다.

切脈必究脈象之理

雷聲遠 寧夏回族自治區 銀川市 중의약대학 주임의사 역임

1898년에 중의를 家業으로 하는 집안에 태어나서 1948년에 고향인 寧夏로 돌아온 후 당시 선엄병이 창궐하던 농촌지역의 환자들을 위해 자신의 몸을 아끼지 않고 仁術을 베풀었던 일로 많은 존경을 받았던 인물이다. 105세에 作故하기까지 그는 사회적 지위고하나 빈부귀천을 따지지 않고 환자들에게 성심으로 인술을 베풀었다.

* * *

맥진은 중의가 발병원인과 그 메커니즘을 탐색하는 중요한 근거가 된다. 그러나 진맥에 있어서 그 이치를 잘 이해하지 못하고 상도(常道)만 알고 변화를 모르면 오진하지 않는 경우가 드물다.

예를 들어 부맥(浮脈)과 침맥(沉脈)에 대해서 이야기해보자.

부맥은 외감표증(外感表證)에 잘 나타나고 침맥은 각종 이증(裏證)에 잘 나타난다. 그러나 이증(裏證)에 부맥(浮脈)이 나타나고 표증(表證)에 침맥(沉脈)이 나타나는 경우도 적지 않다.

모든 맥의 파동은 기(氣)에 의해 나타난다. 환자가 표증(表證)이 있지만 부맥을 보이지 않는 것은 체질이 허약하고 기력이 충실하지 못하며 위기(衛氣)가 건실(健實)하지 못한 연고이다.

『傷寒論』에서 '病發熱, 頭疼, 體痛, 脈反沉者, 當究其裏'라고 이야기하는 것이 바로

이것을 말한다.

부인의 혈붕(血崩) 증상은 원래 이증(裏證)이지만 맥은 부대(浮大)하고 침취(沉取)하면 공허무물(空虛無物)하다. 맥을 싣고 운반하는 것은 혈(血)인데, 출혈이 많으므로 피가 모자라게 되어 맥이 공(空)한 것이다. 맥이 부대(浮大)한 것은 모두 기열(氣熱)의 지탱으로 인한 것이다. 이에 대한 치료는 고탈(固脫), 자혈(滋血), 청열(淸熱)인데, 이런 치법을 사용하면 맥이 정상을 회복한다.

만약 순전히 허한(虛寒) 체질로 인한 것이면 맥은 반드시 미세(微細)하게 나타나지 부대(浮大)하게 나타나지 않는다. 세맥(細脈) 역시 피가 모자라기 때문에 나타난다. 더구나 기양쇠미(氣陽衰微)를 겸하고 있으면 맥박을 움직이게 하는 힘이 약하기 때문에 맥은 세(細)하고 미(微)하게 된다. 이런 맥증(脈證)은 익기(益氣)와 보혈(補血)을 함께해야 하며 어느 한 가지를 폐해서는 안 된다.

삭맥(數脈)은 열(熱)이며 지맥(遲脈)은 한(寒)이다. 이 이치는 분명하여서 모두 알고 있는 사실이다. 그러나 열이 있지만 지맥(遲脈)이 나타나는 경우가 있다. 예를 들면 맹장염이 그것인데, 옛날에는 이를 장옹(腸癰)이라 하였다. 이 맹장염의 초기에 대부분 지완맥(遲緩脈)을 나타낸다. 복진(腹診)을 하면 복결혈(腹結穴)에 통증이 심하여 만지지를 못하게 한다. 이런 이치를 잘 알지 못하고 맥이 지(遲)하다고 해서 한(寒)으로 논치하면 병을 더 심하게 만드는 형국이 된다.

습탁(濕濁)이 어색(瘀塞)하면 혈행(血行)이 조체(阻滯)하고, 열울열홍(血鬱熱烘)하면 피가 끈적해져서 순행이 지완(遲緩)해진다. 이런 맥상은 이치가 분명하며, 여기에 다시 복진(腹診)을 참고하여 열(熱)로 판단하면 의심할 바 없게 된다.

삭맥(數脈)은 주로 열에 속하지만 열에 속하지 않는 것도 있다. 내가 산후 상풍(傷風) 환자를 몇 사람 치료한 적이 있는데, 맥이 모두 부삭(浮數)하였다. 동시에 오한과 지절통(肢節痛)이 있었다. 나는 이를 갓 출산 후에 기혈이 모두 손상을 받아 호위력(護衛力)이 떨어진 상태에서 풍사(風邪)가 맥락을 타고 들어와 생긴 것(新産氣血虛損, 外衛力薄, 風邪串擾脈絡)으로 진단하고 황기당귀계지탕(黃芪當歸桂枝湯)으로 치료하여 모두 낫게 하였다.

맥상은 복잡다변(複雜多變)하여서 책에 있는 30가지의 상견맥(常見脈)으로 다 이해될 수 있는 것이 아니다. 환자의 병인(病因)이 다르고 체형도 각각이며, 또한 가정환경, 성별, 직업, 연령이 서로 다르다. 그래서 맥의 변화를 잘 알아야 하며 상법(常法)에만 얽매어서는 안 된다. 그래서 의자(醫者)는 진맥을 할 때 반드시 상도(常道)와 변화를 잘 알아야 하며, 유사한 맥을 잘 구별할 줄 알아야 하고, 맥의 이름에 구애받지 않아야 한다.

맥상 발현의 이치를 잘 알면 발병 메커니즘을 파악함에 유실이 없고 치료에도 실패가 없는 것이다.

譯者注: 여기서의 30가지 맥이란 張石頑의 『診宗三昧』에 나오는 30맥상이다.

부록 2

瀕湖脈學 七言訣 原文

瀕湖脈學

明 李時珍 撰

時珍曰 宋有俗子 杜撰脈訣 鄙陋紕繆 醫學習誦 以爲權輿 逮臻頒白 脈理竟昧 戴同父 常刊其誤 先考月池翁 著四診發明八卷 皆精詣奧室 淺學未能窺造 珍因撮粹擷華 僭撰此書 以便習讀 爲脈指南 世之醫病兩家 咸以脈爲首務 不知脈乃四診之末 謂之巧者爾 上士欲會其全 非備四診不可 明嘉靖 甲子上元日 謹書于瀕湖薖所.

浮 陽

浮脈 擧之有餘 按之不足(脈經) 如微風吹鳥背上毛 厭厭聶聶(輕汎貌) 如循楡莢(素問) 如水漂木(崔氏) 如捻葱葉(黎氏)

體狀詩: 浮脈惟從肉上行 如循楡莢似毛輕 三秋得令知無恙 久病逢之卻可驚

相類詩: 浮如木在水中浮 浮大中空乃是芤 拍拍而浮是洪脈 來時雖盛去悠悠

浮脈輕平似捻葱 虛來遲大豁然空 浮而柔細方爲濡 散似楊花無定蹤

主病詩: 浮脈爲陽表病居 遲風數熱緊寒拘 浮而有力多風熱 無力而浮是血虛

寸浮頭痛眩生風 或有風痰聚在胸 關上土衰兼木旺 尺中溲便不流通

沉 陰

沉脈重手按至筋骨乃得(脈經) 如綿裹砂 內剛外柔(楊氏) 如石投水必極其底

體狀詩: 水行潤下脈來沉 筋骨之間耎滑勻 女子寸兮男子尺 四時如此號爲平

相類詩: 沉幫筋骨自調勻 伏則推筋着骨尋 沉細如綿眞弱脈 絃長實大是牢形
主病詩: 沉潛水畜陰經病 數熱遲寒滑有痰 無力而沉虛與氣 沉而有力積幷寒
寸沉痰鬱水停胸 關主中寒痛不通 尺部濁遺幷泄痢 腎虛腰及下元痌

遲 陰

遲脈一息三至 去來極慢(脈經)
體狀詩: 遲來一息至惟三 陽不勝陰氣血寒 但把浮沉分表裏 消陰須益火之原
相類詩: 脈來三至號爲遲 小駃于遲作緩持 遲細而難知是濇 浮而遲大以虛推
主病詩: 遲司臟病或多痰 沉痼癥瘕子細看 有力而遲爲冷痛 遲而無力定虛寒
寸遲必是上焦寒 關主中寒痛不堪 尺是腎虛腰脚重 溲便不禁疝牽丸

數 陽

數脈一息六至(脈經) 脈流薄疾(素問)
體狀詩: 數脈息間常六至 陰微陽盛必狂煩 浮沉表裏分虛實 惟有兒童作吉看
相類詩: 數比平人多一至 緊來如數似彈繩 數而時止名爲促 數見關中動脈形
主病詩: 數脈爲陽熱可知 只將君相火來醫 實宜凉瀉虛溫補 肺病秋深却畏之
寸數咽喉口舌瘡 吐紅欬嗽肺生瘍 當關胃火幷肝火 尺屬滋陰降火湯

滑 陽中陰

滑脈往來前卻 流利展轉 替替然如珠之應指(脈經) 漉漉如欲脫
體狀相類詩: 滑脈如珠替替然 往來流利卻還前 莫將滑數爲同類 數脈惟看至數間
主病詩: 滑脈爲陽元氣衰 痰生百病食生灾 上爲吐逆下畜血 女脈調時定有胎
寸滑膈痰生嘔吐 呑酸舌强或欬嗽 當關宿食肝脾熱 渴痢㿗淋看尺部

濇 陰

濇脈細而遲 往來難 短且散或一止復來(脈經) 參伍不調(素問) 如輕刀刮竹(脈訣) 如雨沾沙(通眞子) 如病蠶食葉
體狀詩: 細遲短濇往來難 散止依稀應指間 如雨沾沙容易散 病蠶食葉慢而艱
相類詩: 參伍不調名曰濇 輕刀刮竹短而難 微似秒芒微耎甚 浮沉不別有無間
主病詩: 濇緣血少或傷精 反胃亡陽汗雨淋 寒濕入營爲血痺 女人非孕卽無經
寸濇心虛痛對胸 胃虛脇脹察關中 尺爲精血俱傷候 腸結溲淋或下紅

虛 陰

虛脈遲大而耎 按之無力 隱指豁豁然空(脈經)

體狀相類詩: 擧之遲大按之鬆 脈狀無涯類谷空 莫把芤虛爲一例 芤來浮大似慈葱

主病詩: 脈虛身熱爲傷暑 自汗怔忡驚悸多 發熱陰虛須早治 養營益氣莫蹉跎

血不榮心寸口虛 關中腹脹食難舒 骨蒸痿痺傷精血 卻在神門兩部居

實 陽

實脈浮沉皆得 脈大而長 微弦 應指愊愊然(脈經)

體狀詩: 浮沉皆得大而長 應指無虛愊愊强 熱蘊三焦成壯火 通腸發汗始安康

相類詩: 實脈浮沉有力强 緊如彈索轉無常 須知牢脈幫筋骨 實大微弦更帶長

主病詩: 實脈爲陽火鬱成 發狂譫語吐頻頻 或爲陽毒或傷食 大便不通或氣疼

寸實應知面熱風 咽疼舌强氣塡胸 當關脾熱中宮滿 尺實腰腸痛不通

長 陽

長脈不大不小 迢迢自若(朱氏) 如揭長竿末梢 爲平 如引繩 如循長竿 爲病(素問)

體狀相類詩: 過于本位脈名長 絃則非然但滿張 絃脈與長爭較遠 良工反度自能量

主病詩: 長脈迢迢大小勻 反常爲病似牽繩 若非陽毒癲癎病 卽是陽明熱勢深

短 陰

短脈不及本位(脈訣) 應指而迴不能滿部(脈經)

體狀相類詩: 兩頭縮縮名爲短 澀短遲遲細且難 短澀而浮秋喜見 三春爲賊有邪干

主病詩: 短脈惟于尺寸尋 短而滑數酒傷神 浮爲血澀沉爲痞 寸主頭疼尺腹疼

洪 陽

洪脈指下極大(脈經) 來盛去衰(素問) 來大去長(通眞子)

體狀詩: 脈來洪盛去還衰 滿指滔滔應夏時 若在春秋冬月分 升陽散火莫狐疑

相類詩: 洪脈來時拍拍然 去衰來盛似波瀾 欲知實脈參差處 擧按絃長愊愊堅

主病詩: 脈洪陽盛血應虛 相火炎炎熱病居 脹滿胃翻須早治 陰虛洩痢可愁如

寸洪心火上焦炎 肺脈洪時金不堪 肝火胃虛關內察 腎虛陰火尺中看

微 陰

脈微極細而耎 按之如欲絶 若有若無(脈經) 細而秒長(戴氏)

體狀相類詩: 微脈輕微瞥瞥乎 按之欲絶有如無 微爲陽弱細陰弱 細比于微畧較粗

主病詩: 氣血微兮脈亦微 惡寒發熱汗淋漓 男爲勞極諸虛候 女作崩中帶下醫
寸微氣促或心驚 關脈微時脹滿形 尺部見之精血弱 惡寒消癉痛呻吟

緊 陽

緊脈來往有力 左右彈人手(素問) 如轉索無常(仲景) 數如切繩(脈經) 如紉箄線(丹溪)

體狀詩: 擧如轉索切如繩 脈象因之得緊名 總是寒邪來作寇 內爲腹痛外身疼

相類詩: 見紘實

主病詩: 緊爲諸痛主于寒 喘欬風癎吐冷痰 浮緊表寒須發越 緊沉溫散自然安
寸緊人迎氣口分 當關心腹痛沉沉 尺中有緊爲陰冷 定是奔豚與疝疼

緩 陰

緩脈去來小駃于遲(脈經) 一息四至(戴氏) 如絲在經不卷其軸應指和緩往來甚勻(張太素) 如初春楊柳舞風之象(楊玄操) 如微風輕颭柳梢(滑伯仁)

體狀詩: 緩脈阿阿四至通 柳梢裊裊颭輕風 欲從脈裏求神氣 只在從容和緩中

相類詩: 見遲脈

主病詩: 緩脈營衰衛有餘 或風或濕或脾虛 上爲項强下痿痺 分別浮沉大小區
寸緩風邪項背拘 關爲風眩胃家虛 神門濡泄或風秘 或是蹣跚足力迂

芤 陽中陰

芤脈浮大而耎 按之中央空兩邊實(脈經) 中空外實狀如慈葱

體狀詩: 芤形浮大耎如葱 按之旁有中央空 火犯陽經血上溢 熱侵陰絡下流紅

相類詩: 中空旁實乃爲芤 浮大而遲虛脈呼 芤更帶紘名曰革 亡血芤革血虛虛

主病詩: 寸芤積血在于胸 關內逢芤腸胃癰 尺部見之多下血 赤淋紅痢漏崩中

紘 陽中陰

紘脈端直以長(素問) 如張弓紘(脈經) 按之不移綽綽如按琴瑟紘(巢氏) 狀若箏紘(脈訣) 從中直過挺然指下(刊誤)

體狀詩: 紘脈迢迢端直長 肝經木王土應傷 怒氣滿胸常欲叫 翳蒙瞳子淚淋浪

相類詩: 絃來端直似絲絃 緊則如繩左右彈 緊言其力絃言象 牢脈絃長沉伏間

主病詩: 絃應東方肝膽經 飮痰寒熱瘧纏身 浮沉遲數須分別 大小單雙有重輕
寸絃頭痛膈多痰 寒熱癥瘕察左關 關右胃寒心腹痛 尺中陰疝脚拘攣

革 陰

革脈絃而芤(仲景) 如按鼓皮(丹溪)

體狀主病詩: 革脈形如按鼓皮 芤絃相合脈寒虛 女人半産幷崩漏 男子營虛或夢遺

相類詩: 見芤牢

牢 陰中陽

牢脈似沉似伏 實大而長 微絃(脈經)

體狀相類詩: 絃長實大脈牢堅 牢位常居沉伏間 革脈芤絃自浮起 革虛牢實要詳看

主病詩: 寒則牢堅裏有餘 腹心寒痛木乘脾 疝癲癥瘕何愁也 失血陰虛郤忌之

濡 陰 卽耎字

濡脈極耎而浮細 如帛在水中 輕手相得按之無有(脈經) 如水上浮漚

體狀詩: 濡形浮細按須輕 水面浮綿力不禁 病後産中猶有藥 平人若見是無根

相類詩: 浮而柔細知爲濡 沈細而柔作弱持 微則浮微如欲絶 細來沉細近于微

主病詩: 濡爲亡血陰虛病 髓海丹田暗已虧 汗雨夜來蒸入骨 血山崩倒濕侵脾
寸濡陽微自汗多 關中其奈氣虛何 尺傷精血虛寒甚 溫補眞陰可起疴

弱 陰

弱脈極耎而沉細 按之乃得擧手無有(脈經)

體狀詩: 弱來無力按之柔 柔細而沉不見浮 陽陷入陰精血弱 白頭猶可少年愁

相類詩: 見濡脈

主病詩: 弱脈陰虛陽氣衰 惡寒發熱骨筋萎 多驚多汗精神減 益氣調營急早醫
寸弱陽虛病可知 關爲胃弱與脾衰 欲求陽陷陰虛病 須把神門兩部推

散 陰

散脈大而散 有表無裏(脈經) 渙漫不收(崔氏) 無統紀 無拘束 全數不齊 或來多去少 或去多來少 渙散不收 如楊花散漫之象(柳氏)

體狀詩: 散似楊花散漫飛 去來無定至難齊 産爲生兆胎爲墮 久病逢之不必醫
相類詩: 散脈無拘散漫然 濡來浮細水中綿 浮而遲大爲虛脈 芤脈中空有兩邊
主病詩: 左寸怔忡右寸汗 溢飮左關應耎散 右關耎散胻腫胕 散居兩尺魂應斷

細 陰

細脈小于微而常有 細直而耎 若絲線之應指(脈經)
體狀詩: 細來纍纍細如絲 應指沉沉無絶期 春夏少年俱不利 秋冬老弱卻相宜
相類詩: 見微濡
主病詩: 細脈縈縈血氣衰 諸虛勞損七情乖 若非濕氣侵腰腎 卽是傷精汗洩來
寸細應知嘔吐頻 入關腹脹胃虛形 尺逢定是丹田冷 洩痢遺精號脫陰

伏 陰

伏脈重按着骨指下裁動(脈經) 脈行筋下(刊誤)
體狀詩: 伏脈推筋着骨尋 指間裁動隱然深 傷寒欲汗陽將解 厥逆臍疼證屬陰
相類詩: 見沉脈
主病詩: 伏爲霍亂吐頻頻 腹痛多緣宿食停 畜陰老痰成積聚 散寒溫裏莫因循
食鬱胸中雙寸伏 欲吐不吐上兀兀 當關腹痛困沉沉 關後疝疼還破腹

動 陽

動乃數脈見于關 上下無頭尾 如豆大厥厥動搖
體狀詩: 動脈搖搖數在關 無頭無尾豆形團 其原本是陰陽搏 虛者搖兮勝者安
主病詩: 動脈專司痛與驚 汗因陽動熱因陰 或爲洩痢拘攣病 男子亡精女子崩

促 陽

促脈來去數 時一止復來(脈經) 如蹶之趣徐疾不常(黎氏)
體狀詩: 促脈數而時一止 此爲陽極欲亡陰 三焦鬱火炎炎盛 進必無生退可生
相類詩: 見代脈
主病詩: 促脈惟將火病醫 其因有五細推之 時時喘欬皆痰積 或發狂斑與毒疽

結 陰

結脈往來緩 時一止復來(脈經)

體狀詩: 結脈緩而時一止 獨陰偏盛欲亡陽 浮爲氣滯沉爲積 汗下分明在主張

相類詩: 見代脈

主病詩: 結脈皆因氣血凝 老痰結滯苦沉吟 內生積聚外癰腫 疝瘕(假)爲殃病屬陰

代 陰

代脈動而中止 不能自還 因而復動(仲景) 脈至還入尺良久方來(吳氏)

體狀詩: 動而中止不能還 復動因而作代看 病者得之猶可療 平人郤與壽相關

相類詩: 數而時止名爲促 緩止須將結脈呼 止不能回方是代 結生代死自殊塗

主病詩: 代脈元因臟氣衰 腹疼泄痢下元虧 或爲吐瀉中宮病 女子懷胎三月兮
五十不止身無病 數內有止皆知定 四十一止一臟絶 四年之後多亡命
三十一止卽三年 二十一止二年應 十動一止一年殂 更觀氣色兼形證
兩動一止三四日 三四動止應六七 五六一止七八朝 次第推之自無失

欽定四庫全書

子部

瀕湖脈學

詳校官太醫院醫士臣趙正池

編修臣倉聖脈覆勘

總校官原任中允臣王燕緒

校對官中書臣葉　菼

謄錄監生臣左熙世

欽定四庫全書　　子部五

瀕湖脈學　　醫家類

提要

臣等謹案瀕湖脈學一卷明李時珍撰宋人剽竊王叔和脈經改為脈訣其書之鄙謬人人知之然未能一一駁正也至元戴啟宗作刊誤字剖句析與之辨難而後其偽妄始明啟宗書之精核亦人人知之然但斥贗本之

非尚未能詳立一法明其何以是也時珍乃撮舉其父言聞四診發明著為此書以正脈訣之失其法分浮沉遲數滑濇虛實長短洪微緊緩芤弦革牢濡弱散細伏動促結代二十七種毫釐之別精核無遺又附載宋崔嘉彥四言詩一首及諸家考証脈訣之說以互相發明與所作奇經八脈考皆附本草綱目之後可謂既能博考又能精研者矣自是以

來脉訣遂廢其廓清醫學之功亦不在戴啟宗下也乾隆四十四年三月恭校上

總纂官臣紀昀臣陸錫熊臣孫士毅

總校官臣陸費墀

欽定四庫全書

瀕湖脉學

明 李時珍 撰

時珍曰宋有俗子杜撰脉訣鄙陋紕繆醫學習誦以為權輿逮臻頒白脉理竟昧戴同父常刊其誤先考月池翁著四診發明八卷皆精詣奥室淺學未能窺造珍因撮粹擷華僭撰此書以便習讀為脉指南世之醫病兩家咸以脉為首務不知脉乃四診之末謂

之巧者爾上士欲會其全非備四診不可明嘉靖甲子上元日謹書于瀕湖薖所

浮 陽

浮脉舉之有餘按之不足 脉經 如微風吹鳥背上毛厭厭聶聶 輕汎貌 如循榆莢 素問 如水漂木 崔氏 如捻蔥葉 黎氏

浮脉法天有輕清在上之象在卦為乾在時為秋在人為肺又謂之毛太過則中堅旁虛如循雞羽病在外也不及則氣來毛微病在中也 脉訣言尋之如太過乃浮兼洪緊之象非浮脉也

體狀詩 浮脉惟從肉上行如循榆莢似毛輕三秋得令

知無恙从病逢之卻可驚

相類詩浮如木在水中浮浮大中空乃是芤拍拍而浮是洪脉來時雖盛去悠悠　浮脉輕平似捻蔥虛來遲大豁然空浮而柔細方為濡散似楊花無定蹤

浮而有力為洪　浮而遲大為虛　虛甚為散　浮而無力為芤　浮而柔細為濡

主病詩浮脉為陽表病居遲風數熱緊寒拘浮而有力多風熱無力而浮是血虛　寸浮頭痛眩生風或有風痰聚在胸膈上土衰兼木旺尺中溲便不流通

浮脉主表　有力表實　無力表虛　浮遲中風　浮數風熱　浮緊風寒　浮緩風濕　浮虛傷暑　浮芤失血　浮洪虛熱　浮散勞極

沉 陰

沉脉重手按至筋骨乃得脉經如綿裹砂內剛外柔楊氏如石投水必極其底

沉脉法地有淵泉在下之象在卦為坎在時為冬在人為腎又謂之石亦曰營太過則如彈石按之益堅病在外也不及則氣來虛微去如數者病在中也脉訣言緩度三關狀如爛綿者非也沉有緩數及各部之沉爛綿乃弱脉非沉也

體狀詩水行潤下脉來沉筋骨之間耎滑勻女子寸兮男子尺四時如此號為平

相類詩沉幫筋骨自調勻伏則推筋着骨尋沉細如綿真弱脉絃長實大是牢形

沉行筋間　伏行骨上　牢大有力　弱細無力

主病詩沉潛水畜陰經病數熱遲寒滑有痰無力而沉虛與氣沉而有力積并寒　寸沉痰鬱水停胸關主中寒痛不通尺部濁遺并泄痢腎虛腰及下元痌

沉脉主裏　有力裏實　無力裏虛　沉則為氣　又主水畜　沉遲痼冷　沉數內熱　沉滑痰食

沉濇氣鬱　沉弱寒熱　沉緩寒濕　沉緊冷痛　沉牢冷積

遲 陰

遲脉一息三至去來極慢脉經

遲為陽不勝陰故脉來不及　脉訣言重手乃得是有沉無浮一息三至甚為易見而曰隱隱曰狀且難是濇脉矣其謬可知

體狀詩遲來一息至惟三陽不勝陰氣血寒但把浮沉分表裏消陰須益火之原

相類詩脉來三至號為遲小駃于遲作緩持遲細而難

知是濇浮而遲大以虛推

三至為遲有力為緩無力為濇有止為結遲甚為敗浮大而耎為虛黎氏曰遲小而實緩大而慢遲為陰盛陽衰緩為衛盛營弱宜別之

主病詩遲司臟病或多痰沉痼癥瘕子細看有力而遲為冷痛遲而無力定虛寒 寸遲必是上焦寒關主中寒痛不堪尺是腎虛腰脚重溲便不禁疝牽丸

遲脉主臟有力冷痛無力虛寒浮遲表寒沉遲裏寒

數 陽

數脉一息六至脉經脉流薄疾素問

數為陰不勝陽故脉來太過浮沉遲數脉之綱領素問脉經皆為正脉脉訣立七表八裏而遺數脉止謌于心臟其妄甚矣

體狀詩數脉息間常六至陰微陽盛必狂煩浮沉表裏分虛實惟有兒童作吉看

相類詩數比平人多一至緊來如數似彈繩數而時止名為促數見關中動脉形

數而弦急為緊流利為滑數而有止為促數甚為極數見關中為動

主病詩數脉為陽熱可知只將君相火來醫實宜涼瀉虛溫補肺病秋深却畏之 寸數咽喉口舌瘡吐紅欬嗽肺生瘍當關胃火并肝火尺屬滋陰降火湯

數脉主腑有力實火無力虛火浮數表熱沉數裏熱氣口數實肺癰數虛肺痿

滑 陽中陰

滑脈往來前郤流利展轉替替然如珠之應指脉經漉漉如欲脫

滑為陰氣有餘故脉來流利如水脉者血之府也血盛則脉滑故腎脉宜之氣盛則脉濇故肺脉宜之脉訣云按之即伏三關如珠不進不退是不分浮滑沉滑尺寸之滑也今正之

體狀相類詩滑脉如珠替替然往來流利郤還前莫將

滑數為同類數脉惟看至數間

滑則如珠數則六至

主病詩滑脉為陽元氣衰痰生百病食生災上為吐逆下畜血女脉調時定有胎 寸滑膈痰生嘔吐吞酸舌強或欬嗽當關宿食肝脾熱渴痢癩淋看尺部

滑主痰飲浮滑風痰沉滑食痰滑數痰火滑短宿食脉訣言關滑胃寒尺滑臍似水與脉經言關滑胃熱尺滑血畜婦人經病之旨相反其謬如此

濇 陰

濇脉細而遲往來難短且散或一止復來脉經參伍不調

素問如輕刀刮竹脈訣如雨沾沙通真子如病蠶食葉

濇為陽氣有餘氣盛則血少故脈來蹇滯而肺宜之脈訣言指下尋之似有舉之全無與脈經所云絕不相干

體狀詩細遲短濇往來難散止依稀應指間如雨沾沙容易散病蠶食葉慢而艱

相類詩參伍不調名曰濇輕刀刮竹短而難微似秒芒微來甚浮沉不別有無間

細遲短散時一止曰濇極細而軟重按若絕曰微浮而柔細曰濡沉而柔細曰弱

主病詩濇緣血少或傷精反胃亡陽汗雨淋寒濕入營為血痺女人非孕即無經 寸濇心虛痛對胸胃虛脇脹察關中尺為精血俱傷候腸結溲淋或下紅

濇主血少精傷之病女人有孕為胎病無孕為敗血 杜光庭云濇脈獨見尺中形同代為死脈

虛 陰

虛脈遲大而軟按之無力隱指豁豁然空脈經

崔紫虛云形大力薄其虛可知 脈訣言尋之不足舉之有餘止言浮脈不見虛狀楊仁齋言狀似柳絮散漫而遲滑氏言散大而軟皆是散脈非虛也

體狀相類詩舉之遲大按之鬆脈狀無涯類谷空莫把芤虛為一例芤來浮大似慈葱

虛脈浮大而遲按之無力 芤脈浮大按之中空芤為無血 虛為血虛 浮散二脈見浮脈

主病詩脈虛身熱為傷暑自汗怔忡驚悸多發熱陰虛須早治養營益氣莫蹉跎 血不榮心寸口虛關中腹脹食難舒骨蒸痿痺傷精血卻在神門兩部居

經曰血虛脈虛曰氣來虛微為不及病在內曰久病脈虛者死

實 陽

實脈浮沉皆得脈大而長微弦應指愊愊然脈經

愊愊堅實貌 脈訣言如繩應指來乃緊脈非實脈也

體狀詩浮沉皆得大而長應指無虛愊愊強熱蘊三焦成壯火通腸發汗始安康

相類詩實脈浮沉有力強緊如彈索轉無常須知牢脈幫筋骨實大微弦更帶長

浮沉有力為實 絃急彈人為緊沉而實大微弦而長為牢

主病詩實脈為陽火鬱成發狂譫語吐頻頻或為陽毒

或傷食大便不通或氣疼　寸實應知面熱風咽疼舌强氣塡胸當關脾熱中宮滿尺實腰腸痛不通（經曰血實脈實曰脈實者水穀為病曰氣來實强是謂太過　脈訣言尺實小便不禁與脈經尺實小腹痛小便難之說何反濮古不知其謬訣為虛寒藥用薑附愈誤矣）

長 陽

長脈不大不小迢迢自若（朱氏）如循長竿末梢為平如引繩如循長竿為病（素問）

（長有三部之長一部之長在時為春在人為肝心脈長神强氣壯腎脈長蒂固根深經曰長則氣治皆言

平脈也）

體狀相類詩過于本位脈名長絃則非然但滿張絃脈與長爭較遠良工反度自能量（實牢絃緊皆兼長脈）

主病詩長脈迢迢大小勻反常為病似牽繩若非陽毒癲癇病即是陽明熱勢深（長主有餘之病）

短 陰

短脈不及本位（脈訣）應指而迴不能滿部（脈經）

（戴同父云短脈只見尺寸若關中見短上不通寸下不通尺是陰陽絕脈必死矣故關不診短　黎居士云長短未有定體諸脈舉按之時過於本位者為長不及本位者為短　長脈屬肝宜于春短脈屬肺宜于秋但診肝肺長短自見）

體狀相類詩兩頭縮縮名為短濇短遲遲細且難短濇而浮秋喜見三春為賊有邪干（濇微動結皆兼短脈）

主病詩短脈惟于尺寸尋短而滑數酒傷神浮為血澀沉為痞寸主頭疼尺腹疼（經曰短則氣病短主不及之病）

洪 陽

洪脈指下極大（脈經）來盛去衰（素問）來大去長（通真子）

（洪脈在卦為離在時為夏在人為心素問謂之大亦曰鉤滑氏曰來盛去衰如鉤之曲上而復下應血脈來去之象象萬物敷布下垂之狀　詹炎舉言如環珠者非脈訣云季夏宜之秋季冬季發汗通腸俱非洪脈所宜蓋謬也）

體狀詩脈來洪盛去還衰滿指滔滔應夏時若在春秋冬月分升陽散火莫狐疑

相類詩洪脈來時拍拍然去衰來盛似波瀾欲知實脈參差處舉按絃長愊愊堅（洪而有力為實實而無力為洪）

主病詩脈洪陽盛血應虛相火炎炎熱病居脹滿胃翻

須早治陰虛洩痢可愁如　寸洪心火上焦炎肺脈洪
時金不堪肝火胃虛關內察腎虛陰火尺中看
洪主陽盛陰虛之病洩痢失血久嗽者忌之經曰形瘦脈大多氣者死曰脈大則病進

微 陰

微脈極細而耎按之如欲絕若有若無 脈經 細而稍長 戴氏 素問謂之小氣血微則脈微
體狀相類詩微脈輕微瞥瞥乎按之欲絕有如無微為陽弱細陰弱細比于微略較粗

欽定四庫全書　瀕湖脈學

輕診即見重按如欲絕者微也　往來如綫而常有者細也　仲景曰脈瞥瞥如羹上肥者陽氣微縈縈如蛛絲細者陰氣衰長病得之死卒病得之生
主病詩氣血微兮脈亦微惡寒發熱汗淋漓男為勞極諸虛候女作崩中帶下醫　寸微氣促或心驚關脈微時脹滿形尺部見之精血弱惡寒消癉痛呻吟
微主久虛血弱之病陽微惡寒陰微發熱脈訣云崩中日久為白帶漏下多時骨肉枯

緊 陽

緊脈來往有力左右彈人手 素問 如轉索無常 仲景 數如切繩 脈經 如紉箄線 丹溪
緊乃熱為寒束之脈故急數如此要有神氣素問謂之急　脈訣言寥寥入尺來崔氏言如綫皆非緊狀或以浮緊為弦沉緊為牢亦近似耳
體狀詩舉如轉索切如繩脈象因之得緊名總是寒邪來作寇內為腹痛外身疼相類詩 見弦實
主病詩緊為諸痛主于寒喘欬風癇吐冷痰浮緊表寒須發越緊沉溫散自然安　寸緊人迎氣口分當關心腹痛沉沉尺中有緊為陰冷定是奔豚與疝疼

欽定四庫全書　瀕湖脈學

諸緊為寒為痛人迎緊盛傷于寒氣口緊盛傷于食尺緊痛居其腹沉乃疾在其腹　中惡浮緊欬嗽沉緊皆主死

緩 陰

緩脈去來小駃于遲 脈經 一息四至 戴氏 如絲在經不卷其軸應指和緩往來甚勻 張太素 如初春楊柳舞風之象 楊玄操 如微風輕颭柳梢 滑伯仁
緩脈在卦為坤在時為四季在人為脾陽寸陰尺上下同等浮大而耎無有偏勝者平脈也若非其時即為有病緩而和勻不浮不沉不疾不徐不微不弱者即為胃氣故杜光庭云欲知死期何以取古賢推定

五般土陽土須知不遇陰陰土遇陰當細數詳玉函經

體狀詩緩脈阿阿四至通柳梢裊裊颭輕風欲從脈裏求神氣只在從容和緩中

相類詩見遲脈

主病詩緩脈營衰衛有餘或風或濕或脾虛上為項强下痿痺分別浮沉大小區寸緩風邪項背拘關為風眩胃家虛神門濡泄或風秘或是蹣跚足力迂

浮緩為風沉緩為濕緩大風虛緩細濕痺緩濇脾虛緩弱氣虛脉訣言緩主脾熱口臭反胃齒痛夢鬼之病出自杜撰與緩無關

芤 陽中陰

芤脈浮大而耎按之中央空兩邊實脉經中空外實狀如慈葱

芤慈葱也素問無芤名劉三點云芤脈何似絕類慈葱指下成窟有邊無中戴同父云營行脈中脈以血為形芤脈中空脫血之象也脈經云三部脈芤長病得之生卒病得之死脈訣言兩頭有中間無是脈斷截矣又言主淋瀝氣入小腸與失血之候相反誤世不小

體狀詩芤形浮大耎如葱按之旁有中央空火犯陽經血上溢熱侵陰絡下流紅

相類詩中空旁實乃為芤浮大而遲虛脈呼芤更帶絃名曰革血亡芤革血虛虛

主病詩寸芤積血在于胸關內逢芤腸胃癰尺部見之多下血赤淋紅痢漏崩中

絃 陽中陰

絃脈端直以長素問如張弓絃脈經按之不移綽綽如按琴瑟絃巢氏狀若箏絃脈訣從中直過挺然指下刊誤

絃脈在卦為震在時為春在人為肝輕虛以滑者平實滑如循長竿者病勁急如新張弓絃者死池氏曰絃緊而數勁為太過絃緊而細為不及戴同父曰絃而耎其病輕絃而硬其病重脈訣言時時帶數又言脈緊狀繩牽皆非絃象今削之

體狀詩絃脈迢迢端直長肝經木王土應傷怒氣滿胸常欲叫翳蒙瞳子淚淋浪

相類詩絃來端直似絲絃緊則如繩左右彈緊言其力絃言象牢脈絃長沉伏間又見長脈

主病詩絃應東方肝膽經飲痰寒熱瘧纏身浮沉遲數須分別大小單雙有重輕寸絃頭痛膈多痰寒熱癥瘕察左關關右胃寒心腹痛尺中陰疝脚拘攣

弦為木盛之病浮弦支飲外溢沉弦懸飲內痛瘧脈自弦弦數多熱弦遲多寒弦大主虛弦細拘急陽弦頭痛陰弦腹痛單弦飲癖雙弦寒痼若不食者木來克土必難治

革 陰

革脈弦而芤 仲景 如按鼓皮 丹溪

仲景曰弦則為寒芤則為虛虛寒相搏此名曰革男子亡血失精婦人半產漏下脉經曰三部脉革長病得之死卒病得之生時珍曰此即芤弦二脈相合故均主失血之候諸家脉書皆以為牢脉故或有革無牢有牢無革混淆不辨不知革浮牢沉革虛牢實形證皆異也 又按甲乙經曰渾渾革革至如涌泉病進而危弊弊綽綽其去如絃絕者死謂脉來渾濁革變急如涌泉出而不反也王貺以為溢脉與此不同

體狀主病詩革脈形如按鼓皮芤絃相合脈寒虛女人半產并崩漏男子營虛或夢遺相類詩 見芤牢

牢 陰中陽

牢脈似沉似伏實大而長微絃 脉經

扁鵲曰牢而長者肝也仲景曰寒則牢堅有牢固之象沈氏曰似沉似伏牢之位也實大絃長牢之體也脉訣不言形狀但云尋之則無按之則有云脈入皮膚辨息難又以牢為死脉皆孟浪謬誤

體狀相類詩絃長實大脈牢堅牢位常居沉伏間革脈芤絃自浮起革虛牢實要詳看

主病詩寒則牢堅裏有餘腹心寒痛木乘脾疝癩癥瘕何愁也失血陰虛卻忌之

牢主寒實之病木實則為痛扁鵲云軟為虛牢為實失血者脉宜沉細反浮大而牢者死虛病見實脉也脉訣言骨間疼痛氣居于表池氏以為腎傳于脾皆謬妄不經

濡 陰 卽耎字

濡脈極耎而浮細如帛在水中輕手相得按之無有 脉經 如水上浮漚

帛浮水中重手按之隨手而沒之象 脉訣言按之似有舉還無是微脉非濡也

體狀詩濡形浮細按須輕水面浮綿力不禁病後產中猶有藥平人若見是無根

相類詩浮而柔細知為濡沈細而柔作弱持微則浮微如欲絕細來沉細近于微

浮細如綿曰濡沉細如綿曰弱浮而極細如絶曰微沉而極細不斷曰細

主病詩濡為亡血陰虛病髓海丹田暗已虧汗雨夜來蒸入骨血山崩倒濕侵脾 寸濡陽微自汗多關中其柰氣虛何尺傷精血虛寒甚溫補真陰可起疴

濡主血虛之病又為傷濕

弱 陰

弱脈極耎而沉細按之乃得舉手無有 脈經

弱乃濡之沉者脈訣言輕手乃得黎氏譬如浮漚皆是濡脈非弱也 素問曰脈弱以滑是有胃氣脈弱以濇是謂久病病後老弱見之順平人少年見之逆

體狀詩 弱來無力按之柔柔細而沉不見浮陽陷人陰

精血弱白頭猶可少年愁相類詩 見濡脈

主病詩 弱脈陰虛陽氣衰惡寒發熱骨筋萎多驚多汗

欽定四庫全書 瀕湖脈學

精神減益氣調營急早醫寸弱陽虛病可知關為胃

弱與脾衰欲求陽陷陰虛病須把神門兩部推

弱主氣虛之病仲景曰陽陷入陰故惡寒發熱又云弱主筋沉主骨陽浮陰弱血虛筋急柳氏曰氣虛則脈弱寸弱陽虛尺弱陰虛關弱胃虛

散 陰

散脈大而散有表無裏 脈經 渙漫不收 崔氏 無統紀無拘束

至數不齊或來多去少或去多來少渙散不收如楊花

散漫之象 柳氏

戴同父曰心脈浮大而散肺脈短濇而散平脈也心脈耎散怔忡肺脈耎散汗出肝脈耎散溢飲脾脈耎散胕腫病脈也腎脈耎散諸病脈代散死脈也難經曰散脈獨見則危柳氏曰散為氣血俱虛根本脫離之脈產婦得之生孕婦得之墮

體狀詩 散似楊花散漫飛去來無定至難齊產為生兆

胎為墮久病逢之不必醫

相類詩 散脈無拘散漫然濡來浮細水中綿浮而遲大

為虛脈芤脈中空有兩邊

主病詩 左寸怔忡右寸汗溢飲左關應耎散右關耎散

欽定四庫全書 瀕湖脈學

胕腫散居兩尺魂應斷

細 陰

細脈小于微而常有細直而耎若絲線之應指 脈經

素問謂之小王啓玄言如蔣蓬狀其柔細也 脈訣言往來極微是微反大于細矣與經相背

體狀詩 細來纍纍細如絲應指沉沉無絕期春夏少年

俱不利秋冬老弱卻相宜相類詩 見微濡

主病詩 細脈縈縈血氣衰諸虛勞損七情乖若非濕氣

侵腰腎即是傷精汗洩來 寸細應知嘔吐頻入關腹

脹胃虛形尺逢定是丹田冷洩痢遺精號脫陰（脈經曰細為血少氣衰有此證則順否則逆故吐衄得沉細者生憂勞過度者脈亦細）

伏（陰）

伏脈重按着骨指下裁動（脈經）脈行筋下（刊誤）（脈訣言尋之似有定息全無殊為舛謬）

體狀詩 伏脈推筋着骨尋指間裁動隱然深傷寒欲汗陽將解厥逆臍疼證屬陰 相類詩（見沉脈）

主病詩 伏為霍亂吐頻頻腹痛多緣宿食停畜飲老痰成積聚散寒温裏莫因循 食鬱胸中雙寸伏欲吐不吐常兀兀當關腹痛困沉沉關後疝疼還破腹

（傷寒一手脈伏曰單伏兩手脈伏曰雙伏不可以陽證見陰為診乃火邪內鬱不得發越陽極似陰故脈伏必有大汗而解正如久旱將雨六合陰晦雨後庶物皆蘇之義又有夾陰傷寒先有伏陰在內外復感寒陰盛陽衰四脈厥逆六脈沉伏須投薑附及灸關元脈乃復出也若太溪衝陽皆無脈者必死 脈訣言徐徐發汗潔古以附子細辛麻黃湯主之皆非也劉元賓曰伏脈不可發汗）

動（陽）

動乃數脈見于關上下無頭尾如豆大厥厥動搖（仲景曰陰陽相搏名曰動陽動則汗出陰動則發熱形冷惡寒此三焦傷也成無己曰陰陽相搏則虛者動故陽虛則陽動陰虛則陰動龐安常曰關前三分為陽後三分為陰關位半陰半陽故動隨虛見 脈訣言尋之似有舉之還無不離其處不往不來三關沉沉含糊謬妄殊非動脈詹氏言其形鼓動如鉤如毛者尤謬）

體狀詩 動脈搖搖數在關無頭無尾豆形團其原本是陰陽搏虛者搖兮勝者安

主病詩 動脈專司痛與驚汗因陽動熱因陰或為洩痢拘攣病男子亡精女子崩

（仲景曰動則為痛為驚素問曰陰虛陽搏謂之崩又曰婦人手少陰脈動甚者妊子也）

促（陽）

促脈來去數時一止復來（脈經）如蹶之趣徐疾不常（黎氏）（脈經但言數而止為促脈訣乃云并居寸口不言時止者謬矣數止為促緩止為結何獨寸口哉）

體狀詩 促脈數而時一止此為陽極欲亡陰三焦鬱火炎炎盛進必無生退可生 相類詩（見代脈）

主病詩 促脈惟將火病醫其因有五細推之時時喘欬皆痰積或發狂斑與毒疽

促主陽盛之病促結之因皆有氣血痰飲食五者之别一有留滯則脈必見止也

結 陰

結脈徃來緩時一止復來 脈經

脈訣言或來或去聚而却還與結無關仲景有纍纍如循長竿曰陰結藹藹如車蓋曰陽結脈經又有如麻子動揺旋引旋收聚散不常者曰結主死此三脈名同實異也

體狀詩結脈緩而時一止獨陰偏盛欲亡陽浮為氣滯沉為積汗下分明在主張相類詩 見代脈

主病詩結脈皆因氣血凝老痰結滯苦沉吟内生積聚外癰腫疝瘕 假 為殃病屬陰

結主陰盛之病越人曰結甚則積甚結微則氣微浮結外有痛積伏結内有積聚

代 陰

代脈動而中止不能自還因而復動 仲景 脈至還入尺良久方來 吳氏

脈一息五至肺心脾肝腎五臟之氣皆足五十動而一息合大衍之數謂之平脈反此則止乃見焉腎氣不能至則四十動一止肝氣不能至則三十動一止盖一臟之氣衰而他臟之氣代至也經曰代則氣衰滑伯仁曰若無病羸瘦脈代者危脈也有病而氣血乍損氣不能續者祇為病脈傷寒心悸脈代者復脈湯主之妊娠脈代者其胎百日代之生死不可不辨

體狀詩動而中止不能還復動因而作代看病者得之猶可療平人卻與壽相關

相類詩數而時止名為促緩止須將結脈呼止不能回方是代結生代死自殊塗

促結之止無常數或二動三動一止即來代脈之止有常數必依數而止還入尺中良久方來也

主病詩代脈元因臟氣衰腹疼泄痢下元虧或為吐瀉中宫病女子懷胎三月兮 脈經曰代散者死主泄及便膿血

五十不止身無病數内有止皆知定四十一止一臟絶四年之後多亡命三十一止即三年二十一止二年應十動一止一年殂更觀氣色兼形證兩動一止三四日三四動止應六七五六一止七八朝次第推之自無失

戴同父曰脈必滿五十動出自難經而脈訣五臟歌皆以四十五動為準乖于經旨 柳東陽曰古以動數候脈是喫緊語須候五十動乃知五臟缺失今人指到腕臂即云見了夫五十動豈彈指間事耶故學者當診脈問證聽聲觀色斯備四診而無失

方劑 索引

〈가〉

가감승기탕(加減承氣湯, 『中醫內科學』) : 대황, 망초, 지실, 皂角, 몽석, 猪膽汁, 醋
가감오적산(加減五積散, 『驗方』) : 반하, 진피, 복령, 감초, 마황, 백지, 당귀, 천궁, 건강, 길경, 적작약, 창출, 후박
가감육미지황탕(加減六味地黃湯, 『王修善臨證筆記』) : 숙지황, 산약, 택사, 복령, 목단피, 산수유, 황백, 우슬, 방기, 몰약
가감육미환(加減六味丸, 『醫學心悟』) : 생지황, 숙지황, 산약, 복령, 목단피, 택사, 당귀, 백작약, 백자인, 단삼, 구판, 원지, 석곡, 금은화
가감죽엽석고탕(加減竹葉石膏湯, 『溫病條辨』) : 죽엽, 석고, 맥문동, 감초
가미감길탕(加味甘桔湯, 『醫學心悟』) : 감초, 길경, 패모, 백부근, 백전, 橘紅, 복령, 金佛草
가미귀작탕(加味歸芍湯, 『辨證錄』) : 당귀, 백작약, 생지황, 맥문동, 천화분, 치자
가미도적탕(加味導赤湯, 『驗方』) : 생지황, 목통, 죽엽, 감초, 황련, 황금, 금은화, 연교, 우방자, 현삼, 길경, 박하
가미불환금정기산(加味不換金正氣散, 『福建中醫雜志』) : 창출, 진피, 후박, 감초, 반하, 곽향, 大腹子, 穀芽, 패란, 草果, 석창포
가미오림산(加味五淋散, 『和劑局方』) : 炒梔子, 죽엽, 활석, 적작약, 인진, 목통, 자감초, 葵子, 적복령, 차전자, 정력자, 당귀, 황금
가미온담탕(加味溫膽湯, 經驗方) : 溫膽湯 + 인삼, 숙지황, 炒酸棗仁, 원지, 생강
가미육미환(加味六味丸, 『中醫內科學』) : 六味地黃丸 + 연교, 토사자, 용골, 모려, 오미자, 芡實
가미이공산(加味異攻散, 『醫宗金鑑』) : 인삼, 백출, 복령, 감초, 진피, 산사, 神麴, 생강
가미이중탕(加味理中湯, 經驗方) : 理中湯 + 갈근, 자감초
가미이중환(加味理中丸, 『王修善臨證筆記』) : 당삼, 백출, 생강, 오수유, 오약, 지실, 빈랑, 자감초, 소회향, 향부자, 육계, 청피, 택사, 廣香, 부자, 아출
가미이진탕(加味二陳湯, 『辨證施治綱要』) : 二陳湯 + 생강, 오매
가미향사지출탕(加味香砂枳朮湯, 『王修善臨證筆記』) : 백출, 복령, 대복피, 후박, 반하, 지실, 진피, 薑皮, 빈랑, 廣香, 사인, 油桂, 택사
가미혈부축어탕(加味血府逐瘀湯, 『王修善臨證筆記』) : 건지황(酒), 당귀, 도인, 적작약, 우방자, 천궁, 시호, 홍화, 지각, 射干, 우슬, 길경, 감초, 생강

가미청위산(加味淸胃散, 『脾胃論』) : 생지황, 연교, 서각, 목단피, 황련, 당귀, 감초
가삼생화탕(加蔘生化湯, 『傅青主女科』) : 당귀, 천궁, 도인, 감초, 炮薑, 대조, 인삼
간병방(癎病方, 『外臺秘要』) : 패모, 갈근, 목단피, 방기, 방풍, 당귀, 천궁, 육계, 복령, 택사, 독활, 석고, 인삼, 감초
간증진심단(癎症鎭心丹, 『中醫內科學』) : 우황, 서각, 진주, 辰砂, 원지, 감초, 담남성, 맥문동, 황련, 복신, 창포, 산조인. 蜜丸, 金箔爲衣.
갈근금련탕(葛根芩連湯, 『傷寒論』) : 갈근, 황금, 황련, 감초
갈근탕(葛根湯, 『傷寒論』) : 갈근, 마황, 계지, 오약, 감초, 생강, 대조
갈근탕(葛根湯, 『醫學心悟』) : 갈근, 승마, 秦艽, 형개, 적작약, 소엽, 백지, 감초, 생강
갈화해성탕(葛花解酲湯, 『蘭室秘藏』) : 葛花, 사인, 蔻仁, 청피, 진피, 백출, 神麴, 생강, 택사, 저령, 목향
감국형개탕(甘菊荊芥湯, 『聖濟總錄』) : 甘菊, 방풍, 선복화, 천궁, 皂莢, 석고, 지각, 감초, 荊芥穗
감로소독음(甘露消毒飮, 『溫熱經緯』) : 창포, 활석, 인진, 패모, 목통, 백두구, 곽향, 射干, 연교, 황금
감맥대조탕(甘麥大棗湯, 『金匱要略』) : 감초, 소맥, 대조
감수반하탕(甘遂半夏湯, 『金匱要略』) : 감수, 반하, 오약, 감초, 白蜜
감초탕(甘草湯, 『傷寒論』) : 甘草 二兩을 물 三升으로 달여서 一升이 되면 찌꺼기를 버리고 나누어서 따뜻하게 마신다.
감초건강탕(甘草乾薑湯, 『傷寒論』) : 자감초, 건강
강부탕(薑附湯, 『醫宗必讀』) : 건강, 熟附子
강활승습탕(羌活勝濕湯, 『原機啓微』) : 강활, 방풍, 은시호, 황금, 백출, 독활, 천궁, 荊芥穗, 지각, 전호, 박하, 길경, 백지, 감초
개금산(開噤散, 『醫學心悟』) : 인삼, 단삼, 황련, 石蓮, 창포, 神麴, 진피, 복령, 陳米, 荷葉蒂, 冬瓜仁
개울이진탕(開鬱二陳湯, 『万氏婦人科』) : 반하, 진피, 복령, 감초, 창출, 아출, 향부자, 천궁, 청피, 빈랑, 목향, 생강
개울종옥탕(開鬱種玉湯, 『傅青主女科』) : 당귀, 백출, 炒白芍藥, 복령, 목단피, 향부자, 천화분
갱의환(更衣丸, 『時方妙用』) : 蘆荟, 朱砂
거원전(擧元煎, 『景岳全書』) : 인삼, 황기, 백출, 승마, 감초
건강황금황련인삼탕(乾薑黃芩黃連人蔘湯, 『傷寒論』) : 건강, 황금, 황련, 인삼 各三兩, 水煎.
건보환(健步丸, 『蘭室秘藏』) : 강황, 시호, 방기, 활석, 생강, 택사, 방풍, 오두, 계지, 瓜根, 苦蔘. 이 약들을 달여 愈風湯과 함께 복용한다.
건비탕(健脾湯, 『傅青主女科』) : 인삼, 백출, 당귀, 복령, 백작약, 神麴, 오수유, 대복피, 진피, 사인, 맥아
건비환(健脾丸, 『證治準繩』) : 인삼, 백출, 복령, 감초, 목향, 황련, 神麴, 맥아, 산사, 산약
격하축어탕(膈下逐瘀湯, 『醫林改錯』) : 도인, 목단피, 적작약, 오약, 현호, 당귀, 오령지, 홍화, 향

부자, 지각, 감초

견비탕(蠲痺湯,『百一選方』) : 황기, 당귀, 적작약, 강활, 방풍, 강황, 자감초, 생강, 대조

견음육신환(蠲飮六神丸,『女科輯要』) : 橘紅, 석창포, 半夏麴, 담남성, 복신, 선복화

견음통락법방(蠲飮通絡法方,『辨證施治綱要』) : 독활, 위령선, 계지, 당귀, 상기생, 海風藤, 방풍, 유향, 몰약, 세신, 川烏, 황기, 千年健

견정산(牽正散,『直指方』) : 백부자, 僵蠶, 전갈

결류탕(決流湯,『石室秘錄』) : 견우자, 감수, 육계, 차전자

경옥고(瓊玉膏,『丹溪心法』) : 생지황, 인삼, 복령, 白蜜

경요제통탕(輕腰除痛湯,『中醫辨脈證治』) : 향부자, 계혈등, 활석, 감초, 숙지황, 산약, 복령, 土鱉, 차전자, 치자, 지룡, 당귀, 오미자

계격산(啓膈散,『醫學心悟』) : 사삼, 단삼, 복령, 지모, 울금, 사인, 荷葉蒂, 杵頭糠

계궁환(啓宮丸, 經驗方) : 반하, 진피, 복령, 창출, 神麴, 향부자, 천궁

계지가갈근탕(桂枝加葛根湯,『傷寒論』) : 桂枝湯 + 갈근

계지가계탕(桂枝加桂湯,『傷寒論』) : 桂枝湯 + 重量桂枝

계지감초용골모려탕(桂枝甘草龍骨牡蠣湯,『傷寒論』) : 계지, 감초, 용골, 모려

계지복령환(桂枝茯苓丸,『金匱要略』) : 계지, 복령, 목단피, 도인, 작약, 감초

계지부자탕(桂枝附子湯,『金匱要略』) : 계지, 부자, 감초, 생강, 대조

계지가용골모려탕(桂枝加龍骨牡蛎湯,『金匱要略』) : 桂枝湯 + 용골, 모려

계지탕(桂枝湯,『傷寒論』) : 계지, 작약, 감초, 생강, 대조

계명산(鷄鳴散,『朱氏集驗方』) : 소엽, 진피, 빈랑, 모과, 오수유, 길경, 薑皮

계시백산(鷄矢白散,『金匱要略』) : 鷄矢白을 절구로 찧어 가루내어 이것 한 숟가락에 물 6合을 섞어 溫服한다.

고기탕(固氣湯,『傅靑主女科』) : 인삼, 백출, 숙지황, 당귀, 복령, 감초, 두충, 산수유, 원지, 오미자

고량강탕(高良薑湯,『集驗方』) : 당귀, 고량강, 후박, 육계, 생강

고모이장탕(顧母理臟湯,『醫醇剩義』) : 지각, 청피, 후박, 건강, 穀芽, 당귀, 복령, 백출, 목향, 백두구, 橘餅

고본지붕탕(固本止崩湯,『傅靑主女科』) : 인삼, 백출, 황기, 숙지황, 당귀, 黑薑

고음전(固陰煎,『景岳全書』) : 인삼, 산약, 숙지황, 산수유, 원지, 토사자, 오미자, 자감초

고침무우산(高枕無憂散,『壽世保元』) : 인삼, 석고, 진피, 반하, 복령, 죽여, 지실, 맥문동, 산조인, 용안육, 감초

곤담환(滾痰丸,『丹溪心法附余』引王隱君方) : 대황, 황금, 침향, 몽석

공연단(控涎丹,『三因方』) : 대극, 감수, 백개자

공제환(巩堤丸,『景岳全書』) : 숙지황, 익지인, 토사자, 오미자, 부자, 韭子, 백출, 복령, 산약, 보골지

과기음(過期飮,『醫宗金鑑』) : 四物湯 + 도인, 향부자, 목통, 아출, 육계, 감초

과루지각탕(瓜蔞枳殼湯,『万病回春』) : 과루, 지각, 撫芎, 창출, 향부자, 행인, 황금, 패모, 사인,

진피, 목향
과루해백계지탕(瓜蔞薤白桂枝湯,『金匱要略』) : 지실, 후박, 薤白, 계지, 瓜蔞實
과루해백반하탕(瓜蔞薤白半夏湯,『金匱要略』) : 과루, 薤白, 반하
과루해백백주탕(瓜蔞薤白白酒湯,『金匱要略』) : 과루, 薤白, 白酒
곽박하령탕(藿朴夏苓湯,『感證輯要』) : 곽향, 후박, 반하, 복령, 행인, 의이인, 백두구, 저령, 豆豉, 택사
곽유탕(藿薷湯,『和劑局方』) : 藿香正氣散＋香茹, 후박, 편두
곽향정기산(藿香正氣散,『和劑局方』) : 대복피, 소엽, 감초, 길경, 진피, 복령, 창출, 후박, 半夏麴, 백지, 생강, 대조
괴화산(槐花散,『本事方』) : 괴화, 측백엽, 荊芥炭, 炒枳殼
교태환(交泰丸,『韓氏醫通』) : 황련, 육계. 蜜丸.
구륙이선교(龜陸二仙膠,『醫方集解』) : 구판, 녹각, 구기자, 인삼
구맥탕(瞿麥湯,『醫宗必讀』) : 瞿麥, 대황, 황련, 지각, 당귀, 강활, 목통, 丑牛, 玄胡, 길경, 대복피, 射干, 육계
구미강활탕(九味羌活湯,『此事難知』) : 강활, 방풍, 세신, 창출, 백지, 천궁, 황금, 건지황, 감초, 생강, 총백
구즙우유음(韭汁牛乳飮,『丹溪心法』) : 부추즙과 우유를 等量으로 하여 수시로 조금씩 마신다. 痰阻하면 薑汁을 가한다.
국색중화상육방(國色中和上六方,『中醫辨脈證治』) : 목단피 20g, 인진 50g, 울금 9g, 반하 9g, 지각 9g, 시호 9g, 황금 9g, 현호 9g, 목향 12g, 백작약 15g, 대황 9g. 이 처방은 하루 용량이다.
국화차조산(菊花茶調散,『丹溪心法』) : 국화, 백지, 감초, 강활, 천궁, 僵蠶, 방풍, 형개, 세신, 박하. 食後淸茶調下.
궁귀교애탕(芎歸膠艾湯,『金匱要略』) : 당귀, 아교, 애엽, 감초, 숙지황, 작약
궁귀이진탕(芎歸二陳湯,『丹溪心法』) : 二陳湯＋천궁, 당귀, 생강
궁출탕(芎朮湯,『奇效良方』) : 천궁, 생부자, 백출, 육계, 감초, 생강, 대조
귀비탕(歸脾湯,『婦人良方』) : 자감초, 백출, 복신, 원지, 인삼, 산조인, 炙黃芪, 용안육, 당귀, 숙지황
귤반계령지강탕(橘半桂苓枳薑湯,『溫病條辨』) : 귤피, 반하, 계지, 복령, 지실, 생강
귤지생강탕(橘枳生薑湯,『金匱要略』) : 귤피, 지실, 생강
귤피죽여탕(橘皮竹茹湯,『金匱要略』) : 인삼, 귤피, 죽여, 생강, 대조, 감초
귤핵환(橘核丸,『濟生方』) : 海帶, 海藻, 昆布, 귤핵, 玄胡, 후박, 지실, 목향, 목통, 계지
귤핵환(橘核丸,『醫學心悟』) : 海帶, 소회향, 천련자, 도인, 향부자, 산사, 廣香, 홍화
근효백출부자탕(近效白朮附子湯,『近效方』) : 백출, 부자, 감초
금련이진탕(芩連二陳湯,『中醫辨脈證治』) : 황금, 황련, 반하, 진피, 복령, 감초, 상백피, 길경
금령자산(金鈴子散,『和劑局方』) : 금령자, 玄胡
금박진심환(金箔鎭心丸,『沈氏尊生』) : 담남성, 천축황, 주사, 호박, 우황, 웅황, 진주, 맥문동. 蜜

丸, 金箔爲衣.

금불초산(金佛草散, 『南陽活人書』) : 금불초, 형개, 전호, 세신, 반하, 복령, 감초, 생강, 대조

금쇄고정환(金鎖固精丸, 『醫方集解』) : 芡實, 蓮須, 용골, 모려, 潼蒺藜, 蓮子. 粉糊丸.

금수환(金茱丸, 『醫宗金鑑』) : 金鈴子, 오수유

기국지황환(杞菊地黃丸, 『醫級』) : 六味地黃丸 + 구기자, 국화

기부탕(芪附湯, 『赤水玄珠』) : 炙黃芪, 炮附子, 생강

기울탕(氣鬱湯, 『雜病源流犀燭』) : 창출, 진피, 향부자, 반하, 패모, 복령, 천궁, 목향, 치자, 소자, 빈랑, 생강

기초력황환(己椒苈黃丸, 『金匱要略』) : 방기, 椒目, 葶苈子, 대황

길경백산(桔梗白散, 『外臺秘要』) : 길경, 패모, 巴豆霜

길경탕(桔梗湯, 『金匱要略』) : 길경, 감초

길경행인전(桔梗杏仁煎, 『景岳全書』) : 길경, 행인, 감초, 금은화, 패모, 지각, 紅藤, 연교, 하고초, 백합, 맥문동, 아교

〈나〉

나백부비연험방(羅伯夫鼻淵驗方, 『中醫辨脈證治』) : 신이 6g, 창이자 12g, 행인 9g, 백지 4.5g, 세신 3g, 황금 15g, 방풍 12g, 현삼 6g, 감초 6g. 하루 용량.

난간전(暖肝煎, 『景岳全書』) : 육계, 臺烏, 소회향, 침향, 당귀, 구기자, 복령

난신환(暖腎丸, 『丹溪心法』) : 葫蘆巴, 파고지, 천련자, 숙지황, 익지인, 녹용, 대자석, 糧食, 산수유, 적석지, 용골, 海螵蛸, 침향, 정향, 유향, 糯米. 糊爲丸

내보환(內補丸, 『女科切要』) : 녹용, 토사자, 沙蒺藜, 황기, 육계, 상표소, 육종용, 부자, 백질려, 복신, 紫草茸. 蜜丸.

내복단(來復丹, 『和劑局方』) : 玄精石, 朴硝, 유황, 귤홍, 청피, 오령지

내소황련탕(內疏黃連湯, 『醫宗金鑑』) : 대황, 황련, 황금, 치자, 연교, 목향, 빈랑, 길경, 당귀, 작약, 감초, 박하

냉효환(冷哮丸, 『張氏醫通』) : 마황, 행인, 감초, 川烏, 川椒, 白礬, 세신, 담남성, 牙皂, 神麴, 紫菀, 관동화

녕폐길경탕(寧肺桔梗湯, 經驗方) : 길경, 패모, 당귀, 瓜仁, 황기, 지각, 지모, 감초, 진피, 방기, 백합, 의이인, 오미자, 지골피, 행인, 정력자, 생강

노강음(露薑飮, 『溫病條辨』) : 인삼, 생강. 물 두 잔 반으로 달여서 한 잔이 되면 하룻밤 이슬을 받게 한 다음 다시 달여서 溫服한다.

노근탕(蘆根湯, 『濟陰綱目』) : 노근, 죽여, 맥문동, 전호, 귤피

노회비아환(蘆薈肥兒丸, 『沈氏尊生』) : 五穀蟲, 산약, 神麴, 노회, 황련, 芜荑, 백편두, 산사, 맥아, 학슬, 육두구, 빈랑, 사군자, 蛤蟆, 주사, 사향, 호황련, 은시호

녹각교환(鹿角膠丸, 『醫學正傳』) : 鹿角膠, 鹿角霜, 숙지황, 우슬, 복령, 토사자, 인삼, 당귀, 백

출, 두충, 호골, 구판
녹용대보탕(鹿茸大補湯, 『辨證施治綱要』) : 녹용, 육종용, 두충, 백작약, 백출, 부자, 육계, 인삼, 오미자, 석곡, 반하, 황기, 숙지황, 당귀, 복령, 감초
녹용보삽환(鹿茸補澁丸, 『沈氏尊生』) : 인삼, 황기, 토사자, 桑螵蛸, 蓮米, 복령, 육계, 산약, 부자, 녹용, 오미자, 상백피, 파고지
녹용환(鹿茸丸, 『医碥』) : 천우슬, 녹용, 오미자, 석곡, 토사자, 부자, 천련자, 침향, 磁石, 官桂, 택사
녹용환(鹿茸丸, 『三因方』) : 녹용, 맥문동, 숙지황, 황기, 오미자, 육종용, 인삼, 우슬, 현삼, 지골피, 파고지, 계내금

〈다〉

단치소요산(丹梔逍遙散, 『內科摘要』) : 당귀, 시호, 백작약, 백출, 복령, 감초, 박하, 煨薑, 목단피, 치자
담울탕(痰鬱湯, 經驗方) : 행인, 瓜仁, 지각, 진피, 복령, 향부자, 海石, 蘇木, 감초
달울탕(達鬱湯, 經驗方) : 승마, 시호, 천궁, 향부자, 상백피, 납엽, 질려
당귀념통탕(當歸拈痛湯, 『蘭室秘藏』) : 당귀, 인삼, 창출, 백출, 승마, 갈근, 강활, 방풍, 고삼, 지모, 황금, 인진
당귀노회환(當歸蘆薈丸, 『宣明論』) : 당귀, 용담초, 치자, 황백, 황련, 대황, 황금, 蘆薈, 青黛, 목향, 當門子
당귀보혈탕(當歸補血湯, 『蘭室秘藏』) : 당귀, 황기
당귀사역탕(當歸四逆湯, 『傷寒論』) : 당귀, 계지, 작약, 세신, 통초, 자감초, 대조
당귀산(當歸散, 『金匱要略』) : 당귀, 백작약, 천궁, 백출
당귀생강양육탕(當歸生薑羊肉湯, 『金匱要略』) : 당귀, 생강, 羊肉
당귀육황탕(當歸六黃湯, 『万病回春』) : 당귀, 황기, 생지황, 숙지황, 황금, 황련, 황백
당귀조혈탕(當歸調血湯, 『壽世保元』) : 당귀, 천궁, 백작약, 황련, 황금, 도인, 승마
당귀지황탕(當歸地黃湯, 『證治準繩』) : 四物湯＋방풍, 백지, 세신, 고본
당귀지황탕(當歸地黃湯, 『万病回春』) : 당귀, 생지황, 숙지황, 황기, 인삼, 백출, 복령, 감초, 진피, 지모, 황백
당씨괴각환(唐氏槐角丸, 『血證論』) : 槐角, 지각, 황금, 황련, 황백, 薑汁, 지황, 형개, 방풍, 당귀, 천궁, 지유, 측백엽, 오매
대건중탕(大建中湯, 『金匱要略』) : 蜀椒, 인삼, 건강, 飴糖
대반하탕(大半夏湯, 『金匱要略』) : 반하, 인삼, 白蜜
대보원전(大補元煎, 『景岳全書』) : 인삼, 숙지황, 산약, 산수유, 두충, 당귀, 구기자, 자감초
대보음환(大補陰丸, 『丹溪心法』) : 지모, 황백, 숙지황, 구판. 猪脊髓和蜜爲丸.
대보황기탕(大補黃芪湯, 『壽世保元』) : 인삼, 황기, 백출, 복령, 당귀, 작약, 숙지황, 산수유, 육종

용, 오미자, 육계, 방풍, 감초
대분청음(大分淸飮, 『景岳全書』) : 저령, 택사, 복령, 목통, 치자, 차전자, 지각
대승기탕(大承氣湯, 『金匱要略』) : 대황, 망초, 후박, 지실
대시호탕(大柴胡湯, 『傷寒論』) : 시호, 황금, 반하, 대조, 지실, 작약, 대황
대영전(大營煎, 『類證治裁』) : 숙지황, 당귀, 구기자, 두충, 우슬, 육계, 자감초
대오두전(大烏頭煎, 『金匱要略』) : 烏頭, 蜜
대정풍주(大定風珠, 『溫病條辨』) : 백작약, 아교, 구판, 생지황, 麻仁, 오미자, 모려, 맥문동, 자감초, 生鱉甲, 鷄子黃
대진구탕(大秦艽湯, 『證治類補』) : 秦艽, 석고, 감초, 독활, 방풍, 황금, 백지, 건지황, 숙지황, 백출, 복령, 세신
대청룡탕(大靑龍湯, 『傷寒論』) : 마황, 계지, 감초, 행인, 석고, 생강, 대조
대칠기탕(大七氣湯, 『醫學入門』) : 청피, 진피, 곽향, 길경, 계지, 감초, 삼릉, 아출, 향부자, 익지인
대토사자환(大菟絲子丸, 『和劑局方』) : 육계, 토사자, 부자, 녹용, 石龍芮, 지황, 산수유, 우슬, 복령, 두충, 파극천, 육종용, 회향, 침향, 상표소, 복분자, 파고지, 오미자
대함흉탕(大陷胸湯, 『傷寒論』) : 대황, 감수, 망초
대합산(黛蛤散, 『中醫內科學』) : 靑黛, 蛤粉 혹은 蛤殼
대화중음(大和中飮, 『雜病源流犀燭』) : 炒麥芽, 山楂炭, 사인, 지실, 진피, 청피, 후박
대활락단(大活絡丹, 『蘭臺軌範』) : 白花蛇, 烏梢蛇, 위령선, 兩頭尖, 草烏, 천마, 전갈, 首烏, 구판, 마황, 관중, 자감초, 강활, 官桂, 곽향, 오약, 황련, 숙지황, 대황, 목향, 침향, 세신, 적작약, 유향, 몰약, 정향, 僵蠶, 담남성, 청피, 골쇄보, 백두구, 황금, 복령, 향부자, 현삼, 백출, 방풍, 갈근, 호골, 당귀, 혈갈, 지룡, 서각, 사향, 松脂, 우황, 片腦, 인삼, 안식향, 黑附子
대황감초탕(大黃甘草湯, 『金匱要略』) : 대황, 감초
대황목단탕(大黃牧丹湯, 『金匱要略』) : 대황, 목단피, 도인, 瓜子, 망초
대황부자탕(大黃附子湯, 『傷寒論』) : 대황, 부자, 세신
대황자충환(大黃䗪蟲丸, 『金匱要略』) : 대황, 䗪蟲, 蠐螬, 水蛭, 망충, 도인, 건강, 황금, 감초, 행인, 건지황, 赤馬
대황황련사심탕(大黃黃連瀉心湯, 『傷寒論』) : 대황, 황련
도기탕(導氣湯, 『沈氏尊生』) : 목향, 회향, 오수유, 천련자
도담탕(導痰湯, 『濟生方』) : 二陳湯 + 담남성, 지각
도인승기탕(桃仁承氣湯, 『傷寒論』) : 도인, 감초, 망초, 대황, 계지
도적산(導赤散, 『小兒藥證直訣』) : 생지황, 목통, 감초, 죽엽
도적승기탕(導赤承氣湯, 『溫病條辨』) : 생지황, 적작약, 황련, 황백, 대황, 玄明粉
도체험방(導滯驗方, 『中醫辨脈證治』) : 대황, 후박, 지각, 빈랑, 丑牛, 창출, 산사, 감초, 고량강, 백지, 국화, 삼릉, 복룡간
도홍사물탕(桃紅四物湯, 『醫宗金鑑』) : 四物湯 + 도인, 홍화
도화탕(桃花湯, 『傷寒論』) : 적석지, 粳米, 건강

독삼탕(獨蔘湯, 『十藥神書』) : 인삼
독성산(獨聖散, 『醫宗必讀』) : 黃蜀葵
독행산(獨行散, 『女科准繩』) : 오령지
독활기생탕(獨活寄生湯, 『千金方』) : 秦艽, 독활, 상기생, 방풍, 세신, 천궁, 당귀, 숙지황, 작약, 계지, 복령, 두충, 우슬, 인삼, 감초
동원자신환(東垣滋腎丸, 『蘭室秘藏』) : 지모, 황백, 육계
동원청조탕(東垣淸燥湯, 『蘭室秘藏』) : 인삼, 황기, 백출, 당귀, 진피, 승마, 황백, 택사, 창출, 맥문동, 오미자, 저령, 복령, 시호, 황련, 지황, 神麴

<마>

마인환(麻仁丸, 『傷寒論』) : 麻子仁丸, 麻仁滋脾丸, 脾約麻仁丸, 脾約丸이라고도 한다. 麻仁, 작약, 대황, 후박, 행인, 지실.
마행석감탕(麻杏石甘湯, 『傷寒論』) : 마황, 행인, 석고, 감초
마행이감탕(麻杏苡甘湯, 『金匱要略』) : 마황, 행인, 의이인, 감초
마황가출탕(麻黃加朮湯, 『傷寒論』) : 麻黃湯 + 백출
마황부자세신탕(麻黃附子細辛湯, 『傷寒論』) : 마황, 부자, 세신
마황승마탕(麻黃升麻湯, 『傷寒論』) : 마황, 승마, 당귀, 지모, 황금, 萎蕤, 작약, 천문동, 계지, 복령, 감초, 석고, 백출, 건강
마황연교적소두탕(麻黃連翹赤小豆湯, 『傷寒論』) : 麻黃湯 + 연교, 적소두, 상백피, 건강, 대조
마황인삼작약탕(麻黃人蔘芍藥湯, 『脾胃論』) : 마황, 인삼, 백작약, 맥문동, 계지, 황기, 당귀, 자감초, 오미자
마황탕(麻黃湯, 『傷寒論』) : 마황, 계지, 행인, 감초
만씨우황청심환(万氏牛黃淸心丸, 『痘疹世醫心法』) : 우황, 황련, 황금, 치자, 울금, 주사. 細末臘雪水調神麴爲丸, 燈心草煎湯送服.
맥문동탕(麥門冬湯, 『金匱要略』) : 맥문동, 반하, 인삼, 감초, 粳米, 대조
모려산(牡蠣散, 『三因方』) : 황기, 麻黃根, 부소맥, 모려
목단피산(牧丹皮散, 『外科證治』) : 목단피, 도인, 의이인, 감초, 적작약, 인삼, 황기, 당귀, 천궁, 육계, 백지, 목향
목방기탕(木防己湯, 『金匱要略』) : 목방기, 인삼, 석고, 계지
목방기거석고가복령망초탕(木防己去石膏加茯苓芒硝湯, 『金匱要略』) : 목방기, 인삼, 계지, 복령, 망초
목유산(木萸散, 『廣東中醫』 1957.5期) : 모과, 오수유, 방풍, 전갈, 蟬蛻, 僵蟲, 천마, 南星, 膽星, 고본, 계지, 질려, 주사, 明雄, 猪膽汁
목향빈랑환(木香檳榔丸, 『儒門事親』) : 목향, 향부자, 청피, 지각, 진피, 빈랑, 丑牛, 황련, 삼릉, 아출, 황백, 대황, 망초

목향순기산(木香順氣散, 『沈氏尊生』) : 목향, 진피, 청피, 후박, 지각, 사인, 천궁, 향부자, 오약, 창출, 계지, 감초
목향조기산(木香調氣散, 『和劑局方』) : 목향, 단향, 정향, 곽향, 사인, 백두구, 감초
목향환(木香丸, 『筆花醫鏡』) : 목향, 정향, 건강, 맥아, 진피, 파두
묘향산(妙香散, 『醫宗金鑑』) : 산약, 인삼, 황기, 원지, 복신, 복령, 길경, 감초, 辰砂, 맥문동, 목향
무비산약환(無比山藥丸, 『千金方』) : 산약, 육종용, 숙지황, 산수유, 복령, 토사자, 오미자, 적석지, 파극천, 택사, 두충, 우슬
문동청폐음(門冬淸肺飮, 『脾胃論』) : 紫菀茸, 황기, 백작약, 맥문동, 인삼, 당귀, 오미자
밀전도법(蜜煎導法, 『傷寒論』) : 꿀을 약한 불로 달여 손으로 찍어봐서 늘어지면 이것을 항문에 넣는다.

<바>

반룡환(斑龍丸, 『古今醫統』) : 토사자, 보골지, 숙지황, 백자인, 녹각교, 복령, 복신
반류환(半硫丸, 『和劑局方』) : 반하, 유황
반하백출천마탕(半夏白朮天麻湯, 『壽世保元』) : 황백, 건강, 택사, 복령, 천마, 황기, 인삼, 창출, 神麴, 백출, 반하, 진피, 맥아, 생강
반하백출천마탕(半夏白朮天麻湯, 『醫學心悟』) : 반하, 진피, 복령, 감초, 천마, 백출
반하사심탕(半夏瀉心湯, 『金匱要略』) : 반하, 황금, 건강, 인삼, 황련, 대조, 감초
반하후박탕(半夏厚朴湯, 『靈樞』) : 반하, 후박, 복령, 소엽, 생강
방기강활탕(防己羌活湯, 『醫宗金鑑』) : 방기, 강활, 마황, 계지, 홍화, 백지, 갈근, 附片, 호골, 영양각, 황기, 감초
방기음(防己飮, 『丹溪心法』) : 창출, 황백, 목통, 방기, 빈랑, 지황, 서각, 천궁, 감초
방기황기탕(防己黃芪湯, 『金匱要略』) : 방기, 황기, 백출, 감초, 생강, 대조
방풍탕(防風湯, 『宣明論』) : 방풍, 당귀, 적복령, 행인, 황금, 秦艽, 마황, 갈근, 감초
방풍통성산(防風通聖散, 『宣明論方』) : 형개, 방풍, 마황, 연교, 박하, 천궁, 당귀, 백작약, 백출, 치자, 대황, 망초, 석고, 황금, 길경, 감초, 활석
배기산(排氣散, 『沈氏尊生』) : 향부자, 오약, 진피, 침향, 목향, 지각, 후박, 택사
백금환(白金丸, 『本事方』) : 白礬과 鬱金을 가루내 梧桐子 크기의 丸을 만들어 한 번에 50~60丸을 매일 2회 따뜻한 물로 복용한다.
백두옹탕(白頭翁湯, 『傷寒論』) : 백두옹, 황금, 황련, 秦皮
백봉고(白鳳膏, 『十藥神書』) : 白鴨, 大棗, 蔘苓平胃散, 陳煮酒
백엽탕(柏葉湯, 『金匱要略』) : 측백엽, 애엽, 炮薑, 馬通
백출산(白朮散, 『全身指迷』) : 炙白朮, 복령피, 대복피, 생강피, 진피
백출산(白朮散, 『小兒藥證直訣』) : 인삼, 백출, 복령, 감초, 갈근, 곽향, 목향
백합고금탕(百合固金湯, 『醫方集解』) : 생지황, 숙지황, 맥문동, 백합, 백작약, 감초, 당귀, 패모,

현삼, 길경
백호가인삼탕(白虎加人蔘湯,『傷寒論』) : 白虎湯＋인삼
백호계지탕(白虎桂枝湯,『金匱要略』) : 白虎湯＋계지
백호탕(白虎湯,『傷寒論』) : 지모, 석고, 감초, 粳米
별갑전환(鱉甲煎丸,『金匱要略』) : 별갑, 烏扇(射干), 황금, 시호, 鼠婦(地虱), 건강, 대황, 오약, 계지, 정력자, 石葦, 후박, 목단피, 구맥, 紫葳, 반하, 인삼, 土蟞, 아교, 蜂巢, 赤硝, 蜣螂, 도인
보간탕(補肝湯,『醫宗金鑑』) : 당귀, 백작약, 천궁, 숙지황, 산조인, 모과, 맥문동, 감초
보골지환(補骨脂丸,『中醫內科學』) : 당귀, 천궁, 숙지황, 육계, 토사자, 파고지, 花椒, 백질려, 蘆巴子, 두충, 백지, 석창포, 磁石
보기운비탕(補氣運脾湯,『統旨方』) : 六君子湯＋황기, 사인, 생강, 대조
보기통포음(補氣通脬飮,『女科輯要』) : 황기, 맥문동, 통초
보기화어탕(補氣化瘀湯,『王氏集驗方』) : 인삼, 황기, 아교, 당귀, 단삼, 계혈등
보양환오탕(補陽還五湯,『醫林改錯』) : 황기, 당귀, 적작약, 지룡, 천궁, 도인, 홍화
보음전(保陰煎,『景岳全書』) : 생지황, 숙지황, 작약, 산약, 황금, 황백, 감초
보음환(補陰丸,『景岳全書』) : 황백, 지모, 숙지황, 구판, 백작약, 당귀, 우슬, 호골, 쇄양, 진피
보중익기탕(補中益氣湯,『脾胃論』) : 인삼, 황기, 백출, 진피, 승마, 시호, 당귀, 자감초
보진탕(保眞湯,『十藥神書』) : 인삼, 백출, 복령, 감초, 오미자, 맥문동, 천문동, 지황, 지모, 황백, 지골피, 시호, 진피, 생강, 대조
보천대조환(補天大造丸,『醫學心悟』) : 인삼, 황기, 백출, 당귀, 산조인, 원지, 백작약, 산약, 복령, 구기자, 숙지황, 紫河車, 녹각, 龜板
보폐탕(補肺湯,『永類鈐方』) : 인삼, 황기, 숙지황, 오미자, 紫苑, 상백피
보화탕(保和湯,『十藥神書』) : 오미자, 馬兜鈴, 지모, 백합, 천문동, 맥문동, 박하, 길경, 의이인, 아교, 감초, 飴糖
보화환(保和丸,『丹溪心法』) : 神麯, 산사, 반하, 진피, 복령, 연교, 나복자, 맥아
복량환(伏梁丸,『醫學正傳』) : 황련, 후박, 인삼, 황금, 계지, 복신, 창포, 단삼, 건강, 川烏, 紅豆蔻, 巴豆霜
복령감초탕(茯苓甘草湯,『傷寒論』) : 복령, 계지, 자감초, 생강
복령계지감초대조탕(茯苓桂枝甘草大棗湯,『傷寒論』) : 복령, 계지, 감초, 대조
복령행인감초탕(茯苓杏仁甘草湯,『金匱要略』) : 복령, 행인, 감초
복원활혈탕(復元活血湯,『醫學發明』) : 시호, 천화분, 당귀, 홍화, 천산갑, 대황, 도인
부자이중탕(附子理中湯,『和劑局方』) : 인삼, 건강, 백출, 감초, 부자
분기음(分氣飮,『濟陰綱目』) : 진피, 복령, 반하, 길경, 대복피, 蘇梗, 지각, 백출, 치자, 감초
분돈탕(奔豚湯,『金匱要略』) : 당귀, 천궁, 작약, 감초, 반하, 李白皮, 황금, 생강
불수산(佛手散,『和劑局方』) : 당귀, 천궁
비기환(肥氣丸,『蘭室秘藏』) : 시호, 황련, 후박, 감초, 花椒, 백출, 昆布, 인삼, 조각자, 건강, 복령, 巴豆霜, 炮川烏

비기환(痞氣丸, 『蘭室秘藏』) : 황련, 후박, 오수유, 황금, 사인, 인진, 건강, 복령, 인삼, 택사, 川烏, 川椒, 계지, 백출, 巴豆霜. 細末蜜丸, 日三次甘草湯下.
비신쌍보환(脾腎雙補丸, 經驗方) : 인삼, 蓮子, 산약, 산수유, 오미자, 토사자, 파극천, 사인, 橘紅, 육두구, 차전자, 黑故子
비자산(榧子散, 『中醫內科學』) : 榧子, 檳榔, 蕪荑. 細末每服三錢, 溫酒調服.
비해분청음(萆薢分淸飮, 『直指方』) : 萆薢, 익지인, 臺烏, 창포, 복령, 감초, 石鹽
비해분청음(萆薢分淸飮, 『醫學心悟』) : 萆薢, 황백, 복령, 창포, 백출, 蓮子心, 단삼, 의이인
빙옥산(氷玉散, 『景岳全書』) : 生石膏, 月石, 氷片, 蠶

〈사〉

사가감정기산(四加減正氣散, 『溫病條辨』) : 藿香梗, 후박, 복령, 진피, 草果, 산사, 神麴
사간마황탕(射干麻黃湯, 『金匱要略』) : 射干, 마황, 생강, 세신, 紫菀, 관동화, 오미자, 대조, 반하
사군자탕(四君子湯, 『和劑局方』) : 인삼, 백출, 복령, 감초
사령산(四苓散, 『丹溪心法』) : 저령, 택사, 복령, 백출
사마탕(四磨湯, 『濟生方』) : 인삼, 빈랑, 오약, 침향
사물탕(四物湯, 『和劑局方』) : 당귀, 천궁, 지황, 작약
사물화울탕(四物化鬱湯, 『類證治裁』) : 四物湯 + 도인, 홍화, 향부자, 青黛
사미회양음(四味回陽飮, 『景岳全書』) : 인삼, 製附子, 자감초, 炮薑
사백산(瀉白散, 『小兒藥證直訣』) : 상백피, 지골피, 감초, 粳米
사삼맥동탕(沙蔘麥冬湯, 『溫病條辨』) : 사삼, 玉蔘, 맥문동, 천화분, 상엽, 편두, 감초
사상자세방(蛇床子洗方, 『瘍醫大全』) : 蛇床子 一兩, 花椒, 白礬 各 三錢, 煎湯薰洗.
사신환(四神丸, 『內科摘要』) : 오수유, 육두구, 보골지, 北五味子, 생강, 대조
사심탕(瀉心湯, 『金匱要略』) : 대황, 황련, 황금
사역가인삼탕(四逆加人蔘湯, 『傷寒論』) : 자감초, 인삼, 건강, 生附子
사역산(四逆散, 『傷寒論』) : 시호, 감초, 지실, 작약
사역탕(四逆湯, 『傷寒論』) : 부자, 건강, 감초
사열황련탕(瀉熱黃連湯, 『東垣十書』) : 황금, 황련, 용담초, 생지황, 승마, 시호
사청환(瀉青丸, 『錢乙方』) : 용담초, 치자, 대황, 강활, 방풍, 당귀, 천궁
사칠탕(四七湯, 『三因方』) : 大七湯, 大七氣湯이라고도 한다. 반하, 후박, 복령, 紫蘇, 생강, 대조
사향환(麝香丸, 『本事方』) : 當門子, 전갈, 生黑豆, 지룡, 川烏
사황산(瀉黃散, 『小兒藥證直訣』) : 석고, 치자, 감초, 방풍, 곽향
산조인탕(酸棗仁湯, 『金匱要略』) : 천궁, 산조인, 지모, 복령, 자감초
산편탕(散偏湯, 『辨證錄』) : 백작약, 천궁, 욱리인, 시호, 감초, 백개자, 향부자, 백지
산화탕(散火湯, 『壽世保元』) : 황금, 황련, 백작약, 치자, 지각, 후박, 향부자, 천궁, 목향, 사인, 회향, 감초

삼갑복맥탕(三甲復脈湯, 『溫病條辨』) : 구판, 별갑, 모려, 자감초, 건지황, 백작약, 맥문동, 아교, 火麻仁
삼귀양영탕(蔘歸養榮湯, 『万病回春』) : 인삼, 당귀, 천궁, 백작약, 복령, 숙지황, 백출, 진피, 감초
삼기탕(蔘芪湯, 『壽世保元』) : 인삼, 백출, 복령, 감초, 황기, 당귀, 숙지황, 백작약, 산조인, 모려, 진피, 오매
삼련개금탕(蔘連開噤湯, 『醫宗金鑑』) : 인삼, 황련, 石蓮子
삼령내탁산(蔘苓內托散, 『外科正宗』) : 十全大補湯＋진피, 산약, 부자, 목단피, 지골피, 생강, 대조
삼령백출산(蔘苓白朮散, 『和劑局方』) : 인삼, 백출, 복령, 감초, 산약, 蓮米, 편두, 의이인, 사인, 길경
삼물백산(三物白散, 『傷寒論』) : 길경, 지모, 파두
삼부탕(蔘附湯, 『婦人良方』) : 인삼, 부자, 생강, 대조
삼비탕(三痺湯, 『醫門法律』) : 지황, 작약, 당귀, 천궁, 인삼, 황기, 복령, 감초, 방풍, 독활, 두충, 우슬, 속단, 세신, 육계, 秦艽, 생강, 대조
삼생음(三生飮, 『和劑局方』) : 生膽南星, 生川烏, 生附子, 목향, 인삼, 一方無人蔘, 水煎服加生薑.
삼성산(三聖散, 『和劑局方』) : 瓜蒂, 防風, 藜蘆爲末水煎服五錢
삼소음(蔘蘇飮, 『和劑局方』) : 인삼, 소엽, 반하, 진피, 복령, 감초, 길경, 전호, 지각, 생강, 대조
삼오칠산(三五七散, 『世醫得效』) : 인삼, 부자, 세신, 건강, 감초, 산수유, 방풍, 산약, 생강, 대조
삼인녹용환(三因鹿茸丸, 『三因方』) : 녹용, 맥문동, 숙지황, 황기, 오미자, 육종용, 인삼, 우슬, 현삼, 지골피, 파고지, 계내금
삼인탕(三仁湯, 『溫病條辨』) : 행인, 백두구, 의이인, 후박, 반하, 죽엽, 통초, 활석
삼자양친탕(三子養親湯, 『韓氏醫通』) : 蘇子, 白芥子, 萊菔子
삼재봉수단(三才封髓丹, 『衛生寶鑒』) : 천문동, 지황, 인삼, 황백, 사인, 감초
삼화탕(三化湯, 『素問病機氣宜保命集』) : 대황, 후박, 지실, 강활 各等分
삼황석고탕(三黃石膏湯, 『時病論』) : 황련, 황금, 황백, 치자, 석고, 마황, 육두구. 加薑棗細茶入煎熱服.
삼황지출환(三黃枳朮丸, 『醫學心悟』) : 황련, 황금, 대황, 지실, 神麴, 백출, 荷葉
상국음(桑菊飮, 『溫病條辨』) : 상엽, 국화, 박하, 길경, 연교, 행인, 감초, 노근
상백피탕(桑白皮湯, 『景岳全書』) : 상백피, 반하, 소자, 행인, 패모, 황금, 치자, 황련
상산음(常山飮, 『局方』) : 常山, 草果, 오매, 지모, 고량강, 감초
상소방(上消方, 『素問病機氣宜保命集』) : 인삼, 지모, 석고, 맥문동, 천화분, 죽엽
상표소산(桑螵蛸散, 『本草衍義』) : 桑螵蛸, 구판, 용골, 인삼, 복신, 석창포, 원지, 당귀
상행탕(桑杏湯, 『溫病條辨』) : 상엽, 행인, 사삼, 패모, 육두구, 치자, 梨皮
생강사심탕(生薑瀉心湯, 『傷寒論』) : 생강, 반하, 황금, 건강, 인삼, 자감초, 황련, 대조
생맥산(生脈散, 『溫病條辨』) : 인삼, 오미자, 맥문동

생철락음(生鐵落飮, 『醫學心悟』) : 生鐵落, 천문동, 맥문동, 패모, 담남성, 橘紅, 원지, 복령, 복신, 창포, 연교, 현삼, 단삼, 鈎藤, 神砂
생혈청열방(生血淸熱方, 『万病回春』) : 사물탕+홍화, 도인, 목향, 현호, 목단피, 감초
생화탕(生化湯, 『傅青主女科』) : 당귀, 천궁, 도인, 감초, 炮薑
서각산(犀角散, 『聖惠方』) : 서각, 지각, 방풍, 침향, 紫蘇, 빈랑, 맥문동, 목향, 적복령
서각지황탕(犀角地黃湯, 『千金要方』) : 서각, 적작약, 목단피, 생지황
서간궤견탕(舒肝潰堅湯, 『醫宗金鑑』) : 僵蠶, 향부자, 석결명, 당귀, 백작약, 진피, 하고초, 시호, 천궁, 천산갑, 홍화, 강황, 감초, 등심
서간척담탕(舒肝滌痰湯, 『馬培芝外科醫案』) : 향부자, 당귀, 불수, 橘紅, 瓜仁, 울금, 복령, 蘇梗, 지각, 蔘三七, 반하, 죽여
서간통유단(舒肝通乳丹, 經驗方) : 과루, 橘絡, 청피, 絲瓜絡, 향부자, 통초, 편두, 身當歸
서여환(薯蕷丸, 『金匱要略』) : 인삼, 백출, 복령, 감초, 산약, 당귀, 천궁, 작약, 지황, 아교, 맥문동, 행인, 길경, 대두황권, 방풍, 시호, 계지, 建麴, 건강, 白蘞
서황환(犀黃丸, 『外科全身集』) : 우황, 사향, 몰약, 유향
석련산(石蓮散, 經驗方) : 石蓮子 5兩, 陳皮湯 5錢, 時服
석위산(石葦散, 『濟生方』) : 石葦, 적작약, 茅根, 瞿麥, 목통, 망초, 冬葵子, 목향, 활석
선기탕(先期湯, 『證治準繩』) : 四物湯+지모, 황백, 황금, 아교, 죽엽, 향부자, 자감초
선방활명음(仙方活命飮, 『外科正宗』) : 천산갑, 皂角刺, 패모, 당귀, 적작약, 몰약, 유향, 금은화, 감초, 방풍, 백지, 진피
선복대자석탕(旋復代赭石湯, 『傷寒論』) : 선복화, 인삼, 반하, 생강, 대조, 代赭石
선복화탕(旋覆花湯, 『金匱要略』) : 旋覆花, 新薑, 葱
선울통경탕(宣鬱通經湯, 『傅青主女科』) : 당귀, 작약, 목단피, 치자, 蘇子, 시호, 향부자, 울금, 복령, 감초
선의산(蟬衣散, 『證治準繩』) : 蟬衣, 길경
섭씨양위방(葉氏養胃方, 『臨證指南醫案』) : 사삼, 맥문동, 玉竹蔘, 상엽, 편두, 감초
성유탕(聖愈湯, 『東垣十書』) : 四物湯+황기
세신축우대장상육방(細辛丑牛大壯上六方, 『中醫辨脈證治』) : 세신, 二丑, 삼릉, 아출, 빈랑, 산사, 神麴, 내복자, 목단피, 현호, 청피, 울금, 지실, 시호
소갈방(消渴方, 『丹溪心法』) : 황련, 천화분, 生地黃汁, 藕汁, 牛乳汁
소건중탕(小建中湯, 『傷寒論』) : 계지, 작약, 감초, 생강, 대조, 飴糖
소계음자(小薊飮子, 『濟生方』) : 小薊, 炒蒲黃, 藕節, 활석, 목통, 생지황, 당귀, 감초, 치자, 죽엽
소반청대음(消斑青黛飮, 『傷寒六書』) : 青黛, 황련, 치자, 현삼, 지모, 생지황, 서각, 석고, 시호, 인삼, 감초, 생강, 대조
소반하가복령탕(小半夏加茯苓湯, 『金匱要略』) : 반하, 생강, 복령
소복축어탕(少腹逐瘀湯, 『醫林改錯』) : 당귀, 천궁, 적작약, 포황, 오령지, 官桂, 玄胡, 소회향, 건강, 몰약

소사실표탕(疏邪實表湯, 『壽世保元』) : 계지, 작약, 감초, 백출, 방풍, 강활

소속명탕(小續命湯, 『金匱要略』) : 마황, 계지, 당귀, 인삼, 석고, 건강, 천궁, 행인, 감초

소시호탕(小柴胡湯, 『傷寒論』) : 시호, 황금, 인삼, 반하, 자감초, 생강, 대조

소승기탕(小承氣湯, 『傷寒論』) : 대황, 후박, 지실

소어탕예탕(消瘀蕩穢湯, 『石室秘錄』) : 水蛭, 黑丑, 당귀, 홍화, 지실, 백작약, 우슬, 도인

소엽황련탕(蘇葉黃連湯, 『溫熱經緯』) : 소엽, 황련, 반하, 진피, 죽여

소영전(小營煎, 『景岳全書』) : 당귀, 숙지황, 구기자, 백작약, 산약, 자감초

소위단(小胃丹, 『丹溪心法』) : 大戟, 芫花, 甘遂, 대황, 황백

소자강기탕(蘇子降氣湯, 『和劑局方』) : 蘇子, 당귀, 진피, 반하, 감초, 전호, 후박, 육계, 침향

소정풍주(小定風珠, 『溫病條辨』) : 鷄子黃, 아교, 구판, 童便, 淡菜

소착음자(疏鑿飮子, 『濟生方』) : 商陸, 赤豆, 택사, 목통, 椒目, 복령피, 대복피, 빈랑, 생강, 강활, 秦艽

소충신기단(消蟲神奇丹, 『石室秘錄』) : 雷丸, 당귀, 별갑, 神麴, 복령, 차전자, 白礬

소청룡탕(小靑龍湯, 『傷寒論』) : 생강, 계지, 마황, 작약, 감초, 세신, 대조, 飴糖

소폐산(疏肺散, 經驗方) : 紫菀, 통초, 진피, 창포, 죽여, 과루, 薤白

소풍산(消風散, 『和劑局方』) : 형개, 진피, 후박, 자감초, 방풍, 곽향, 僵蠶, 蟬蛻, 천궁, 복령. 人蔘爲末茶湯下.

소함흉탕(小陷胸湯, 『傷寒論』) : 황련, 반하, 과루피

소함흉가지실탕(小陷胸加枳實湯, 『溫病條辨』) : 황련, 瓜蔞實, 甘遂, 대황, 황백

소합향환(蘇合香丸, 『和劑局方』) : 정향, 단향, 안식향, 靑木香, 薰陸香, 사향, 침향, 소합향, 필발, 서각, 주사, 용뇌, 백출, 가려륵(訶藜勒), 향부자

소핵환(消核丸, 『辨證施治綱要』) : 반하, 진피, 복령, 감초, 대황, 황련, 황금, 치자, 현삼, 길경, 과인, 천화분, 僵蠶, 모려

소활락단(小活絡丹, 『和劑局方』) : 천궁, 草烏, 천남성, 지룡, 유황, 몰약

속효양위조설활정탕(速效陽痿早泄滑精湯, 『中醫辨脈證治』) : 토사자, 숙지황, 보골지, 복령, 백자인, 구기자, 두충, 선모, 파극천, 大云, 음양곽, 산약, 附片, 芡實, 금앵자, 익지인

수념산(手拈散, 『奇效方』) : 향부자, 玄胡, 오령지, 몰약

수륙이선단(水陸二仙丹, 『洪氏集驗方』) : 金櫻子 한 근을 膏로 만들고, 芡實을 蒸熟하여 가루로 만든 다음 이 둘을 섞어 丸을 만들어 소금물로 복용한다.

수태환(壽胎丸, 『醫學衷中參西錄』) : 토사자, 상기생, 속단, 아교

수홍화고(水紅花膏, 『景岳全書』) : 紅蓼子, 대황, 망초, 山桃, 石灰, 酒酵

순간익기탕(順肝益氣湯, 『傅靑主女科』) : 인삼, 백출, 복령, 당귀, 백작약, 숙지황, 神麴, 사인, 蘇子, 맥문동, 진피

순경탕(順經湯, 『博愛心鑒』) : 당귀, 백작약, 생지황, 목단피, 복령, 사삼, 炒荊芥穗

순기도담탕(順氣導痰湯, 『類證治裁』) : 導痰湯 + 목향, 후박, 감초

순기도담탕(順氣導痰湯, 『中醫內科學』) : 導痰湯 + 목향, 향부자, 薑

습울탕(濕鬱湯, 『證治準繩』) : 창출, 백출, 향부자, 橘紅, 강활, 독활, 천궁, 반하, 후박, 복령, 감초, 생강

승마탕(升麻湯, 『和劑局方』) : 승마, 복신, 인삼, 방풍, 서각, 영양각, 강활, 官桂, 竹瀝

승마별갑탕(升麻鱉甲湯, 『金匱要略』) : 승마, 당귀, 蜀椒, 감초, 별갑, 웅황

승양익위탕(升陽益胃湯, 『脾胃論』) : 인삼, 백출, 황기, 황련, 반하, 자감초, 복령, 택사, 방풍, 강활, 독활, 시호, 백작약, 생강, 대조

승양제습탕(升陽除濕湯, 『東垣十書』) : 승마, 시호, 택사, 홍화, 감초, 용담초, 황백, 당귀, 강활, 방기, 복령, 마황근, 오미자

시갈해기탕(柴葛解肌湯, 『壽世保元』) : 시호, 황금, 작약, 갈근, 강활, 석고, 길경, 감초, 백지, 생강, 대조

시작육군자탕(柴芍六君子湯, 『幼科鐵鏡』) : 六君子湯 + 시호, 작약

시호소간산(柴胡疏肝散, 『景岳全書』) : 시호, 감초, 지각, 작약, 향부자, 천궁

시호계강탕(柴胡桂薑湯, 『傷寒論』) : 시호, 계지, 건강, 감초, 천화분, 황금, 모려

시호청간탕(柴胡淸肝湯, 『醫宗金鑑』) : 시호, 황금, 당귀, 적작약, 감초, 생지황, 천궁, 연교, 천화분, 치자, 우방자, 방풍

시호청담탕(柴胡淸膽湯, 『病因脈治』) : 시호, 황금, 반하, 진피, 감초, 죽여

식분환(息奔丸, 『蘭室秘藏』) : 후박, 황련, 건강, 花椒, 복령, 紫菀, 인삼, 계지, 길경, 삼릉, 천문동, 진피, 川烏, 백두구, 巴豆霜

식울탕(食鬱湯, 『沈氏尊生』) : 사인, 神麴, 향부자, 지각, 후박, 진피, 치자, 천궁, 감초

신기환(腎氣丸, 『金匱要略』) : 崔氏八味丸, 八味丸, 八味腎氣丸, 金匱腎氣丸, 桂附八味丸, 桂附地黃丸 등으로도 불린다. 六味地黃丸에 附子, 肉桂 혹은 桂枝를 가한 것이다. 先師들은 陽八味라 불렀다.

신우환(神佑丸, 『宣明論』) : 대극, 감수, 원화, 대황, 견우자, 경분

신착탕(腎着湯, 『金匱要略』) : 건강, 복령, 백출, 감초

신출산(神朮散, 『醫學心悟』) : 창출, 진피, 후박, 감초, 곽향, 사인

신출산(神朮散, 『經驗醫庫』) : 창출, 고본, 방풍, 감초, 백출, 천궁, 진피, 반하, 세신, 복령, 생강

신통축어탕(身痛逐瘀湯, 『醫林改錯』) : 우슬, 지룡, 秦艽, 당귀, 천궁, 강활, 향부자, 홍화, 도인, 몰약, 오령지, 감초

실비음(實脾飮, 『濟生方』) : 백출, 복령, 炮薑, 모과, 목향, 후박, 草果, 빈랑, 부자, 자감초, 생강, 대조

실소산(失笑散, 『和劑局方』) : 斷弓弦散이라고도 한다. 포황, 오령지

심비탕(心痹湯, 『大衆万病顧問』) : 원지, 창포, 황련, 황금, 천궁, 향부자, 맥문동, 西洋蔘, 朱茯神

십육미유기음(十六味流氣飮, 『證治準繩』) : 당귀, 천궁, 백작약, 방풍, 인삼, 목향, 황기, 육계, 길경, 백지, 빈랑, 후박, 오약, 감초, 紫蘇, 지각

십전대보탕(十全大補湯, 『醫學發明』) : 八珍湯 + 황기, 육계

십조탕(十棗湯, 『金匱要略』) : 大戟, 甘遂, 芫花, 감초

십향환(十香丸, 『千金翼方』) : 침향, 목향, 정향, 회향, 향부자, 진피, 오약, 택사, 여지핵, 牙皂
십회산(十灰散, 『十藥神書』) : 大薊, 小薊, 측백엽, 荷葉, 石葦, 치자, 茅根, 대황, 목단피, 종려피, 茜根
쌍화음(雙和飮, 『醫宗金鑑』) : 十全大補湯에서 인삼, 백출, 복령을 뺀 것

〈아〉

아교계자황탕(阿膠鷄子黃湯, 『通俗傷寒論』) : 아교, 백작약, 석결명, 鈎藤, 생지황, 자감초, 落石藤, 茯神, 모려, 鷄子黃
아위고(阿魏膏, 『景岳全書』) : 강활, 독활, 현삼, 官桂, 적작약, 穿山甲片, 생지황, 대황, 豭鼠矢, 백지, 천마, 홍화, 土木鱉, 黃丹, 망초, 유향, 몰약, 蘇合油, 사향
안궁우황환(安宮牛黃丸, 『溫病條辨』) : 우황, 서각, 주사, 치자, 황금, 사향, 황련, 울금, 빙편, 진주, 明雄. 金箔爲衣.
안신보심환(安神補心丸, 『中藥製劑手冊』) : 단삼, 오미자, 석창포, 진주모, 야교등, 한련초, 여정자, 토사자, 합환피, 생지황
안신정지환(安神定志丸, 『醫學心悟』) : 복령, 복신, 원지, 인삼, 창포, 龍齒
안위음(安胃飮, 『景岳全書』) : 진피, 산사, 맥아, 목통, 택사, 황금, 석곡
애부난궁환(艾附暖宮丸, 『沈氏尊生』) : 애엽, 향부자, 당귀, 속단, 천궁, 오수유, 백작약, 황기, 생지황, 육계. 이 약들로 죽으로 丸을 빚어 遠醋湯으로 복용한다.
양격산(凉膈散, 『和劑局方』) : 대황, 망초, 치자, 연교, 황금, 박하, 복령, 반하, 감초
양격연교산(凉膈連翹散, 『銀海精微』) : 연교, 대황, 황련, 박하, 치자, 감초, 황금, 朴硝
양부환(良附丸, 『良方集腋』) : 고량강, 향부자
양심탕(養心湯, 『證治準繩』) : 황기, 복령, 복신, 당귀, 천궁, 감초, 神麴, 백자인, 산조인, 원지, 오미자, 인삼, 육계, 생강, 대조
양영생화탕(養營生化湯, 『傅靑主女科』) : 인삼, 백출, 진피, 대복피, 향부자, 육종용, 당귀, 백작약, 도인, 복령
양위탕(養胃湯, 『庞贊襄方』) : 강활, 방풍, 천궁, 오미자, 진피, 감조
양음통비탕(養陰通痹湯, 經驗方) : 도인, 홍화, 생지황, 맥문동, 여정자, 향부자, 玄胡, 瓜蔞, 당삼
양정종옥탕(養精種玉湯, 『傅靑主女科』) : 숙지황, 당귀, 백작약, 산수유
양지탕(兩地湯, 『傅靑主女科』) : 지황, 현삼, 맥문동, 백작약, 지골피, 아교
양혈윤장환(養血潤腸丸, 『辨證施治綱要』) : 당귀, 숙지황, 형개, 지각, 마인, 행인, 육종용, 蘇子, 귤홍, 아교. 蜜丸.
양혈탕(養血湯, , 『万病回春』) : 우슬, 두충, 복령, 방풍, 천궁, 감초, 토복령
양화탕(陽和湯, 『外科全身集』) : 숙지황, 백개자, 鹿角膠, 강황, 마황, 감초, 육계
억간부비탕(抑肝扶脾湯, 『醫宗金鑑』) : 청피, 진피, 백개자, 산사, 神麴, 황련, 용담초, 인삼, 백출, 시호, 복령

여성산(如聖散, 『醫宗必讀』) : 马藺花, 맥문동, 갈근, 차전자, 연교, 정력자, 단향
여신산(如神散, 『良方』) : 阿膠珠, 치자, 차전자, 황금, 감초
연박음(連朴飮, 『霍亂論』) : 황련, 후박, 豆豉, 치자, 반하, 석창포, 노근
연조탕(燃照湯, 『霍亂論』) : 炒梔子, 황금, 후박, 豆豉, 반하, 백두구, 省頭草, 활석
염탕세법방(鹽湯洗法方, 『驗方』) : 식염을 끓는 물에 섞어서 이 물을 수건에 찍어 따뜻할 때 두통 부위에 닦아준다.
염탕탐토법(鹽湯探吐法, 『醫方集解』) : 식염을 볶아서 熱湯으로 마신 다음 손가락으로 목구멍에 넣어서 토한다.
영감오미강신탕(苓甘五味薑辛湯, 『金匱要略』) : 복령, 감초, 오미자, 생강, 세신
영계출감탕(苓桂朮甘湯, 『金匱要略』) : 복령, 계지, 백출, 감초
영양각탕(羚羊角湯, 『醫醇剩義』) : 구판, 영양각, 생지황, 목단피, 작약, 시호, 박하, 蟬蛻, 국화, 석결명, 하고초
영양구등탕(羚羊鈎藤湯, 『通俗傷寒論』) : 영양각, 鈎藤, 상엽, 패모, 생지황, 국화, 작약, 복신, 죽여, 감초
오두계지탕(烏頭桂枝湯, 『金匱要略』) : 製烏頭, 계지, 백작약, 자감초, 생강, 대조
오두적석지환(烏頭赤石脂丸, 『金匱要略』) : 오두, 부자, 川椒, 건강, 적석지
오두탕(烏頭湯, 『金匱要略』) : 천궁, 마황, 작약, 황기, 감초
오령산(五苓散, 『金匱要略』) : 저령, 택사, 복령, 백출, 계지
오림산(五淋散, 『和劑局方』) : 복령, 당귀, 감초, 치자, 적작약
오마음자(五磨飮子, 『醫方集解』) : 오약, 침향, 빈랑, 지실, 목향
오매환(烏梅丸, 『傷寒論』) : 황백, 인삼, 계지, 부자, 세신, 황련, 당귀, 蜀椒, 오매, 건강
오미이공산(五味異攻散, 『醫宗金鑑』) : 四君子湯＋진피
오미자법방(五味子法方, 『中醫辨脈證治』) : 돼지 방광 하나를 깨끗이 씻어서 여기에 오미자, 소회향을 가루내 방광 속에 넣고 쪄서 먹는다.
오복음(五福飮, 『景岳全書』) : 인삼, 숙지황, 당귀, 백출, 자감초
오비탕(五痹湯, 『證治準繩』) : 인삼, 복령, 당귀, 백작약, 천궁, 오미자, 백출, 세신, 감초
오수유탕(吳茱萸湯, 『傷寒論』) : 오수유, 인삼, 생강, 대조
오수유탕(吳茱萸湯, 『醫宗金鑑』) : 오수유, 당귀, 육계, 목단피, 맥문동, 반하, 방풍, 세신, 고본, 건강, 복령, 목향, 자감초
오수유탕(吳茱萸湯, 『金匱翼』) : 오수유, 모과, 빈랑
오약순기탕(烏藥順氣湯, 『湯頭歌訣』引嚴用和) : 오약, 진피, 마황, 천궁, 백지, 길경, 지각, 僵蟲, 자감초, 炮薑, 생강, 대조
오인환(五仁丸, 『世醫得效』) : 도인, 행인, 松仁, 백자인, 욱리인
오자연종환(五子衍宗丸, 『證治準繩』) : 구기자, 복분자, 토사자, 오미자, 차전자
오적산(五積散, 『景岳全書』) : 백지, 진피, 후박, 당귀, 천궁, 작약, 복령, 길경, 창출, 지각, 반하, 마황, 감초, 건강, 육계

오즙안중음(五汁安中飮, 『中醫內科學』) : 韭汁, 薑汁, 梨汁, 藕汁, 牛乳汁
오침탕(烏沉湯, 『女科輯要』) : 오약, 사인, 목향, 玄胡, 향부자, 감초, 생강 各 等分
오피음(五皮飮, 『醫宗金鑑』) : 상백피, 진피, 복령피, 대복피, 생강피
옥녀전(玉女煎, 『景岳全書』) : 지모, 석고, 지황, 맥문동, 우슬
옥로산(玉露散, 『辨證施治綱要』) : 생석고, 한수석, 활석, 천화분, 감초
옥병풍산(玉屛風散, 『世醫得效』) : 황기, 방풍, 백출
옥진산(玉眞散, 『中華人民共和國藥典』源于『外科正宗』) : 生膽南星, 백지, 방풍, 강활, 천마, 生禹, 白附
옥촉산(玉燭散, 『醫宗金鑑』) : 당귀, 천궁, 숙지황, 백작약, 대황
옥추단(玉樞丹, 『片玉心書』) : 山慈姑, 續隨子, 大戟, 사향, 腰黃, 주사, 五倍子
온경섭혈탕(溫經攝血湯, 『傅青主女科』) : 숙지황, 백작약, 천궁, 시호, 백출, 오미자, 속단, 육계
온경탕(溫經湯, 『金匱要略』) : 당귀, 천궁, 백작약, 오수유, 인삼, 생강, 계지, 반하, 아교, 자감초, 목단피
온담탕(溫膽湯, 『千金方』) : 二陳湯＋지실, 죽여
온비탕(溫脾湯, 『千金方』) : 부자, 건강, 감초, 인삼, 대황
완대탕(完帶湯, 『傅青主女科』) : 인삼, 백출, 창출, 산약, 백작약, 진피, 荊芥穗, 차전자, 시호, 감초
용담사간탕(龍膽瀉肝湯, 『蘭室秘藏』) : 용담초, 치자, 황금, 시호, 생지황, 차전자, 택사, 목통, 감초, 당귀
우공산(禹功散, 『儒門事親』) : 黑丑, 회향
우귀음(右歸飮, 『景岳全書』) : 숙지황, 산약, 산수유, 부자, 육계, 두충, 구기자, 감초
우황진경환(牛黃鎭驚丸, 『嬰童百問』) : 천마, 방풍, 백부자, 僵蟲, 박하, 구등, 천축황, 반하, 주사, 담남성, 진주, 웅황, 호박, 사향, 빙편
우황청심환(牛黃淸心丸, 『和劑局方』) : 우황, 건강, 서각, 백작약, 맥문동, 황금, 웅황, 당귀, 방풍, 백출, 산약, 시호, 길경, 천궁, 복령, 행인, 六麯, 포황, 인삼, 감초, 白薇, 영양각, 대조, 대두황권, 빙편, 아교, 육계, 사향
우황해독편(牛黃解毒片, 『中草藥製劑手冊』) : 대황, 석고, 황금, 길경, 우황, 빙편, 우황
원지탕(遠志湯, 『辨證施治綱要』) : 원지, 숙지황, 방풍, 인삼, 국화, 백출, 복령, 전호, 지각, 육계, 생강
월국환(越鞠丸, 『丹溪心法』) : 향부자, 치자, 神麯, 천궁, 창출
월비가반하탕(越婢加半夏湯, 『傷寒論』) : 越婢湯＋반하
월비가출탕(越婢加朮湯, 『金匱要略』) : 越婢湯＋백출
월비탕(越婢湯, 『傷寒論』) : 마황, 석고, 생강, 대조
월화환(月華丸, 『醫學心悟』) : 천문동, 맥문동, 생지황, 숙지황, 백부근, 사삼, 패모, 아교, 獺肝, 삼칠, 산약, 복령, 상엽, 국화
위령탕(胃苓湯, 『丹溪心法』) : 저령, 택사, 복령, 백출, 계지, 창출, 진피, 후박, 감초, 생강, 대조

유작숙지탕(萸芍熟地湯, 『辨證錄』) : 산수유, 숙지황, 백작약

유풍탕(愈風湯, 『醫宗金鑑』) : 인삼, 官桂, 황기, 두충, 방기, 지모, 지각, 시호, 박하, 蔓京, 국화, 전호, 창출, 마황, 반하, 후박, 구기자, 지골피, 秦艽, 생지황, 석고, 강활, 독활, 백지, 방풍, 세신, 황금, 백출, 복령, 감초, 당귀, 천궁, 작약

육군자탕(六君子湯, 『和劑局方』) : 인삼, 백출, 복령, 감초, 진피, 반하

육린주(毓麟珠, 『景岳全書』) : 八珍湯＋토사자, 두충, 鹿角霜

육마탕(六磨蕩, 『證治準繩』) : 침향, 목향, 빈랑, 오약, 지실, 대황

육미지황환(六味地黃丸, 『小兒藥證直訣』) : 숙지황, 산약, 택사, 복령, 목단피, 산수유

육미청량음(六味淸凉飮, 『王氏集驗方』) : 황련, 황백, 생지황, 치자, 택사, 용담초

육미회양음(六味回陽飮, 『成方切用』) : 인삼, 부자, 炮薑, 숙지황, 身當歸

육신환(六神丸, 『全國中成藥處方集』) : 사향, 우황, 빙편, 진주, 蟾蜍, 웅황, 百草霜

육울탕(六鬱湯, 『醫學入門』) : 진피, 반하, 적복령, 감초, 창출, 향부자, 사인, 천궁, 치자, 생강

육일산(六一散, 『宣明論方』) : 益元散, 天水散, 太白散으로도 부른다. 활석 六錢, 감초 一錢 (6:1).

육종용환(肉蓯蓉丸, 『醫宗必讀』) : 육종용, 숙지황, 산약, 석곡, 우슬, 세신, 감초

육화정중탕(六和定中湯, 『辨證施治綱要』) : 곽향, 소엽, 香薷, 후박, 편두, 목향, 단향, 지각, 적복령, 길경, 모과, 진피, 산사, 神麴, 맥아, 곡아

윤간탕(潤肝湯, 『辨證錄』) : 숙지황, 산수유, 백작약, 당귀, 오미자, 현삼, 목단피, 치자

은교산(銀翹散, 『溫病條辨』) : 금은화, 연교, 형개, 박하, 감초, 길경, 우방자, 노근, 죽엽, 豆豉

의이부자산(薏苡附子散, 『金匱要略』) : 의이인, 부자

의이부자패장산(薏苡附子敗漿散, 『金匱要略』) : 의이인, 부자, 패장초

의이인탕(薏苡仁湯, 『類證治裁』) : 당귀, 천궁, 의이인, 마황, 계지, 강활, 방풍, 川烏, 창출, 감초, 건강

의이인탕(薏苡仁湯, 『醫宗金鑑』) : 의이인, 과루, 목단피, 도인, 적작약

이갑복맥탕(二甲復脈湯, 『溫病條辨』) : 자감초, 건지황, 백작약, 맥문동, 아교, 마자인, 별갑, 모려

이공산(異攻散, 『醫學心悟』) : 四物湯＋진피

이기강담탕(理氣降痰湯, 『證治滙補』) : 길경, 지각, 橘紅, 복령, 향부자, 패모, 계지

이기환(利氣丸, 『壽世保元』) : 대황, 黑丑, 목향, 빈랑, 지각, 진피, 청피, 향부자, 아출, 황련, 황백

이농좌자환(耳聾左慈丸, 『小兒藥證直訣』) : 지황, 산약, 산수유, 목단피, 택사, 복령, 오미자, 자석

이동탕(二冬湯, 『醫學心悟』) : 천문동, 맥문동, 천화분, 인삼, 황금, 지모, 감초

이묘환(二妙丸, 『丹溪心法』) : 창출, 황백

이미용토산(二味湧吐散, 『中醫辨脈證治』) : 苦蔘, 相思豆. 細末呑服.

이신산(二神散, 『中醫臨證備要』) : 海金沙, 활석, 목통, 맥문동, 차전자

이음전(二陰煎, 『景岳全書』) : 생지황, 맥문동, 산조인, 감초, 현삼, 복령, 황련, 목통, 燈草 혹은 竹葉飮

이중탕(理中湯, 『傷寒論』) : 인삼, 건강, 백출, 감초

이지환(二至丸, 『證治準繩』) : 여정자, 한련초
이진탕(二陳湯, 『和劑局方』) : 반하, 진피, 복령, 감초
이진평위산(二陳平胃散, 『證因脈治』) : 二陳湯+平胃散
이황탕(易黃湯, 『傅靑主女科』) : 산약, 芡實, 황백, 차전자, 百果
익기총명탕(益氣聰明湯, 『中醫內科學』) : 황기, 황백, 승마, 갈근, 인삼, 蔓京, 작약, 감초
익음탕(益陰湯, 『類證治裁』) : 지황, 산수유, 목단피, 백작약, 맥문동, 오미자, 산약, 택사, 지골피, 蓮子
익위탕(益胃湯, 『溫病條辨』) : 사삼, 맥문동, 玉竹蔘, 생지황, 氷糖
인삼녹용탕(人蔘鹿茸湯, 『聖濟總錄』) : 인삼, 녹용, 파극천, 당귀, 두충, 우슬, 토사자, 복령, 황기, 용안육, 黑故子, 오미자, 황백, 향부자, 동충하초
인삼사물탕(人蔘四物湯, 『傷寒論』) : 인삼, 부자, 건강, 감초
인삼사심탕(人蔘瀉心湯, 『溫病條辨』) : 인삼, 건강, 황련, 황금, 지실
인삼자혈탕(人蔘滋血湯, 『產寶百問』) : 인삼, 산약, 복령, 당귀, 천궁, 백작약, 숙지황
인삼양영탕(人蔘養營湯, 『和劑局方』) : 인삼, 백출, 복령, 감초, 당귀, 숙지황, 백작약, 황기, 진피, 육계, 오미자, 원지, 생강, 대조
인삼탕(人蔘湯, 『金匱要略』) : 인삼, 감초, 건강, 백출 各 三兩
인삼패독산(人蔘敗毒散, 『活人書』) : 인삼, 백출, 복령, 천궁, 강활, 독활, 시호, 전호, 지각, 길경, 생강, 박하
인삼호도탕(人蔘胡桃湯, 『濟生方』) : 인삼, 호도육, 생강
인진사역탕(茵陳四逆湯, 『張氏醫通』) : 인진, 부자, 건강, 감초
인진오령산(茵蔯五苓散, 『金匱要略』) : 인진, 저령, 택사, 복령, 백출, 계지
인진출부탕(茵陳朮附湯, 『醫學心悟』) : 인진, 백출, 부자, 건강, 감초
인진호탕(茵蔯蒿湯, 『傷寒論』) : 인진, 치자, 대황
일관전(一貫煎, 『柳州醫話』) : 사삼, 맥문동, 당귀, 생지황, 구기자, 천련자
일미우슬고(一味牛膝膏, 『證治準繩』) : 牛膝熬膏

<자>

자감초탕(炙甘草湯, 『傷寒論』) : 자감초, 인삼, 맥문동, 아교, 생지황, 계지, 건강, 대조, 火麻仁
자생환(資生丸, 『先醒齋醫學廣筆記』) : 인삼, 백출, 복령, 감초, 산사, 神麴, 진피, 의이인, 황련, 蔻仁, 택사, 길경, 곽향, 蓮米, 편두, 산약, 芡實, 맥아
자설단(紫雪丹, 『和劑局方』) : 한수석, 석고, 활석, 자석, 황금, 승마, 현삼, 감초, 서각, 영양각, 침향, 목향, 정향, 사향, 망초, 硝石, 辰砂
자수청간음(滋水淸肝飮, 『醫宗已任篇』) : 생지황, 목단피, 백작약, 치자, 시호, 당귀, 산약, 산수유, 택사, 대조
자신통관환(滋腎通關丸, 『蘭室秘藏』) : 지모, 황백, 육계

자영활혈탕(滋營活血湯, 『傅靑主女科』) : 당귀, 천궁, 숙지황, 인삼, 황기, 복신, 천마, 자감초, 진피, 荊芥穗, 강활, 방풍, 황련

자주환(磁珠丸, 『千金方』) : 靈磁石, 朱砂, 神麴

자음강화탕(滋陰降火湯, 『沈氏尊生』) : 당귀, 백작약, 생지황, 숙지황, 진피, 백출, 자감초, 천문동, 맥문동, 지모, 황백, 생강, 대조

자음활혈탕(滋陰活血湯, 『中醫辨脈證治』) : 홍화, 유향, 몰약, 두충, 도인, 향부자, 지룡, 단삼, 紅藤, 당귀, 생지황, 천궁, 적작약

작약감초탕(芍藥甘草湯, 『金匱要略』) : 작약, 감초

작약탕(芍藥湯, 『保命集』) : 작약, 尾當歸, 황금, 황련, 대황, 목향, 자감초, 빈랑, 육계

장련환(臟連丸, 『證治準繩』) : 황련, 猪大腸

장련환(臟連丸, 『蘭室秘藏』) : 황련, 槐米, 지각, 방풍, 감초, 皂角刺, 牙皂, 목향

장수산(漿水散, 『醫學啓源』) : 炮薑, 炮附子, 육계, 자감초, 고량강, 반하. 共硏細末, 用漿水二盞煎. 漿水란 수수와 糊釀으로 만든 것이다.

재조산(再造散, 『傷寒六書』) : 인삼, 황기, 감초, 계지, 강활, 방풍, 천궁, 부자, 세신, 생강, 대조

저고발전(猪膏發煎, 『金匱要略』) : 猪膏 半斤, 亂發(如鷄子大) 三枚, 和膏中煎之, 發消藥成, 分再服

저당환(抵當丸, 『證治準繩』) : 대황, 尾當歸, 생지황, 穿山甲片, 망초, 도인, 계지

저당환(抵當丸, 『傷寒論』) : 水蛭, 망충, 대황, 도인

저두자환(猪肚子丸, 『衛生寶鑒』) : 백출, 모려, 고삼, 猪肚

저령탕(猪苓湯, 『傷寒論』) : 저령, 택사, 복령, 활석, 아교

적두의이인탕(赤豆薏苡仁湯, 『醫宗金鑑』) : 적소두, 의이인, 방기, 감초

적소두당귀산(赤小豆當歸散, 『金匱要略』) : 적소두, 당귀. 적소두는 浸冷하여 發芽할 때 暴乾하여 탕에 넣는다.

절재화담환(節齋化痰丸, 『金匱翼』) : 천문동, 海浮石, 길경, 황금, 橘紅, 瓜仁, 靑黛, 연교, 향부자, 망초

절학칠보음(截瘧七寶飮, 『簡易方』) : 常山, 草果, 빈랑, 후박, 진피, 청피, 감초

정간환(定癎丸, 『醫學心悟』) : 인삼, 당귀, 백작약, 복신, 산조인, 원지, 호박, 천축황, 백출, 橘紅, 반하, 천마, 鉤藤, 자감초. 蜜丸. 薑湯化服.

정경탕(定經湯, 『傅靑主女科』) : 토사자, 백작약, 당귀, 숙지황, 산약, 복령, 荊芥穗, 시호

정력대조사폐탕(葶藶大棗瀉肺湯, 『金匱要略』) : 葶藶子, 大棗

정양산(正陽散, 『壽世保元』) : 四逆湯 + 麝香, 皂莢

정유이중탕(丁萸理中湯, 『中醫辨脈證治』) : 理中湯 + 정향, 오수유, 필발

정천탕(定喘湯, 『攝生衆妙』) : 百果, 마황, 관동화, 반하, 상백피, 蘇子, 행인, 황금, 감초

정향산(丁香散, 『古今醫統』) : 丁香, 柿蒂, 高良薑, 자감초

정향투격산(丁香透膈散, 『和劑局方』) : 정향, 목향, 향부자, 인삼, 백출, 자감초, 사인, 백두구, 육두구, 맥아, 神麴

제생길경탕(濟生桔梗湯, 『濟生方』) : 상백피, 길경, 패모, 당귀, 瓜仁, 황기, 지각, 감초, 방기, 백합, 의이인, 오미자, 지모, 지골피, 행인, 정력자
제생신기환(濟生腎氣丸, 『濟生方』) : 腎氣丸＋차전자, 우슬
제생토사환(濟生菟絲丸, 『濟生方』) : 토사자, 육종용, 모려, 부자, 오미자, 녹용, 桑螵蛸, 계내금, 익지인, 오약, 산약
제습견비탕(除濕蠲痺湯, 『證治準繩』) : 창출, 백출, 강활, 택사, 진피, 감초, 薑汁, 竹瀝
제습탕(除濕湯, 『肘后方』) : 인삼, 백출, 진피, 복령, 반하, 곽향, 창출
조담탕(燥痰湯, 『醫宗金鑑』) : 황금, 선복화, 海石, 천문동, 귤홍, 風化硝, 지각, 길경, 패모, 瓜霜
조선단(助仙丹, 『傅靑主女科』) : 백출, 복령, 진피, 산약, 백작약, 토사자, 두충, 감초
조영염간음(調營斂肝飮, 『醫醇剩義』) : 당귀, 백작약, 阿膠珠, 구기자, 오미자, 천궁, 산조인, 진피, 복령, 목향, 생강, 대조
조영음(調營飮, 『證治準繩』) : 당귀, 천궁, 적작약, 아출, 현호, 진피, 官桂, 대황, 적복령, 瞿麥, 치자, 빈랑, 대복피, 정력자, 상백피, 세신, 감초
조위승기탕(調胃承氣湯, 『傷寒論』) : 대황, 감초, 망초
존생윤장환(尊生潤腸丸, 『沈氏尊生』) : 麻仁, 욱리인, 당귀, 생지황, 지각
좌금환(左金丸, 『丹溪心法』) : 황련(薑汁炒), 오수유(鹽水泡). 두 약을 가루내어 물로 丸을 빚어서 복용한다. 萸連丸, 回令丸이라고도 한다.
좌귀음(左歸飮, 『丹溪心法』) : 숙지황, 산약, 산수유, 구기자, 복령, 감초
주사안신환(朱砂安神丸, 『醫學發明』) : 주사, 황련, 감초, 생지황, 당귀
주차환(舟車丸, 『丹溪心法』) : 감수, 芫花, 대극, 대황, 二丑, 경분, 빈랑, 목향, 청피, 진피
주차환(駐車丸, 『千金要方』) : 황련, 당귀, 아교, 건강
죽력달담환(竹瀝達痰丸, 『沈氏尊生』) : 礞石滾痰丸＋竹瀝, 반하, 진피, 감초
죽여탕(竹茹湯, 『本事方』) : 죽여, 반하, 진피, 감초, 치자, 비파엽, 생강, 대조
죽엽석고탕(竹葉石膏湯, 『傷寒論』) : 죽엽, 석고, 맥문동, 인삼, 반하, 감초, 粳米
중만분소탕(中滿分消湯, 『蘭室秘藏』) : 반하, 진피, 복령, 감초, 인삼, 백출, 후박, 지실, 사인, 황련, 황금, 강황, 지모, 건강
증액승기탕(增液承氣湯, 『溫病條辨』) : 현삼, 맥문동, 생지황, 대황
증액탕(增液湯, 『溫病條辨』) : 현삼, 맥문동, 생지황
증양이로탕(拯陽理勞湯, 『醫宗必讀』) : 인삼, 황기, 백출, 자감초, 당귀, 육계, 오미자, 진피
증음이로탕(拯陰理勞湯, 『醫宗必讀』) : 당귀, 백작약, 생지황, 목단피, 인삼, 오미자, 맥문동, 의이인, 蓮米, 진피, 자감초
지대방(止帶方, 『世補齋醫書』) : 인진, 복령, 택사, 단피, 치자, 차전자, 우슬, 적작약
지모음(知母飮, 『醫宗金鑑』) : 지모, 맥문동, 황금, 황기, 감초, 적복령. 竹瀝沖服.
지백팔미환(知柏八味丸, 『錢乙方』) : 六味地黃丸에 지모, 황백을 가한 것이다. 先師들은 陰八味라고도 불렀다.
지보단(至寶丹, 『和劑局方』) : 서각, 우황, 玳瑁, 龍齒, 사향, 주사, 호박, 明雄, 안식향, 반하, 金

銀箔

지수산(止嗽散, 『醫學心悟』) : 형개, 길경, 백부근, 전호, 진피, 紫菀, 감초, 白前

지실도체탕(枳實導滯湯, 『通俗傷寒論』) : 지실, 후박, 산사, 빈랑, 대황, 황련, 연교, 모과, 감초

지실소비환(枳實消痞丸, 『蘭室秘藏』) : 지실, 황련, 후박, 半夏麴, 맥아, 인삼, 백출, 복령, 자감초, 건강

지실이중환(枳實理中丸, 『和劑局方』) : 지실, 백출, 인삼, 자감초, 복령, 炮薑

지실해백계지탕(枳實薤白桂枝湯, 『金匱要略』) : 지실, 薤白, 계지

지출환(枳朮丸, 『金匱要略』) : 지실, 백출

지황음자(地黃飮子, 『王氏集驗方』) : 생지황, 숙지황, 구기자, 청피, 천문동, 황기, 작약, 감초, 황금

진간식풍탕(鎭肝熄風湯, 『衷中參西錄』) : 우슬, 대자석, 용골, 모려, 구판, 백작약, 현삼, 천문동, 천련자, 맥아, 인진, 감초

진구별갑산(秦艽鱉甲散, 『衛生寶鑒』) : 진구, 별갑, 지골피, 시호, 청호, 당귀, 지모, 오매

진무탕(眞武湯, 『傷寒論』) : 백출, 부자, 작약, 감초, 복령, 생강

진인양장탕(眞人養臟湯, 『和劑局方』) : 백작약, 당귀, 인삼, 육두구, 육계, 감초, 廣香, 訶子, 粟殼

<차>

찬육단(贊育丹, 『景岳全書』) : 당귀, 숙지황, 백출, 구기자, 두충, 仙茅, 파극천, 棗皮, 음양곽, 육종용, 韭子, 사상자, 육계

치감경험방(治疳經驗方, 『中醫辨脈證治』) : 청호 6g, 청피 12g, 창출 5g, 황백 9g, 사인 6g, 목향 9g, 계내금 6g, 산사 6g, 오수유 3g, 호황련 6g, 蜀椒 1g, 오매 15g, 인진 12g, 夜明砂 6g, 전갈 3g, 홍화 3g, 青黛 3g. 하루 용량. 水煎服.

창백이진탕(蒼白二陳湯, 『筆花醫鏡』) : 二陳湯 + 창출, 백출

창출제습탕(蒼朮除濕湯, 『病因脈治』) : 平胃散 + 백출, 복령, 半夏麴

척담탕(滌痰湯, 『濟生方』) : 반하, 담남성, 진피, 지실, 복령, 인삼, 창포, 죽여, 감초, 생강

천궁차조산(川芎茶調散, 『和劑局方』) : 천궁, 박하, 강활, 감초, 백지, 세신, 방풍, 형개. 茶調服.

천근산(茜根散, 『景岳全書』) : 川椒, 황금, 아교주, 측백엽, 생지황, 자감초

천금리어탕(千金鯉魚湯, 『胎產心法』) : 백출, 복령, 당귀, 백작약을 가루로 만들어놓는다. 잉어 한 마리의 꼬리, 비늘, 내장을 버리고 맹물로 달여 국물을 만들어서(두 사발 정도) 여기에 가루로 만든 앞의 약을 五錢 넣는다. 여기에 다시 橘皮를 약간 넣고, 생강 7片과 湯汁 7分을 가하여 공복에 복용한다.

천금서각탕(千金犀角湯, 『千金方』) : 서각, 영양각, 전호, 치자, 황금, 대황, 승마, 射干, 豆豉

천금오열환(千金五噎丸, 『千金方』) : 진피, 복령, 건강, 부자, 오수유, 川椒, 육계, 세신, 백출. 蜜丸.

천금위근탕(千金葦根湯, 『千金方』) : 葦根, 의이인, 도인, 瓜仁

천금정지환(千金定志丸, 『千金方』) : 인삼, 창포, 복신, 원지, 감초

천대오약산(天臺烏藥散, 『醫學發明』) : 오약, 회향, 목향, 高良薑, 청피, 천련자

천마구등음(天麻鈎藤飮, 『雜病證治新義』) : 천마, 鈎藤, 석결명, 두충, 우슬, 야교등, 치자, 황금, 국화, 익모초, 복령, 상기생

천마환(天麻丸, 『衛生寶鑒』) : 천마, 生川烏, 生草烏, 웅황

천선등산(天仙藤散, 『婦人大全良方』) : 天仙藤, 향부자, 진피, 감초, 오약

천왕보심단(天王補心丹, 『攝生秘劑』) : 생지황, 오미자, 당귀, 천문동, 맥문동, 산조인, 백자인, 인삼, 현삼, 단삼, 복령, 원지, 길경, 주사

청간탕(淸肝湯, 『類證治裁』) : 당귀, 천궁, 백작약, 치자, 목단피, 시호

청경탕(淸經湯, 『傅靑主女科』) : 목단피, 지골피, 백작약, 생지황, 청호, 복령, 황백

청골산(淸骨散, 『壽世保元』) : 인삼, 복령, 시호, 생지황, 숙지황, 호황련, 秦艽, 박하

청공고(淸空膏, 『蘭室秘藏』) : 천궁, 시호, 황련, 방풍, 강활, 자감초, 황금

청관탕(淸官湯, 『溫病條辨』) : 玄蔘心, 蓮子心, 連翹心, 竹葉卷心, 麥門冬, 蓮心, 犀角尖

청금녕폐환(淸金寧肺丸) (『濟生方』) : 진피, 복령, 길경, 패모, 인삼, 身當歸, 백출, 황금, 지골피, 천궁, 백작약, 은시호, 오미자, 천문동, 생지황, 감초, 호황련

청기화담탕(淸氣化痰湯, 『醫方考』) : 瓜仁, 황금, 복령, 지실, 행인, 진피, 담남성, 반하, 薑汁

청뉵탕(淸衄湯, 『万病回春』) : 당귀, 백작약, 생지황, 향부자, 황금, 치자, 목단피, 적작약, 길경, 감초, 황련, 藕節

청량음(淸凉飮, 『中醫臨證備要』) : 황금, 황련, 박하, 현삼, 당귀, 적작약, 감초, 蜂蜜

청량척서법방(淸凉滌暑法方, 『時病論』) : 六一散 + 청호, 편두, 복령, 연교, 통초, 瓜翠衣

청리자음탕(淸離滋飮湯, 『壽世保元』) : 생지황, 숙지황, 맥문동, 당귀, 백작약, 산약, 목단피, 자감초, 천문동, 복령, 산수유, 백출, 택사, 지모, 황백

청백산(淸白散, 『醫宗金鑑』) : 四物湯 + 薑炭, 감초, 황백, 椿皮

청비음(淸脾飮, 『濟生方』) : 청피, 후박, 백출, 황금, 반하, 시호, 복령, 草果, 감초

청상환(淸上丸, 『赤水玄珠』) : 창포, 산조인, 담남성, 복령, 황련, 반하, 神麴, 橘紅, 僵蠶, 靑黛, 목향, 시호, 죽력

청습화담탕(淸濕化痰湯, 『壽世保元』) : 二陳湯 + 담남성, 백개자, 강활, 백지, 창출

청서익기탕(淸暑益氣湯, 『溫病條辨』引東垣方) : 인삼, 백출, 황기, 당귀, 맥문동, 오미자, 청피, 진피, 神麴, 창출, 황백, 갈근, 승마, 택사, 생강, 대조

청선습열법방(淸宣濕熱法方, 『時病論』) : 청호, 蔻仁, 행인, 의이인, 활석, 창출, 후박, 비파엽

청아환(靑娥丸, 『和劑局方』) : 파고지, 두충, 胡桃肉, 大蒜頭

청열고경탕(淸熱固經湯, 『南京中醫學院方』) : 구판, 모려, 아교, 생지황, 지골피, 치자, 황금, 지유, 藕節, 棕櫚炭

청열도담탕(淸熱導痰湯, 『壽世保元』) : 六君子湯 + 담남성, 지실, 길경, 황련, 황금, 瓜仁

청열보진법방(淸熱保津法方, 『時病論』) : 연교, 천화분, 석곡, 생지황, 맥문동, 蔘葉

청열화담탕(淸熱化痰湯, 『中醫辨脈證治』) : 행인, 尖貝, 복령, 진피, 길경, 감초, 상백피, 지룡,

비파엽, 관동화

청영탕(清營湯, 『溫病條辨』) : 서각, 맥문동, 현삼, 생지황, 연교, 죽엽, 황련, 단삼, 금은화

청온패독산(清瘟敗毒散, 『疫疹一得』) : 황금, 황련, 생지황, 목단피, 석고, 죽엽, 서각, 현삼, 길경, 연교, 지모, 적작약

청위사간탕(清胃射干湯, 『醫宗金鑑』) : 사간, 마황, 서각, 맥문동, 현삼, 대황, 황금, 망초, 치자, 죽엽

청위산(清胃散, 『蘭室秘藏』) : 생지황, 목단피, 황련, 승마, 당귀

청이탕(清胰湯, 『中醫辨脈證治』) : 시호, 백작약, 황금, 목향, 현호, 목단피, 빈랑, 세신, 지각, 울금, 인진, 용담초, 후박, 차전자

청인녕폐탕(清咽寧肺湯, 『統旨方』) : 지모, 패모, 상백피, 길경, 치자, 황금, 전호, 감초

청인쌍화음(清咽雙和飮, 『喉科紫珍集』) : 금은화, 尾當歸, 적작약, 현삼, 복령, 형개, 패모, 전호, 길경, 목단피, 粉葛

청인이격탕(清咽利膈湯, 『醫宗金鑑』) : 대황, 망초, 감초, 박하, 황금, 금은화, 황련, 길경, 치자, 방풍, 형개, 연교, 우방자, 현삼

청인태평환(清咽太平丸, 『湯頭歌訣』) : 박하, 천궁, 柿霜, 감초, 방풍, 서각, 길경

청장음(清腸飮, 『辨證錄』) : 금은화, 당귀, 地楡, 맥문동, 현삼, 감초, 의이인, 황금

청장탕(清瘴湯, 『福建中醫雜志』1958.8月號) : 청호, 시호, 복령, 지모, 진피, 반하, 황금, 황련, 지실, 常山, 죽여, 益元散

청전화담탕(清全化痰湯, 『統旨方』) : 황금, 치자, 길경, 상백피, 맥문동, 패모, 지모, 귤홍, 과루인, 복령, 감초

청조구폐탕(清燥救肺湯, 『醫門法律』) : 상엽, 비파엽, 행인, 석고, 감초, 맥문동, 인삼, 아교, 胡麻

청주백환자(青州白丸子, 『和劑局方』) : 천남성, 白附, 반하, 川烏. 찹쌀풀로 丸을 만들어 생강탕으로 복용한다.

청폐탕(清肺湯, 『證治滙補』) : 복령, 진피, 당귀, 천문동, 맥문동, 백작약, 황금, 치자, 紫菀, 아교, 상백피, 감초, 오매

청해여열탕(清解余熱湯, 『壽世保元』) : 시호, 전호, 지각, 길경, 연교, 황금, 적작약, 乾葛, 복령, 반하, 천궁, 박하, 감초. 生薑煎服. 煩躁加麥門冬, 淡竹葉.

청화자음탕(清火滋陰湯, 『万病回春』) : 천문동, 맥문동, 생지황, 목단피, 적작약, 치자, 황련, 산약, 산수유, 택사, 복령, 감초

촉초구중탕(蜀椒救中湯, 『溫病條辨』) : 蜀椒, 생강, 후박, 빈랑, 진피

촉칠산(蜀漆散, 『金匱要略』) : 蜀漆, 雲母, 龍骨

총백칠미음(蔥白七味飮, 『外臺秘要』) : 총백, 갈근, 맥문동, 건지황, 豆豉, 생강

추기산(推氣散, 『濟生方』) : 강황, 지각, 육계, 자감초. 薑棗湯調服.

축천환(縮泉丸, 『集驗方』) : 익지인, 오약, 산약. 『婦人良方』에는 산약이 없다.

치자백피탕(梔子柏皮湯, 『傷寒論』) : 치자, 자감초, 황백피

치자시탕(梔子豉湯, 『傷寒論』) : 인삼, 복령, 반하, 맥문동, 죽여, 감초, 생강, 대조

치치소핵탕(治痔消核湯, 『中醫辨脈證治』) : 생강 12g, 당귀 12g, 천화분 12g, 승마 9g, 괴화 12g, 적작약 15g, 황련 9g, 지각 12g, 황금 15g, 감초 9g, 대황 10g, 치자 12g, 황백 10g, 도인 12g, 연교 10g, 백지 10g. 하루 용량. 水煎, 飯前服.

침중단(枕中丹, 『千金要方』) : 구판, 용골, 창포, 원지

침향강기산(沉香降氣散, 『金匱翼』) : 향부자, 자감초, 침향, 사인, 천련자, 玄胡

침향산(沉香散, 『醫宗必讀』) : 침향, 石葦, 활석, 당귀, 진피, 백작약, 감초, 왕불류행, 冬葵子

칠기탕(七氣湯, 『三因極一病證方論』) : 반하, 후박, 육계, 복령, 백출, 소엽, 진피, 인삼

칠미도기환(七味都氣丸, 『醫宗已任篇』) : 지황, 산수유, 목단피, 산약, 택사, 복령, 오미자

칠복음(七福飮, 『筆花醫鏡』) : 인삼, 숙지황, 당귀, 산조인, 원지, 백출, 자감초

〈타〉

탁리소독음(托裏消毒飮, 『醫宗金鑑』) : 당귀, 작약, 천궁, 인삼, 백출, 복령, 감초, 황기, 길경, 조각자, 금은화, 백지

탑양탕(溻痒汤, 『瘍醫大全』) : 학슬초, 고삼, 위령선, 尾當歸, 사상자, 狼牙

태무신공산(太無神功散, 『醫學心悟』) : 萹蓄, 瞿麥, 맥아, 神麴, 침향, 목향, 감초, 酒大黃

태산반석산(泰山盤石散, 『湯頭歌訣』) : 인삼, 황기, 당귀, 속단, 황금, 천궁, 백출, 숙지황, 자감초, 사인, 糯米

태원음(胎元飮, 『景岳全書』) : 당귀, 숙지황, 백작약, 두충, 인삼, 백출, 진피, 자감초

토사보정고정환(菟絲補精固精丸, 經驗方) : 토사자, 숙지황, 구기자, 하수오, 산수유, 芡實, 蓮須, 용골, 모려. 蜜丸.

통규활혈탕(通竅活血湯, 『醫林改錯』) : 홍화, 도인, 적작약, 천궁, 생강, 대조, 當門子, 蔥

통사요방(痛瀉要方, 『丹溪心法』) : 방풍, 백출, 백작약, 진피

통어전(通瘀煎, 『景岳全書』) : 尾當歸, 산사, 향부자, 오약, 홍화, 청피, 목향, 택사

통유단(通乳丹, 『傅青主女科』) : 인삼, 황기, 당귀, 맥문동, 목통, 길경, 猪蹄 2개

통유탕(通幽湯, 『蘭室秘藏』) : 홍화, 도인, 身當歸, 생지황, 숙지황, 승마, 자감초

투농산(透膿散, 『外科正宗』) : 황기, 천궁, 당귀, 炒山甲, 皂角刺

〈파〉

팔물탕(八物湯, 『万氏婦人科』) : 황기, 백출, 복령, 감초, 당귀, 천궁, 지황, 작약

팔정산(八正散, 『和劑局方』) : 목통, 차전자, 萹蓄, 대황, 활석, 감초, 瞿麥, 치자

팔진탕(八珍湯, 『正體類要』) : 인삼, 백출, 복령, 감초, 당귀, 천궁, 지황, 적작약

평보진심단(平補鎭心丹, 『和劑局方』) : 산조인, 원지, 복신, 복령, 주사, 龍齒, 인삼, 산약, 오미자, 천문동, 맥문동, 숙지황, 육계, 차전자

평위산(平胃散, 『和劑局方』) : 창출, 진피, 후박, 감초, 생강, 대조

피온단(辟瘟丹, 『中醫大辭典』) : 창출, 백출, 臺烏, 草烏, 川烏, 황련, 강활, 방풍, 세신, 백지, 마황, 감초, 紫草, 독활, 고본, 당귀, 향부자, 형개, 육계, 甘松, 山奈, 백작약, 건강, 皂角刺, 當門子

〈하〉

하간사군자탕(河間四君子湯, 『宣明論』) : 四君子湯 + 황기

하거대조환(河車大造丸, 『景岳全書』) : 紫河車, 두충, 우슬, 구판, 숙지황, 생지황, 황백, 인삼, 맥문동, 천문동

한효환(寒哮丸, 經驗方) : 마황, 계지, 행인, 감초, 세신, 건강, 牙皂, 白礬

해간전(解肝煎, 『景岳全書』) : 진피, 반하, 복령, 후박, 소엽, 사인, 오약, 생강

해노평간탕(解怒平肝湯, 『辨證錄』) : 백작약, 당귀, 택사, 시호, 형개, 지각, 목단피, 천화분, 감초

해어단(解語丹, 『醫學心悟』) : 백부자, 창포, 원지, 천마, 강활, 담남성, 목향, 감초

해청환(海青丸, 『醫學入門』) : 海粉, 青黛, 黃芩, 神麴

행소산(杏蘇散, 『和劑局方』) : 반하, 진피, 복령, 감초, 행인, 소엽, 전호, 지각, 생강, 길경, 대조

행인활석탕(杏仁滑石湯, 『溫病條辨』) : 행인, 활석, 황금, 진피, 황련, 울금, 감초, 후박, 반하

향련환(香連丸, 『直指方』) : 목향, 황련

향여음(香茹飮, 『溫病條辨』) : 香茹, 후박, 편두

향릉환(香稜丸, 『女科准繩』) : 목향, 정향, 삼릉, 지각, 아출, 천련자, 회향

향사육군자탕(香砂六君子湯, 『時方歌括』) : 六君子湯 + 목향, 사인

향사평위산(香砂平胃散, 『中醫辨脈證治』) : 목향, 사인, 창출, 진피, 후박, 감초, 오약, 蘇梗

향소산(香蘇散, 『和劑局方』) : 향부자, 紫蘇, 炙甘草, 진피

향종훤치험아통방(向宗暄治驗牙痛方, 『中醫辨脈證治』) : 우슬, 지골피, 생지황 각 15g, 현삼 12g, 방풍, 백지 각 9g, 승마, 박하, 감초 각 6g, 세신 3g. 하루 용량.
下四門牙痛에는 황백, 택사 각 6g을 가한다. 上四門牙痛에는 황련, 맥문동 각 3g을 가한다. 上左邊牙痛에는 용담초 10g을 가한다. 上右邊痛에는 대황 6g, 지실 10g을 가한다. 下左邊牙痛에는 시호 6g을 가한다. 下右邊痛에는 지모, 황금 각 6g을 가한다. 물로 달여서 4회로 나누어 먹는다. 하루 한첩. 濃茶는 忌한다.

현맥감길탕(玄麥甘桔湯, 『瘍醫大全』) : 현삼, 맥문동, 감초, 길경

혈부축어탕(血府逐瘀湯, 『醫林改錯』) : 당귀, 생지황, 천궁, 시호, 감초, 지각, 적작약, 도인, 홍화, 우슬, 길경

혈울탕(血鬱湯, 經驗方) : 향부자, 목단피, 蘇木, 산사, 천산갑, 도인, 紅麴, 降香, 맥아, 당귀, 적작약

혈증환(血症丸, 『沈氏尊生』) : 오령지, 대황, 甘草梢, 당귀, 천궁, 적작약, 도인, 생지황, 우슬, 官桂, 玄胡, 삼릉, 아출, 유향, 몰약, 호박

형방패독산(荊防敗毒散, 『證治準繩』) : 형개, 방풍, 감초, 복령, 천궁, 강활, 독활, 시호, 전호, 지

각, 길경
호박다매환(琥珀多寐丸, 『中醫內科學』) : 호박, 원지, 복령, 당삼, 영양각, 감초
호박산(琥珀散, 『醫宗金鑑』) : 蓬莪朮, 목단피, 官桂, 현호, 天臺烏, 당귀, 劉寄奴, 적작약, 생지황
호박활석산(琥珀滑石散, 『沈氏尊生』) : 호박, 활석, 포황, 청피, 우슬, 황백, 울금, 해금사
호잠환(虎潛丸, 『丹溪心法』) : 숙지황, 구판, 우슬, 인삼, 육계, 두충, 쇄양, 당귀, 백작약, 황기, 녹각교, 파고지
화간전(化肝煎, 『景岳全書』) : 청피, 진피, 목단피, 치자, 패모, 택사
화개산(華盖散, 『和劑局方』) : 蘇子, 적복령, 상백피, 귤피, 행인, 마황, 감초
화반탕(化斑湯, 『溫病條辨』) : 지모, 석고, 감초, 粳米, 서각, 현삼
화어탕(化瘀湯, 『上海曙光醫院驗方』) : 尾當歸, 적작약, 목단피, 홍화, 도인, 단삼, 백출, 택사, 청피, 천산갑, 모려
화울탕(化鬱湯, 『雜病源流犀燭』) : 연교, 박하, 치자, 황금, 갈근, 시호, 승마, 백작약
화위음(和胃飮, 『筆花醫鏡』) : 진피, 후박, 건강, 자감초
화유석산(花乳石散, 『和劑局方』) : 花乳石 一錢을 가루내 남자는 술로, 여자는 식초로 복용한다.
화풍단(化風丹, 『證治準繩』) : 담남성, 강활, 독활, 천마, 형개, 방풍, 자감초. 박하탕으로 마신다.
환소단(還少丹, 『洪氏集驗方』) : 숙지황, 산약, 우슬, 구기자, 산수유, 복령, 두충, 원지, 楮实, 오미자, 회향, 파극천, 육종용, 석창포, 棗肉
활락소간산(活絡疏肝散, 『病科全書』) : 시호, 우방자, 우슬, 청피, 방풍, 천화분, 토복령, 山慈姑, 갈근, 하고초
활씨보간산(滑氏補肝散, 『眞假樞要』) : 산조인, 산수유, 백출, 당귀, 천궁, 산약, 황기, 모과, 독활, 오미자
활혈산어탕(活血散瘀湯, 『醫宗金鑑』) : 尾當歸, 적작약, 도인, 대황, 천궁, 蘇木, 목단피, 지각, 瓜仁, 빈랑
황금활석탕(黃芩滑石湯, 『溫病條辨』) : 황금, 활석, 복령피, 대복피, 백두구, 저령, 통초
황금탕(黃芩湯, 『傷寒論』) : 황금, 작약, 감초, 대조
황기건중탕(黃芪建中湯, 『金匱要略』) : 계지, 자감초, 대조, 오약, 황기, 생상, 飴糖
황기계지오물탕(黃芪桂枝五物湯, 『金匱要略』) : 황기, 계지, 백작약, 생강, 대조
황기별갑산(黃芪鱉甲散, 『衛生寶鑒』) : 황기, 별갑, 천문동, 지골피, 秦艽, 시호, 紫菀, 반하, 복령, 지모, 생지황, 백작약, 상백피, 자감초, 인삼, 육계, 길경. 薑煎.
황기탕(黃芪湯, 『醫學心悟』) : 인삼, 오미자, 맥문동, 황기, 숙지황, 구기자
황기탕(黃芪湯, 『金匱翼』) : 황기, 진피, 麻仁, 白蜜
황련상청환(黃連上淸丸, 『古今醫方集成』) : 황금, 황련, 황백, 치자, 국화, 당귀, 길경, 갈근, 박하, 현삼, 천화분, 천궁, 강황, 대황, 연교
황련아교탕(黃連阿膠湯, 『傷寒論』) : 황련, 아교, 鷄子黃, 작약, 황금
황련온담탕(黃連溫膽湯, 『六因條辨』) : 溫膽湯 + 황련

황련청심탕(黃連淸心湯, 『壽世保元』) : 당귀, 생지황, 인삼, 황련, 원지, 石蓮, 산조인, 진피, 복령, 맥문동, 감초

황련해독탕(黃連解毒湯, 『外臺秘要』) : 황련, 황금, 황백, 치자. 梔子金花湯이라고도 한다.

황룡탕(黃龍湯, 『傷寒六書』) : 대황, 망초, 후박, 지실, 당귀, 인삼, 감초, 길경, 생강, 대조

황토탕(黃土湯, 『金匱要略』) : 감초, 건지황, 백출, 炮附子, 아교, 황금, 灶心土(복룡간)

회양구급탕(回陽救急湯, 『壽世保元』) : 六君子湯＋방풍, 육계, 오미자, 건강

후박마황탕(厚朴麻黃湯, 『金匱要略』) : 후박, 마황, 행인, 석고, 반하, 소맥, 세신, 오미자, 건강

후박온중탕(厚朴溫中湯, 『內外傷辨惑論』) : 후박, 복령, 진피, 목향, 백두구, 건강, 감초

훈기방(薰氣方, 『婦科簡編』) : 소엽, 애엽, 형개, 香葱. 물로 달여서 좌변기에 넣은 다음 따뜻할 때 좌변기에 앉아서 김을 쏜다.

훈세방(熏洗方, 『婦科簡編』) : 烏梅, 五倍子, 炒枳殼. 달여서 따뜻할 때 먼저 김을 쐬고 나중에 씻는다. 하루 3회. 만약 糜爛이 있으면 금은화, 황백, 감초를 가한다.

흑석단(黑錫丹, 『和劑局方』) : 黑錫, 유황, 육계, 부자, 목향, 침향, 파고지, 葫蘆巴, 육두구, 陽起石, 천련자, 회향

흑신산(黑神散, 『和劑局方』) : 당귀, 숙지황, 작약, 육계, 건강, 감초, 포황, 黑大豆

희첨풍습환(稀簽風濕丸, 『中成藥』) : 稀簽草, 威靈仙, 防已, 桑枝, 槐枝, 桑寄生

서양의학 병명 색인

(질환별 분류)

〈호흡기 계통 질환〉

〈소화기 계통 질환〉

〈심장 · 혈액 · 순환기 계통 질환〉

〈신장 · 비뇨 · 생식기 질환〉

〈내분비 · 대사 질환〉

〈근골격계 · 정형외과 질환〉

〈신경과 질환〉

<정신과질환>

<구강 · 이비인후과 질환>

<피부과질환>

<안과질환>

<여성 · 산부인과 질환>

<기타질환>

主要参考文獻

1.『频湖脉学白话解』：北京中医学院 中医系中医基础理论教研室编(人民卫生出版社，1996.5)
2.『频湖脉学译注』：程宝书，王其芳 译注(中医古籍出版社，1988.6)
3.『频湖脉学』：林霖 注译(学院出版社，2001.3)
4.『频湖脉学解索』：李士懋，田淑霄 编(中医古籍出版社，1994.9)
5.『脉诊』：刘冠军 著(上海科学技术出版社,1981.8)
6.『中医辨脉症治』：向宗暄 主编(中国中医药出版社，1999.2)
7.『中医脉诊学』：赵恩俭 主编(天津科学技术出版社，1992.7)
8.『中医脉象研究』：黄世林，孙明异 著(人民卫生出版社，1995.6)
9.『实践脉学』：黄杰熙 编著(山西科学技术出版社，1994.9)
10.『脉学心悟』：李士懋，田淑霄 编(中医古籍出版社，1994.9)
11.『李时珍医学全书』：胡国臣，樊正伦 主编(中国中医药出版社，1996.9)
12.『中药方剂研究与应用大全』：白刚，肖洪彬 编(中国科学技术出版社，1995.1)
13.『方剂学』：许济群，王绵之 编(上海科学技术出版社，1993.4)
14.『针灸学』：邱茂良，张善忱 编(上海科学技术出版社，1994.2)

考證文獻 및 其他參考書籍

1. 黄帝内经素问
2. 黄帝内經灵枢
3. 难经
4. 难经释义(南京中医学院)
5. 伤寒论(张仲景)
6. 金匮要略(张仲景)
7. 温病条辨(吴瑭)
8. 脉经(王叔和)
9. 图注脉诀辨真(张世贤)
10. 脉诀(高阳生)
11. 脉语(吴山甫)
12. 甲乙经(黄甫谧)
13. 四言举要(崔紫虚)
14. 诊家枢要(滑寿)
15. 脉诀刊误(戴启宗)
16. 诊家正眼(李中梓)
17. 医学入门(李挺)
18. 医宗金监(吴谦等)
19. 古今医统(徐春甫)
20. 诊宗三昧(张登)
21. 三指禅(周学霆)
22. 脉学简摩(周学海)
23. 景岳全书(张介宾)
24. 寿世保元(龚廷贤)
25. 幼幼集成(陈复正)
26. 四诊抉微(林之翰)
27. 洄溪脉学(徐霊胎)
28. 周楣声脉学(周楣声著)
29. 中医诊断学讲义(广州中医学院主编)
30. 脉搏示意图说(云南中医学院王德州)
31. 寿氏心理脉学与临床(寿小云著)
32. 医学衷中参西录(张锡纯)
33. 张氏医通(张璐)
34. 脉学刍议(张琪)
35. 简明中医诊断学(北京中医学院编)
36. 脉诊选要(上海中医文献研究馆编)
37. 中医脉学研究(崔玉田等)
38. 脉学辑要(丹波元简)
39. 中医脉象研究(黄世林·孙明异著)
40. 诊断学讲义(辽宁中医学院编)
41. 中医诊断学(上海科学技术出版社)
42. 中医诊断学(南京中医学院编)
43. 脉学研究十讲(任应秋)
44. 中医诊断学讲义(吉林省中医进修学校编)
45. 中医名词述语选释(中医研究院)
46. 实用内科学(上海科学技术出版社)
47. 图注难经脉诀(张世贤)
48. 傅青主女科(傅山)
49. 中医基础理论(上海科学技术出版社)
50. 辩证施治纲要(北京中医医院)
51. 脉诀汇编(李廷昰)
52. 汤头歌诀白话解(北京中医医院)
53. 王修善临证笔记(王修善)
54. 脉法解释(张泽霖，白玉珣)
55. 中医病因病机学(宋鹭冰)

著者 略歷

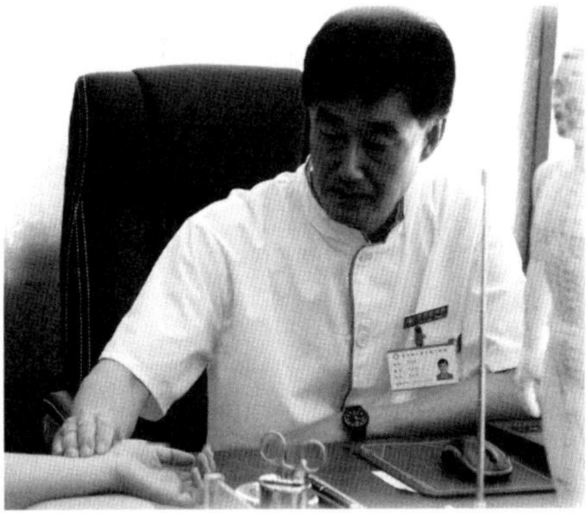

* 1954年 釜山生
* 嶺南大學校 國語國文學科 卒業
* 韓國文人協會 大邱支會 詩分科 會員, 詩人
* 中國 北京中醫藥大學 中醫學科 本科 卒業
* 母校附屬病院(北京東直門中醫醫院, 北京中日友好醫院 等) 修鍊醫
* 全中國統一 醫師國家考試 合格, 醫師資格證 取得
* 中華人民共和國 執業醫師資格證(行醫免許資格證) 取得
* 中華人民共和國 衛生部에 MD(Medical Doctor)로 正式登載
* 中國名醫·名藥 사이트 IP(Information Producer) 歷任
* 中國 青島市 嶗山區 平和病院 中醫科 科長 歷任
* 中國 青島市 城陽區 釜山漢醫院 院長 歷任
* 中國 青島市 李滄區 福仁堂中醫門診部 韓國診療部(釜山漢醫院) 院長
* 青島市 韓人中醫師協會 正會員
* 對中國 포털 '하오산동' 專門家(健康相談) 諮問役
* e-mail : yjyyong@hanmail.net

瀕湖脈學
- 七言訣譯解와 臨床應用

1판 1쇄 펴냄 · 2016년 1월 25일

지은이 · 윤진용
펴낸이 · 권오현
펴낸곳 · 대성의학사

출판등록 2009년 6월 22일(제301-2013-095호)
서울특별시 중구 을지로 126-1 (을지로3가, 3층)
전화 02)2279-3444 / 팩스 02)2285-0108
Homepage www.medibook.co.kr

값 65,000원

ISBN 978-89-97436-40-8(93510)